猫の診療指針

Textbook of Feline Medicine and Surgery

 総監修 石田卓夫
JSFMねこ医学会会長

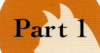 Part 1

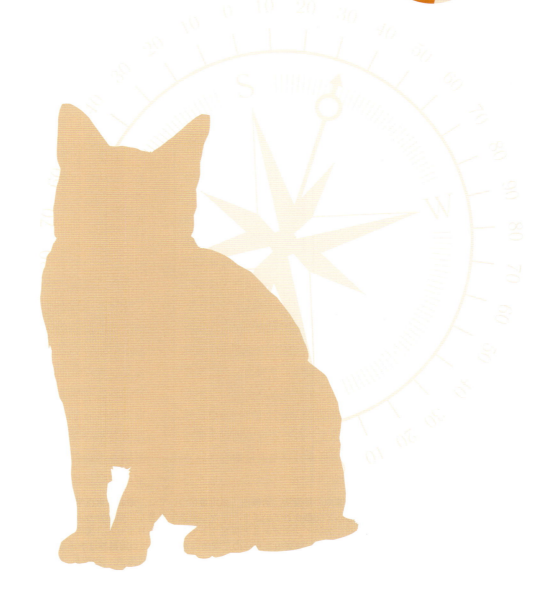

緑書房

ご 注 意

本書中の診断法，治療法，薬用量については，最新の獣医学的知見をもとに，細心の注意をもって記載されています。しかし獣医学の著しい進歩からみて，記載された内容がすべての点において完全であると保証するものではありません。実際の症例へ応用する場合は，使用する機器，検査センターの正常値に注意し，かつ用量等はチェックし，各獣医師の責任の下，注意深く診療を行ってください。本書記載の診断法，治療法，薬用量による不測の事故に対して，著者，監修者，編集者ならびに出版社は，その責を負いかねます。（株式会社緑書房）

序　文

　日本の近代獣医学の歴史は，明治維新直後，欧州の獣医学を導入することによりはじまった。そのなかで，猫の診療に関しては確固とした学問体系がないまま，長いあいだ手探りの状態で行われてきた。

　猫の診療について記述した国内の成書としては，1897(明治30)年に勝島仙之介の講述を書きとめた形で刊行された『家畜内科学』(朝香屋)がある。猫の病気としては，炭疽，狂犬病，温熱(ジステンパー様疾患)，結核が記載されている。この書籍は昭和に入り戦後も版を重ね，獣医療の発展に伴い，感染症や内科疾患など新しい記述も増えた。また，1908(明治41)年刊行の須藤義衛門編著『家畜外科手術学』(朝香屋)にも猫の保定法，麻酔法，去勢術などについて記載されている。しかし，猫の診療に特化して出版されたのは，1967(昭和42)年に日本獣医師会から刊行された翻訳書『猫の内科学・外科学』(Catcott EJ編，幡谷正明，石田葵一監訳)が最初だと思われる。

　海外における猫の診療の成書としては，1987年刊行のHolzworth J編『Diseases of the Cat : medicine and surgery』(W.B.Saunders)，1991年刊行から改版が続けられているAugust JR編の『Consultations in Feline Internal Medicine』(W.B.Saunders)，最近のものでは2012年刊行のLittle S編『The Cat : Clinical Medicine and Management』(Elsevier)が有名であるが，いずれも未だ日本語には翻訳されていない。

　これらを翻訳して日本の伴侶動物獣医界に紹介したいという考えもあった。しかし同時に，その翻訳のエネルギーを執筆に向けることで，日本の獣医師だけで猫の診療についてのオリジナル書籍を作ることが十分できるのではないかとも思うようになった。

　もともと日本人は勤勉で器用であるため，物事を一から教えずとも事足りるという風潮がある。しかし，近年猫の獣医学が導入されたばかりのアジア各国では，まさに一から学ぼうとしている。これでは，基礎的な部分から学んでいるアジア各国の獣医師に，日本の獣医師はいずれ遅れをとってしまうのではないかということが非常に危惧される。そこで，これからの日本の獣医界を牽引する若い世代に，我々がこれまで培ってきた知見を伝えるための，猫の臨床のすべてを網羅した書籍を作ることにした。

　章ごとに監修者をおき，内容の検討と執筆者の選定，さらには原稿の整理や修正を行ってもらうこととした。これらの章監修者が決まった時点で，この書籍の成功を確信した。膨大な量の記述になることは必至であったが，本が厚くなっては臨床の現場で使いにくいため，分冊とし，できあがったものから順次刊行することとした。

　このようにして完成したのが，本書『猫の診療指針 Part 1』である。総監修者としてすべての頁に目を通したが，実に素晴らしい書籍ができたと自負している。これは自画自賛ではない。自国獣医学礼賛とでもいうのだろうか。世界中で報告されたエビデンスを評価し消化しつつ，筆者はこう思う，こうしている，といった各人の経験に即す記述が随所にみられる，日本の獣医学の英知を集めたオリジナルの教科書となっている。本書の充実した内容はもちろん，現在の日本の獣医学がこれだけの書籍を作ることができるという底力を，とても頼もしく思う。

2017年7月
ねこの集会を前にして

JSFM ねこ医学会
会長　石田　卓夫

監修者・執筆者一覧 _(所属は2017年6月現在)

総監修
石田　卓夫　赤坂動物病院医療ディレクター，JSFMねこ医学会会長，農学博士

第1章　猫の臨床の基本

章監修
石田　卓夫　上掲

執筆
難波　信一	マーブル動物医療センター，JSFMねこ医学会副会長／CFC理事	1.1	猫の特性を知る
服部　幸	東京猫医療センター，JSFMねこ医学会CFC理事	1.2	キャットフレンドリーな病院作り
竹中　晶子	赤坂動物病院（動物看護師）	1.3	猫のハンドリングテクニック
栗田　吾郎	栗田動物病院	1.4	猫の薬理学
長江　秀之	ナガエ動物病院	1.5	猫の輸液，1.8　不妊のための手術
浅川　誠	どうぶつの総合病院	1.6	猫の麻酔と疼痛管理
石田　卓夫	上掲	1.7	猫の予防医学と定期検診
内田　恵子		1.8	不妊のための手術
東山　哲	ひがしやま動物病院，JSFMねこ医学会副会長／CFC理事	1.9	高齢猫への対処

※CFC：Cat Friendly Clinic．猫にやさしい動物病院の"道しるべ"としてInternational Society of Feline Medicineによって確立された国際基準の規格

第2章　循環器疾患

章監修
竹村　直行　日本獣医生命科学大学 獣医学部 獣医学科 臨床獣医学部門 治療学分野Ⅰ（腎臓科／循環器科），獣医学博士

執筆
堀　泰智	酪農学園大学 伴侶動物内科学Ⅱユニット	2.1	心臓のバイオマーカー
町田　登	東京農工大学 獣医臨床腫瘍学研究室	2.2	心筋症の病理と病態生理
藤井　洋子	麻布大学 獣医外科学第一研究室	2.3	拘束型心筋症
青木　卓磨	麻布大学 獣医外科学第一研究室	2.4	肥大型心筋症
中村　健介	宮崎大学 テニュアトラック推進機構 獣医内科学分野	2.5	拡張型心筋症
平川　篤	ペットクリニックハレルヤ	2.6	大動脈血栓塞栓症
高野　裕史	JASMINEどうぶつ循環器病センター	2.7	先天性心疾患
佐藤　浩	獣医総合診療サポート 循環器診療科	2.8	胸水・乳糜胸

第3章　泌尿器疾患

章監修
宮川　優一　日本獣医生命科学大学 獣医学部 獣医学科 臨床獣医学部門 治療学分野Ⅰ（腎臓科／循環器科），博士（獣医学）

執筆
宮川　優一	上掲	3.1 解剖生理，3.5　先天性・家族性腎症，3.6　高血圧症，3.9　特発性膀胱炎，3.10　尿路感染症
下川　孝子	山口大学 共同獣医学部 獣医内科学研究室	3.2　急性腎不全
山野　茂樹	うえだ動物クリニック	3.3　慢性腎臓病

佐藤 れえ子	岩手大学 小動物病態内科学研究室	3.4 多発性嚢胞腎
小林 沙織	岩手大学 小動物病態内科学研究室	3.4 多発性嚢胞腎
内田 直宏	岩手大学 小動物病態内科学研究室	3.4 多発性嚢胞腎
秋吉 秀保	大阪府立大学 獣医外科学研究室	3.7 尿管閉塞および水腎症, 3.8 尿道閉塞
岩井 聡美	北里大学 小動物第2外科学研究室	3.11 尿石症

第4章　呼吸器疾患

章監修

| 藤田 道郎 | 日本獣医生命科学大学 獣医学部 獣医学科 臨床獣医学部門 治療学分野Ⅰ(呼吸器科／放射線科／腫瘍科), 獣医学博士 | |

執筆

大石 元治	麻布大学 解剖学第一研究室	4.1 解剖生理
城下 幸仁	相模が丘動物病院 呼吸器科	4.2 猫の気管支疾患・喘息
藤田 道郎	上掲	4.3 肺炎
米澤 覚	アトム動物病院・動物呼吸器病センター	4.3 肺炎
藤原 亜紀	日本獣医生命科学大学 臨床獣医学部門 治療学分野Ⅰ	4.4 縦隔気腫, 4.5 鼻炎・鼻腔内腫瘍, 4.6 鼻咽頭狭窄, 4.7 喉頭炎・喉頭腫瘍
上田 悠	カリフォルニア州立大学デービス校	4.8 膿胸

第5章　救急

章監修

| 中村 篤史 | TRVA夜間救急動物医療センター | |

執筆

川瀬 広大	札幌夜間動物病院	5.1 猫の心肺蘇生法, 5.4 大動脈血栓塞栓症の救急治療
杉浦 洋明	DVMsどうぶつ医療センター横浜	5.2 交通事故・落下事故
中村 篤史	上掲	5.3 ショック, 5.7 中毒
塗木 貴臣	TRVA夜間救急動物医療センター	5.5 糖尿病性ケトアシドーシス・高血糖高浸透圧症候群
上田 悠	上掲	5.6 救急呼吸器疾患

第6章　遺伝性疾患

章監修

| 大和 修 | 鹿児島大学 共同獣医学部 獣医学科 臨床病理学研究室, 博士(獣医学) | |

執筆

佐藤 れえ子	上掲	6.1 多発性嚢胞腎
小林 沙織	上掲	6.1 多発性嚢胞腎
内田 直宏	上掲	6.1 多発性嚢胞腎
岩永 朋子	鹿児島大学 附属動物病院	6.2 遺伝性心筋症
渡邉 謙一	帯広畜産大学 グローバルアグロメディシン研究センター	6.3 家族性アミロイドーシス
大和 修	上掲	6.4 赤血球ピルビン酸キナーゼ欠損症, 6.5 ライソゾーム病
鷹栖 雅峰	那須野ヶ原アニマルクリニック	6.6 骨軟骨異形成症

猫の診療指針 Part 1 目次 Part 1

- 序文 ... 3
- 監修者・執筆者一覧 ... 4
- 猫の診療指針 Part 2 コンテンツ ... 17
- 猫の診療指針 Part 3 コンテンツ ... 18

第1章 猫の臨床の基本 [石田卓夫]

1.1 猫の特性を知る
[難波信一]
- はじめに ... 20
- 猫の歴史 ... 20
  1. 世界の猫の起源 ... 20
  2. 日本の猫の起源 ... 20
  3. 純血種の作出 ... 20
- 分類 ... 20
- 身体的特徴 ... 21
  1. 体格 ... 21
  2. 関節 ... 21
  3. 頭部 ... 21
  4. 舌 ... 21
  5. 汗腺 ... 21
- 五感 ... 21
  1. 視覚 ... 21
  2. 聴覚 ... 21
  3. 嗅覚 ... 21
  4. 味覚 ... 22
  5. 触覚 ... 22
- 習性 ... 22
  1. 空中翻正反射 ... 22
  2. 帰巣本能 ... 22
  3. テリトリー ... 22
- おわりに ... 23

1.2 キャットフレンドリーな病院作り
[服部 幸]
- はじめに ... 24
- キャットフレンドリーな動物病院にする意義 ... 24
- 猫の特徴 ... 24
- 猫の家族の特徴 ... 24
- スタッフの心構え ... 25
- 通院時の工夫 ... 25
- 待合室での工夫 ... 26
  1. 犬と分ける ... 26
  2. 院内感染の予防 ... 26
- 診察室での工夫 ... 27
  1. 専用の診察室 ... 27
  2. 詳細な問診 ... 27
  3. キャットフレンドリーな態度 ... 27
- ハンドリングの工夫 ... 28
- 入院時の工夫 ... 28
- 投薬の工夫 ... 29
- おわりに ... 29

1.3 猫のハンドリングテクニック
[竹中晶子]
- はじめに ... 31
- 猫にストレスを与えない環境 ... 31
  1. 待合室 ... 31
  2. 診察前の用意 ... 31
  3. キャリーケージ ... 31
  4. 入院室 ... 31
- 保定 ... 32
  1. 保定の種類 ... 32
  2. 保定時のテクニック ... 32
  3. 食事補助 ... 33
  4. 注意事項 ... 34
- 猫の社会化 ... 36
- おわりに ... 36

1.4 猫の薬理学
[栗田吾郎]
- はじめに ... 37
- 投与経路による特性 ... 37
  1. 経口投与 ... 37
  2. 注射による投与 ... 37
  3. その他の経路による投与 ... 37
- 薬物の吸収と分布における特性 ... 37
- 薬物代謝における特性 ... 38
  1. 第1相 ... 38
  2. 第2相 ... 39
  3. 第3相 ... 40
- 代謝産物の排泄における特性 ... 40
- その他の特性 ... 40
  1. 肝臓の特性 ... 40
  2. 肥満や削痩にともなう特性 ... 40
  3. サーカディアンリズムにともなう特性 ... 41

1.5 猫の輸液
[長江秀之]
- 輸液とは ... 42
- 輸液が必要なとき ... 42

輸液を考えるうえで必要な基礎知識 ……… 42
  1. 体内の水 ……… 42
  2. 自由水 ……… 42
  3. 輸液剤の種類 ……… 42
  4. 輸液剤の分布 ……… 43
輸液の実際 ……… 44
  1. 輸液剤の選択 ……… 44
  2. 輸液量の算出 ……… 44
  3. 投与速度 ……… 45
輸液中の観察事項 ……… 45
各疾患に対する輸液 ……… 45
  1. 慢性腎臓病に対する皮下輸液 ……… 45
  2. ショックに対する輸液 ……… 46
  3. 手術時の輸液 ……… 46
  4. 嘔吐に対する輸液 ……… 46
  5. 下痢に対する輸液 ……… 47
  6. 膵炎に対する輸液 ……… 47
  7. 急性肝不全に対する輸液 ……… 47
  8. 慢性肝障害に対する輸液 ……… 47
  9. 糖尿病に対する輸液 ……… 47
猫の輸液時に注意する点 ……… 48

1.6 猫の麻酔と疼痛管理

[浅川　誠]

はじめに ……… 49
麻酔前検査 ……… 49
麻酔薬・鎮静薬 ……… 49
  1. 注射麻酔薬・鎮静薬 ……… 49
  2. 吸入麻酔薬 ……… 50
局所麻酔薬 ……… 51
吸入麻酔薬を用いたタンク導入 ……… 51
気管挿管 ……… 51
麻酔維持 ……… 51
  1. モニタリング ……… 51
  2. 輸液 ……… 52
  3. 注意点 ……… 52
麻酔からの覚醒〜麻酔後 ……… 54
  1. 抜管のタイミング ……… 54
  2. モニタリング ……… 54
  3. 異常行動への対応 ……… 54
  4. 疼痛管理 ……… 54

1.7 猫の予防医学と定期検診

[石田卓夫]

はじめに ……… 56
新生子のヘルスケアプログラム ……… 56
  1. 概要 ……… 56
  2. 初年度のワクチネーションプログラム ……… 56
  3. 子猫の幼稚園とワクチン接種の関係 ……… 57
小児期ヘルスケアプログラム ……… 58

  1. 最初の検診と予防医学 ……… 58
  2. 不妊・去勢手術の術前検査 ……… 58
成年期ヘルスケアプログラム ……… 58
  1. 概要 ……… 58
  2. 成年期の検診項目とその意義 ……… 59
高齢動物ヘルスケアプログラム ……… 61
  1. 概要 ……… 61
  2. プログラムの実際 ……… 62

1.8 不妊のための手術

[内田恵子・長江秀之]

はじめに ……… 63
卵巣・子宮の外科解剖 ……… 63
  1. 卵巣 ……… 63
  2. 子宮 ……… 63
術前検査・輸液・麻酔 ……… 63
雌猫の不妊手術 ……… 64
卵巣摘出術 ……… 64
  1. 術前の処置 ……… 64
  2. 保定および毛刈り ……… 65
  3. 開腹 ……… 65
  4. 卵巣の牽引 ……… 65
  5. 卵巣動静脈の切断 ……… 65
  6. 卵巣の切除 ……… 65
  7. 閉創 ……… 65
卵巣子宮摘出術 ……… 66
  1. 保定および毛刈り ……… 66
  2. 開腹 ……… 66
  3. 卵巣の牽引 ……… 66
  4. 卵巣動静脈の切断 ……… 66
  5. 子宮の切断 ……… 68
  6. 閉創 ……… 68
  7. 術後の注意点 ……… 69
精巣の外科解剖 ……… 69
去勢手術 ……… 70
合成吸収糸二重結紮法による去勢手術 ……… 70
  1. 保定および毛刈り ……… 70
  2. 精巣の露出 ……… 70
  3. 精巣の摘出 ……… 70
  4. 陰嚢の癒合 ……… 70
  5. 術後の注意点 ……… 70
輸精管と精巣の血管を結ぶ方法による去勢手術 ……… 70
  1. 保定および毛刈り ……… 70
  2. 精巣の露出 ……… 70
  3. 精巣の摘出 ……… 70
  4. 陰嚢の癒合 ……… 71
  5. 術後の注意点 ……… 71
潜在精巣の摘出術 ……… 72
おわりに ……… 72

1.9 高齢猫への対処

[東山 哲]

高齢猫とは	73
高齢猫に注目する必要性	73
高齢猫の変化	74
1．体重減少	74
2．渇きと脱水	75
診察時の注意点	75
1．健康診断の提案	75
2．健康診断時の注意	75
高齢猫に多い疾患	76
1．骨関節炎	76
2．高血圧	76
高齢猫に多いその他の疾患	77
1．アルドステロン症（コーン症候群）	77
2．尿路感染症	77
高齢猫の治療	77
ターミナルケア	77

第2章　循環器疾患

[竹村直行]

2.1 心臓のバイオマーカー

[堀 泰智]

はじめに	80
心房性ナトリウム利尿ペプチド（ANP）	80
1．産生と分泌	80
2．代謝	80
3．アッセイ系と基準範囲	80
4．サンプルの取り扱い	81
5．臨床的意義	81
NT-proBNP	82
1．産生と分泌	82
2．代謝	82
3．アッセイ系と基準範囲	82
4．サンプルの取り扱い	82
5．臨床的意義	82
心筋トロポニン（cTn）	83
1．産生と分泌	83
2．アッセイ系と基準範囲	83
3．サンプルの取り扱い	83
4．臨床的意義	83
心筋症のスクリーニング	84
1．ANP	84
2．NT-proBNP	84
3．cTn	84
治療方針	85
心臓バイオマーカーの交絡因子	85
おわりに	85

2.2 心筋症の病理と病態生理

[町田 登]

はじめに	88
肥大型心筋症	88
1．病理	88
2．病態生理	89
拘束型心筋症	90
1．病理	90
2．病態生理	91
拡張型心筋症	91
1．病理	92
2．病態生理	92
不整脈源性右室心筋症	93
1．病理	93
2．病態生理	93

2.3 拘束型心筋症

[藤井洋子]

原因および病態	95
診断および治療	95

2.4 肥大型心筋症

[青木卓磨]

原因および病態	97
1．遺伝子変異	97
2．心筋の変性	97
3．うっ血性左心不全	97
4．大動脈血栓塞栓症	97
5．僧帽弁収縮期前方運動	97
臨床徴候	98
検査	99
1．シグナルメント	99
2．聴診	99
3．胸部X線検査	100
4．心臓超音波検査	100
5．遺伝子スクリーニング検査	104
6．バイオマーカー	104
無徴候の猫に対する治療	105
1．心筋肥大に対する治療	105
2．不整脈に対する治療	105
3．血栓予防療法	105
心不全を発症した猫に対する治療	105
1．初期治療	106
2．維持治療	106
予後	107
高齢猫に対する注意点	107
薬用量リスト	107

2.5 拡張型心筋症
[中村健介]

- 原因および病態 ……………………………… 111
  1. 原発性と続発性 ………………………… 111
  2. 原発性拡張型心筋症の原因と病態 …… 111
  3. タウリン欠乏と心収縮能 ……………… 111
  4. 病態生理 ………………………………… 111
- 疫学および臨床徴候 ………………………… 112
- 検査および診断 ……………………………… 112
  1. 身体検査 ………………………………… 112
  2. 心電図検査 ……………………………… 112
  3. X線検査 ………………………………… 112
  4. 心臓超音波検査 ………………………… 112
  5. 血液検査 ………………………………… 113
- 治療 …………………………………………… 113
  1. タウリン欠乏への対処 ………………… 113
  2. 原発性への対処 ………………………… 114
  3. 無徴候期の対処 ………………………… 115
- 予後 …………………………………………… 115
- 薬用量リスト ………………………………… 115
  1. タウリン欠乏への処方 ………………… 115
  2. うっ血性心不全への処方 ……………… 115
  3. 血栓塞栓症への処方 …………………… 115

2.6 大動脈血栓塞栓症
[平川 篤]

- 原因および病態 ……………………………… 117
  1. 血管壁の損傷 …………………………… 117
  2. 血流の停滞 ……………………………… 117
  3. 血液凝固能の亢進 ……………………… 117
- 臨床徴候 ……………………………………… 117
- 検査および診断 ……………………………… 117
  1. 血液化学検査 …………………………… 117
  2. 胸部X線検査 …………………………… 118
  3. 心電図検査 ……………………………… 118
  4. 心臓超音波検査 ………………………… 119
- 治療 …………………………………………… 119
  1. 急性期の治療 …………………………… 119
  2. 内科的治療 ……………………………… 119
  3. 外科的治療（BC法） …………………… 121
- 予後 …………………………………………… 123
- おわりに ……………………………………… 123

2.7 先天性心疾患
[高野裕史]

- はじめに ……………………………………… 124
- 心室中隔欠損症 ……………………………… 124
  1. 疫学および病態生理 …………………… 124
  2. 臨床徴候 ………………………………… 124
  3. 検査および診断 ………………………… 124
  4. 治療 ……………………………………… 127
  5. 予後 ……………………………………… 127
- 心房中隔欠損症 ……………………………… 128
  1. 疫学および病態生理 …………………… 128
  2. 臨床徴候 ………………………………… 128
  3. 検査および診断 ………………………… 128
  4. 治療 ……………………………………… 129
  5. 予後 ……………………………………… 130
- 大動脈狭窄症 ………………………………… 130
  1. 疫学および病態生理 …………………… 130
  2. 臨床徴候 ………………………………… 130
  3. 検査および診断 ………………………… 130
  4. 治療 ……………………………………… 132
  5. 予後 ……………………………………… 132
- 肺動脈狭窄症 ………………………………… 132
  1. 疫学および病態生理 …………………… 132
  2. 臨床徴候 ………………………………… 132
  3. 検査および診断 ………………………… 132
  4. 治療 ……………………………………… 133
  5. 予後 ……………………………………… 133
- 僧帽弁異形成 ………………………………… 134
  1. 疫学および病態生理 …………………… 134
  2. 臨床徴候 ………………………………… 134
  3. 検査および診断 ………………………… 134
  4. 治療 ……………………………………… 135
  5. 予後 ……………………………………… 135
- 動脈管開存症 ………………………………… 135
  1. 疫学および病態生理 …………………… 135
  2. 臨床徴候 ………………………………… 136
  3. 検査および診断 ………………………… 136
  4. 治療 ……………………………………… 137
  5. 予後 ……………………………………… 137

2.8 胸水・乳糜胸
[佐藤 浩]

- 原因および病態 ……………………………… 140
  1. 心原性胸水 ……………………………… 140
  2. 各種心筋症と心原性胸水との関係 …… 140
  3. 心疾患が誘発する乳糜胸 ……………… 140
- 臨床徴候 ……………………………………… 140
- 胸水検出のための検査 ……………………… 141
  1. 聴診 ……………………………………… 141
  2. 画像検査 ………………………………… 141
  3. 胸水検査 ………………………………… 142
  4. NT-proBNPの測定 ……………………… 146
- 治療 …………………………………………… 146
  1. 胸腔穿刺術 ……………………………… 146
  2. 心原性胸水の治療 ……………………… 147
- 予後 …………………………………………… 148
- 高齢猫に対する注意点 ……………………… 148

薬用量リスト ……………………………… 148

第3章　泌尿器疾患　［宮川優一］

3.1　解剖生理
［宮川優一］

腎臓の構造 …………………………………… 152
 1.　外観および全体像 ……………………… 152
 2.　ネフロン ………………………………… 152
腎臓の機能 …………………………………… 155
 1.　糸球体濾過 ……………………………… 155
 2.　尿細管の役割 …………………………… 155
上部・下部尿路の構造と機能 ……………… 157
 1.　尿管 ……………………………………… 157
 2.　膀胱 ……………………………………… 157
 3.　尿道 ……………………………………… 158
尿路の感染防御 ……………………………… 158
おわりに ……………………………………… 158

3.2　急性腎不全
［下川孝子］

はじめに ……………………………………… 159
原因および病態 ……………………………… 159
 1.　腎前性 …………………………………… 159
 2.　腎性 ……………………………………… 159
 3.　腎後性 …………………………………… 159
臨床徴候 ……………………………………… 160
検査および診断 ……………………………… 161
 1.　病歴聴取 ………………………………… 161
 2.　身体検査 ………………………………… 161
 3.　血液検査 ………………………………… 161
 4.　尿検査 …………………………………… 161
 5.　画像検査 ………………………………… 161
 6.　腎生検 …………………………………… 161
治療 …………………………………………… 161
 1.　輸液療法 ………………………………… 162
 2.　乏尿・無尿への対処 …………………… 163
 3.　体液pHおよび電解質の調節 ………… 164
 4.　消化器徴候に対する治療および栄養管理 …… 164
 5.　透析療法 ………………………………… 164
予後 …………………………………………… 164
高齢猫での注意点 …………………………… 165
薬用量リスト ………………………………… 165
 1.　利尿薬・血管作動薬 …………………… 165
 2.　高カリウム血症に対する緊急的治療 …… 165
 3.　消化器徴候に対する治療 ……………… 165

3.3　慢性腎臓病
［山野茂樹］

はじめに ……………………………………… 166
原因および病態 ……………………………… 166
臨床徴候 ……………………………………… 166
 1.　蛋白尿 …………………………………… 166
 2.　尿毒症 …………………………………… 166
 3.　消化管障害 ……………………………… 167
 4.　腎性貧血 ………………………………… 167
検査および診断 ……………………………… 167
 1.　身体検査 ………………………………… 167
 2.　血液検査 ………………………………… 168
 3.　画像検査 ………………………………… 168
 4.　尿検査 …………………………………… 168
 5.　血圧測定 ………………………………… 169
治療 …………………………………………… 169
 1.　腎性貧血の治療 ………………………… 169
 2.　高血圧の治療 …………………………… 170
 3.　蛋白尿の治療 …………………………… 171
 4.　高リン血症の治療 ……………………… 171
 5.　消化管障害の治療 ……………………… 171
 6.　代謝性アシドーシスの治療 …………… 171
 7.　食事療法 ………………………………… 172
推奨されるモニタリング …………………… 172
予後 …………………………………………… 172

3.4　多発性嚢胞腎
［佐藤れえ子・小林沙織・内田直宏］

原因および病態 ……………………………… 174
 1.　原因 ……………………………………… 174
 2.　病態 ……………………………………… 174
臨床徴候 ……………………………………… 174
検査および診断 ……………………………… 175
 1.　画像検査 ………………………………… 175
 2.　腎機能の評価 …………………………… 176
 3.　腎容積 …………………………………… 177
 4.　遺伝子検査 ……………………………… 177
 5.　鑑別診断 ………………………………… 177
治療および予後 ……………………………… 178
薬用量リスト ………………………………… 178

3.5　先天性・家族性腎症
［宮川優一］

腎泌尿器の発生 ……………………………… 180
子猫の腎臓検査の注意点 …………………… 180
腎泌尿器の先天性・家族性疾患 …………… 181
 1.　腎無形成 ………………………………… 181
 2.　腎低形成 ………………………………… 181
 3.　腎異形成 ………………………………… 182

4. アミロイドーシス 183

3.6 高血圧症
［宮川優一］

原因 185
　　1. 特発性高血圧（本態性高血圧） 185
　　2. 二次性高血圧 185
病態 185
　　1. 機序 185
　　2. 合併症 186
検査および診断 187
　　1. 測定機器 187
　　2. 測定手順 187
　　3. 解釈 188
治療 189
　　1. 原因疾患の治療 189
　　2. 降圧薬の使用 189
　　3. 食事療法 189
モニタリング 190

3.7 尿管閉塞および水腎症
［秋吉秀保］

はじめに 191
原因および病態 191
　　1. 原因 191
　　2. 病態 191
臨床徴候 191
診断 192
検査 192
　　1. 身体検査 192
　　2. 血液検査 192
　　3. 尿検査 192
　　4. 腹部X線検査 192
　　5. 超音波検査 194
　　6. CT検査 195
治療 195
　　1. 内科的治療 195
　　2. 経皮的腎瘻チューブの設置 195
　　3. 外科的治療 195
　　4. 治療法の選択 199
予後 200
高齢猫に対する注意点 200

3.8 尿道閉塞
［秋吉秀保］

はじめに 202
原因および病態 202
臨床徴候 203
診断 203

検査 203
　　1. 身体検査 203
　　2. 血液検査 204
　　3. 心電図検査 204
　　4. 尿検査 204
　　5. 画像検査 204
治療 205
　　1. 救急対応 205
　　2. 尿道閉塞解除法 205
　　3. 会陰尿道造瘻術 206
予後 211
高齢猫に対する注意点 211
薬用量リスト 211
　　1. 高カリウム血症の補正 211
　　2. 代謝性アシドーシスの補正 211
　　3. 猫の鎮静法の例 211

3.9 特発性膀胱炎
［宮川優一］

はじめに 213
原因および病態 213
　　1. 環境的な要因 214
　　2. 内在的な要因 214
臨床徴候 215
検査および診断 215
　　1. 問診 215
　　2. 臨床検査 215
治療 216
　　1. 多面的環境改善（MEMO） 216
　　2. 食事療法 216
　　3. 水分摂取 216
　　4. フェロモン療法 216
　　5. 薬物療法 217
予後 217

3.10 尿路感染症
［宮川優一］

はじめに 218
原因および病態 218
　　1. 尿路感染症に対する生体の防御機構 218
　　2. 原因菌およびその病原性 219
　　3. 尿路感染症のリスク因子 219
臨床徴候 219
検査および診断 219
　　1. 尿検査 219
　　2. 画像検査 220
治療 220
　　1. 基礎疾患の治療 220
　　2. 抗菌薬 220
　　3. 止血薬・抗炎症薬 221

4. 食事・飲水	221
予後	221

3.11 尿石症
[岩井聡美]

発生疫学	222
臨床徴候	222
検査および診断	223
1. 身体検査	223
2. 尿検査	223
3. 血液検査	224
4. X線検査	224
5. 超音波検査	226
6. その他	226
治療	227
1. 外科的治療	227
2. 内科的治療	232
予後	234
高齢猫に対する注意点	234
薬用量リスト	234
1. 高カリウム血症に対する処置	234
2. 麻酔例	234

第4章　呼吸器疾患
[藤田道郎]

4.1 解剖生理
[大石元治]

はじめに	238
鼻(外鼻)および鼻腔	238
1. 外鼻	238
2. 鼻腔	238
咽頭	238
喉頭	238
気管・気管支	240
1. 気管	240
2. 気管支	240
肺	240
1. 解剖	240
2. 肺の血液循環	241
3. 換気のしくみと呼吸のリズム	242
4. ガス交換(狭義の呼吸)	243

4.2 猫の気管支疾患・喘息
[城下幸仁]

原因および病態	245
1. 由来	245
2. 基本的な病態	245
3. 分類	245
4. 病態の進行	245

臨床徴候	246
1. 喘鳴	246
2. 発作性咳	246
検査	246
1. 問診および身体検査	246
2. 糞便検査	248
3. 血液検査および血液化学検査	248
4. 動脈血ガス分析	248
5. 胸部X線検査	248
6. 気管支鏡検査	249
7. 胸部CT検査	249
8. その他	249
診断	250
治療	250
1. 急性期の初期治療	250
2. 維持期の治療	251
予後	253
高齢猫に対する注意点	253
薬用量リスト	253
1. 急性期の治療	253
2. 維持期の治療	254
3. 吸入療法	254
4. ネブライザー	254

4.3 肺炎
[米澤　覚・藤田道郎]

はじめに	256
臨床徴候	256
原因および病態	256
1. 細菌性肺炎	256
2. ウイルス性肺炎	257
3. 真菌性肺炎	257
4. 誤嚥(吸引)性肺炎	257
検査	257
1. 検査時の注意	257
2. 画像検査	257
3. 微生物学的検査	258
4. 血液ガス分析	258
診断	259
1. 細菌性肺炎	259
2. ウイルス性肺炎	259
3. 真菌性肺炎	260
4. 誤嚥(吸引)性肺炎	261
治療	261
1. 基本的な治療	261
2. 細菌性肺炎	261
3. ウイルス性肺炎	262
4. 真菌性肺炎	262
5. 誤嚥(吸引)性肺炎	262
予後	262
高齢猫に対する注意点	263

薬用量リスト 263

4.4 縦隔気腫
[藤原亜紀]

原因および病態 265
臨床徴候 265
検査および診断 265
 1. 問診および身体検査 265
 2. X線検査 265
治療 265
予後 267
高齢猫に対する注意点 267

4.5 鼻炎・鼻腔内腫瘍
[藤原亜紀]

鼻炎 268
 1. 原因および病態 268
 2. 臨床徴候 268
 3. 検査および診断 268
 4. 治療 269
 5. 予後 269
鼻腔内腫瘍 269
 1. 原因および病態 269
 2. 臨床徴候 270
 3. 検査および診断 270
 4. 治療 274
 5. 予後 275
高齢猫に対する注意点 276
 1. 鼻炎 276
 2. 鼻腔内腫瘍 276
薬用量リスト 276
 1. 鼻炎 276
 2. 鼻腔内腫瘍（リンパ腫） 276

4.6 鼻咽頭狭窄
[藤原亜紀]

原因および病態 278
臨床徴候 278
検査および診断 278
 1. 問診および身体検査 278
 2. 血液検査 278
 3. 頭部X線検査 278
 4. 腹部超音波検査 278
 5. CTまたはMRI検査 278
 6. 鼻咽頭内視鏡検査 279
治療 279
予後 280
高齢猫に対する注意点 281
薬用量リスト 281

4.7 喉頭炎・喉頭腫瘍
[藤原亜紀]

原因および病態 283
臨床徴候 283
検査および診断 283
 1. 問診および身体検査 283
 2. X線検査 283
 3. 血液検査 285
 4. 喉頭内視鏡検査 285
 5. 病理組織検査 285
治療 285
 1. 喉頭炎 285
 2. 喉頭腫瘍 285
予後 286
 1. 喉頭炎 286
 2. 喉頭腫瘍 286
高齢猫に対する注意点 286
薬用量リスト 286
 1. 喉頭炎 286
 2. 喉頭腫瘍 286

4.8 膿胸
[上田 悠]

原因および病態 288
臨床徴候 288
検査および診断 289
 1. 問診および身体検査 289
 2. 画像検査 289
 3. 気管支鏡検査 290
 4. 胸水検査 290
 5. 微生物学的検査 290
 6. 血液検査および尿検査 291
治療 291
 1. 呼吸状態の安定化 291
 2. 全身状態の安定化 291
 3. 抗菌薬投与 292
 4. 胸腔チューブ設置 293
 5. 外科的治療 295
 6. 疼痛管理 296
 7. モニタリング 296
予後 296
高齢猫に対する注意点 296
薬用量リスト 296

第5章 救急
[中村篤史]

5.1 猫の心肺蘇生法
[川瀬広大]

はじめに 300

心肺停止の認識 300	3. 乳酸値 320
一次救命処置 300	4. 心電図 320
1. 胸部圧迫法 300	5. 経皮的動脈血酸素飽和度 321
2. 人工呼吸法 302	6. 血糖および電解質 321
二次救命処置 302	7. 腹部 FAST 321
1. 緊急薬の投与方法 303	8. 腹腔穿刺 322
2. 緊急薬の種類 303	9. 胸部 FAST 322
3. モニタリング 306	治療 322
4. 除細動 306	1. 輸液 322
5. 治療可能な原因の検索 307	2. 輸血 323
6. 心拍動再開の確認 307	3. 疼痛管理 323
心肺停止後の治療 307	4. 体温管理 323
PCA Care のモニタリング 307	5. 酸素吸入 323
1. 呼吸至適化戦略 307	6. 低血糖の改善 323
2. 循環至適化戦略 309	7. 高カリウム血症への対処 323
3. 神経保護 310	薬用量リスト 324
	1. ショックへの対処 324
	2. 疼痛への対処 324

5.2 交通事故・落下事故

[杉浦洋明]

はじめに 312	3. 低血糖への対処 324
身体検査 312	4. 高カリウム血症への対処 325
臨床検査 313	
1. 血液検査 313	

5.4 大動脈血栓塞栓症の救急治療

[川瀬広大]

2. X 線検査 313	原因および病態 326
3. FAST 314	1. 原因 326
4. TFAST 314	2. 血栓形成の機序 326
5. 貯留液検査 314	3. 虚血障害 326
6. 尿検査 314	臨床徴候 326
治療 315	検査 327
1. 治療時の注意点 315	1. 身体検査 327
2. 治療の流れ 315	2. 血液検査 327
3. 輸液 316	3. 超音波検査 327
4. 気胸 316	4. 胸部 X 線検査 328
5. 尿路破綻 317	5. 診断 329
6. 皮膚の創傷 317	治療 329
	1. 状態の安定化 329
	2. 疼痛管理 331

5.3 ショック

[中村篤史]

	3. 血栓形成予防 331
	4. 血栓除去 331
原因および病態 318	5. 急性期後の支持療法および再発予防 331
1. 循環血液減少性ショック 318	予後 332
2. 心原性ショック 318	薬用量リスト 332
3. 血液分布異常性ショック 319	1. 疼痛管理 332
4. 閉塞性ショック 319	2. 心不全治療 333
臨床徴候 319	3. 血栓形成予防 333
1. ショックのステージ分類 319	4. 血栓溶解療法 333
2. ステージごとの臨床徴候 319	5. 高カリウム血症への対処 333
3. 閉塞性ショックの臨床徴候 320	
検査および診断 320	
1. 身体検査 320	
2. 血圧 320	

5.5 糖尿病性ケトアシドーシス・高血糖高浸透圧症候群

[塗木貴臣]

- 原因および病態 ... 334
  1. 糖尿病性ケトアシドーシス発症のメカニズム ... 334
  2. 高浸透圧高血糖症候群の概要 ... 335
  3. 併発疾患 ... 335
- 臨床徴候 ... 336
- 検査 ... 336
  1. 身体検査 ... 336
  2. 血液検査 ... 336
  3. 尿検査 ... 337
  4. X線検査 ... 338
  5. 超音波検査 ... 338
- 診断 ... 338
- 治療 ... 338
  1. 輸液 ... 338
  2. インスリン ... 339
  3. 電解質補正 ... 340
  4. 重炭酸ナトリウム ... 341
  5. モニタリング ... 341
  6. 併発疾患の治療 ... 342
- 予後 ... 342
- 高齢猫に対する注意点 ... 342
- 薬用量リスト ... 342

5.6 救急呼吸器疾患

[上田 悠]

- 原因および病態 ... 344
- 臨床徴候 ... 344
- 検査 ... 345
  1. 身体検査 ... 345
  2. 画像検査 ... 347
  3. 酸素化能測定 ... 348
  4. 換気能 ... 350
- 診断 ... 350
  1. 上気道疾患 ... 350
  2. 下気道疾患 ... 350
  3. 肺実質・間質疾患 ... 351
  4. 胸腔内疾患 ... 351
  5. 胸壁疾患 ... 351
  6. 腹部疾患 ... 352
  7. 肺血管疾患 ... 352
  8. 非呼吸器系疾患(look-alike) ... 352
- 治療 ... 352
  1. 呼吸困難症例の初期治療 ... 352
  2. 酸素供給 ... 352
  3. 気道確保 ... 352
- 疾患部位ごとの蘇生・安定化 ... 354
  1. 上気道疾患 ... 354
  2. 下気道疾患 ... 355
  3. 肺実質・間質疾患 ... 355
  4. 胸腔内疾患 ... 356
  5. 胸壁疾患 ... 356
  6. 腹部疾患(横隔膜を含む) ... 356
  7. 肺血管疾患 ... 356
- 予後 ... 357
- 高齢猫に対する注意点 ... 357
- 薬用量リスト ... 357

5.7 中毒

[中村篤史]

- はじめに ... 359
- 一般的な中毒への対応 ... 359
  1. 問診および検査 ... 359
  2. 全身状態の安定化 ... 359
  3. 毒物除染 ... 359
- ユリ中毒 ... 362
  1. 原因および病態 ... 362
  2. 臨床徴候 ... 362
  3. 治療 ... 363
  4. 予後 ... 363
- ネギ中毒 ... 363
  1. 原因および病態 ... 363
  2. 臨床徴候 ... 364
  3. 診断および検査 ... 364
  4. 治療 ... 364
- シトラスオイル中毒 ... 364
  1. 原因および病態 ... 364
  2. 臨床徴候 ... 364
  3. 治療 ... 364
  4. 予後 ... 364
- ポプリオイル中毒 ... 364
- α-リポ酸 ... 365
  1. 原因および病態 ... 365
  2. 臨床徴候 ... 365
  3. 診断および検査 ... 365
  4. 治療 ... 365
- アセトアミノフェン ... 365
  1. 原因および病態 ... 365
  2. 臨床徴候 ... 365
  3. 診断および検査 ... 365
  4. 治療 ... 365
  5. 予後 ... 366
- エチレングリコール中毒 ... 366
  1. 原因および病態 ... 366
  2. 臨床徴候 ... 366
  3. 診断および検査 ... 366
  4. 治療 ... 366
  5. 予後 ... 367
- ペルメトリン中毒 ... 367
  1. 原因および病態 ... 367

2. 臨床徴候	367
3. 治療	367
4. 予後	367

第6章　遺伝性疾患　［大和　修］

6.1　多発性嚢胞腎
［佐藤れえ子・小林沙織・内田直宏］

はじめに	370
多発性嚢胞腎の遺伝子異常	370
発症のメカニズム	371
1. 遺伝子変異のツーヒット説	371
2. ポリシスチン蛋白と嚢胞細胞の増殖	372
3. 嚢胞液の分泌	374
日本における発症状況	374

6.2　遺伝性心筋症
［岩永朋子］

はじめに	376
原因および病態	376
臨床徴候	376
検査	376
診断	377
治療	378
予後	378
高齢猫に対する注意点	378
薬用量リスト	378

6.3　家族性アミロイドーシス
［渡邉謙一］

はじめに	379
原因および病態	379
1. 原因蛋白および遺伝子	379
2. アビシニアンとシャムの家族性AAアミロイドーシス	380
3. 日本猫のAAアミロイドーシスとSAA遺伝的多型	380
臨床徴候	380
検査および診断	381
1. 臨床検査および画像検査	381
2. 病理組織検査	381
治療および予後	382

6.4　赤血球ピルビン酸キナーゼ欠損症
［大和　修］

はじめに	384

原因および病態	384
臨床徴候	384
検査および診断	385
1. 血液検査	385
2. 画像検査	385
3. 遺伝子検査	385
4. 鑑別診断	386
治療および予後	386
予防	386
分子疫学	387

6.5　ライソゾーム病
［大和　修］

はじめに	389
原因および病態	389
臨床徴候	389
検査および診断	389
1. 臨床診断（補助診断）	389
2. 病理組織診断	390
3. 生化学的診断	393
4. 遺伝子診断	393
治療および予後	393
予防	393

6.6　骨軟骨異形成症
［鷹栖雅峰］

原因および病態	395
1. 遺伝的背景	395
2. 原因遺伝子	395
3. 組織学的変化	395
4. 発症時期	395
臨床徴候	396
検査および診断	396
1. 身体検査	396
2. X線検査	396
3. 遺伝型の推定	398
治療	398
1. 放射線治療	398
2. 非ステロイド系抗炎症薬	398
3. ポリ硫酸ペントサンナトリウム	399
4. 骨棘切除・関節固定術	399
予後	399
薬用量リスト	399

索引	400

猫の診療指針 Part 2
コンテンツ

序文 ……………………………………… 石田卓夫

第1章　腫瘍　　　　　　　　　　［小林哲也］
1.1　リンパ腫 ………………………………… 越野明子
1.2　口腔内扁平上皮癌 ……………………… 細谷謙次
1.3　肥満細胞腫 ……………………………… 大橋絵美
1.4　注射部位肉腫 …………………………… 小林哲也
1.5　乳腺腫瘍 ……………………… 佐伯亘平・西村亮平

第2章　消化管疾患　　　　　　　　　［中島　亘］
2.1　食道炎・食道狭窄 ……………………… 福島建次郎
2.2　急性胃腸炎 ……………………………… 玉本隆司
2.3　消化管内異物 …………………………… 高橋雅弘
2.4　慢性腸症 ………………………………… 大田　寛
2.5　好酸球性硬化性線維増殖症 ……… 原田弘美・中島　亘
2.6　トリコモナス症 ………………………… 石岡克己
2.7　巨大結腸症 ……………………………… 藤田　淳
2.8　細菌性胃腸炎 …………………………… 五十嵐寛高
2.9　大腸腺癌・小腸腺癌 …………………… 中島　亘
2.10　消化管型リンパ腫 ……………………… 越野明子

第3章　肝・胆・膵系疾患　　　　　　［大野耕一］
3.1　胆管炎（胆管肝炎）・胆嚢炎 …………… 金本英之
3.2　肝外胆管閉塞 …………………………… 鳥巣至道
3.3　囊胞性肝疾患 …………………………… 金本英之
3.4　肝リピドーシス ………………………… 大野耕一
3.5　肝アミロイドーシス …………………… 玉本隆司
3.6　門脈体循環シャント …………………… 鳥巣至道
3.7　肝胆道系に発生する腫瘍 ……………… 福島建次郎
3.8　中毒性肝障害と反応性肝症 …………… 金本英之
3.9　膵炎 ………………………………………… 坂井　学
3.10　囊胞性膵疾患 …………………………… 福島建次郎
3.11　膵外分泌不全 …………………………… 玉本隆司

第4章　内分泌・代謝性疾患　　　　　［竹内和義］
4.1　糖尿病 …………………………………… 廣井輝代
4.2　甲状腺機能亢進症・甲状腺機能低下症 … 善本明日美
4.3　副腎疾患 ………………………………… 岡田夏樹
4.4　尿崩症 …………………………………… 竹内和義
4.5　先端巨大症 ……………………………… 竹内和義

第5章　外科　　　　　　　　　　　　［岩井聰美］
5.1　疼痛管理 ………………………………… 西村亮平
5.2　外傷 ……………………………………… 岩井聰美
5.3　高所落下症候群 ………………………… 相川　武
5.4　外傷性横隔膜ヘルニア ………………… 小出和欣
5.5　先天性横隔膜ヘルニア ………………… 小出和欣
5.6　腹腔内臓器の生検 ……………………… 宇根　智

第6章　整形外科　　　　　　　　　　［相川　武］
6.1　代表的な関節疾患 ……………………… 枝村一弥
6.2　骨折および脱臼 ………………………… 相川　武

第7章　口腔疾患　　　　　　　　　　［藤田桂一］
7.1　解剖生理 ………………………………… 高橋　香
7.2　口腔内検査 ……………………………… 馬場　亮
7.3　口腔内疾患の画像診断 ………………… 市橋弘章
7.4　猫の歯肉口内炎 ………………………… 藤田桂一
7.5　歯周病 …………………………………… 高橋　香
7.6　抜歯 ……………………………………… 高橋　香
7.7　顎骨骨折・下顎骨結合分離・顎関節脱臼 … 渡邊一弘
7.8　歯の吸収病巣 …………………………… 藤田桂一

第8章　眼疾患　　　　　　　　　　　［小野　啓］
8.1　解剖生理 ………………………………… 伊藤良樹
8.2　眼瞼疾患 ………………………………… 小野　啓
8.3　結膜炎 …………………………………… 金井一享
8.4　角膜疾患 ………………………………… 辻田裕規
8.5　ぶどう膜炎 ……………………………… 滝山直昭
8.6　緑内障 …………………………………… 前原誠也
8.7　網膜疾患 ………………………………… 瀧本善之

第9章　産科疾患　　　　　　　　　　［堀　達也］
9.1　繁殖生理・妊娠・分娩 ………………… 堀　達也
9.2　異常分娩 ………………………………… 堀　達也
9.3　子宮蓄膿症・子宮水症 ………………… 堀　達也
9.4　卵胞囊腫 ………………………………… 堀　達也
9.5　卵巣遺残症候群 ………………………… 堀　達也
9.6　乳腺線維腺腫様過形成 ………………… 堀　達也

第10章　栄養学　　　　　　　　　　　［上田綾子］
10.1　栄養学的特徴 ……………… 上田綾子・Vincent C. Biourge
10.2　ライフステージごとに必要な栄養 …… 上田綾子

猫の診療指針 Part 3 コンテンツ

推薦の辞 ……………………………………… 辻本　元
序文 ………………………………………… 石田卓夫

第1章　ウイルス・細菌・真菌感染症　[遠藤泰之]

1.1　猫ウイルス性鼻気管炎 ………………………… 前田　健
1.2　猫カリシウイルス感染症 ……………………… 前田　健
1.3　猫汎白血球減少症 ……………………………… 前田　健
1.4　猫免疫不全ウイルス感染症 …………………… 遠藤泰之
1.5　猫白血病ウイルス感染症 ……………………… 久末正晴
1.6　猫伝染性腹膜炎（猫コロナウイルス感染症）… 遠藤泰之
1.7　カンピロバクター症 …………………………… 遠藤泰之
1.8　サルモネラ症 …………………………………… 遠藤泰之
1.9　クロストリジウム症 …………………………… 遠藤泰之
1.10　バルトネラ症 ……………………… 佐藤真伍・丸山総一
1.11　クラミジア症 …………………………………… 遠藤泰之
1.12　クリプトコックス症 …………………………… 遠藤泰之

第2章　寄生虫感染症　[佐伯英治]

2.1　イソスポラ症 …………………………………… 佐伯英治
2.2　犬糸状虫症 ……………………………………… 星克一郎
2.3　トキソプラズマ症 ……………………………… 高島康弘
2.4　クリプトスポリジウム症 ……………………… 伊藤直之
2.5　ジアルジア症 …………………………………… 伊藤直之
2.6　トリコモナス症 ………………………………… 伊藤直之
2.7　壺形吸虫症 ……………………………………… 佐伯英治
2.8　回虫症 …………………………………………… 平　健介
2.9　マンソン裂頭条虫症 …………………………… 川上　泰
2.10　瓜実条虫症 ……………………………………… 町田裕之
2.11　肺毛細線虫症および肺虫症 …………………… 森田達志
2.12　肺吸虫症 ………………………………………… 佐伯英治

第3章　皮膚疾患　[西藤公司]

3.1　掻痒症の症候別分類 …………………………… 西藤公司
3.2.1　外部寄生虫症 …………………………………… 西藤公司
3.2.2　皮膚感染症 ……………………………………… 西藤公司
3.2.3　アレルギー性皮膚疾患 ………………………… 西藤公司
3.3.1　その他の感染症 ………………………………… 大隅尊史
3.3.2　免疫介在性皮膚疾患 …………………………… 藪添敦史
3.3.3　脱毛症・デルマドローム ……………………… 柴田久美子

第4章　神経と筋肉の疾患　[齋藤弥代子]

4.1.1　脳炎 ……………………………………………… 齋藤弥代子
4.1.2　脳腫瘍 …………………………………………… 齋藤弥代子
4.1.3　脳血管障害 ……………………………………… 齋藤弥代子
4.1.4　てんかん ………………………………………… 長谷川大輔
4.1.5　脳奇形 …………………………………………… 長谷川大輔
4.1.6　頭部外傷 ………………………………………… 長谷川大輔
4.1.7　代謝性脳症 ……………………………………… 長谷川大輔
4.2　脊髄疾患 ………………………………………… 北川勝人
4.3.1　全身性代謝性疾患 ……………………………… 神志那弘明
4.3.2　後天性重症筋無力症 …………………………… 小畠　結
4.3.3　筋ジストロフィー ……………………………… 小畠　結
4.3.4　筋炎 ……………………………………………… 小畠　結
4.3.5　外傷性末梢神経損傷（外傷性ニューロパチー）
　　　　………………………………………………… 神志那弘明
4.3.6　多発性神経根神経炎 …………………………… 小畠　結
4.3.7　知覚過敏症候群 ………………………………… 神志那弘明
4.4　末梢性前庭疾患・内耳疾患 …………………… 伊藤大介
4.5　遺伝性変性性疾患・先天性代謝異常 ………… 田村慎司

第5章　血液・免疫疾患　[下田哲也]

5.1.1　赤血球の増加と減少 …………………………… 下田哲也
5.1.2　白血球の増加と減少 …………………………… 下田哲也
5.1.3　血小板の増加と減少 …………………………… 下田哲也
5.2.1　免疫介在性溶血性貧血 ………………………… 高橋義明
5.2.2　ヘモプラズマ症 ………………………………… 高橋義明
5.2.3　ハインツ小体性溶血性貧血 …………………… 高橋義明
5.3.1　非再生性免疫介在性貧血 ……………………… 酒井秀夫
5.3.2　赤芽球癆 ………………………………………… 酒井秀夫
5.3.3　再生不良性貧血 ………………………………… 酒井秀夫
5.4.1　鉄欠乏性貧血 …………………………………… 森下啓太郎
5.4.2　腎性貧血 ………………………………………… 森下啓太郎
5.4.3　慢性疾患に伴う貧血 …………………………… 森下啓太郎
5.5.1　免疫介在性血小板減少症 ……………………… 高橋　雅
5.5.2　播種性血管内凝固症候群 ……………………… 高橋　雅
5.5.3　血友病 …………………………………………… 鬼頭克也
5.5.4　肝障害とビタミンK欠乏症による止血異常
　　　　…………………………………………………… 鬼頭克也
5.6.1　急性骨髄性白血病 ……………………………… 久末正晴
5.6.2　骨髄異形成症候群 ……………………………… 久末正晴
5.6.3　骨髄増殖性腫瘍 ………………………………… 高橋義明
5.6.4　リンパ性白血病 ………………………………… 下田哲也
5.7　輸血療法 ………………………………………… 小林　輔
5.8　全身性エリテマトーデス ……………………… 湯木正史

第6章　行動学　[入交眞巳]

6.1　子猫の成長 ……………………………………… 入交眞巳
6.2　子猫の社会化と教育 …………………………… 村田香織
6.3　猫の正常な行動 ………………………………… 入交眞巳
6.4　問題行動に対する問診・環境修正・行動療法
　　　　…………………………………………………… 入交眞巳
6.5　常同障害 ………………………………………… 入交眞巳
6.6　認知機能低下症 ………………………………… 石井綾乃
6.7　不適切な排泄 …………………………………… 三木美里
6.8　攻撃行動 ………………………………………… 入交眞巳

第7章　シェルターメディスン　[田中亜紀]

7.1　シェルターメディスン（伴侶動物の群管理）… 田中亜紀

第1章
猫の臨床の基本

1　猫の特性を知る
2　キャットフレンドリーな病院作り
3　猫のハンドリングテクニック
4　猫の薬理学
5　猫の輸液
6　猫の麻酔と疼痛管理
7　猫の予防医学と定期検診
8　不妊のための手術
9　高齢猫への対処

1.1 猫の特性を知る

はじめに

猫の医療に携わる臨床獣医師は，解剖，生理，病理，薬理など，その特性を理解し，敬意をもって診療にあたらなければならない。ここでは，猫に関する特性の一部として，猫の歴史，分類，身体的特徴，五感，そのほかの各事項にフォーカスを絞って解説する。これらの情報が日々の猫の診療を行ううえで，一助になれば幸いである。

猫の歴史

1. 世界の猫の起源

ネコ科動物の最も古い祖先は131,000年前に現れたとされており[4]，人と生活をともにしはじめたのは，農業がはじまった約10,000年前の古代オリエント，チグリス・ユーフラテス川からシリア，パレスチナ，エジプトにかけての「肥沃な三日月地帯」においてであるとされている。当初は，貯蔵した農作物を齧歯類から守ることが目的であったとされているが，9,500年前には，地中海の島で人とともに埋葬された猫が発見されており，使役目的だけではなく，人と生活をともにしていたと考えられる[15]。3,600年前に描かれたエジプト壁画には，椅子の下に首輪や紐でつながれた猫が座っている様子や，猫が食器から残飯を食べている姿が描かれている。したがって，この頃までに猫は完全に家畜化されたと想像できる。2,900年前のエジプトでは，ミイラ化された多数の猫が埋葬されていた場所があり，繁殖も行われていたと考えられている。2,000年前頃には欧州やアジアへと広がっていき，アメリカやオーストラリアへ渡ったのは，400～500年前頃と推定されている[3]。

2. 日本の猫の起源

日本における猫の起源については諸説があるが，大きく2つの説に分けられる。奈良時代に中国から経典などの書物を鼠から守るために猫を船に同乗させて渡ってきたという説と，遺跡から猫の遺骨が出土していることから弥生時代には存在していたという説である。現在の研究報告から考えると，日本におけるイエネコの起源は奈良時代，つまり1,300年前頃と考えるのが妥当と思われる。

3. 純血種の作出

近代の純血種の作出は19世紀に英国ではじまったとされており，1871年に最初のキャットショーが開催されている。その後，人工授精や体外授精などの交配技術の進歩と相まって，新しい猫種が作出されるようになり，現在 The Cat Fanciers' Association（CFA）で42種，The International Cat Association（TICA）で81種が認定されている。今後も新しい猫種が作出され，増加していくと考えられる。

分類

猫（イエネコ *Felis silvestris catus*）はネコ目（食肉目）ネコ科ネコ属に分類されるヤマネコ *Felis silvestris* の家畜種である。起源はリビアヤマネコ *F. s. lybica* といわれてきたが[4]，最近の研究では，中国にはベンガルヤマネコ *Prionailurus bengalensis* を起源とする猫が多いと報告されている[14]。

猫は肉食動物 carnivore である。人間に飼育されていない猫は狩りをし，生きている動物を殺して食べるため真性肉食動物 true carnivore といえる。しかし，飼育されている猫の食事は動物性蛋白をメインとしているものの，ほかの成分も含まれていることから，現代の飼育猫は偏性肉食動物 obligatory carnivore と考

えるのが妥当であろう。

身体的特徴

1. 体格

猫の体格には，地域によって多少の違いがみられる。たとえば，砂漠を含めた熱暑地域の猫は熱から身体を守るために四肢が長く，比較的小型で，頭部も小さいが，寒冷地域，欧州北部，ロシア，カナダなどの猫は体温を維持しやすいよう比較的大型となっている。ただし，自然に繁殖した猫の体格には犬ほどの差はなく，ほとんど同一と考えてよい。

一方，純血種のほとんどは，選択的交配によって人工的に作出されており，飼育される以前の猫や交雑種の猫とは一線を画す。以前は猫の関節疾患といえば，各種疾患，栄養障害による二次的なものがほとんどであり，発生率はきわめて低いものであったが，多種多様な猫種の作出に伴い，遺伝子に関連する関節疾患の発生率が急速に増加している。実際，12歳以上の猫の90％には，何らかの関節疾患が存在していると報告されている[6]。元来，猫は疼痛を表現する能力に乏しく，家族はもとより臨床獣医師も臨床徴候を認識できない場合が多いことから，若齢の猫にも関節疾患が隠れている可能性が高いことは容易に想像がつく。

2. 関節

猫の鎖骨は独特であり，ほかの骨と関節を形成しておらず，筋肉中に"浮遊"している。このため，肩関節を大きく動かし，歩幅を大きくすることができる。歩幅が大きくなることで単位距離あたりの歩数が少なくてすみ，獲物に認識される可能性が低くなる。また，肉球だけでなく，肩関節を含めた身体の関節が柔軟なことは着地時の音や衝撃を吸収するのに役立っている。これらの身体的特性は野生のハンターとして進化してきた印であろう。

3. 頭部

猫の鼻腔は犬と比べて短く，体温調節に果たす役割は小さいと考えられている。しかし，ペルシャやチンチラなどの短頭種では，個体によっては気道狭窄により，体温調節に支障をきたすことがあるため，繁殖家への啓発が重要であると報告されている[12]。

4. 舌

マサチューセッツ工科大学のReisは，健康な猫の舌平均速度は76 cm/秒，舌平均運動回数は3〜4回/秒，1回あたりの飲水量は平均0.14 mLと報告している[13]。そこから単純計算すると，ドライフードを食べている平均的な体重の猫は1日に600秒，約10分間は水を飲まなければ脱水することになる。

5. 汗腺

猫はテリトリーを作る動物であることから，汗腺が発達している。猫の汗腺は口唇周囲，眼瞼周囲，頸部から肩甲骨周辺の背側，腰背部，趾間，肉球表面，肛門嚢などに存在する。これらの汗腺から分泌された液体を擦りつけてテリトリーの目印としている。

五感

猫がねこじゃらしのように小さな動くものを追いかけるのは，ハンターとしての本能であり，血統や飼育環境にかかわらず備わっている能力である。ここでは，猫の五感の特徴的な部分について述べる。

1. 視覚

猫の眼は頭部前方に配置されており，両眼視が可能な範囲が広い。これによりハンティングの際，獲物との距離を正確に測るのに都合がよい。また，猫の瞳孔が縦長に縮小するのは，ピントを合わせた距離よりも手前や奥にある対象を認識するのに好都合であるからだと推論されている[1]。

2. 聴覚

猫の可聴域は55〜79,000 Hzと報告されている。最もよく聞こえる周波数は8,000 Hzであり，高音のほうが感度がよい[7]。これは，獲物である小型齧歯類の発する高音に対応するためだと考えられている。

3. 嗅覚

猫は鼻腔内の嗅上皮に加え，硬口蓋にフェロモンを感知するための鋤鼻器（ヤコブソン器官）とよばれる化学受容体を持つ。このため，優れた嗅覚を持つと考えられるが，明確な科学的な証拠は見当たらない。しかしながら，嗅上皮そのものは人よりも発達している。また，上唇溝の水分への分子の吸着が人より優れた嗅覚に影響を及ぼしていると考えられる。

臭い刺激に対して，フレーメンとよばれる軽度の開口状態を示すことがある。鋤鼻器にできるだけ多くの空気を取り入れるためといわれており，牛，馬，羊などにもみられる。猫では尿中に存在するフェリニンというアミノ酸がフェロモンとして古くから推定されており，コーキシンという酵素が触媒していることが判明している[11]。

4. 味覚

猫を含めた哺乳類の舌には，基本的に甘味，うま味，塩味，酸味，苦味の5種類の受容体が存在する。このうち甘味，うま味，塩味，酸味の受容体は1種類であるが，苦味の受容体は30以上存在することが判明している。また，甘味，うま味，苦味の受容体はGタンパク共役型受容体であるのに対して，塩味と酸味はイオンチャンネル型受容体である。苦味受容体が多数存在する理由については，毒性物質を回避する理由からではないかと推定されている。猫は甘みを感じることができないと報告されており，これは二量体である甘味受容体の一方の遺伝子が偽遺伝子となっていて，甘味に対する応答が不可能となっていることに由来する[9]。甘いものを食べたがる猫が存在するのは，おそらく食感や含まれている脂肪が関連していると考えられる。

5. 触覚

猫の頭部および手根部には洞毛とよばれる太く長い毛が生えている。洞毛は通常の体毛に比べて毛根が3倍ほど深部に位置しており，毛根周囲に静脈洞が形成されている。洞毛の振動が静脈洞の血液によって増幅されるため，わずかな振動でも感知することが可能で，夜間であっても環境や獲物の動きに関する情報を得ることができる。洞毛は下顎と上唇部が最も長く，新生子期からほかの毛よりも早く発毛する。これにより，視覚や聴覚が未発達であっても，母猫の乳房にたどり着くことができる。ほかには，肉球部の触覚も優れている。

習性

1. 空中翻正反射

空中翻正反射 air-righting reflex は，高所から獲物を探し，外敵を発見する猫にとって，落下リスクを回避するうえでの重要な反射である。一般に成熟した猫では60 cm以上の高さであれば正常な着地が可能であり，この反射は生後約30日以降には認められる。また，この反射が盲目の猫でも認められることから，視覚よりも前庭優勢の反射であると報告されている[2]。この反射があるため，建物の4階以下の高さからの落下では通常は重大な外傷を伴わず，問題となるのは5階以上から落下した場合が多い[16]。ただし初期の報告では，6階以上から落下した猫はそれより下層階から落下した猫よりも外傷はむしろ少ないとされていた。これは落下初期に空中翻正反射によって正常な姿勢となり，スカイダイバーと同様の体勢で空気抵抗を大きくして落下するからではないかと考えられていた。すなわち，高層階から落下したものでは，骨折や気胸が起こるものの，病院で正しい治療を受けた猫の多くは死亡しないともいわれていた[17]。

猫が2階以上，とくに高層ビルから落下する現象をhigh-rise症候群とよぶ。もともと高い所が好きな猫は，鳥や昆虫を追ってバルコニーやベランダから誤って落ちてしまう。木の上では爪を使って落ちないようにできるが，コンクリートでは爪が立たないため落ちてしまうのではないかと考えられている。

2. 帰巣本能

猫には帰巣本能があるといわれている。少数例の実験ではあるが，飼育場所から最大で7.4 km離れたまったく知らない場所から帰巣している。この実験での飼育場所から放置場所までの直線距離は，1.6 kmから26.5 kmであり，帰巣に要した時間は8分から78時間であった。最長距離の26.5 km地点に放した猫は帰巣していないが，7.4 kmに放置した猫は38時間で帰巣している。最も時間を要したのは3.8 kmの距離に放した猫で，78時間を要した。この実験では，帰巣が可能な理由として，視覚，聴覚，嗅覚が考察されているが[8]，その後の研究では，磁石を装着した猫は帰巣が不可能になることから，電磁波が位置の認識に関連しているのではないかと報告されている[5]。

3. テリトリー

猫のテリトリーの広さは国や地域，飼育環境(室内外飼育か完全屋外飼育か)，性別，不妊・去勢手術の有無，性格などで異なるが，総じて完全屋外飼育の未去勢雄猫で広い傾向にある[10]。これは繁殖の機会を増やすのが目的ではないかと考えられる。

おわりに

本稿では，猫の特性について一部を紹介しているにすぎない．さまざまな分野で多様な研究が行われ，猫への理解は深まっていると考えがちであるが，実際は判明していないことのほうが多く残されている．今後のさらなる研究が，このしなやかで美しい伴侶と家族が末永く幸せに暮らす礎となることを望んでやまない．

［難波信一］

コラム：漢字からみる「猫」

漢字の「猫」という字は，「けものへん」に「なえ」と書く．穀物などの苗を荒らす鼠を捕まえることから「猫」となった，あるいは「苗」が「びょう／みょう」と音読みされることから，鳴き声になぞらえて「猫」となったなどと諸説があるが，先出の益獣として名前が付いたとの説が有力である．いずれにしても，この美しくしなやかな生き物と生活をともにすることは，家族にとって幸福以外のなにものでもない．

■参考文献

1) Banks MS, Sprague WW, Schmoll J, et al. Why do animal's eyes have pupils of different shapes? *Sci Adv*. 1: e1500391, 2015. doi: 10.1126/sciadv.1500391
2) Cremieux J, Veraart C, Wanet MC. Development of the air righting reflex in cats visually deprived since birth. *Exp Brain Res*. 54: 564-566, 1984.
3) Driscoll CA, Clutton-Brock J, Kitchener AC, et al. Genetic and archaeological findings hint that wildcats became house cats earlier-and in a different place-than previously thought. *Sci Am*. 300: 68-75, 2009.
4) Driscoll CA, Menotti-Raymond M, Roca AL, et al. The near eastern origin of cat domestication. *Science*. 317: 519-523, 2007. doi: 10.1126/science.1139518
5) Forgle B. The cat encyclopedia. Dorling Kindersley Limited. London. 2008, pp60-61.
6) Hardie EM, Roe SC, Martin FR. Radiographic evidence of degenerative joint disease in geriatric cats: 100 cases (1994-1997). *J Am Vet Med Associ*. 220: 628-632, 2002.
7) Heffner HE. Auditory awareness. *Appl Anim Bihav Sci*. 57: 259-268, 1998. doi: 10.1016/S0168-1591(98)00101-4
8) Herrik FH. Homing powers of the cat. *The Scientific Monthly*. 14: 525-539, 1922.
9) Li X, Li W, Wang H, et al. Pseudogenization of a sweet-receptor gene accounts for cats' indifference toward sugar. *PLoS Genet* 1: 27-35, 2005. doi: 10.1371/journal.pgen.0010003
10) Liberg O, Sandell M, Pontier D, et al. Density, spatial organization and reproductive tactics in the domestic cat and other felids. In: Turner DC, Bateson P: The Domestic cat, 2nd ed. Cambridge University Press. Cambridge. 2000, pp119-147.
11) Miyazaki M, Yamashita T, Suzuki Y. A Major urinary protein of the domestic cat regulates the production of felinine, a putative pheromone precursor. *Chem Bilo Oct*. 13: 1071-1079, 2006. doi: 10.1016/j.chembiol.2006.08.013
12) Oechtering GU, Schuluter C, Lippert JP. Brachycephaly in dog and cat: a "human induced" obstruction of the upper airways. *Pneumologie*. 64: 450-452, 2013. doi: 10.1055/s-0030-1255513
13) Reis PM, Jung S, Aristoff JM, et al. How cats lap: water uptake by *Felis catus*. *Science*. 330: 1231-1234, 2010. doi: 10.1126/science.1195421
14) Vigne JD, Evin A, Cucchi T, et al. Earliest "Domestic" cats in China identified as leopard cat (*Prionailurus bengalensis*). *PLoS One*. 11: e0147295, 2016. doi: 10.1371/journal.pone.0147295
15) Vigne J, Guilaine J, Debue K, et al. Early taming of the cat in cyprus. *Science*. 304: 259, 2004. doi: 10.1126/science.1095335
16) Vunk D, Pirkić B, Maticić D, et al. Feline high-rise syndrome: 119 cases (1998-2001). *J Feline Med Surg*. 6: 305-312, 2004. doi: 10.1016/j.jfms.2003.07.001
17) Whitney WO, Mehlhaff CJ. High-rise syndrome in cats. *J Am Vet Med Assoc*. 191: 1399-1403, 1987.

1.2 キャットフレンドリーな病院作り

はじめに

日本では2016年現在，987.8万頭の犬，984.7万頭の猫が飼われている[2]。飼育頭数に大きな違いはなく，加えて近年は，犬の飼育頭数が減少する一方で猫の飼育頭数は維持されている（図1）。そのため，今後は猫がファーストペットとなることが予想される。しかし一般的な動物病院では，犬に比べて猫の来院数は少ない傾向にあると思われる。

犬に比べて猫の来院数が少ない理由として，家族が以下のように感じていることが考えられる。

- 猫が病気になっても治療するつもりがない
- 拾った猫にお金をかけられない
- 猫を外へ連れ出すのが可哀想と感じている
- 猫が動物病院嫌いで通院にストレスを感じるため，抵抗を感じてしまう

このうち，上2つの理由は，日本人の伴侶動物に対する考え方や文化に基づくので，個々の獣医師が一朝一夕に変えられるものではないかもしれない。しかし，猫の動物病院嫌いについては，動物病院が猫に優しく，つまり「キャットフレンドリー」になることで変えられると筆者は考える。

キャットフレンドリーな動物病院にする意義

待合室で猫がパニックになり開口呼吸してしまった，診察室で猫が攻撃的になってしまいその後の検査や処置ができなくなってしまった，猫が入院中に飲まず食わずで排尿も我慢していたため途中で退院せざるを得なかった，動物病院から帰宅すると猫が疲れ果ててしまった。

このようなことがあると，その後，家族は来院に抵抗を感じるようになる。そうなると猫は医療を受けることができなくなってしまう。動物病院が猫に優しくなればこのような猫を減らすことができ，多くの猫に医療を受ける機会を提供できるようになる。

また，猫は興奮すると，各種検査データが変動してしまう（表1）。そのため，場合によっては誤診を生むことになる。これを避けるためにも，動物病院は猫に優しくする必要がある。

猫の特徴

キャットフレンドリーな動物病院にするには，まず猫の生態を理解する必要がある。

猫には，次のような特徴がある。

- テリトリーの外へ出ることがストレスである
- 知らない場所が怖い
- 知らない人間が怖い
- 犬が嫌い
- 動物病院が大嫌い

改めていうことではないかもしれないが，私たちは常にこのような動物を診療しているということを意識する必要があるだろう。

猫の家族の特徴

一般論として猫の家族は，犬の家族と比べて神経質であることが多いように思う。動物病院に通院することが猫にとって負担になるのか，注射や処置に対して痛みがあるかどうか，検査や入院が猫にとってストレスになるのか，愛猫をていねいに扱ってもらえるか，今後も通院させることが猫にとって幸せなのか，と

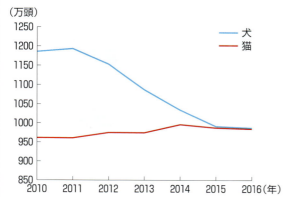

図1 犬と猫の飼育頭数の推移
近年犬の数が減少しており猫の数と差がなくなっている。
（文献2をもとに作成）

表1 猫がストレスを感じると起きる身体の変化

- 血糖値の上昇
- 血清カリウムイオン濃度の低下
- クレアチニンキナーゼ(CK)の上昇
- リンパ球数の増加（短期）や減少（長期）
- 好中球数の上昇
- 鎮静薬や麻酔薬に対する反応の不安定化
- 心雑音
- 血圧の上昇
- 心拍数の増加
- 瞳孔散大

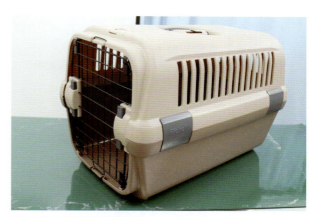

図2 猫の通院に理想的なキャリーケージ
このタイプのキャリーケージを利用することで動物病院への通院ストレスを軽減させることができる。

いったことを常に心配される家族が多いように感じる。愛猫が診察中や入院中に辛い声をあげれば，家族はまさに我が身をそがれる思いをすることだろう。
　キャットフレンドリーな動物病院には，このような猫の家族の心情に対する配慮も求められる。

スタッフの心構え

　猫やその家族にストレスを感じさせないためには，診療にあたる獣医師のみならず，周りのスタッフにも猫に優しい振る舞いが求められる。もちろんすべてのスタッフが猫の扱いに慣れるべきだとは思うが，まずは猫専任看護師を決めてみるのもひとつの方法である。獣医師よりも，動物看護師のほうがより家族に近い目線で猫に接することができることが多い。受付での猫や家族の様子は看護師がいちばん理解しているからである。猫が来院したら猫専任看護師が対応することで，よりキャットフレンドリーな医療が提供できる。

通院時の工夫

　動物病院へ連れて行くには，まず猫にキャリーケージ（以下キャリー）に入ってもらわなければいけない。

ペット用品店に足を運ぶと多種多様のキャリーが販売されているが，筆者が考える理想的な猫の通院用キャリーは以下のような特徴を持つものである（図2）。

- プラスチック製である：猫がキャリーの中で排尿・排便しても簡単に洗浄することができる
- 前面と上面の2方向に扉がある：2方向が開くことで嫌がる猫も出し入れしやすくなる
- 扉を簡単に取り外しできる：猫を出し入れするときに足がひっかからない

　このようなキャリーにすれば，家族がキャリーに猫を入れやすいばかりでなく，診療もしやすくなる。興奮したり怖がったりしている猫の前肢を掴んで無理矢理キャリーから引っ張りだすことは避けたい。このようなキャリーであれば，上面をはずすことで無理なく猫の診察をはじめることができる（図3）。
　また，移動中にもできるだけ猫のストレスを減らすために以下のような工夫をするように伝えるとよいだろう。

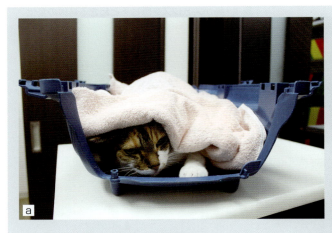
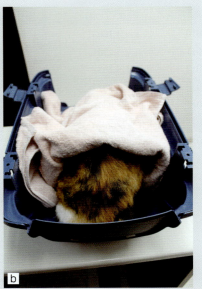

図3　診察時の様子
キャリーケージから猫を引っ張り出さず，上面をはずして診察している。
a：前からみたところ，b：後ろからみたところ。

- 公共交通機関を利用する場合はキャリーにブランケットをかけて視界を遮る
- 車を利用する場合は座席から転がらないようにシートベルトをする

待合室での工夫

1. 犬と分ける

近くに犬がいると猫はストレスを感じる。待合室で猫が極度のストレスを感じてしまうと，いざ診察をはじめようとしたときに暴れてしまったり，各種検査値が変動してしまったりする。待合室では可能なかぎり，犬の臭いや鳴き声，気配を猫に感じさせないようにしたい。

(1) 空間的に分ける

以下のように，犬と猫が対面しない空間を作るとよい。

- 入り口が別になっている猫用待合室を用意する
- パーティションで区切って猫用の待合室をつくる（図4）
- 猫専用の待合スペースをつくる
- ブランケットをかける（図5）

(2) 時間的に分ける

待合室で犬と猫を空間的に離すことが難しいようであれば時間的に分けるという方法もある。平日の13時〜15時など手術の時間帯を利用して猫専用の外来時間（キャットアワー）を設けることもひとつの方法である。その時間は待合室には猫しかいないので，犬の気配を感じさせないようにできる。

(3) 家族への配慮

待合室を犬と分けるのは猫だけではなく猫の家族に対する配慮でもある。獣医師や動物看護師は犬も猫も好きであることがほとんどなので，動物病院で長く仕事をしていると，「動物病院へ来る人はみな動物好き」と錯覚しやすい。しかし，猫の家族のなかには「犬が苦手」，「大型犬が怖い」という方もいる。そのような方のためにも犬と猫の待合室を空間的・時間的に分ける意義は大きい。

2. 院内感染の予防

院内感染を防ぐことも猫に対する優しさである。待合室は猫同士が近づいてしまうことが多く，猫と家族が入れ替わるたびに消毒することも難しい。そんな中，床に直接キャリーを置くと猫同士のエアロゾル感染を助長してしまう。そのため，待合室でキャリーを床に置かずに待てる工夫も必要である。キャリー専用の荷台や，待合室の椅子を工夫して床にキャリーを置かないようにするとよい。また，ブランケットをキャ

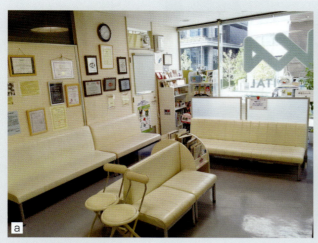
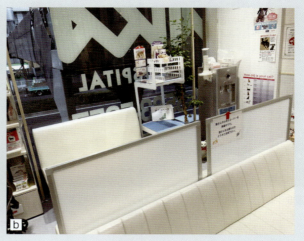

図4　猫専用の待合室
待合室の一角をパーティションで区切り猫専用の待合スペースを設置する。こうすることで待合室内で犬との距離をとることができる。
a：待合室の全体像，b：パーティションで区切られた猫専用スペース。
（画像提供：赤坂動物病院）

リーにかけることでもエアロゾル感染を防ぐことができる。

診察室での工夫

診察室で体を触られることを好む猫は少ない。猫が暴れてしまいうまく診察できなかったという経験を持つ獣医師も多いだろう。猫にいかにストレスをかけず診察できるかは，その後の治療にも大きく影響する。診察室での猫のストレスを減らすためには，次のような方法がある。

1. 専用の診察室

我々は慣れて気付かなくなっているかもしれないが，犬が使用した診察室には犬の臭いが残っている。その臭いは猫にストレスを与える。診察室が複数ある病院ではそのひとつを猫専用にし，犬の臭いをつけないことでより猫のストレスを軽減できる。診察室に余裕がなければ前述のキャットアワーを設けることも方法のひとつだろう。

2. 詳細な問診

我々も初めての病院を訪れる際には緊張するものである。それは猫の家族も同じことである。筆者は家族の緊張は猫にも伝わるのだと考えている。そこで，緊急性がなさそうな場合はできるだけ問診の時間を長くとるようにしている。それにより家族の緊張を緩和で

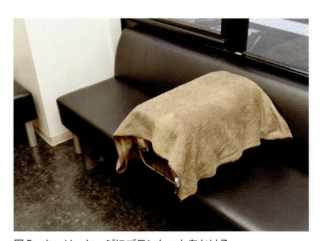

図5　キャリーケージにブランケットをかける
キャリーケージにブランケットをかけることで，待合室内で犬やほかの動物の視線を遮ることができる。

きるからである。身体検査は先入観をなくして頭の先からしっぽの先まで行うのが原則であるが，神経質な猫はそれができないことも多い。その場合も，できるだけ問診に時間をかけることであらかじめ問題点を明らかにしておけば，最小限の時間でアプローチをすることが可能となる。ほとんどの猫は獣医師に体を触られることを嫌う。そんな猫のためにも十分に問診をし，身体検査は的確に短時間で終わらせる必要があるだろう。

3. キャットフレンドリーな態度

猫はえてして，大きな声や身振りを嫌う。そのため，診療中は猫を怖がらせないよう，できるだけ声の

猫の臨床の基本

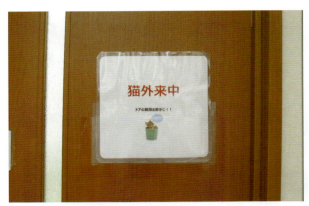

図6　猫を診察中であることを伝える表示
これを表示しているあいだは周囲のスタッフは大きな音を立てないように注意する必要がある。（画像提供：マーブル動物医療センター）

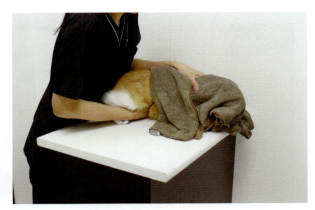

図7　バスタオルを使って保定する方法
神経質な猫の場合，バスタオルで上半身を覆いながら身体検査を進めると安心させることができる。

トーンを落として，静かに行動する。獣医師のみならず猫の診療に携わる動物看護師や受付スタッフもそれを意識しなければいけない。診察室内でいくら静かにしても，隣の部屋で大声をあげていたら意味がない。猫の診療中はそれとわかるようなサインを掲げ，病院内で大きな音が発生しないように心がける必要があるだろう（図6）。

また，眼科疾患の診察の際には眼を長時間見ることになるが，それ以外では，恐怖を助長させてしまうため，猫に対する過度なアイコンタクトは控えたほうがよい。加えて，問診中や検査結果を説明する際にはできるだけ猫の顔を家族のほうに向けておくようにしたい。

ハンドリングの工夫

猫のハンドリングにも細心の注意を払うべきである。すべてのスタッフが猫の性質とそのストレスを最小限にする方法を理解している必要がある。優しく猫を尊重したハンドリングを行うべきであり，首根っこを捕まえて力ずくで保定するようなことは最終手段としたい。

怖がる猫に対して筆者はバスタオルを使用することが多い。バスタオルで猫の顔を覆い隠しながら身体検査を行うと少しでも安心させることができる（図7）。診察台から検査台や入院室などに移動させるときもバスタオルで包みながら行うとよい（「1.3　猫のハンドリングテクニック」参照）。

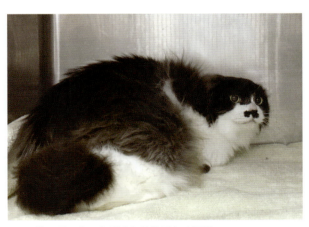

図8　怖い思いをしながら入院生活をする猫

入院時の工夫

入院室でも猫に犬の気配を感じさせないことが最も大切になる。1日中吠えている犬のそばのケージに入院させられた猫は極度のストレスにさらされることになる。病気を治すための入院がかえって体調を崩すもとになってしまうかもしれない。恐怖や過度のストレスを感じている猫は伏せの姿勢でうずくまり，耳を後ろに倒している。猫が入院中にこのような姿勢をしているようであれば緊張状態にあると考えてよいだろう（図8）。その状況を面会に来た家族が見たらどう思うであろうか。先ほども少し触れたが，家族も犬嫌いであれば，犬の近くのケージに入院している愛猫を見て，我が身をそがれる思いをするかもしれない。

そのため，キャットフレンドリーな動物病院には「犬用入院室」と「猫用入院室」が分かれ，猫だけで入院させられる環境が求められる。入院中の検査や処

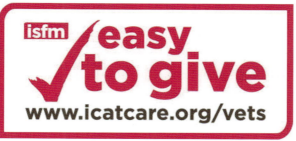

図9 easy to give award
ISFMが表彰している猫に投与しやすい薬剤。投薬コンプライアンスをあげるためにこれらの薬から選ぶことも考える。
（画像提供：ISFM）

表2 日本国内で入手可能な"easy to give award"受賞薬

商品名	薬の種類	製薬会社
V-gel®	猫用気道確保システム	㈱アトムベッツメディカル
セミントラ®	アンジオテンシンⅡ受容体拮抗薬	ベーリンガーインゲルハイム アニマルヘルス ジャパン㈱
アトピカ®	シクロスポリン製剤	エランコジャパン㈱
オンシオール®	非ステロイド系抗炎症薬	エランコジャパン㈱
フォルテコール®	ACE阻害薬	エランコジャパン㈱
ミルベマックス®	内部寄生虫駆虫薬	エランコジャパン㈱
コンベニア®	抗菌薬	ゾエティスジャパン㈱
レボリューション	内部・外部寄生虫駆除薬	ゾエティスジャパン㈱
メタカム® 0.05％ 経口懸濁液猫	非ステロイド系抗炎症薬	ベーリンガーインゲルハイム アニマルヘルス ジャパン㈱
プロフェンダー® スポット	内部寄生虫駆虫薬	バイエル薬品㈱
アドバンテージ プラス	外部寄生虫駆虫薬	バイエル薬品㈱
アドボケート®	内部・外部寄生虫駆虫薬	バイエル薬品㈱
ドロンシット®錠	内部寄生虫駆虫薬	バイエル薬品㈱
フロントライン®	外部寄生虫駆虫薬	ベーリンガーインゲルハイム アニマルヘルス ジャパン㈱
フロントラインプラス®	外部寄生虫駆虫薬	ベーリンガーインゲルハイム アニマルヘルス ジャパン㈱
ブロードライン®	内部・外部寄生虫駆除薬	ベーリンガーインゲルハイム アニマルヘルス ジャパン㈱

置，治療などで入院ケージから猫を出して処置台へ移動する際にもできるだけ犬と顔を合わせることのないよう，入院室の配置も工夫する。

投薬の工夫

処方する薬も猫に優しいものを選ぶ必要がある。大型犬なら，多少苦い薬でもトリーツなどにくるんでしまえば一緒に食べてくれることが多いだろう。しかし猫はそうはいかない。いくらよい薬でも飲んでくれなければ意味がないため，猫に薬を処方するときは飲みやすい味や形状のものを選択するように心がける。投薬補助剤も多くのメーカーから発売されているので，それらを利用しながら投薬コンプライアンスを高めるようにする。

イギリスに本部を置く国際猫医学会International Society of Feline Medicine（ISFM）では，"easy to give award"（図9）という賞を設け，猫に対して簡単に投薬できる薬を，毎年3～4製品表彰している[1]。すべての薬が日本で手に入るわけではないが，猫に処方する薬を選択する際に参考にすることができる（表2）。

おわりに

「猫は小さな犬ではない」という言葉が伴侶動物臨床の世界にはある。これは病態や診断法，治療法において，猫は犬とは別の動物であるという意味で使われているが，それだけでなく通院の方法から待合室，診察室での振る舞い，入院室の工夫まですべてにおい

て，猫が犬とは別の生き物であることを意識する必要があると思われる。

キャットフレンドリーな動物病院にはルールがあるわけではなく，各動物病院でさらに発展させることができる。日本全体で「キャットフレンドリー」な獣医療を，そして「キャットフレンドリー」な社会を構築できるよう，工夫する必要があるだろう。

[服部　幸]

■参考文献
1) Easy to Give. http://icatcare.org/cat-campaigns/easy-give（2018年7月現在）
2) 平成28年全国犬猫飼育実態調査. http://www.petfood.or.jp/data/chart2016/index.html（2018年7月現在）

1.3 猫のハンドリングテクニック

はじめに

猫が動物病院に来院する際には，安心できる場所から離れ，慣れない音などで大きなストレスとなり，手がつけられない状態となって診察ができないことがある。そのようなことにならないために，猫の特徴・習性を理解し，猫を怖がらせないためのハンドリングテクニックを習得すると同時に，子猫の社会化を推進することで猫にストレスを与えないようにすることが重要である。

猫にストレスを与えない環境

1. 待合室

猫にとって，捕まえられキャリーケージ（以下キャリー）に入れられて，安心できる場所から移動することは，大きな恐怖となり，移動中にストレスが最大に達していることも多い。

猫を診察する際の待合室での工夫については「1.2 キャットフレンドリーな病院作り」を参照されたい。

2. 診察前の用意

素早く，時間をかけないで検査や処置をするために，診察する場所（環境）と道具を用意しておくことが大切である。診察・検査などの手順をあらかじめ把握して，ほかの動物の鳴き声などが聞こえない静かな診察室に必要なものを用意する。大きな声で鳴く猫や便出し処置などを行う猫は，ほかの猫への影響も考えられるため，通常の診察エリアとは別の場所で扱うのがよい。怖がりの猫のためには大きなバスタオル（爪がひっかかりにくいタイプの生地がよい），エリザベスカラー，保定用グローブなども用意しておく。

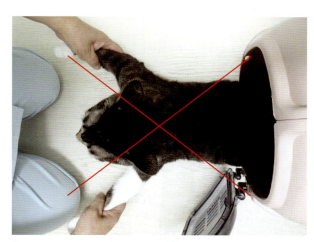

図1　キャリーケージからの出し入れ
前肢を持ってひっぱり出してはいけない。

3. キャリーケージ

キャリーから出す時，キャリーをひっくり返して診察台の上に猫を落としたり，キャリーから猫をひっぱり出したりせず（図1），抱くように優しく出す。上開きか横開きのあるキャリーは猫を出しやすいので，このようなものを家族に紹介することも大切なポイントである（図2）。キャリーから出すときに逃走する猫は，爪がひっかからないような目の細かい洗濯ネットを用いるとよい。

キャリーに入れる時，床にキャリーを置くことで，勢いよく入っても診察台から落ちる事故を避けることができる。自ら飛び込むように入るときには，前後肢がひっかかり爪が折れることもあるので，キャリーに入る直前まで保定する。

4. 入院室

入院ケージを自分のテリトリーと認識して，守りに入る猫が多くみられる。猫が安心して過ごせるような入院環境を作り，ストレスを減らすことが適切な治療につながる。

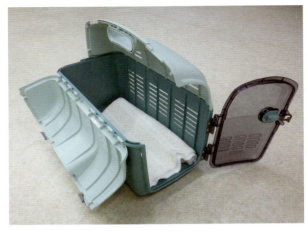

図2　キャリーケージ
上と横が開くタイプのキャリーケージが便利である。

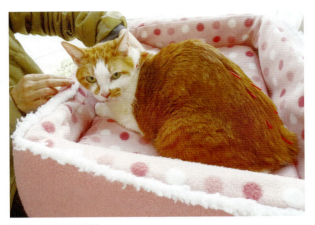

図3　入院室の環境
ふかふかのベッドの上でリラックスして治療を受けている様子。このようなベッドを入院室にも置くとよい。

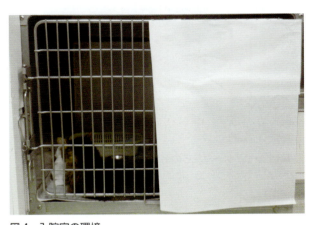

図4　入院室の環境
ケージのドアの半面を紙で隠し，ケージ内でもリラックスできる場所を作る。

　猫を収容するケージは，床面に近い位置（一番下段）は避け，2段目以上のケージを選択する。また，ベッドなどふかふかなものを置き（図3），タオルをかけたり紙を貼るなどをしてドアの半面を隠す（図4）。可能であればケージの位置は途中で変更しないようにする。元気な猫には箱などで遊ぶ場所を作ったり玩具を入れ，匂いのついたものは汚れていなければそのまま置いておくと安心する。エリザベスカラーで食事しづらい時は食器を高くするなどの工夫もストレスを軽減する。

保定

1. 保定の種類

　頸静脈・橈側皮静脈・内側伏在静脈・大腿静脈からの採血や留置針挿入は犬座，腹臥位，仰臥位，横臥位に保定する（図5）。また皮下注射は犬座，立位，横臥位で，筋肉注射は後肢をしっかりと保定するために横臥位にする（図5c）。気管チューブの挿管時は腹臥位で頭部を持ち上げる。

　診察・検査・処置などを行いやすい位置を考慮して保定することが重要である。

2. 保定時のテクニック

　家族から猫の性格を聞き，事前にどのような猫か把握する。何回か通院している猫であれば，性格などを理解した慣れたスタッフが診察や保定に入るとよい。診察や保定などのポイントをカルテに記載しておくことも大切なテクニックのひとつといえる。

　怖がりの猫はエリザベスカラーやタオルで顔を隠したり（図6a），バスタオルで全身をくるむ（図6b）。保定時は2点以上を使う"面"で，手を広げて猫の体に大きく触れて保定する（図7）。抱くときはお尻をしっかり抱え込むようにして（図8a），人に触られるのを嫌う猫はベッド（タオル）ごと抱くとよい（図8b）。顎下や鼻筋，耳のつけ根などをなでたり（図9），落ち着いた声で「おりこう」と声がけをすると気をそらすことができる。動きの激しい猫は横臥位に保定するとよいが，猫がパニックになったら保定を中止し，キャリーに入れて落ち着かせる。足先を持たれることを嫌うため趾間が開き，爪が出てくるので（図10），ひっかかれないように注意する。

　猫が嫌う診察行為として，爪切り，直腸からの体温測定，X線撮影や超音波検査，留置針挿入，肛門腺絞りなどがある。検査・治療などは素早く終え，嫌いなことは最後に行うようにする。処置の最中に排泄し

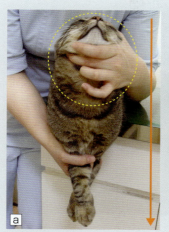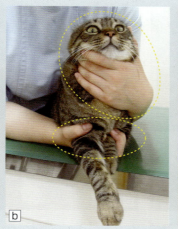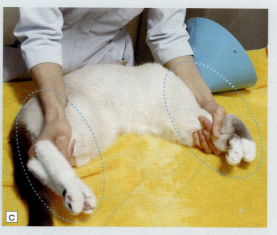

図5　保定の種類
a：頸静脈からの採血時の保定。頸部から前肢まで一直線になるように保定する。
b：橈側皮静脈からの保定。頭部が前に出ないように保持し，前肢をひかないように肘をしっかり保定する。
c：横臥位の保定。肩と大腿部に保定者の手を添える。

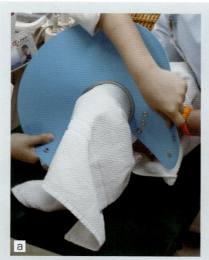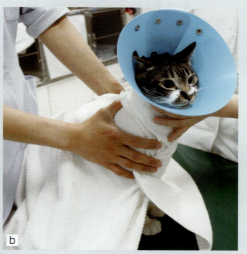

図6　落ち着かない猫の保定のテクニック
a：顔をタオルで隠すことで動かなくなるので素早くエリザベスカラーをつける。
b：身体をバスタオルでくるんで保定する。

たり肛門嚢内容物を出すことがあるため，猫の身体が汚れないようにペットシーツなどを用意しておくとよい。

3. 食事補助

食欲低下やストレスなどから食事をしない場合，補助が必要となる。

口の中にフードを入れて食べさせる方法と，チューブからフードを入れる方法（経鼻カテーテル・食道カテーテル・胃瘻カテーテル）がある。

口の中にフードを入れる場合，顎を持って顔を持ち上げて食べさせるやりかたは猫にストレスがかかる。多くの猫はこれを非常に嫌い，逃げたり，飛んだり，前肢で抵抗したりする。そのため，しっかりと体を保定し，顔を持ち上げて口角が自然に下がり開口するようにして，そのあいだから食べさせる。しっかり保定できていれば短時間で食事補助をすませることができ，ストレスの軽減につながる。噛んだり，前肢で抵抗したりする猫にはエリザベスカラーを逆さに付けると，保定者が噛まれることなく猫のパンチが防御できる保定となるため食事補助がしやすく，食後も口まわりをきれいにすることができる（図11）。

猫の臨床の基本

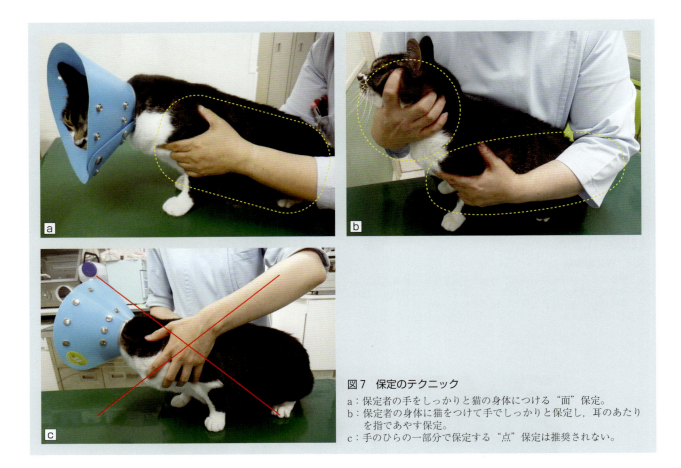

図7　保定のテクニック
a：保定者の手をしっかりと猫の身体につける"面"保定。
b：保定者の身体に猫をつけて手でしっかりと保定し、耳のあたりを指であやす保定。
c：手のひらの一部分で保定する"点"保定は推奨されない。

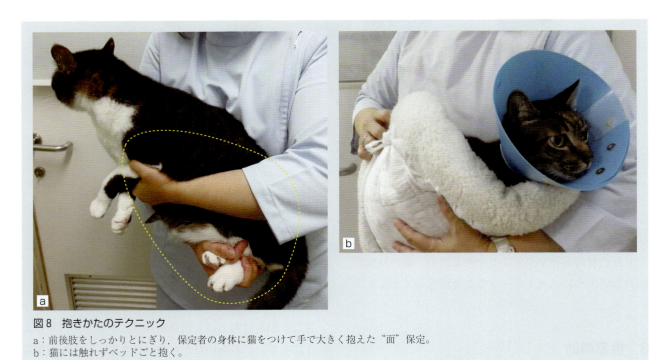

図8　抱きかたのテクニック
a：前後肢をしっかりとにぎり、保定者の身体に猫をつけて手で大きく抱えた"面"保定。
b：猫には触れずベッドごと抱く。

4. 注意事項

　最初はおとなしくしていた猫も、なにかの音や保定などをきっかけに態度を豹変させることがある。逃走したり、大きな声を出したり、パンチやキックをしたり、爪を出してひっかいたり、噛みついたりと、反応は猫によってさまざまである。そのため、猫に傷を負わせたり、脱臼させたりしないよう、適切な保定をしなければならない。

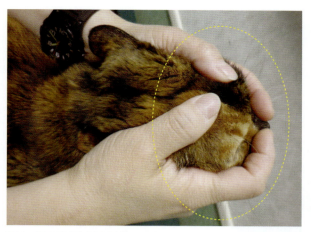

図9　気を紛らわせるテクニック
鼻の上と目頭をなでて保定する。頸静脈の採血時には有効である。

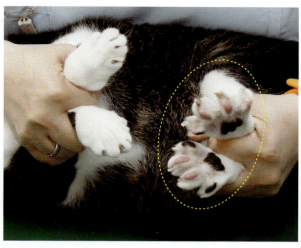

図10　保定時の注意
ストレスがかかると爪が出てくるので注意する。

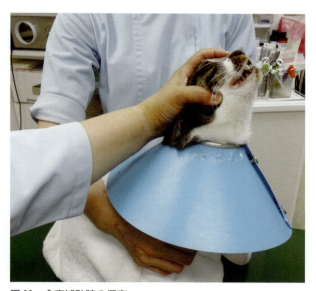

図11　食事補助時の保定
頬骨弓付近を持って顔を持ち上げると口が開く。エリザベスカラーの内側に保定者の手が入ると安全に保定できる。

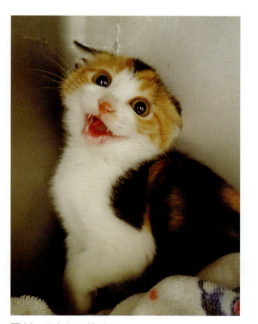

図12　ストレスサイン
ストレスで耳が水平になっている。

　保定時は，正面から猫の眼を見たり凝視したりしないようにして，大きな音や声，大きな動作を避ける。猫が威嚇するときに発する声に似た「シィー」という声を出してはならない。また，猫が暴れたからといって力ずくで保定をしないことが大切である。タオルをかける，キャリーに入れる，ゆっくりと優しい声をかけるなどして，猫を落ち着かせる。
　猫のストレスサイン（図12，表）も覚えておくと猫の気持ちの変化に気付くことができ，よりよい保定につながる。なにより，猫と接する際に「猫が怖い」という気持ちを持たないことが重要である。

表　ストレスサイン

- 威嚇
- 瞳孔の拡張
- 耳が水平もしくは後ろ向きになる
- パンチ・キック
- 噛む
- 体の硬直
- 尾が膨らむ
- 尾を動かす
- パッドが湿っている
- 排泄行為
- 肛門嚢分泌物を出す
- 震え
- 逃走

など

猫の社会化

生後2～7週齢が社会化期とされ，その時期に多くのことを体験し学ぶことが大切であるといわれている[1]。触れない猫になってしまうと，何かあっても異常に気付くのが遅れてしまう。また，投薬や点眼，点耳ができないと診察や治療が困難になってしまうため，触れる猫になることは重要であり，そのために社会化が必要となる。社会化のためには以下のような方法がある。

- 多くの音を聞く
- ほかの猫とふれあう（キトンパーティーへの参加，図13）
- あちこち移動して多くの場所に慣れる
- さまざまな服装の人に抱いてもらい，なでてもらう
- 玩具で遊ぶことを学ぶ
- キャリーをいつもいる部屋に置いて，そこで食事をしたり入る練習をする

など

優しく触ることで，人を怖がらず人になつく性格になるようサポートする。

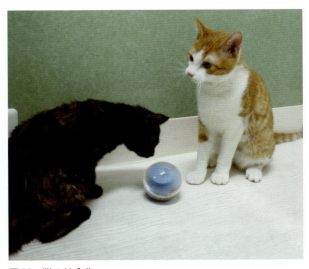

図13　猫の社会化
キトンパーティーの風景。

■参考文献
1) Peterson ME, Kutzler MA. 小動物の小児科. 筒井敏彦監訳. 文永堂出版. 2012.

おわりに

猫の習性を理解して適切なハンドリングテクニックを用いることでスムーズな診察を行うことができる。また，ストレスが少ない環境を作ることは猫に優しい病院を作ることになり，猫も家族も動物病院も幸せになることができる。

［竹中晶子］

1.4 猫の薬理学

はじめに

猫に関する臨床薬理学的知見は，犬に比べて十分とはいいがたい。犬への投与量についてはデータがあるのに猫への投与量はデータがない薬剤が未だ多く見受けられる。また，犬の用量で薬剤を使用したところ，重大な副反応を招いたというような事例もある。これは猫が犬と異なる薬物代謝の経路を持つことと，それに関する絶対的なエビデンスの不足が大きな原因であると考えられる。

表に猫で絶対的・相対的禁忌となる代表的な薬剤をあげた。犬で安全に使用できる薬剤が猫では使用できない例も多い。本稿では，犬などほかの動物と比較した猫の薬物に対する反応の違いを説明するために，臨床的に重要と思われる項目について取り上げる。

投与経路による特性

1. 経口投与

錠剤やカプセルを経口投与すると，薬剤が食道内に停滞しやすい。このため，とくにドキシサイクリンやミノサイクリンなどでは，食道の潰瘍や狭窄を引き起こすことがある。これらの薬剤を投与する場合は，フードや投薬補助用のトリーツなどとともに投与したり，投与後に水を与えるなどして胃への追送を促進したりする必要がある[12]。また，猫は非常に嘔吐しやすいため，剤型や味なども考慮する必要がある。

2. 注射による投与

猫では，一定の割合で混合ワクチンの接種部位に肉腫が発生する。長時間作用型の製剤などワクチン以外の薬剤でも同様の病変の発生が認められている[3]。いかなる注射も肩甲間は避け，注射部位を忘れずカルテに記載しておき，皮下の腫瘤形成などの異常が発生した際には速やかに対処する必要がある。

3. その他の経路による投与

薬剤によっては，粘膜からの吸収率が非常に高い。たとえば，ブプレノルフィンを猫の口腔内に投与し，粘膜から吸収させたところ，そのバイオアベイラビリティ（生物学的利用度）が静脈内注射や筋肉内注射に匹敵するほど良好だったという報告がある[6]。また，猫は犬に比べて皮膚が薄いため，皮膚を介した吸収も犬よりよい。たとえば，局所投与されたセラメクチンのバイオアベイラビリティは犬では4.4%であったのに対し猫では74%で，最高血中濃度到達時間も犬では72±48時間だったのに対し猫では15±12時間であったという報告がある[7]。

薬物の吸収と分布における特性

同じ体重で比較すると，猫の小腸の容積は犬に比べて小さく，内容物をあまり滞留させない。一方で，消化管造影の際に翌日まで胃に造影剤が残る場合があるなど，胃からの内容物の排出は遅く，とくに満腹時は時間がかかる。これらの特徴があるため，空腹時よりも満腹時のほうが経口投与した薬剤が吸収されやすい。たとえばクロラムフェニコールのパルミチン酸エステルを投与する場合，空腹時に薬剤のみを与えた場合は吸収率が低いが，フードとともに与えると吸収率が向上すると報告されている[9]。

基本的には犬と猫とで薬剤のバイオアベイラビリティに大きな差はないが，いくつかの例外はある。猫はプレドニゾロンを経口投与した場合の吸収率が犬に比べて低く，シプロフロキサシンのバイオアベイラビリティも犬の40%に対して0〜20%と低い。ほかにも犬と猫でバイオアベイラビリティの異なる薬剤はあるため，治療計画を立てる際にはPlumbの教科書[5]など

表 猫で禁忌となる代表的な薬剤

薬剤	副反応	対処法または代替薬
アポモルヒネ	中枢神経抑制	
アスピリン	過呼吸,過敏反応,高体温	投与間隔の延長[*1],減量
アザチオプリン	骨髄抑制	投与間隔の延長かつ減量[*2] クロラムブシル
アセトアミノフェン	メトヘモグロビン血症	アスピリン(投与間隔を延長して使用),メロキシカム
グリセオフルビン	白血球減少,血小板減少,不可逆性運動失調	猫免疫不全ウイルス感染により副反応リスクが高まるとされるため,投与前に感染の有無を検査する
クロラムフェニコール	貧血	減量
ケトコナゾール	肝障害	できる限りイトラコナゾールなどほかの薬剤を用いる
ジアゼパム	肝障害	できる限りほかの薬剤を用いる
シスプラチン	急性で致死的な肺水腫	
スコポラミン	行動の変化	ほかの抗コリン薬
テトラサイクリン系抗菌薬	肝リピドーシス,肝酵素上昇,食欲不振,流涎	目的とする細菌に有効なほかの抗菌薬。感受性薬剤がほかにない場合は肝酵素のモニターを行いながら慎重に使用する
ドキソルビシン	腎不全[*3]	減量
フルオロキノロン系抗菌薬	高用量で網膜障害	減量
フルオロウラシル	神経障害[*4]	
フロセミド	脱水,低カリウム血症	減量
プロピルチオウラシル	元気・食欲消失	チアマゾール
ベンゾカイン	メトヘモグロビン血症,喉頭浮腫	リグノカイン
ホスホマイシン	腎不全	目的とする細菌に有効なほかの抗菌薬
メゲストロール酢酸塩	乳腺の過形成と腫瘍,囊胞性子宮内膜炎,糖尿病	できるかぎりほかの薬剤を用いる
メトロニダゾール	見当識失調,運動失調,発作,失明	減量
モルヒネ	興奮のリスク上昇	減量

太字で記す薬剤は絶対的禁忌で,猫に使用してはならない。代替薬のあるものは右側の欄に記す。細字で記す薬剤は相対的禁忌で,可能であれば代替薬を用いるが,減量などで対処する場合もある。
[*1]:半減期は犬の8時間に対し,猫では36時間である。
[*2]:あまり勧められないが,0.3 mg/kg,eod.
[*3]:総量80 mg/m^{2}を超えると発生することが報告されている。
[*4]:ジヒドロピリミジン脱水素酵素欠損が原因のひとつとされる。
(文献1,4,5,11をもとに作成)

の専門書を参照するとよい。なお,猫は犬より循環血液量が少ない(犬90 mL/kg,猫70 mL/kg)ため,薬剤の吸収率が同じならば犬よりも血中濃度が高くなる。このため,脳や心臓など血流量の多い臓器ではとくに高濃度の薬剤に曝露されやすく,副反応が発生しやすいと考えられる[1]。

薬物代謝における特性

薬物代謝は,極性を持つ官能基を導入する第1相,薬剤と極性分子との抱合を行う第2相,細胞からの排出を行う第3相に大きく分けられる。代謝に関わる酵素の活性には種によって差があり,これが犬と猫の違いの大きな要因のひとつとなっている。以下,各段階について説明する。

1. 第1相

第1相では酵素により酸化,還元,加水分解などが行われ,薬物の水溶性が高まる。これにより体外への薬剤の排泄が容易になる。

ここで行われる脱メチル化や水酸化が猫では不完全であることが知られている。これがプリミドンなどのプロドラッグの活性化パターンの違いや,クロラムフェニコールなどある種の薬剤の副反応に関与している[1]。

第1相では薬物代謝酵素のシトクロムP450(CYP)が重要な役割を果たす。CYPは多くのサブファミリーに分かれ,それぞれは特定の基質(薬剤)に作用する。基質特異性が重なるサブファミリーがあるものの,ほとんどの薬剤は1~数個の酵素で代謝される。犬と猫とでCYP全体の量に大きな差はないが,猫はCYP2C8/2C9(トルブタミン水酸化酵素)の活性が犬よ

り低いとされる。ただし，それが猫の特性にどのように関わっているかは明確ではない[10]。

2. 第2相

第2相では，第1相で代謝された薬剤が，内因性のグルクロン酸，グルタチオン，硫黄，アミノ酸などの物質と抱合される。以下，この段階に関わる代表的な酵素と，タウリンについて説明する。

(1) UDP-グルクロン酸転移酵素

猫の薬物代謝を考えるうえで重要となるのはUDP-グルクロン酸転移酵素 glucuronosyl transferase (UGT)によるグルクロン酸抱合である。猫はフェノールの誘導体をグルクロン酸抱合する際にはたらくUGT1Aのアイソフォームの発現が少ないため[10]，ほかの動物に比べて，グルクロン酸抱合によって排泄される薬剤の排泄率が低く，血中の半減期が長い。とくにアセトアミノフェン（図）を代謝するUGT1A6に相当する酵素の活性はまったくないか非常に低く，猫がアセトアミノフェンを摂取すると，メトヘモグロビン血症を発症して死亡することもある。これは*UGT1A6*が遺伝子変異により偽遺伝子となっており，正常な蛋白への転写や翻訳が行われないからである。フェノール以外にも，芳香族酸やアミンなどの代謝速度がほかの動物に比べて遅いことが知られている[1]。しかし，まったくグルクロン酸抱合が行われていないわけではなく，テルミサルタンやフェノールフタレイン，ロラゼパム，プラドフロキサシン，イブプロフェン，チロキシンなど，あるいはビリルビンの排泄でグルクロン酸抱合が行われることがわかっている[10]。

(2) 硫酸転移酵素

硫酸転移酵素は薬剤の硫酸化を触媒する酵素である。グルクロン酸抱合能が低い猫では，硫酸抱合がその代替経路と考えられており，犬でグルクロン酸抱合により排泄される薬剤の多くは猫では硫酸化合物として排泄される。たとえばエストロンやモルヒネなどは投与後に硫酸と結合した状態で排泄される。しかし，硫酸抱合経路の処理能力は高くなく，グルクロン酸抱合を完全に補完することはできないと考えられる[10]。

(3) N-アセチル基転移酵素

N-アセチル基転移酵素 N-acetyl transferase (NAT)は薬物のアセチル化を触媒する酵素である。哺乳綱の

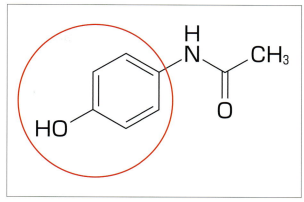

図 アセトアミノフェンの構造式
ベンゼン環の水素のうちのひとつがヒドロキシル基に置き換わったフェノール環（円内）を有する。猫ではアセトアミノフェンだけでなく，フェノール環やそれに類似する構造を有するすべての薬剤で中毒に対する十分な注意が必要である。

動物は通常NAT1とNAT2の2つの酵素を持つが，猫はNAT2を欠く。これも猫がアセトアミノフェン中毒を起こしやすい原因のひとつと考えられる。アセトアミノフェンはカルボキシエステラーゼによって*p*-アミノフェノールに変換されるが，通常はNAT2によって再びアセチル化されてアセトアミノフェンに戻る。しかし，猫はNAT2がないために大量のp-アミノフェノールが生成され，これがヘモグロビンを酸化してメトヘモグロビンが作られるのである。なお，犬ではNAT1, 2とも欠くため，*p*-アミノフェノール自体が生成されない。また，アセチル化により代謝される薬剤（ヒドララジン，ジルチアゼムなど）のクリアランスは猫のほうが高い[10]。

(4) チオプリン S-メチル基転移酵素

チオプリン S-メチル基転移酵素 thiopurine S-methyltransferase (TPMP)はアザチオプリンなどチオプリン系化合物の代謝に関与する酵素である。猫は赤血球中のTPMPの活性がほかの動物に比べて低く，このために，アザチオプリンによる骨髄抑制が起きやすいと考えられる。猫ではTPMPの遺伝子に多型がみられる。

(5) タウリン

第2相反応に関わるアミノ酸はいくつかあるが，なかでもタウリンは，猫の必須アミノ酸となるため重要である。

猫では，胆汁酸はタウリンとのみ抱合する。また，非ステロイド系抗炎症薬（NSAIDs）の代謝にもタウリ

ンが利用される[10]。

タウリンはシステイン二酸素添加酵素とL-システインスルフィン酸脱炭酸酵素の作用によりシステインから合成されるが，猫はシステイン二酸素添加酵素の活性が低く，L-システインスルフィン酸脱炭酸酵素とシステインスルフィン酸との親和性も低いため，体内で十分に合成することができない。食事によって補給しなければならないため，ホームメイドの食事では注意が必要である。

3．第3相

第3相では，抱合された薬物がさらに代謝され，P糖蛋白により細胞から排出される。

(1)P糖蛋白

P糖蛋白は，細胞内の物質を細胞外へ排出するはたらきを持っている[1]。*ABCB1*（以前の*MDR1*または*PGY1*）と*MDR3*（または*MDR2*，*PGY3*）の2つの遺伝子によってコードされており，薬物代謝においては，このうち，*ABCB1*がより重要であると考えられている。猫では腫瘍細胞で最初に確認されており，その分布状況は人や犬と同様であることがわかっている。猫のP糖蛋白の機能は現在明確ではないが，これを阻害する薬剤は副反応の原因となると考えられる[10]。

(2)多剤耐性関連蛋白質2

多剤耐性関連蛋白質2(multidrug resistance-associated protein 2：MRP2)はATP-binding cassette sub-family C member 3(ABCC3)ともよばれる蛋白質で，毛細胆管の膜に発現し，さまざまな基質を肝細胞から毛細胆管に運搬する。正常ではグルクロン酸抱合物やグルタチオン抱合物，あるいはアンピシリンのような抱合されていない薬剤を基質とする。人の各種がん細胞で確認され，薬剤耐性に関連することから名付けられた。猫ではグルクロン酸抱合が不完全であるため，この蛋白質の肝臓での活性は低いと考えられる[10]。

(3)乳癌耐性蛋白質

乳癌耐性蛋白質 beast cancer resistance protein (BCRP)はATP-binding cassette sub-family G member 2(ABCG2)ともよばれる蛋白質で，腸，肝臓，腎臓，脳，網膜などに発現する。毒性のある化合物に対する生物学的障壁を作る役割があるとされている。たとえば光毒性を持つフルオロキノロンが網膜に与える影響を，BCRPは緩和している。しかし，猫の網膜に発現するBCRPは，4つのアミノ酸置換によりこの作用が非常に弱くなっている。このため，猫にフルオロキノロン系抗菌薬であるエンロフロキサシンを高用量で投与すると，網膜変性や失明につながる。ほかのフルオロキノロンも同様の網膜損傷を引き起こす[10]。

代謝産物の排泄における特性

胆汁に排泄される薬剤もあるが，腎臓からの排泄が最も重要な経路であり，腎機能の変化は薬物の排泄に大きな影響を与える。糸球体濾過率は猫より犬のほうが高く，腎排泄は犬のほうが早いと考えられるが，イヌリン以外の薬剤では犬と猫の排泄能の差は明らかには確認されていない[1]。

猫は一般的に腎不全のリスクが高い。腎障害から回復しにくく，容易に腎不全へと移行する[8]（「3.2　急性腎不全」参照）。したがって，ゲンタマイシンやドキソルビシンなど腎毒性を持つ薬剤を猫に投与する際には，慎重さが求められる。クレアチニンの上昇など腎不全を疑う徴候がなくとも，潜在的な影響を与えている可能性を考慮する。

その他の特性

1．肝臓の特性

薬物は主に肝臓で代謝されるため，肝機能が低下すると十分な代謝が行われなくなる。このため，初回通過効果を強く受ける薬剤（プロプラノロール，モルヒネ，ベラパミル，プラゾシンなど）は血中濃度が上がり，中毒が起きやすくなる[2]。また，肝臓で活性化されるプロドラッグは活性化されずに効果が発揮できないこともある。猫は食欲不振などから肝リピドーシスを発症しやすいため，これらの点に注意する。

2．肥満や削痩にともなう特性

猫に限ったことではないが，肥満した個体は体脂肪率が上昇し，脂溶性の薬剤の脂肪組織への移行量が増加して血中濃度が十分に上がらなくなることがある。逆に，甲状腺機能亢進症などで削痩した猫では，通常の薬用量でも血中濃度が過度に上昇し，中毒が発生しやすくなることが考えられる[1]。

3. サーカディアンリズムにともなう特性

アミノグリコシド系薬剤は活動の盛んな時間に投与したほうが毒性が低くなるとされている。このため，猫では日中を避けて投与したほうがよいと考えられる。テオフィリンは猫では朝に投与すると早く代謝される。グルココルチコイドは内因性ホルモンの分泌パターンに合わせ，夜に投与することが推奨されている[1]。

［栗田吾郎］

■参考文献

1) Boothe DM. Factors affecting drug disposition. In Boothe DM(ed): Small Animal Clinical Pharmacology and Therapeutics, 2nd ed. Elsevier Saunders. St. Louis. 2012, pp34-70.
2) Johnson R. Understanding adverse drug reactions in the feline patient. WVC Online Learning. https://digital.wvc.org/video/Pharmacology/Understanding-Adverse-Drug-Reactions-in-the-Feline-Patient-V243(2018年7月現在)
3) Lister A. Feline injection-site sarcomas: An evidence-based approach. WVC Online Learning. 2015. https://digital.wvc.org/audio/Infectious-Disease/Feline-Injection-site-Sarcomas-An-Evidence-based-Approach-SA205(2018年7月現在)
4) Maddison JE. Special considerations in feline therapeutics. In Chandler EA, Gaskell CJ, Gaskell RM,(eds): Feline medicine and therapeutics, 3rd ed. Wiley-Blackwell. Hoboken. pp3-11, 2008.
5) Plumb DC: Plumb's Veterinary Drug Handbook, 8th ed. Wiley-Blackwell. Hoboken. 2015.
6) Robertson SA, Taylor PM, Sear JW. Systemic uptake of buprenorphine by cats after oral mucosal administration. *Vet Rec*. 152: 675-678, 2003.
7) Sarsola P, Jernigan AD, Walker DK, et al. Pharmacokinetics of selamectin following intravenous, oral and topical administration in cats and dogs. *J Vet Pharmacol Ther*. 25: 265-272, 2002. doi: 10.1046/j.1365-2885.2002.00415.x
8) Sugisawa R, Hiramoto E, Matsuoka S, et al. Impact of feline AIM on the susceptibility of cats to renal disease. *Sci Rep*. 6: 35251, 2016. doi: 10.1038/srep35251
9) Sutton SC. Companion animal physiology and dosage form performance. *Adv Drug Deliv Rev*. 56: 1383-1398, 2004. doi: 10.1016/j.addr.2004.02.013
10) van Beusekom C. General introduction and outline of the thesis. In: Feline hepatic biotransformation and transport mechanisms. Utrecht University. Utrecht. 2015, pp11-42.
11) Washabau RJ. Feline hepatobiliary disease: What's new in diagnosis and therapy? 2009 WSAVA Congress. 2009. http://www.vin.com/apputil/content/defaultadv1.aspx?pId=11290&meta=Generic&id=4252709(2018年7月現在)
12) Westfall DS, Twedt DC, Steyn PF, et al. Evaluation of esophageal transit of tablets and capsules in 30 cats. *J Vet Intern Med*. 15: 467-470, 2001. doi: 10.1111/j.1939-1676.2001.tb01576.x

1.5 猫の輸液

輸液とは

輸液とは，電解質液や糖液などを投与して，脱水や体液異常を是正し，体液の恒常性を維持する治療方法である。適切な輸液を行うためには，体内の水の動きや分布を理解すること，疾病によって引き起こされる体液異常と病態を知ること，投与する輸液剤の成分や特徴を把握することが重要である。「この病気にはこの輸液」という覚え方をしていると典型例にしか対応できなくなってしまう。

輸液が必要なとき[2,8,9]

輸液は支持療法のひとつであり，疾患の原因そのものを治す処置ではない。輸液が直接的な治療になるのは，激しい循環血液量減少など特殊な病態に限られる。

輸液はその目的によって，「補正輸液」と「維持輸液」に分けられる。

補正輸液は，疾患によって変化した体液の状態を正常に近づけるために行われる。水の補給，循環血液量の補充，電解質の補正，塩分の補給，酸塩基平衡の補正が目的である。維持輸液は，体液の状態が正常から逸脱しないよう維持するために行われる。栄養補給，水の補給，浸透圧維持，電解質維持，酸塩基平衡維持が目的である。

輸液が必要となるのは，猫が自分の力では「補正」や「維持」ができなくなった場合である。まずは，本当に輸液が必要かを見きわめ，必要ならば適切な方法で輸液剤を投与する。調子が悪いからといって，漠然と行ってはならない。

輸液を考えるうえで必要な基礎知識

1. 体内の水

成熟した健康な動物では体重の約60％を水（体液）が占める。5 kgの猫であれば体内総水分量は3 Lということになる。その内訳は，細胞内液 intracellular fluid（ICF）40％（2 L），細胞外液 extracellular fluid（ECF）20％（1 L）である。細胞外液はさらに血漿5％（250 mL）と間質液15％（750 mL）とに分かれる。健康な猫の血漿量は37〜39 mL/kg，血液量は62〜66 mL/kg（体重の6〜7％）とも報告されている[1,5]。

2. 自由水[2,3,5]

輸液でいう「水」とは「自由水」をさす。輸液を行うにあたっては「自由水」を理解することがとても大切である。自由水とは，浸透圧に影響を与える溶質を含んでおらず，細胞内へも自由に移動できる水のことをさす。細胞内の脱水を補正するためには不可欠なものである。出血などECFだけが急激に喪失するような状況でない限り，脱水時はICFも同時に減少していることがほとんどなので，多くの場合，自由水を含む輸液剤の投与が必要となる。

3. 輸液剤の種類[3,5]

それぞれの輸液剤の組成は大きく異なり，使用目的もさまざまであるため，各々の輸液剤の特徴を熟知し，使用目的に精通する必要がある。輸液剤の分類と代表的な製剤を表1に示す。

(1) 等張性電解質輸液剤[3,5,6]

等張性電解質輸液剤とは，ECFとほぼ同等の浸透圧，ナトリウムイオン（Na^+）濃度（約150 mEq/L）に調整された輸液剤のことである。投与してもECFの

表1 輸液剤の種類

- 電解質輸液剤
  - 低張性：1号液，2号液，3号液など
  - 等張性：生理食塩液，リンゲル液，乳酸リンゲル液，酢酸リンゲル液など
  - 高張性：補正用単独電解質液（NaCl, KCl, CaCl$_2$）
- 水分輸液剤：5％ブドウ糖液
- 栄養輸液剤：脂質輸液剤，アミノ酸輸液剤，糖質輸液剤
- 血漿増量剤：低分子デキストラン，HES，ゼラチンなど

浸透圧が下がらないため，ICFへの水の移動は起こらない（自由水を含まない）。基本的には脱水，出血，ショックなどに対して，循環血液量を維持するために使用される。

等張性電解質輸液剤には，生理食塩液，リンゲル液，乳酸リンゲル液，酢酸リンゲル液，重炭酸リンゲル液などがある。アシドーシスを起こしている症例には乳酸リンゲル液，酢酸リンゲル液，重炭酸リンゲル液を，アルカローシスを起こしている症例には生理食塩液やリンゲル液を用いる。

(2) 5％ブドウ糖液[3, 5, 6]

前述のように，脱水の改善には自由水の投与が必要である。しかし，自由水のみを血管内に投与すると，急激な血漿浸透圧の低下により投与局所で溶血を起こす危険性がある。この問題を解決するために一般的に用いられているのが5％ブドウ糖液である。5％ブドウ糖液はECFとほぼ等張であるが，ブドウ糖が投与後すみやかに分解されてしまうため，最終的に自由水だけが残る。これによってECFの浸透圧が下がり，細胞内へも水が移動する。ブドウ糖の消失は生体自身の代謝によるため，急激な浸透圧の低下による溶血も起こらない。なお，ブドウ糖はあくまで浸透圧を形成する目的で入れられており，血糖値の維持やカロリー補給を目的としているわけではないことに留意する。

(3) 低張性電解質輸液剤[3, 5~7]

低張性電解質輸液剤とは，ブドウ糖などを配合することで物理的にはECFと等張であるが，電解質的にはECFよりも低めの浸透圧に調整された輸液剤のことである。Na$^+$濃度がECFよりも低いため，含まれている水分の一部は細胞内へも移動できる。一般的な体液平衡異常の際に，自由水と電解質を補充するために使用される。乳酸や酢酸が含まれていることが多い。

低張性電解質輸液剤は，開始液（1号液），脱水補充液（2号液），維持液（3号液）などに分けられる。等張性電解質輸液剤（生理食塩液や乳酸リンゲル液など）と5％ブドウ糖液を一定の割合で混合した製剤ととらえると理解しやすい。たとえば，Na$^+$濃度が70 mEq/Lの低張性電解質輸液剤100 mLは，生理食塩液50 mLと5％ブドウ糖液50 mLを混ぜ合わせたものと考える。

4. 輸液剤の分布

(1) 等張性電解質輸液剤

体液と浸透圧が等しく，組成がECFに近いため，投与しても細胞内外に浸透圧差が生じない。このため，水は細胞内へ移動せずに血管内と間質のみに分布する。

(2) 5％ブドウ糖液[1, 3, 5, 6]

ブドウ糖により浸透圧が体液と等しくなっているが，投与後にブドウ糖が代謝されるため水（＝自由水）だけが残る。その結果，ECFの浸透圧がICFに比べて低くなり，ふたたび両者の浸透圧が等しくなるまで，水が細胞内に移動する。したがって，輸液剤はECFとICFの体積比に従って分布することになる。

(3) 低張性電解質輸液剤[1, 3, 5~7]

前述のように，低張性電解質輸液剤は等張性電解質輸液剤（生理食塩液など）と5％ブドウ糖液（＝自由水）の混合液と考えると理解しやすい。

たとえば，Na$^+$濃度が90 mEq/Lの1号液は，等張性電解質輸液剤（Na$^+$濃度が140 mEq/L）と5％ブドウ糖液を9：5の割合で混合したものと考えることができる。仮に1,000 mL投与したとすると，全体の14分の9（643 mL）は等張性電解質輸液剤としてECFにとどまり，14分の5（357 mL）は自由水としてICFへも移動していく。

ECFにとどまる643 mLは，さらに15：5の割合で間質液と血漿とに分かれる。つまり間質液に482 mL，血漿に161 mL分布する。自由水357 mLはICF，間質液，血漿の体積比（40：15：5）に従ってそれぞれに分かれる。つまり，ICFに238 mL，間質液に89 mL，血漿に30 mL分布する。したがって，それぞれの分画に分布する輸液剤の量は，ICF 238 mL，間質液571 mL（482+89 mL），血漿191 mL（161+30 mL）となる。同様に，2号液は約40％が体液全体（ECF+ICF）に，残りの約60％がECFに分布し，3

表2 軽度の脱水に対して用いる輸液剤

血清Na⁺濃度(mEq/L)	望ましい輸液中のNa⁺濃度(mEq/L)	輸液剤の例
>160	35〜50	3号液
160〜130	50〜130	2号液
<135	130〜155	乳酸リンゲル液

（文献5，6をもとに作成）

表3 脱水量の判定

脱水量(%)	身体検査所見
<5%	身体検査所見正常
5%	口腔粘膜の軽度乾燥
6〜8%	ツルゴールの軽度〜中等度低下(皮膚つまみテスト2〜3秒)，口腔粘膜の乾燥，眼球のわずかな陥没，CRT2〜3秒
8〜10%	ツルゴールの高度な低下(皮膚つまみテスト6〜10秒)
10〜12%	ツルゴールの激しい低下(皮膚つまみテスト20〜45秒)，口腔粘膜の乾燥，眼球の明らかな陥没，CRT3秒，中等度〜重度の沈うつ，筋肉の攣縮
>12%	明らかなショック状態，血圧低下，死の切迫した状況

CRT：毛細血管再充満時間

号液は75%が体液全体に分布し，25%がECFに分布する。

輸液の実際

1. 輸液剤の選択

輸液を実践するうえでは，どのような輸液剤をどのような速度で，どこに投与するかを考える必要がある。そのためには，どの体液区画(細胞外液区画，細胞内液区画，血管内，間質など)から，どういう水(とくに自由水の割合とNa⁺濃度)が，どのくらい欠乏しているかを見きわめる。水の欠乏は，病歴，問診，身体検査，各種検査データから推測する。

脱水が比較的重度で，今後も進行する場合は下記の輸液剤を選択する。

- 現在の欠乏量の補充：乳酸リンゲル液
- 今後進行すると思われる欠乏量の補充：乳酸リンゲル液
- 通常でも必要となる維持量の供給：2〜3号液（Na⁺：30〜70 mEq/L）

脱水が軽度で状態が安定している場合は表2に従って輸液剤を選択する。

2. 輸液量の算出[5,6]

輸液量は，①欠乏量＋②維持量＋③進行する欠乏量の3つを考慮して決定する。

急激な脱水であればその全量を1日で補充するが，慢性的な脱水の場合，初日は全量のおよそ3分の1を補充するにとどめる。

(1) 欠乏量

表3に従って脱水量(％)を判定し，それに体重(kg)をかけると欠乏量を算出できる。

たとえば，体重3 kgの猫で10％の脱水であれば欠乏量は3 kg×10％＝0.3 kg＝300 mLとなる。

(2) 維持量

健康な猫の場合，維持量は下記で計算する。

$$維持量(mL) = (70 \times 体重[kg]^{0.75}) \times 補正係数$$

猫における補正係数は病態により下記を使用する。

内科疾患	1.1
外科疾患	1.3
熱傷	1.5

体重の0.75乗は電卓を用いて以下のように導き出せる。

体重×体重×体重＝√√ または体重√√×＝＝

この計算が煩雑な場合は，以下の計算式でも代替できる(体重2kg以上の場合)。

維持量(mL)＝(体重[kg]×30＋70)×補正係数

(3)進行する欠乏量

進行する欠乏量は，毎日継続する嘔吐や下痢の量を実測して推測する。

48 mL/kg/day以上の尿量は異常喪失として計算する。

(4)具体例

たとえば，体重3kgで10％の脱水があり，100 mLの水様下痢が毎日継続する症例の場合は，以下のように考える(内科疾患と考え補正係数は1.1とする)。

- 脱水量：3 kg×10％＝300 mL
- 維持量：(3×30＋70)×補正係数＝160×1.1＝176 mL
- 進行する欠乏量：100 mL
- → 300＋176＋100＝576 mL

急激な脱水であればこの量を1日で輸液する。

ゆっくりと進行した脱水であれば，数日かけて補正する必要がある。3日間かけて補正するとすれば，初日に投与する輸液量は以下となる。

300/3(脱水量の3分の1)＋176(1日の維持量)＋100(1日で進行する欠乏量)
＝376 mL(初日の輸液総量)

3. 投与速度

不足した量を補える範囲内でできるかぎりゆっくりと投与するのが基本である。ブドウ糖の投与可能速度(0.5 g/kg/hr以下)，カリウムイオン(K^+)の投与可能速度(0.5 mEq/kg/hr以下)，慢性高ナトリウム血症の血清Na^+濃度の補正可能速度(血清Na^+濃度として0.5〜1 mEq/L/hr以下)なども考慮する[1,5,6]。

猫には慢性腎臓病 chronic renal disease(CKD)や糖尿病が多い。これらの症例は，多尿と飲水量の不足により慢性的な脱水に陥っていることが多いので，輸液開始時には注意が必要である。慢性脱水を呈し高ナトリウム血症に陥っている猫に対していきなり大量の電解質的低張液(5％ブドウ糖液，2号液，3号液など)を投与すると，脳細胞の浮腫が引き起こされて生命に関わる。このような症例は，高ナトリウム血症，脱水が重度であっても，必ず3日以上かけて補正するようにする。

また，慢性下痢や糖尿病性ケトアシドーシスでは長期にわたる脱水により，細胞内に浸透圧物質(糖，多価アルコール，アミノ酸類など)が形成されている。細胞内浸透圧物質は1週間程度で形成され，消失には最低24時間が必要である。このような症例に対して5％ブドウ糖液や低張性電解質輸液剤などを用いて自由水を急激に大量投与すると，投与された自由水が細胞内に大量に流入し，やはり脳浮腫が引き起こされる。この場合も3日以上をかけて改善するようにする。

輸液中の観察事項

輸液量が過剰になるとECFが必要以上に増加し，血圧の上昇，浮腫や肺水腫などを招く。生命に関わるため，注意が必要である。

過剰輸液を防ぐため，輸液中は，症例の状態をよく観察する。浮腫の有無，頸静脈の怒張や拍動の有無，皮膚つまみテストや口腔粘膜の湿潤状況，毛細血管再充満時間(CRT)，体重などの変化を頻繁に確認する。短期間のうちにみられる体重増加は輸液過剰のわかりやすい指標であるため，とくに注意する。

少しでも異常を感じるときは血液検査を行い，血液が予想以上に希釈されていないかどうかを確認する。とくに着目するのはアルブミンと赤血球容積(PCV)の低下の有無である。必要があればX線検査を行い，心陰影拡大や肺水腫の有無を確認する。輸液過剰による異常が認められた場合には輸液を中断し，必要であれば利尿薬を投与する。呼吸不全があれば酸素室に入れる。

各疾患に対する輸液

1. 慢性腎臓病に対する皮下輸液[1,4,5]

CKD症例は多尿により摂取水分量と尿量のバランスが崩れやすく，容易に脱水状態になる。脱水は糸球体濾過量 glomerular filtration rate(GFR)を減少さ

せ，病状を悪化させるため，CKDに対する輸液の目的は「脱水を継続させないこと」となる．猫が自力で水分を摂取していても，水和状態や電解質・酸塩基平衡を維持できなくなった段階で皮下輸液を開始して脱水を防ぐようにする．一方，脱水も尿毒症もない高窒素血症のみの症例に対しては，輸液の必要性はない．

皮下輸液には，自由水を補給でき，Na^+の含有量が適切で，局所刺激性が小さく，吸収速度が適切という条件をなるべく満たす輸液剤を用いる．総合的にみれば等張性電解質輸液剤を用いるのが望ましいが，このうちリンゲル液と生理食塩液は，ECFと同等以上のNa^+が含まれ自由水がまったく含まれないこと，クロールイオン（Cl^-）が多く含まれ高クロール性アシドーシスが懸念されること，重炭酸イオンの希釈による希釈性アシドーシスが心配されることからCKDには不向きと考えられる．最も適切なのは乳酸リンゲル液である．しかし，乳酸リンゲル液でも自由水の量は不十分なので，猫が新鮮な水を自由に飲めるように配慮する．自由水が不足すると，腎臓がNa^+を大量に排泄して自由水を作り出そうとするため，腎臓に負担がかかる．

CKD症例に皮下輸液を行う際の注意点を表4に示す．

2．ショックに対する輸液[1, 5]

ショックとは循環障害により，重要臓器が酸素と栄養素不足に陥って引き起こされる症候群である．引き起こされる主な異常には，急激な循環虚脱と代謝性アシドーシスがある．これらの治療には輸液が最も効果的である（「5.3 ショック」も参照）．

循環虚脱に対してはECFまたは血管内に留まる輸液剤を選択する．代謝性アシドーシスは組織灌流低下による嫌気的解糖亢進が主な原因であるため，輸液で末梢循環を改善させることによって対処する．以上のことから，ECF区画のみに分布し，緩衝作用を持つ乳酸リンゲル液が適切な輸液剤となる．しかし，重度肝不全が認められるときには重炭酸リンゲル液を用いる．

心機能が正常で循環血液量が大量に不足しているのであれば，乳酸リンゲル液を急速に大量投与する．猫では55 mL/kgを上限とすることが推奨されている．実際には状態を観察しつつ，この量の25〜30%を15分ごとにボーラス投与する．急速大量投与時は過剰投与による肺水腫に注意する．

表4 慢性腎臓病症例に対する輸液の注意点

- 自発的な水分摂取では脱水してしまうときから皮下輸液を開始する
- イオンバランスが正常であるならば乳酸リンゲル液の選択が望ましい
- 頻回の検査を行って，脱水が起こらない量と間隔を見きわめる（症例により異なる）
- 高血圧はさらなる悪影響を及ぼすので，頻回の血圧測定は必須である
- 皮下輸液は腎臓病を治す治療ではないことを家族に伝える
- 定期検診（脱水のチェック，血液検査，血圧測定）は必須である
- 尿量を把握し，過剰輸液に注意する
- 心疾患があると，通常量の皮下輸液でも胸水が貯留しやすいので，胸水や肺水腫が認められたら必ず心臓病の精査を行う

乳酸リンゲル液のみでは循環が補えないときには血漿増量剤を用いるが，投与中は中心静脈圧を測定しておくことが望ましく，使用には知識と経験が必要である．中心静脈圧の測定や詳細な観察が難しい場合は，乳酸リンゲル液10 mL/kgまたはデキストラン40などの膠質液3 mL/kgをボーラス投与し，様子をみて追加する方法も推奨されている．

3．手術時の輸液[1, 5]

手術時に引き起こされるであろう異常には，①低血圧性末梢循環不全，②サードスペースの発生，③手術のストレスによる蛋白異化の3つがある．このことから，手術時には，自由水が含まれず急速投与が可能で，糖が含まれる輸液剤を用いることが望ましい．乳酸リンゲル液，酢酸リンゲル液，重炭酸リンゲル液，5%ブドウ糖加乳酸リンゲル液（浸透圧比：2）などが候補となる．投与速度は5〜10 mL/kg/hrが推奨される．

4．嘔吐に対する輸液[1, 4, 5]

嘔吐で引き起こされる異常にはCl^-とK^+の喪失，ECFの減少，代謝性アルカローシス，低ナトリウム血症（激しい嘔吐時のみ）がある．したがって，輸液剤はECFに分布すること，K^+を含みアルカリ化剤を含まないことが重要である．リンゲル液や生理食塩液にK^+を加えて投与するとよい．ただし，嘔吐時には同時に下痢もしていることが多いため，代謝性アルカローシスを呈す症例は多くはない．その場合はK^+を添加した乳酸リンゲル液を用いる．

5. 下痢に対する輸液[1, 4, 5]

下痢で引き起こされる異常にはNa^+，K^+，Cl^-，重炭酸の喪失，代謝性アシドーシスがある。脱水が激しいときは乳酸リンゲル液の急速大量投与が，さらに低血糖がみられるときはブドウ糖の投与が必要となる。アシドーシスを呈することが多いので，乳酸や重炭酸などの緩衝剤の投与も必須となる。初期には乳酸リンゲル液（肝不全併発時は重炭酸リンゲル液），低血糖がみられるときには5％ブドウ糖加乳酸リンゲル液（浸透圧比：2）が用いられる。脱水が改善した後は自由水の投与も必要となるので，乳酸リンゲル液と5％ブドウ糖液を1：1で混合し，K^+濃度を20〜40 mEq/Lに調整した輸液剤を投与する。それに準ずる市販維持液でもよい。

6. 膵炎に対する輸液[1, 5]

急性膵炎の症例は，食欲不振，嘔吐，下痢，腹腔内への滲出，サードスペースへの水の移動などによる激しい脱水が認められ，脱水性ショックを呈していることが多い。嘔吐は多いが，アルカローシスよりはむしろ代謝性アシドーシスを呈していることが多いので注意が必要である。K^+欠乏，低カルシウム血症などもみられる。脱水性のショックを呈しているときは，想定される脱水量を4〜6時間で補正する。使用するのは乳酸リンゲル液である。脱水が改善した後は，維持量と今後想定される喪失量を適切に投与する。

7. 急性肝不全に対する輸液[1, 4, 5]

急性肝炎の治療の基本は，肝臓を休ませながら回復を待つことである。肝機能の低下により低血糖となることが多いため，ブドウ糖を供給する。ブドウ糖の供給は，肝臓での糖の産生，蛋白異化，脂肪分解を抑制し，肝臓を休ませることにもつながる。重症例では電解質と酸塩基平衡の補正を行う。

飲水量の低下，食欲不振，嘔吐がみられる場合には，脱水と電解質異常に留意して水や電解質を投与し，多臓器不全に移行しないようにする。とくに肝不全時の低ナトリウム血症による浮腫は重篤となるため注意する。酸塩基平衡に異常がみられないときは基本的にはリンゲル液にブドウ糖を添加した輸液剤を用いるが，低血糖と低カリウム血症に注意する。アシドーシスがみられるときは乳酸や重炭酸などの緩衝剤の入った輸液剤を用いる。

8. 慢性肝障害に対する輸液[1, 5]

食事療法，運動制限，ストレス回避，投薬などでコントロールされている代償期の慢性肝障害に輸液は不要である。急性悪化した非代償期は急性肝不全に準ずる。

9. 糖尿病に対する輸液[1, 5]

糖尿病では高血糖，脱水，高浸透圧，アシドーシス，ケトアシドーシス，高窒素血症，電解質の異常などが認められる。重度の高カリウム血症など，急を要する病態に陥っていることも多い。最重要課題は脱水，アシドーシス，高血糖，電解質異常の改善である。それらの病態を迅速かつ的確に評価して輸液を行う。なかでも，糖尿病性ケトアシドーシス diabetic ketoacidosis（DKA），高血糖高浸透圧症候群 hyperosmolar hyperglycemic syndrome（HHS）となっている症例に対しては的確な輸液療法が必要となる（「5.5 糖尿病性ケトアシドーシス・高血糖高浸透圧症候群」も参照）。一方，インスリン製剤での管理が正しく行われ，元気・食欲があり，脱水と電解質異常がない症例に対しては輸液の必要はない。

DKA症例に対する輸液は，脱水，電解質異常，酸塩基平衡異常の改善を目的とする。

脱水が激しく，心機能に問題がない場合は，まず等張性電解質輸液剤（生理食塩液または乳酸リンゲル液）を20 mL/kg/hrで投与し，循環血液量を増やす。臨床現場においてこれ以上の輸液速度が必要となることはほとんどないが，ショック状態にある場合は急速輸液が必要である（「2. ショックに対する輸液」の項参照）。ある程度回復した時点でNa^+濃度が40〜70 mEq/Lの低張性輸液剤に切り替えてICFを補充する。維持液が適応とされない症例ではECFの半分の濃度の食塩液を用いる。

DKA症例では，過剰なK^+排泄により全体としてはカリウムが不足しているにもかかわらず，インスリン不足やアシドーシスのためにICF中のK^+がECFに移動して，血清K^+濃度が正常値または高値となっていることがある。その場合は，輸液にK^+を添加してはならない。インスリン療法が功を奏するとK^+が細胞内に急激に取り込まれて血中濃度が急速に低下するので，この段階でK^+を添加する。こまめに血液検査を行い，タイミングを間違えないように注意する。低カリウム血症と同時に低リン血症がみられることもあるので，血中リン濃度にも注意する。

軽度のアシドーシスはインスリンによる代謝改善と輸液による循環の改善で回復することが多いので，積極的な補正は不要である．しかし，pHが7.1以下の場合は重炭酸ナトリウムを用いて若干補正する．重炭酸ナトリウムを用いてアシドーシスを過度に補正すると，インスリン療法が功を奏したときに逆に代謝性アルカローシスに陥るので注意する．

猫の輸液時に注意する点

- 体内血液量，輸液量，輸液速度などが犬と異なる．
- 猫において，一般的で常識的な輸液後に胸水・肺水腫がみられた場合は必ず心臓病を疑い，心臓の評価を行う．
- CKDにおいては，不要な皮下輸液を漫然と行わない．

[長江秀之]

■参考文献
1) Dibartola SD, (ed): Fluid, Electrolyte, and Acid-Base Disorders in Small Animal Practice, 4th ed. Elsevier, Saunders. St. Louis. 2012.
2) 飯野靖彦．一目でわかる水電解質，第3版．メディカル・サイエンス・インターナショナル．2013.
3) 飯野靖彦．一目でわかる輸液，第3版．メディカル・サイエンス・インターナショナル．2013.
4) 岡野昇三．症例ごとの輸液剤の正しい使い方．日本臨床獣医学フォーラム第11回年次大会2009プロシーディングス．3：251-253，2009.
5) 織間博光，江島博康．輸液と輸血．学窓社．1994.
6) 織間博光．ゆっくり学ぶ輸液学Ⅰ，Ⅱ，Ⅲ：日本臨床獣医学フォーラム東京LS．日本臨床獣医学フォーラム．2012.
7) 北川渡，今井裕一．水・電解質の欠乏量の推定法と輸液による是正法―輸液計算法の実際―：新・輸液ガイド，第3版．Medical Practice編集委員会編．文光堂．2009.
8) 柴垣友吾．輸液のキホン．日本医事新報社．2010.
9) 長浜正彦．体液生理学の基礎知識―水・電解質の分布とバランス―：病態生理と症例から学ぶ輸液ガイド．Medical Practice編集委員会編．文光堂．2015.

1.6 猫の麻酔と疼痛管理

はじめに

健康な犬と猫の麻酔や鎮静に関連した致死率は，それぞれ0.05％，0.11％といわれており，猫のほうがやや高くなっている[4]。この値から一概に猫の麻酔のほうが犬よりハイリスクであるとはいえないが，犬と猫では麻酔薬に対する代謝や反応が異なり，麻酔中に注意しなければならない点も異なるものが多い。猫は犬とは異なる動物種であることを認識し，猫に合った麻酔法を実施すべきである。そうすることで，猫の麻酔の安全性をより高めることが可能になる。

一般的な麻酔法に関しては成書にゆずり，本稿では犬と猫との違い，猫の麻酔および疼痛管理を行ううえで知っておくべき項目についての解説を行う。

麻酔前検査

麻酔を安全に実施するためには，事前に患者の情報を十分把握しておく必要がある。猫の麻酔前検査を行ううえでとくに注意が必要な臓器は腎臓，心臓，呼吸器であり，さらに内分泌疾患の存在には十分注意する必要がある。

人では，臨床徴候のない症例に対するスクリーニング的な麻酔前検査は推奨されていない[6]。これは麻酔前検査結果が適切な麻酔管理に寄与しないためである。しかし，人と異なり猫では病気が非常に重篤化するまで臨床徴候を示さない，もしくは気付くことが難しいといった事情があり，一般状態に問題がない猫でも大きな問題を抱えている場合がある[17]。とくに肥大型心筋症に罹患している猫は，無徴候で心雑音もない場合も少なくない。心臓超音波検査で肥大型心筋症と診断された猫のわずか31％しか心雑音を伴っていなかったという報告もある[18]。だからといって全頭に心臓超音波検査を行ってから麻酔をかけるというのは現実的ではない。逆に肥大型心筋症を持っている可能性があると仮定して，対応を行っていくほうが現実的である。

猫は呼吸器系の疾患に罹患している場合も多く，麻酔前に血液ガスにて換気能の評価もできるとより安心である。X線撮影などにより，どういった問題が生じているかの確認は可能であるが，肺機能の評価は不可能であるため，筆者はX線撮影よりも動脈血液ガス測定を推奨している。

腎機能は血液検査や尿検査結果から推測する。腎機能の低下が疑われる場合には麻酔中に腎血流量を増加させ，糸球体濾過量 glomerular filtration rate（GFR）を上昇させるように麻酔を維持するとよい。

内分泌疾患に関しては，甲状腺機能や血糖値が麻酔管理上で重要となる。これらの問題が引き起こす，代謝性のアシドーシス，重度の低血糖，左室肥大や不整脈などに注意して評価する必要がある。

麻酔薬・鎮静薬

1. 注射麻酔薬・鎮静薬

(1) ケタミン

ケタミンは解離性麻酔薬に分類され，猫の麻酔や疼痛管理では非常によく使われる薬物である。また，薬物の安全域(有効量に対する致死量の割合)が大きく，正確な体重がわかっていない動物に目分量で投与しても問題が生じにくいため，凶暴な猫の鎮静に用いられることも多い。

猫にケタミンを投与すると，肝臓ではあまり代謝されず腎臓から排泄される。そのため腎機能に問題がある猫では，ケタミンからの覚醒が遅延する場合がある。

経口投与による薬理作用も報告されており，凶暴な猫ではケージの外から口腔内に投与(10 mg/kg)し，鎮静処置を行うことも可能である[29]。

(2) メデトミジン

猫でよく用いられる α_2 作動薬にメデトミジンが挙げられる。猫は α_2 作動薬への耐性が強く，犬に比べてやや高用量を用いる必要がある。鎮静および鎮痛作用があり，周術期には非常に有効な薬物である。心血管系に大きな影響を与えることが知られているが，猫で肥大型心筋症に由来する動的流出路障害を持つ症例に用いると流出路の圧格差が改善することが報告されている[13]。

また投与された猫は非常によく嘔吐する[28]ため，催吐処置に使われることもある。よって，嘔吐させたくない症例には意識下での投与は避けたほうがよい。

猫では経口粘膜経由でも筋肉内投与に近い鎮静作用を得ることが可能であり[20]，筋肉内投与が難しい症例でも使用することができる。

(3) オピオイド

モルヒネなどのオピオイドは，猫に使用すると異常行動や興奮を引き起こすため，禁忌といわれていた[27]。しかしながら引用されている論文では現在臨床で用いられている用量の50～100倍の用量を用いており，適切な投与量を用いた場合には，そのような問題を引き起こすことはないことが知られている[12]。

オピオイドを投与すると犬では縮瞳が生じるが，猫は散瞳が生じる。

①フェンタニル

フェンタニルの静脈内投与に関しては，犬より低用量を用いる以外は大差はない。しかしながら，フェンタニルパッチを用いる場合には少し注意が必要である。犬よりも作用開始時間が早く，貼り付け後12時間程度で作用がはじまる。また作用持続時間も長く，100時間程度は作用が持続するといわれている[14]。しかしながら十分に血漿中濃度が上昇しなかったり，持続しなかったりする場合もあるため，貼り付けた後に十分な鎮痛作用が得られているかを再確認する必要がある。

②ブプレノルフィン

ブプレノルフィンは μ オピオイド受容体に作用する，部分作動薬である。猫の口腔内粘膜のpHは8～9と犬に比べて高く，ブプレノルフィンの吸収が非常によいことが知られている。液状であるため投与が容易で，術後管理などでは非常に有効な薬物である。日本ではブプレノルフィンの坐剤も利用可能であり，猫でも臨床的には広く用いられているが，有効性などの検証が十分にされていないことを知っておく必要がある。

③トラマドール

トラマドールの代謝産物のひとつにO-デスメチルトラマドール(O-DSMT)がある。このO-DSMTはトラマドールそのものよりも強力な μ オピオイド受容体作動薬として作用する。犬ではこのO-DSMTの産生が少ないが，猫では比較的多いことが知られている[23]。このことから，トラマドールは犬よりも猫で効果的であることが予想される。また，トラマドールもO-DSMTもシナプスにおけるセロトニンの再吸収を抑制し，鎮痛作用の一部を担っている。犬や猫ではこの作用が人より弱いといわれているが，臨床的な比較は猫では行われていない。トラマドールのタブレットは非常に苦いため，猫で用いることはなかなか難しい。しかし猫が嫌がらずに投薬を受け入れる場合は，術後管理に経口で使える非常に有効な鎮痛薬であるといえる。

(4) プロポフォール

プロポフォールは，単回投与であれば猫に対しても問題なく使用可能である。しかしフェノール類であるため，連日投与やCRIで用いると，赤血球が酸化障害を受ける[1]。その結果，ハインツ小体が形成され，貧血が生じる。研究によっては臨床的に問題がないことも報告されている[3, 15]が，3日以上の連日投与は避けるべきである。

2．吸入麻酔薬

犬に比べて猫は最小肺胞内濃度(MAC)が高い。犬と猫のMACはそれぞれ，イソフルランでは1.3％と1.6％で，セボフルランでは2.3％と2.6％である。そのため吸入麻酔薬を使用する場合は，理論上は犬よりもやや高めの気化器の設定が必要となる。しかし，疼痛管理がしっかりと行われていれば，臨床的には犬も猫も気化器の設定に大きな差はない。

局所麻酔薬

猫は、リドカインやブピバカインなどアミド系の局所麻酔薬の代謝を肝臓に依存しており、代謝が犬よりも非常に遅い。そのため使用できる量が犬に比べて少なく、静脈内投与を行った場合の中毒量はリドカインで3〜5 mg/kg、ブピバカインで1〜1.5 mg/kgといわれている[24]。局所麻酔を行う場合は静脈内に投与することはなく、この中毒量より多く使用しても問題は生じない場合がほとんどである。しかしながら、極力この中毒量より少ない投与量にとどめるほうが安全である。

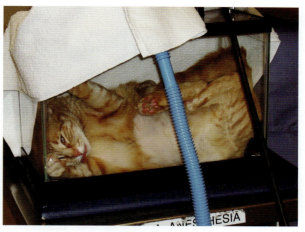

図1 吸入麻酔を用いたタンク導入
猫の呼吸状態を確認できるよう、透明な入れ物を使用するとよい。

吸入麻酔薬を用いたタンク導入

触ることも難しい非常に凶暴な猫の麻酔を行う場合、タンクに猫を入れてそのまま吸入麻酔薬を用いて麻酔導入を行うことも可能である(図1)。セボフルランやイソフルランなど導入速度の比較的早い吸入麻酔薬を用いることで、比較的速く意識を消失させることが可能である。タンク導入を行う場合の注意点として、大きすぎるタンクを用いない(導入に非常に時間を要する)、極力導入速度が速く、気道刺激の少ない吸入麻酔薬を用いる(例：セボフルラン)、タンクは水槽など透明(外から猫を観察できるように)で丈夫な素材のものを用いる、などが挙げられる。

導入を行い、伏臥位姿勢を維持できなくなったらタンクから猫を出し、マスクなどを用いて導入を続ける。タンク導入中に呼吸停止などが生じると非常に対応が困難であるため、猫の意識レベルがある程度低下してきたら早めにタンクから出しておいたほうが安全である。マスク導入により開口が可能になった時点で挿管し、通常の維持麻酔に切り替える。

気管挿管

猫は喉頭痙攣が生じやすく、喉頭痙攣が生じると、披裂軟骨が閉じてしまい挿管が非常に困難となる。よって挿管時はリドカインスプレーなどの局所麻酔薬を使用し[25]、喉頭痙攣の発現を極力予防する。喉頭痙攣が生じた場合は再度リドカインスプレーを使用するが、それでも改善されず通常の気管チューブを挿入できない場合には、スタイレットの先を気管チューブから数センチ出して使用する(図2a)。披裂軟骨が閉じていても、舌側にはわずかな隙間がある(図2b)。その隙間から細いスタイレットをゆっくりと気管内へと挿入する。このスタイレットをガイドとして、気管チューブをスタイレット外側を滑らせて挿管すると比較的容易に挿管できる(図2c)。

気管チューブの選択は、犬では極力大きいサイズの物を用いるが、犬に比べて気管裂傷など問題が生じやすいため、猫ではあまり無理をして大きいサイズの物を用いるべきではない。猫は気道が小さいため、使用する気管チューブはID3.5〜4.5ぐらいのサイズが一般的である。また気管チューブのカフも膨らませすぎないようにし、ベンチレーター管理時に漏れが生じない最低限にとどめるべきである。

麻酔維持

1. モニタリング

(1) 血圧

麻酔維持で最も重要となるのは血圧である。血圧は観血的、非観血的な測定法が選択可能である。

観血的な測定に関しては犬と同じで、後肢の足背動脈にカテーテルを留置し測定することが一般的である。股動脈への留置も可能であるが、体位変換などで抜けやすく、術後管理で用いることも困難なためあまり利用されることはない。

非観血的な測定法にはオシロメトリック法や超音波ドプラ法が挙げられる。超音波ドプラを用いて血圧測定を行う場合、猫では犬と異なり実際の収縮期圧より低く測定される(約16 mmHg)ことが報告されてい

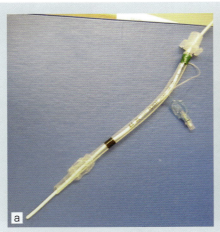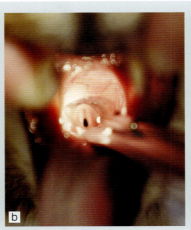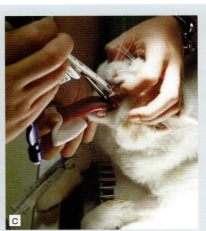

図2 気管挿管
a：披裂軟骨が閉じている時はスタイレットの先を気管チューブから数cm出して使用する。
b：披裂軟骨の舌側にはわずかな隙間がある。
c：気管チューブをスタイレット外側に滑らせて挿管する。

る[5]。そのため猫では超音波ドプラでの測定値を平均動脈圧に近いものとして利用する麻酔医も多い。また観血的な血圧測定に比べて非常に不正確であるとの報告もある[7]ため、より正確な血圧測定が必要な場合は観血的な測定法を選択すべきである。

　小動物臨床ではドパミンが昇圧剤として使用される場合が多い。猫では腎臓にドパミン受容体(D_1)に近いものは存在するが、犬や人で発見されているものとは異なるものである[8]。そのため中用量～高用量で用いた場合には、その強心作用や血管収縮作用が得られるが、利尿のために低用量でドパミンを用いてもほとんど意味がない。

(2) 心拍数

　正常な心拍数は犬より高く、120～220 bpm程度といわれている[9]。麻酔中によく勘違いされるのが、徐脈への対応である。犬での徐脈(心拍数60 bpm以下)を基準に考えてしまい、猫で心拍数が100を切っても徐脈と捉えない獣医師も多い。猫では血圧が低下しており、心拍数が120を切っている場合には、心拍数を上げる処置(抗ムスカリン薬の投与)を行い、血圧の上昇を図るべきである。

(3) 動脈血酸素飽和度

　経皮的動脈血酸素飽和度(SpO_2)を測定する場合、猫では舌が犬に比べて薄いため、実際より低い値が出る場合が多い。これはパルスオキシメーターのプローブにより舌が圧迫されることで、その部位の血流が低下して生じる現象である。犬でみられる場合もあるが、猫では比較的よく遭遇するアーティファクトである。舌とプローブのあいだにガーゼを挟むなどして、組織の圧迫を解除することで正確な測定が可能となる。

2. 輸液

　猫の循環血液量は60 mL/kg程度といわれており、犬の約3分の2である。そのため犬と同じ輸液量を猫に投与すると、循環血液量が過剰となり、組織の浮腫や肺水腫などを生じやすい。輸液のボーラス投与を行う場合も、犬よりも少なめを用いる必要がある。また徴候はなくとも肥大型心筋症に罹患している可能性もあり、輸液量には注意が必要である。

3. 注意点

(1) 気管チューブ

　猫は体が小さいため、呼吸回路のYピースなど、機械的死腔が相対的に多くなる傾向がある。そのため、気管チューブが長すぎる場合(図3a)、気管チューブを最適な長さに切って使用したり(図3b)、極力小さい小児用の呼吸回路を用いたりするべきである。またカプノグラムを用いる場合も、小児用のアダプターの使用などで機械的死腔を最小限にとどめることが可能である。

　前述のとおり猫は使用する気管チューブが細いため、気道内で分泌物の産生が増加すると、それが湿気をあまり含まない新鮮ガスによって乾燥し、気管チューブに詰まり(図4)、気道閉塞を引き起こす。と

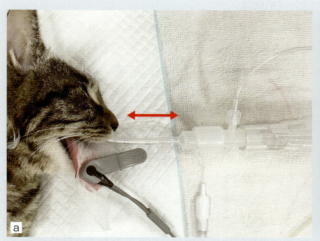
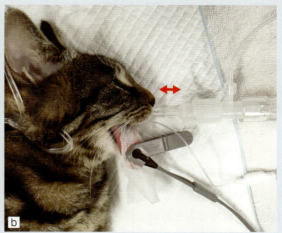

図3　気管チューブ
a：猫で使うには気管チューブが長すぎる。
b：猫にあわせて気管チューブを最適な長さに切るとよい。

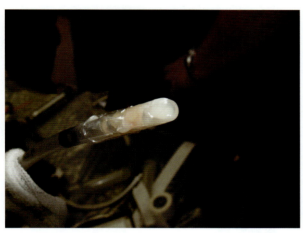

図4　気管チューブの閉塞
気管チューブに詰まった気道内の分泌物。

くに気道の感染症が疑われるような症例ではこういった問題が生じやすく，カプノグラムの変化や，呼吸様式の変化にとくに注意を払う必要がある。気道閉塞が生じた場合には，気管チューブをサクションで吸引し，それでも閉塞が解除されない場合にはチューブ自体を新しいものに取り替える必要がある。何度も閉塞を繰り返す場合は生理食塩液を気管内に投与し，吸引を行い，簡易的な気管洗浄を実施すると閉塞を予防できる。

また挿管後，呼吸回路と気管チューブをはずさずに体位変換を行った際に，気管チューブにねじれが生じ，気管裂傷を引き起こすことが知られている。そのため，体位変換の際は呼吸回路と気管チューブを一度はずす必要がある。猫の麻酔中に生じる気管裂傷の約70％が歯科処置中に生じることが報告されている[16]。

(2) 開口器

歯科処置や口腔内の外科を行う場合，麻酔中に猫に開口器を使用する場合がある。とくにスプリング式の開口器は，下顎を必要以上に開口させることで，上顎動脈を圧迫し，眼球への血流を阻害してしまう[2]。このため，長時間の開口器を用いた処置を行うと，麻酔後に猫が失明(皮質盲)してしまう場合がある[26]。犬では解剖学的な違いから，比較的血流は影響を受けにくいが，動物種にかかわらず，スプリング式の開口器は使用しないほうがよい。

(3) 硬膜外麻酔

猫に硬膜外麻酔を行う場合，脊髄の解剖が犬とは異なることを理解しておく必要がある。犬の脊髄末端はL6〜L7ぐらいの位置にあり，そこから馬尾になる。しかしながら猫ではS1〜S3ぐらいに脊髄末端が位置する。そのためL7〜S1に硬膜外麻酔を実施する場合，医原性に脊髄損傷を引き起こす可能性は犬では比較的低いが，猫では穿刺部位に脊髄があるため高くなる。また局所麻酔薬を硬膜外麻酔に使用する場合，犬に比べて中毒量が低いため，過剰に投与しないよう量を調節する必要がある。

麻酔からの覚醒～麻酔後

1. 抜管のタイミング

前述したように，猫では喉頭痙攣が起こりやすいため，気管チューブによる喉頭刺激を最小限にする必要がある。犬では嚥下反射が回復した後も，短頭種や誤嚥のリスクが高い症例など比較的長い時間気管内チューブを抜管せずに入れておく場合もあるが，猫では嚥下反射が回復したら極力早く抜管を行う。抜管後に喉頭痙攣が生じて呼吸困難に陥った場合は，必要があれば再度麻酔導入を行い，前述した方法で再挿管を行う。

2. モニタリング

(1) 硬膜外麻酔後の尿の管理

オピオイドを用いて硬膜外麻酔を行うと，硬膜外麻酔が効いているあいだ，排尿困難になる場合があることが報告されている[10]。一方，最近の報告[11, 19]では排尿困難と硬膜外麻酔との関連性を否定しているものもある。筆者は硬膜外麻酔を行った場合には，麻酔からの覚醒時に一度人工的な排尿*を行い，膀胱内を空にしておくことを推奨している。また8～12時間後に再度膀胱を触診し，排尿できていなければ人工的な排尿を繰り返す。硬膜外麻酔の効果が切れれば，この排尿困難も解消するため，使用した薬物にもよるが通常24時間程度，排尿をモニターすれば十分である。

*：人工的な排尿には，膀胱穿刺，カテーテル採尿，圧迫排尿などの方法がある。膀胱穿刺は繰り返し行うと，膀胱壁変性などのリスクがある。カテーテル採尿はカテーテルによる細菌導入の可能性を考えると留置や繰り返しの実施は推奨されない。圧迫排尿は膀胱内に感染があると，尿の逆流により細菌性腎盂腎炎を引き起こす可能性がある。それぞれにリスクはあるため，患者の状態に応じた方法を検討する必要がある。

(2) 動脈血酸素飽和度

麻酔後の換気や酸素化に不安のある症例では，定期的に血液ガスを測定するのが最もよいが，頻繁な採血は猫にとっては非常に大きなストレスとなるうえ，費用もかなり高額になってしまう。その場合に代用できるのがパルスオキシメーターである。尻尾の付け根を毛刈りし貼り付け型のプローブを装着すると，猫であっても比較的良好に持続的にSpO_2を測定可能である。室内気でSpO_2が92～93％を切るようであれば，酸素ケージでの管理を考慮する。

(3) 体温

猫はオピオイドの使用により，麻酔後に高体温となることが知られている[21, 22]。機序は不明であるが，麻酔中に低体温になるほど麻酔後の体温が上昇する傾向にあり，通常は40℃程度までの発熱にとどまるが，41.6℃まで上昇することも報告されている[21]。麻酔後，数時間から最大5時間程度この発熱は持続するため，そのあいだは体温のモニタリングを行う。また高体温になりすぎた場合には体温降下処置が必要である。拮抗薬を用いることで正常体温に戻ることが多いが，手術の後の疼痛管理が必要な状況では，オピオイドの拮抗は現実的な選択肢とならない場合が多い。

3. 異常行動への対応

フェンタニルやモルヒネといったμ作動薬を過剰に投与した場合，猫ではせん妄状態となり旋回運動や異常行動を繰り返す場合がある。こういった異常行動がみられた場合には，拮抗薬を投与することで対応する。完全に拮抗させると鎮痛作用も消失してしまうため，異常行動が改善する最低限でとどめるようにする。μ作動薬を用いている場合は，ブトルファノールを少量投与することでその作用を拮抗することが可能である。またナロキソンによっても拮抗は可能であるが，投与しすぎると完全に鎮痛作用が消失してしまうため注意が必要である。

4. 疼痛管理

手術の後など，猫に十分な疼痛管理を行うことは非常に難しい。これは犬に比べて猫が痛みの徴候を示しにくいことがいちばんの要因である。一般的に痛みを感じている猫は，活動性や食欲が低下し，グルーミングなども行わなくなる場合が多い。しかしながら，痛みはなくとも体調不良や鎮静などにより，これらの行動がみられない場合もある。筆者が術後によく用いる痛みの評価法は，手術部位を触ることである。手術部位に刺激を与えたときの反応を観察し，十分な疼痛管理を行えているかどうかを判断している。痛みがある場合には，その刺激から身体を避けるような動きをしたり，こちらを攻撃してきたりといった反応がみられる。十分な疼痛管理が行われている場合には，軽度の刺激には反応を示さない。非常に凶暴な猫では難しいが，ある程度ハンドリング可能な猫では非常に有効な急性疼痛の評価法である。

急性疼痛が認められる場合には，オピオイドを中心

とした疼痛管理が有効である．またオピオイド単独で疼痛管理を行うのではなく，$α_2$作動薬や，ケタミン，非ステロイド系抗炎症薬(NSAIDs)といった異なる機序で作用する鎮痛薬を併用する(multimodal therapy)ことで，より効果的でかつ副作用の少ない疼痛管理が可能となる．ただし猫では副作用の問題からNSAIDsの使用に制限があり，猫で認可されている薬物も限られている．使用する場合は添付文書の指示に従い，極力短期間の投与にとどめる．

[浅川 誠]

■参考文献

1) Andress JL, Day TK, Day D. The effects of consecutive day propofol anesthesia on feline red blood cells. *Vet Surg*. 24: 277-282, 1995.
2) Barton-Lamb AL, Martin-Flores M, Scrivani PV, et al. Evaluation of maxillary arterial blood flow in anesthetized cats with the mouth closed and open. *Vet J*. 196: 325-331, 2013. doi: 10.1016/j.tvjl.2012.12.018
3) Bley CR, Roos M, Price J, et al. Clinical assessment of repeated propofol-associated anesthesia in cats. *J Am Vet Med Assoc*. 231: 1347-1353, 2007. doi: 10.2460/javma.231.9.1347
4) Brodbelt DC, Blissitt KJ, Hammond RA, et al. The risk of death: the confidential enquiry into perioperative small animal fatalities. *Vet Anaesth Analg*. 35: 365-373, 2008. doi: 10.1111/j.1467-2995.2008.00397.x
5) Caulkett NA, Cantwell SL, Houston DM. A comparison of indirect blood pressure monitoring techniques in the anesthetized cat. *Vet Surg*. 27: 370-377, 1998.
6) Committee on Standards and Practice Parameters, Apfelbaum JL, Connis RT, et al. Practice advisory for preanesthesia evaluation: an updated report by the American Society of Anesthesiologists Task Force on Preanesthesia Evaluation. *Anesthesiology*. 116: 522-538, 2012. doi: 10.1097/ALN.0b013e31823c1067
7) da Cunha AF, Saile K, Beaufrère H, et al. Measuring level of agreement between values obtained by directly measured blood pressure and ultrasonic Doppler flow detector in cats. *J Vet Emerg Crit Care (San Antonio)*. 24: 272-278, 2014. doi: 10.1111/vec.12161
8) Flournoy WS, Wohl JS, Albrecht-Schmitt TJ, et al. Pharmacologic identification of putative D1 dopamine receptors in feline kidneys. *J Vet Pharmacol Ther*. 26: 283-290, 2003.
9) Haskins SC. Monitoring Anesthetized Patients. In Grimm KA, Lamont LA, Tranquilli WJ, et al, (eds): Veterinary Anesthesia and Analgesia, The 5th of Lumb and Jones. Wiley-Blackwell. Hoboken. 2015, pp86-113.
10) Herperger LJ. Postoperative urinary retention in a dog following morphine with bupivacaine epidural analgesia. *Can Vet J*. 39: 650-652, 1998.
11) Kalchofner Guerrero KS, Guerrero TG, Schweizer-Kölliker M, et al. Incidence of delayed hair re-growth, pruritus, and urinary retention after epidural anaesthesia in dogs. *Tierarztl Prax Ausg K Kleintiere Heimtiere*. 42: 94-100, 2014.
12) KuKanich B, Wiese AJ. Opioids. In Grimm KA, Lamont LA, Tranquilli WJ, et al, (eds): Veterinary Anesthesia and Analgesia, The 5th of Lumb and Jones. Wiley-Blackwell. Hoboken. 2015, pp207-226.
13) Lamont LA, Bulmer BJ, Sisson DD, et al. Doppler echocardiographic effects of medetomidine on dynamic left ventricular outflow tract obstruction in cats. *J Am Vet Med Assoc*. 221: 1276-1281, 2002.
14) Lee DD, Papich MG, Hardie EM. Comparison of pharmacokinetics of fentanyl after intravenous and transdermal administration in cats. *Am J Vet Res*. 61: 672-677, 2000.
15) Matthews NS, Brown RM, Barling KS, et al. Repetitive propofol administration in dogs and cats. *J Am Anim Hosp Assoc*. 40: 255-260, 2004. doi: 10.5326/0400255
16) Mitchell SL, McCarthy R, Rudloff E, et al. Tracheal rupture associated with intubation in cats: 20 cases (1996-1998). *J Am Vet Med Assoc*. 216: 1592-1595, 2000.
17) Paepe D, Verjans G, Duchateau L, et al. Routine health screening: findings in apparently healthy middle-aged and old cats. *J Feline Med Surg*. 15: 8-19, 2013. doi: 10.1177/1098612X12464628
18) Paige CF, Abbott JA, Elvinger F, et al. Prevalence of cardiomyopathy in apparently healthy cats. *J Am Vet Med Assoc*. 234: 1398-1403, 2009. doi: 10.2460/javma.234.11.1398
19) Peterson NW, Buote NJ, Bergman P. Effect of epidural analgesia with opioids on the prevalence of urinary retention in dogs undergoing surgery for cranial cruciate ligament rupture. *J Am Vet Med Assoc*. 244: 940-943, 2014. doi: 10.2460/javma.244.8.940
20) Porters N, Bosmans T, Debille M, et al. Sedative and antinociceptive effects of dexmedetomidine and buprenorphine after oral transmucosal or intramuscular administration in cats. *Vet Anaesth Analg*. 41: 90-96, 2014. doi: 10.1111/vaa.12076
21) Posner LP, Gleed RD, Erb HN, et al. Post-anesthetic hyperthermia in cats. *Vet Anaesth Analg*. 34: 40-47, 2007. doi: 10.1111/j.1467-2995.2006.00287.x
22) Posner LP, Pavuk AA, Rokshar JL, et al. Effects of opioids and anesthetic drugs on body temperature in cats. *Vet Anaesth Analg*. 37: 35-43, 2010. doi: 10.1111/j.1467-2995.2009.00508.x
23) Pypendop BH, Siao KT, Ilkiw JE. Effects of tramadol hydrochloride on the thermal threshold in cats. *Am J Vet Res*. 70: 1465-1470, 2009. doi: 10.2460/ajvr.70.12.1465
24) Rioja-Garcia E. Local Anesthetics. In Grimm KA, Lamont LA, Tranquilli WJ, et al, (eds): Veterinary Anesthesia and Analgesia, The 5th of Lumb and Jones. Wiley-Blackwell. Hoboken. 2015, pp332-354.
25) Robinson EP, Rex MA, Brown TC. A comparison of different concentrations of lignocaine hydrochloride used for topical anaesthesia of the larynx of the cat. *Anaesth Intensive Care*. 13: 137-144, 1985.
26) Stiles J, Weil AB, Packer RA, et al. Post-anesthetic cortical blindness in cats: twenty cases. *Vet J*. 193: 367-373, 2012. doi: 10.1016/j.tvjl.2012.01.028
27) Sturtevant FM, Drill VA. Tranquilizing drugs and morphine-mania in cats. *Nature*. 179: 1253, 1957.
28) Thawley VJ, Drobatz KJ. Assessment of dexmedetomidine and other agents for emesis induction in cats: 43 cases (2009-2014). *J Am Vet Med Assoc*. 247: 1415-1418, 2015. doi: 10.2460/javma.247.12.1415
29) Wetzel RW, Ramsay EC. Comparison of four regimens for intraoral administration of medication to induce sedation in cats prior to euthanasia. *J Am Vet Med Assoc*. 213: 243-245, 1998.

1.7 猫の予防医学と定期検診

はじめに

　伴侶動物医療は，人と動物の絆 human animal bond（HAB）を守るためにある。すべての家庭動物の幸せで健康な一生を保証し，家族が心配なく動物と暮らす喜びを持てるようにすることを通じて幸せな社会作りに貢献することを目標とする。

　これを達成するためには，重大な病気はもちろん，病気とはいえない程度の小さな異常（栄養学的問題，歯科疾患，遺伝性疾患，感染症，寄生虫病，行動学的問題など）まで予防・改善し，伴侶動物を最良の状態に保つ必要がある。その責任が獣医師にはある。

　伴侶動物に異常のまったくない状態のことを「ウェルネス」と定義する。ウェルネスを達成するために動物病院が提供する総合的なヘルスケアプログラム（健康管理のプログラム）は，ウェルネスプログラムともよばれる。

新生子のヘルスケアプログラム

1. 概要

　4カ月齢くらいまでの動物で最優先となるヘルスケアは2つある。1つはワクチン接種による感染症の予防，もう1つは，猫が家庭および社会のなかで快適に生活するために必要な，トイレのしつけ，社会化，栄養指導，運動指導である。

　社会化とは，家族以外の人間や動物，環境中のさまざまな騒音や刺激，車に乗ること，キャリーバッグに入ることに慣らすことなどをさす。猫がさまざまな刺激から受けるストレスを最小限にし，ほかの人や動物に迷惑をかけることなく，愛されて生きていけるようにするための重要なプロセスである。また，来院にストレスを感じず，病院でおとなしく診察を受けられるようにするための最低限のしつけでもある。

2. 初年度のワクチネーションプログラム

(1) 複数回接種の必要性

　現行のワクチンは，生ワクチンでも，アジュバント入り不活化ワクチンでも，あるいは生不活化混合ワクチンでも，基本的に1回の接種で免疫ができるものである。しかし，初年度は母体由来の移行抗体のワクチンへの干渉が考えられるため，移行抗体の消失時期まで接種を繰り返す。いつどの病原体に対する移行抗体が消えていてもいいように早くから接種をはじめ，いつまで移行抗体が持続していてもいいように遅くまで接種を続ける。そのあいだにいつ移行抗体が消失していても危険がないよう，接種間隔は極力短くする。

(2) ワクチンの選択

　すべての猫にコアワクチンである呼吸器感染症ウイルス（ヘルペスウイルス，カリシウイルス）と猫汎白血球減少症ウイルス（パルボウイルス）を含む混合ワクチンを接種する。多くは3種混合であるが，カリシウイルスの株が複数含まれるものもある。

　どのタイプのワクチンがよいのかについては，立場によって意見が異なる。免疫学的には自然感染に近い弱毒生ワクチンの効果が最も高いと考えられるが，実際にはアジュバント添加不活化ワクチンとの効果の差は示されていない。環境からのブースター刺激を避けた条件でも，アジュバント添加不活化ワクチンの1回接種によって強毒ウイルスに対する感染防御能が7年半以上維持できたことが示されている[2]。

　ウイルス学的には，効果の高い不活化ワクチンがあればそれを優先すべきとされる。腫瘍学的にはアジュバントによる肉芽腫反応と肉腫の発生を最小限にするために生ウイルスワクチンが推奨されているが，猫の注射部位肉腫は生ワクチンやワクチン以外の注射でも起こることがわかっている。

表1 初年度から7歳までのコアワクチン接種の例

接種回数	例1	例2	例3
1回目	8週齢	6週齢	5週齢
2回目	12週齢	9週齢	8週齢
3回目	16週齢	12週齢	11週齢
4回目		16週齢	14週齢
5回目			17週齢
追加	24週齢	1歳	24週齢
追加	4歳	4歳	4歳
追加	7歳	7歳	7歳

(3) 接種部位と接種間隔

肩甲間への接種は禁止とし,体幹皮筋があり皮膚にゆとりのある部位に接種して記録する。

混合ワクチンの初年度接種は8週,12週,16週齢を原則とするが,この週齢より早めに来院することも,遅れて来院することもあるので,この原則に近づくように調節すればよい。

移行抗体の干渉により免疫が成立せず,さらに次の接種までのあいだに移行抗体が減少すると,ウイルスに対して無防備な期間が生じてしまう。その期間が長くなるリスクを下げるためには,なるべく接種間隔は短いほうがよい。とはいえ,1週間隔では短すぎる。2週間隔で接種してもよいが,全体の接種回数がかなり多くなってしまう。そこで,接種間隔は3〜4週として,16週まで続ける。

周囲に感染源となる猫がいる状況ならば,5〜6週齢から接種をはじめてもよい。8週齢を過ぎて来院した場合は,そこから16週まで3〜4週間隔で接種する。

16週齢を初年度の最終接種とするのは,最も持続するパルボウイルスの移行抗体も,それまでにほぼすべての子猫で消失しているであろうとの認識に基づく。しかし100%ではないため,そこで接種されたワクチンが万一干渉されていた場合には,次の追加接種まで感染のリスクにさらされることになる。この理由から,これまで1歳とされてきた追加接種を6カ月齢(24週齢)に前倒ししてもよいとされている[1](6カ月齢で追加接種を受けた猫には,1歳での追加接種は必要ない)*。その後の追加接種は3年以上あけるといわれているので,6カ月齢で最初の追加接種を行った猫でも,次の接種は4歳でよい(表1)。

呼吸器感染症のリスクが高い環境にいる猫には,追加接種を毎年行ってもよいとされているが,現行では呼吸器感染症のみのワクチンは入手できないため,パルボウイルスに関しては過剰接種になってしまう。

1歳までの猫で猫白血病ウイルス(FeLV)感染の危険性があるものには不活化FeLVワクチンを接種することがある。その場合,FeLVを含む猫用5種混合ワクチンを,8週齢,12週齢に接種して,16週齢は通常の3種混合,1歳の追加接種で5種混合ワクチンを再度接種する方法もある。1歳を超えた猫では,感染猫と同居しているなど感染リスクが非常に高い場合にのみFeLVワクチン接種を考慮する。この場合,FeLVワクチンの追加接種は1年ごとである。

*:これは,子猫の社会化にとってはむしろ好都合である。最初のワクチン接種から途切れずに来院が続き,不妊,去勢手術のための来院までつながることで,初年度の来院機会が多くなり病院に慣れやすくなるからである。

(4) 副反応

わずかだがアナフィラキシーが発生する可能性もあるので,注射後1時間ほどは猫を帰らせないようにする。そのほか,顔の腫れ(血管浮腫),蕁麻疹,発熱,元気消失,注射部位の疼痛や硬結などが起こり得る。接種から1カ月経っても注射部位に腫脹や硬結がある場合は,どのワクチンも再接種をしない。慎重に経過観察し,持続するなら2カ月未満で切除し病理検査を行う(2カ月以上放置してはいけない)。

3. 子猫の幼稚園とワクチン接種の関係

猫が伴侶動物医療から最大の恩恵を受けるためには,病院を怖がらないようにすることが重要である。社会化を含むしつけは,「命を伸ばす」という意味で予防医学の一端と捉えることができる。

しかし,ワクチン接種もしつけも等しく重要であるとすると,どちらを優先すべきかが問題となる。社会化のための「子猫の幼稚園」が効果を発揮する期間は,しつけが有効に行える8週齢から子猫同士の喧嘩がはじまる14週齢までと判明しており[2],ワクチン接種の完了を待っていてはこの時期を逃してしまう。

この問題を解決するため,子猫の幼稚園に参加させる子猫には,ワクチン接種を最低1〜2回受けており,外を歩かせていないという条件をつける。これならば,ワクチンの効果が完全ではなくとも,床を消毒して,人間も上履きに履き替える,手を洗ってから猫に触る,という注意で感染リスクを最小限にすることができる。家族は,よい猫を育てるという目標のために,リスクとそれを上回る効果を理解したうえで,こ

のようなイベントに子猫を参加させるのがよい。しつけに関してはしつけを学んだ動物看護師などが教えるのがよいだろうが，感染症予防に関しては獣医師が責任を持つ。動物病院で子猫の幼稚園を開催する意味はそこにある。

小児期ヘルスケアプログラム

1. 最初の検診と予防医学

前述のプログラムが終わった猫には，その後1歳までのあいだ，病気予防，先天的疾患の発見のための検診を行う。先天的疾患の発見には詳細な検査が必要なので，後述の不妊・去勢手術前の検査をかねて行ってもよい。

先天的な疾患には，脳の異常，骨格の異常，心臓の異常，内臓の異常などがあるため，身体検査に加え，血液検査（貧血や炎症の発見），血液化学検査（先天的な腎臓や肝臓などの異常を発見），尿検査（先天的な腎臓の異常の発見など），骨格や胸部，腹部のX線検査を行う。さらに超音波検査を行うこともある（これらの画像診断実施時の保定も，猫を病院に慣らすうえで重要な意味がある）。

便の検査を繰り返し行い，駆除を徹底する。さらにノミなどの外部寄生虫の予防も行う。近年はフィラリア予防も推奨されている。

また，ウイルス検査（FeLV，猫免疫不全ウイルス〔FIV〕）も行う。FIV感染の検査は抗体を検出しているため，移行抗体があると実際の感染がなくとも陽性と判定されるが，6カ月齢以降の猫であれば移行抗体の影響はなく，陽性結果は感染を示すとされる。

2. 不妊・去勢手術の術前検査

(1) 術前検査を行う意味

術前検査には血液検査，尿検査，血液化学検査と血液凝固系検査が含まれる。血液化学検査の項目が少ない以外は成熟動物や高齢動物に対して行うものと同じである。若いため何も異常が発見されないことのほうが多いが，必ず検査を行うことが現代の伴侶動物医療の常識となっている。

検査なしに麻酔や手術を実施するのは危険であるため，家族に術前検査を行うかどうか選ばせるのは正しいことではない。もちろん，医療にはさまざまな状況があり，この原則はあくまでも，これから家庭内で暮らす猫が不妊・去勢手術を受ける場合のものである。保護された猫やシェルターの猫の術前検査については，別の基準が適応されて当然である。

(2) 血液検査

血液検査では，炎症はないか，白血球は十分か，貧血はないか，血小板減少はないかを調べる。不妊・去勢手術は緊急ではないので，異常があればいったん延期とする。

凝固系は，評価の最も簡単な活性化凝固時間（ACT）によって，血小板数は十分か，血小板の機能は十分か，遺伝的な凝固障害はないか（遺伝的な凝固障害のうち最も多いフォン・ビレブランド病〔vWD〕と血友病が検出される）を調べる。別の検査法としては，口腔粘膜に傷をつけて出血時間を測定する方法（血小板の機能がわかる）と血液凝固検査（PT，APTT：先天的な凝固異常がすべて検出される）を組み合わせる方法もある。ただし，子猫で口腔粘膜出血時間を調べるのはきわめて難しい。

(3) 尿検査

尿検査からは，先天的な腎臓病の存在，膀胱炎などの異常の存在がわかる。

(4) 血液化学スクリーニング

若い動物であるため最小限の評価になるが，蛋白は十分か，肝臓は大丈夫か，腎臓は大丈夫か，糖尿病や低血糖はないかといったことを調べる。下痢や多飲多尿がなく臨床的に脱水がみられなければ，電解質異常が起こっている可能性はきわめて低いので，臨床上健康にみえる子猫なら電解質の検査は加えなくてもよい（表2）。

成年期ヘルスケアプログラム

1. 概要

1～7歳までの猫の健康維持（病気の予防，早期発見）が目的となる。普通このあいだにあまり重大な病気にはならないが，ワクチンの適切な追加接種，肥満予防と栄養指導，歯石予防，寄生虫予防に加え，成年期の定期検診プログラムを実施する。ワクチンの追加接種を6カ月齢で行った猫でも，1歳の誕生日検診を勧めるのがよい。

定期検診では，身体検査，問診に加え，血液検査，血液化学検査，尿検査，糞便検査，X線検査，超音波

表2　若齢期術前検査の検査項目

血液検査(CBC) 赤血球系の検査：RBC，Hb，PCV，MCV，MCH，MCHC，Ret 血小板の検査：Plat 白血球系の検査：WBC，Band-N，Seg-N，Lym，Mon，Eos，Bas **凝固系検査** 活性化凝固時間(ACT)または，出血時間＋凝固系検査(PT，APTT) **尿検査** 尿比重：先天性腎臓病などを検出 化学検査：尿のなかに蛋白その他が出ていないかを検査 尿沈渣：膀胱炎はないか，尿石症はないかなどを検査 **血液化学検査**(健康な若い動物が対象のため項目は少ない) 蛋白異常：TP，Alb，Glob 肝細胞障害：ALT 胆道系障害：ALP，TBil 肝不全：Alb，Glu，TCho，BUN 腎障害：BUN，Cre，P 代謝異常：Glu

RBC：赤血球数，Hb：ヘモグロビン濃度，PCV：赤血球容積比，MCV：平均赤血球容積，MCH：平均赤血球ヘモグロビン量，MCHC：平均赤血球血色素濃度，Ret：網赤血球数，Plat：血小板数，WBC：白血球数，Band-N：桿状核好中球，Seg-N：分葉核好中球，Lym：リンパ球，Mon：単球，Eos：好酸球，Bas：好塩基球，TP：総蛋白，Alb：アルブミン，Glob：グロブリン，ALT：アラニンアミノ基転移酵素，ALP：アルカリホスファターゼ，TBil：総ビリルビン，Glu：ブドウ糖，TCho：総コレステロール，BUN：血中尿素窒素，Cre：クレアチニン，P：無機リン

検査などが推奨される。病気が少ない時期なので年1回が適切であると思われているが，これは人間に換算すると4～5年に1回の検診と同様であるため，問診と身体検査だけでも，年に複数回行うとよい。

さまざまな研究結果から，コアワクチンは3年に1回の接種で十分な防御効果があると考えられている。FeLVのワクチン，FIVのワクチンを接種する場合は，効果が長く続かないため年に1回の追加接種が必要となる。

グルーミング，お預かり，歯科処置といったサービスも，このあいだに動物病院で提供される。

猫は一般に不妊去勢後に体重が増えることが多いため，メンテナンス用の食事に加え，不妊去勢後の体重コントロールのための食事もいくつかみられるようになっている。食事は良質のものを推奨する。理想体重と健康を維持するためには，摂取エネルギーの計算が重要である。理想体重をオーバーしていれば，理想体重を目標体重として，その体重で必要な1日のエネルギーを計算する。

はみがきの指導は引き続き行う。デンタル用品(歯ブラシ，デンタルジェル，咬むための玩具)を販売してもよい。歯科の問題が見つかった場合には歯科処置(スケーリング)などを行うが，麻酔処置も必要なので，再度術前検査が必要になる。

ノミ・ダニと消化管内寄生虫の予防が一緒にできる製剤，あるいは外部寄生虫と犬糸状虫の予防が一緒にできる製剤が各種販売されているので，春～冬になる前までを中心にこれらの予防を行う。

健康診断問診票

記入日：　　年　　月　　日

ご家族のお名前：	様
ペットのお名前：	ちゃん
動物種(品種)：犬・猫・(　　　　　)	
生年月日(または推定年齢)：　　年　　月　　日	(　　歳)
性別：雄・去勢済雄・雌・不妊手術済雌	

■これまでにかかった病気とその時期
- けが(いつごろ)　(　　　)
- 薬で治した病気(いつごろ)　(　　　)
- 手術で治した病気(いつごろ)　(　　　)
- いま服用中の薬があれば(薬の名前)　(　　　)

■予防
- ワクチン(最終はいつごろ)　(　　　)
- フィラリア予防(最終はいつごろ)　(　　　)
- ノミなどの予防(最終はいつごろ)　(　　　)
- 寄生虫の予防(最終はいつごろ)　(　　　)

■生活
- いつも住んでいる場所は？
  室内のみ・室内で散歩は外・内外自由・外のみ
- 食事は何を食べていますか？
  動物用・手作り食・人間のもの(　　　)

図1　健康診断時のヒストリー問診票

2. 成年期の検診項目とその意義

(1)問診

これまでの病歴，予防歴，食事歴など，一般的なヒストリーを効率よく，もれなくとるには，アンケートのような形のヒストリー問診票に記入してもらうのがよい(図1)。おもてに表れていない異常は，家族から聞き取りを行わないと，身体検査で見つけることができないことがある。たとえば，体重減少が長く続いていて何かがありそうだとはわかっても，下痢があるかどうかは下痢便の付着がない限りわからない。水をよく飲む，尿をたくさんあるいは頻繁にする，なども身体検査ではわからない。

問診ではオープンな形の質問(何か気がついたことは？など)をするのがよいとされている。しかし，日

表3 健康に関する25の質問

質問	回答
元気は今までどおり十分ありますか？	ふつう・増えた・減った
運動（遊び）は今までどおりですか？	ふつう・増えた・減った
食欲は今までどおりですか？	ふつう・増えた・減った
食べたいけれど食べられない様子はありますか？	なし・あり
水は今までどおり飲みますか？	ふつう・増えた・減った
体重は今までどおりですか？	かわらず・増えた・減った
毛づやは今までどおりですか？	かわらず・よくなった・悪くなった
かゆがっているところはありますか？	なし・あり
視力に変化はありますか？	なし・みえにくそう
聴力に変化はありますか？	なし・聞こえにくそう
耳をかゆがることはありましたか？	なし・あり
鼻から鼻水や分泌物は出ていましたか？	なし・あり
声の変化やいびきなどはありますか？	なし・あり
咳に気付いたことはありましたか？	なし・あり
呼吸をするときに音が聞こえますか？	なし・あり
歩き方におかしいところはありましたか？	なし・あり
吐くことはありましたか？	なし・あり
下痢や軟便はありましたか？	なし・あり
黒い便、または血便はありましたか？	なし・あり
尿の回数に変化がありますか？	ふつう・増えた・減った
尿の量に変化がありますか？	ふつう・増えた・減った
尿のにごりや赤い色はありましたか？	なし・にごりあり・赤い
外陰部から分泌物がでたことはありますか？	なし・あり
けいれん発作はありましたか？	なし・あり
ふるえはありましたか？	なし・あり

```
T：    P：    R：    BCS：
● 痛み                     なし・あり
● 全身状態                 正常・異常（    ）
● 被毛                     正常・異常（    ）
● 目                       正常・異常（    ）
● 口腔                     正常・異常（    ）
● 鼻・咽喉・頸部           正常・異常（    ）
● 四肢                     正常・異常（    ）
● 心臓                     正常・異常（    ）
● 肺・胸腔                 正常・異常（    ）
● 腹部・消化器             正常・異常（    ）
● 泌尿生殖器               正常・異常（    ）
● リンパ節                 正常・異常（    ）
● 神経                     正常・異常（    ）
```

図2 身体検査の記録フォーマット
T：体温，P：心拍数，R：呼吸数，BCS：ボディコンディションスコア

表4 血液検査（CBC）から得らえる情報とその際に評価すべき項目

得られる情報	評価すべき項目
貧血はないか，赤血球増加症はないか？	RBC, Hb, PCV
貧血がある場合その原因は？	MCV, MCHC, 塗抹所見
血漿蛋白は十分あるか，多すぎないか？	TP
黄疸は？	黄疸指数（血漿の色）
血小板は十分か？	Plat
炎症はあるか？	Band-N, Mon, Eos
壊死はあるか？	Mon
過敏症はあるか？	Eos
ストレスはあるか？	Lym
白血球減少症は？	Seg-N
異常な細胞の出現は？	塗抹所見

本人は，クローズな形の質問（何々はありますか？）のほうが答えやすいようである。したがって，まずはクローズな形で問診を行い，その後で，ほかに何かありますか？と聞くようにするとよい。家族にも，何でも聞いてもらえるという満足感を与えられるだろう。表3に，主訴を持たない猫の検診時の問診項目を示す。

(2) 身体検査

視診，触診，聴診などを行う。一定の順序と方法で各器官系別に評価し，全身くまなく検査する。チェックリストを利用すると漏れが出にくい（図2）。

(3) 血液検査

術前検査あるいは通常の診断に使う完全血球計数complete blood count（CBC）と同じく，白血球系，赤血球系，血小板，血漿に関する情報すべてを評価する。

異常値かどうかを機械的に判定するのではなく，何があって何がないかを評価をすることが大切である。表4にCBCで得らえる情報と評価すべき項目を示す。

(4) 尿検査

尿路系だけでなく全身状態も評価できる重要な検査である。まず家族の持参した尿を検査し，すべて正常ならそのまま正常と判定する。異常所見がみられた場合には膀胱穿刺尿で再確認する。このように段階を設ければ，気軽に尿検査を受けてもらうことができる。また，2段階の確認により評価が正確になる。検査項目と得られる情報を表5に示す。

表5 尿検査から得られる情報と評価すべき項目

得られる情報	評価すべき項目
腎不全，多飲多尿疾患があるかどうか	USG
酸塩基平衡に異常はないか，結晶が出ている場合の鑑別	pH
蛋白喪失性腎疾患があるかどうか	Pro
糖尿病があるかどうか	Glu
ケトアシドーシスがあるかどうか（糖尿病と併発疾患を示唆）	Ket
黄疸があるかどうか	Bil
尿路系出血，溶血などがあるかどうか	OB
腎疾患，膀胱・尿路系疾患，感染，腫瘍などがあるかどうか	尿沈渣

USG：尿比重，Pro：尿蛋白，Glu：ブドウ糖，Ket：ケトン体，Bil：ビリルビン，OB：尿潜血

表7 検診時に評価すべき器官・臓器系

- 蛋白
- 肝臓
- 腎臓
- 膵内分泌／糖代謝
- 腸
- 副腎
- 甲状腺
- 副甲状腺
- 電解質

表6 糞便検査の内容

- 直接鏡検
- 硫酸亜鉛遠心浮遊法
- 糞便塗抹染色
- ジアルジアの検査

表8 最大の評価が可能な猫用の血液化学スクリーニング検査項目

- TP（g/dL）
- Alb（g/dL）
- Glob（g/dL）
- ALT（U/L）
- ALP（U/L）
- GGT（U/L）
- TBil（mg/dL）
- TCho（mg/dL）
- Glu（mg/dL）
- BUN（mg/dL）
- Cre（mg/dL）
- UN/Cre
- P（mg/dL）
- Ca（mg/dL）
- Na（mmol/L）
- K（mmol/L）
- Cl（mmol/L）

TP：総蛋白，Alb：アルブミン，Glob：グロブリン，ALT：アラニンアミノ基転移酵素，ALP：アルカリホスファターゼ，GGT：γ-グルタミル基転移酵素，TBil：総ビリルビン，TCho：総コレステロール，Glu：ブドウ糖，BUN：血中尿素窒素，Cre：クレアチニン，UN/Cre：尿素窒素／クレアチニン比，P：無機リン，Ca：カルシウム，Na：ナトリウム，K：カリウム，Cl：クロール

(5)糞便検査

消化器系寄生虫のスクリーニング，細菌叢の検査，炎症性または腫瘍性疾患の検出に重要と考えられている。通常は，直接法，浮遊法，糞便塗抹標本の鏡検を行う。浮遊法では，ジアルジアの検出感度がよい硫酸亜鉛法が最も勧められる。現在ではさらに感度のよいジアルジアの検査法が病院内で利用できるようになっている。表6に糞便検査の内容一覧を示す。

便を持参するための容器を無料で配布すると，多くの人が猫に糞便検査を受けさせてくれるようになる。

(6)血液化学スクリーニング検査

血液中の化学的成分を分析して，病気のありそうな臓器系を特定するための検査である。必ずしも確定診断をつけることが目的ではなく，その後特殊検査へ進むための最初のステップの役割を果たす。検査項目を多く設定すれば評価できる臓器系は多くなるが，コストもかさむ。費用対効果も考えたうえで漏れのない検査項目を設定するのがよい。成猫において評価すべき臓器系を表7に，検査項目を表8に示す。

(7)画像検査

X線検査はどこに病変があるのかを探すスクリーニング的な検査法である。超音波検査を併用すればさらに詳しい情報が得られる。X線検査は胸部，腹部それぞれの側方像と背腹像をスクリーニングとして評価する。腹部の超音波検査では肝臓，腎臓，脾臓，副腎，膀胱，前立腺，腸間膜リンパ節，膵臓を評価し，胸部の超音波検査では心臓の形態，機能に関する評価を行うのが標準的である。

高齢動物ヘルスケアプログラム

1. 概要

猫では一般に10歳以降をシニアとよび，11歳から14歳を高齢，15歳以上を老齢と分けるようであるが[3]，猫の検診という立場では，高齢動物特有の病気が起こりやすくなる8歳から高齢期ととらえる。

高齢期は，体の予備能力，耐性が低下する。その結果，ストレスに弱くなり，感染症，がん，栄養過剰，栄養不足などが起こりやすくなる。免疫力の低下は感染症，がんの発生を増加させ，組織の老化・変性は，心臓病，腎臓病，肝臓病，膵臓疾患，内分泌疾患などに関連する。活動性の低下は肥満につながり，肝臓

病，糖尿病，膵臓疾患，関節疾患などに関連する。脳の変化は行動異常などにつながる。

高齢期のヘルスケアプログラムには，老化に関連して起こる病気を予防したり，病理学的変化の進行を遅延させたりすることで生活の質（QOL）を維持する役割がある。

現代の医学をもってしても，いつか動物が死ぬことは止められない。それゆえ，高齢期のヘルスケアプログラムは，ほかの時期のそれとは決定的に違うものとなる。それまでのプログラムが「健康で長い一生」を目指していたのに対し，高齢動物のプログラムは，危険因子を発見して軽減することで病気をできるだけ予防すること，老齢期疾患を早期発見してできるだけ進行を遅延させること，そして既存の慢性疾患に対してはできる限りのQOLの維持を行うことが目的となる。

2. プログラムの実際

老齢疾患（内臓の疾患，歯科疾患，関節・骨疾患など）のコントロールが重要である。各種の特異的治療に加え，サプリメント類の投与も勧められる。サプリメントには，肝疾患に対するもの，関節疾患に対するもの，一般的なビタミン類を補給するものなどがある。

栄養はこれまでのウェルネス同様に重要である。一般的には肥満と筋肉の減少に注意し，蛋白質の供給に十分配慮する。すでに心臓病，腎臓病，糖尿病，消化器病などの慢性疾患が存在する場合には，それらに対する療法食を推奨する。

全身状態の把握と病気の早期発見を目的とした検診は高齢動物ウェルネスの必須項目である。病院でのケアならびに諸検査は，できれば年2回以上実施する。年2回でも人間に換算すると2.5年に1回なので，理想的には3カ月に1回がよい。基本的な検査項目は成年期とほぼ同様だが，慢性腎臓病（CKD）の早期発見のための対称性ジメチルアルギニン（SDMA）測定や尿検査，甲状腺機能亢進症の早期発見のための甲状腺ホルモン（T_4）測定，心電図検査，血圧測定などの検査も必要となる。

［石田卓夫］

■参考文献
1) Day MJ, Horzinek MC, Schultz RD, et al. WSAVA Guidelines for the vaccination of dogs and cats. *J Small Anim Pract*. 57: 4-8, 2016. doi: 10.1111/jsap.12431
2) Scott FW, Geissinger CM. Long-term immunity in cats vaccinated with an inactivated trivalent vaccine. *Am J Vet Res*. 60: 652-658, 1999.
3) Seksel K, Dale S. Kitten socialization and training classes. *In* Little S, (ed): The Cat, Clinical Medicine and Management. Elsevier, Saunders. St. Louis. 2011, pp198-205.
4) Vogt AH, Rodan I, Brown M, et al. AAFP-AAHA: feline life stage guidelines. *J Feline Med Surg*. 12: 43-54, 2010. doi: 10.1016/j.jfms.2009.12.006.

1.8 不妊のための手術

はじめに

不妊のための手術は一般の動物病院において日常的に行われている手術であり，雌では卵巣摘出術，または卵巣子宮摘出術が行われ，雄では睾丸摘出術が行われる。不妊のための手術は，不妊目的以外にも，精巣や卵巣から分泌される性ホルモンに起因する問題行動を防止し，性ホルモンに関連する多くの疾病を予防することも目的として実施される。一方，麻酔のリスクや術後のさまざまな後遺症，副作用も慎重に考えるべきである。手術を行う場合には，それらの利点と欠点をしっかりと家族に説明し，インフォームドコンセントを得てから行う。不妊のための手術の問題点を表1に示す。

［長江秀之］

表1 不妊のための手術に伴い予想される問題点

短期的問題
- 全身麻酔のリスク
- 手術手技のミス（尿管結紮，出血など）
- 術創の遷延治癒，自己損傷
- 感染症

長期的問題
- 縫合糸アレルギー（猫では少ない）
- 皮膚疾患（とくに脱毛，舐め壊し）
- 子宮断端肉芽腫
- 子宮蓄膿症
- 尿失禁
- 肥満
- 発情回帰（卵巣遺残症候群）

卵巣・子宮の外科解剖

1. 卵巣（図1）

卵巣は腎臓の後方に位置しており，卵巣には卵巣動静脈が分布している。卵巣静脈は左右で走行が異なり，右卵巣静脈は直接，後大静脈に流入するが，左卵巣静脈は左腎静脈に合流した後，後大静脈に流入する。卵管には卵巣動脈と子宮動脈が分布する。

2. 子宮（図1）

子宮は1対の子宮角，子宮体，子宮頸から構成される。卵巣，卵管および子宮は，子宮広間膜により腹腔背側面および骨盤腔の側方に保持される。子宮広間膜は生殖器に分布する脈管や神経を含み，それぞれの臓器，組織を連結する。子宮広間膜のうち，卵巣に接する部分を卵巣間膜，卵管に接する部分を卵管間膜，子宮に接する部分を子宮間膜とよぶ。卵巣提索は卵巣および卵巣間膜腹側面から前方および背側に走行する。卵巣提索は生殖腺の頭側靭帯であり，横隔膜から腎臓および卵巣の外側まで走行し，卵巣をしっかりと固定している。卵巣提索の後方に連結した固有卵巣索は子宮角の前方断端に付着する子宮と卵巣のあいだをつなぐ紐状の結合組織であり，管で直接つながっているわけではない。子宮円索は子宮角前方の先端に付着し，固有卵巣索に連結する。

子宮には子宮動静脈が分布する。子宮動脈は内陰部動脈から分枝する膣動脈から生じ，子宮頸の位置で子宮間膜に入る。その後，子宮体に沿って，両側子宮角に並行し，前方に走行する。また，子宮角の前端にて卵巣動脈と吻合する。子宮静脈は子宮動脈と同様の走行であるが，内腸骨静脈に流入する[1, 4, 5, 10]。

［内田恵子］

術前検査・輸液・麻酔

不妊のための手術を予定する猫は基本的には健康であると考えられるが，家族が気付いていない病気に罹患している可能性もあるため，術前検査は必須である。手術当日には身体検査（とくに脱水の有無と心雑音の確認は重要），血液検査（BC），血液化学検査，血

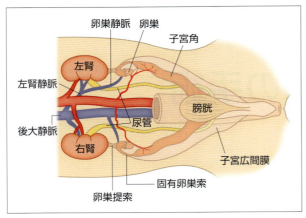

図1　雌の生殖器官
（文献5, 10をもとに作成）

液凝固系検査を行う。少しでも問題がある場合は，家族とよく話しあって手術を延期する勇気も必要である。

輸液については「1.5　猫の輸液」を参照されたい。手術当日は経口的に水分を摂取できないために軽度脱水に陥っている可能性がある。また，導入麻酔薬は静脈内投与であり，不妊手術は大きな血管を結紮するので，可能であるなら前もって血管を留置して術前，術中輸液を行うことが望ましい。もし，経費の面などで術中輸液ができない場合は，乳酸リンゲル液を皮下に投与して脱水を防ぐ。

麻酔は，術前検査に問題がなく，おとなしい猫の場合の前投薬と麻酔薬として，後述の術式のなかに，2つの代表的な例を示している。不妊・去勢手術といえ痛みを感じる猫が多いので，先制鎮痛や術後の鎮痛を行うことが最近では推奨されている。

[長江秀之]

雌猫の不妊手術

猫は季節繁殖で多発情動物である。飼い猫での春期発動の平均年齢はさまざまであるが，通常体重が2.3～2.5 kgに達したときに発情を示しはじめ，日照時間が増加したときに起こる。夏の終わりに性成熟を迎えた個体は，長い日照時間のために秋や冬に性成熟を迎える個体より早期に発情を示し，秋や冬に性成熟を迎える個体は次の春に日照時間が増加するとともに発情を示すと考えられる。

不妊手術の実施時期についてはさまざまな見解があるが，乳腺癌の発症リスクは不妊手術の実施が6カ月齢未満の場合と12カ月齢未満の場合で，それぞれ91％，86％減少するとされ，さらに12カ月齢を過ぎると予防効果はなくなることがわかっている[8, 9]。

雌猫の不妊手術には卵巣摘出術と卵巣子宮摘出術がある。卵巣を摘出すればプロゲステロンが原因の子宮蓄膿症を防ぐことができ，さらには乳腺腫瘍も予防できることがわかっている。オランダのユトレヒト大学，日本の一部の大学ではこの術式を推奨している。また，子宮における病気を完全に予防したいという立場から，すべての猫に卵巣子宮全摘出術を勧める学派も米国の大学を中心にある。さらに，年齢の進んだ猫や，開腹時に子宮に異常がみられる場合に，卵巣子宮全摘出術を実施することもある。以下では卵巣のみを摘出する場合と，卵巣子宮摘出のそれぞれの術式を紹介する。

[内田恵子]

卵巣摘出術

1. 術前の処置

術前投与薬と麻酔前処置薬を投与する。麻酔前処置薬の効果発現後（15分程度），導入麻酔薬で麻酔し，気管チューブを挿管してガス麻酔に移行する。呼吸が不安定なときには人工呼吸器を用いる。麻酔例を下記に示す。

術前投与薬
- 抗菌薬　アンピシリン　20 mg/kg, SC
- 消炎鎮痛薬　オンシオール　2 mg/kg, SC
  （先制鎮痛として）

麻酔前処置
- アトロピン　0.01～0.04 mg/kg
  （通常 0.04 mg/kg）, SC, IM
- ドルミカム　0.1 mg/kg, SC, IM

導入麻酔薬
- プロポフォール　6～10 mg/kg
  （通常 9 mg/kg）, IV

麻酔維持薬
- イソフルラン　MAC1.3～2.2％/head[2]

2. 保定および毛刈り

患者に麻酔がかかった後に仰臥位で保定する。右利きの術者は猫の右側に立つのが通常である。術中は低体温を防ぐために，保温マットなどを使用して低体温を予防する。

下腹部正中切開を行うため，剣状突起から恥骨前縁まで毛刈りする。術野が汚れている場合は洗浄し，引き続き定法に従い術野の消毒を実施する。布製または紙製ディスポーザブルのドレープで術野を覆い，ドレープが術中に動かないように固定する。

3. 開腹

メスを用いて臍下部から恥骨に向かって約2cm程度をまっすぐに皮膚切開し，皮下組織を剥離した後に白線を露出させる。この剥離は白線を露出させるための最低限の範囲でよく，広範囲にわたる不要な剥離は術後の炎症を引き起こす。この作業では出血はほとんど引き起こされない。

白線の両側1cm程度のところを有鉤鑷子などで把持して吊り上げ，メスを用いて臍下部白線に小切開を加えた後に，腹膜を確認する。有鉤鑷子で吊り上げてから白線を切開することで，メスによる腹腔内臓器の損傷を防ぐことができる。

腹壁と内部臓器の癒着がないことを確認した後，アリス鉗子などを用いて左右腹壁を保持し，直のメッツェンバウム剪刀などで白線を2cm程度下方に切り広げる。

4. 卵巣の牽引

子宮吊り出し鉤，または人差し指を腹腔内に挿入して，臍部直下から膀胱背側において子宮角を探り当て，卵巣を腹腔外に吊り出す。

卵巣が吊り出しにくい場合は，卵巣頭側の卵巣提索を切断すると扱いやすくなる。この切断には用手法が推奨されることもあるが，出血を避けるために電気メスまたは超音波メスなどで切断したほうが安全である。

卵巣提索を切断した場合，卵巣頭側の保持組織は卵巣動静脈のみとなるので，慎重に扱わないと大きな出血の原因となる。卵巣の扱いが相当難しい場合を除いて，卵巣提索のみを切断することは推奨されず，卵巣提索と卵巣動静脈を同時に結紮して，同時に切断することが推奨される。

5. 卵巣動静脈の切断

卵巣を腹腔外に保持し，その直近(直下)の子宮広間膜の血管と脂肪が少ないところをケリー鉗子，または電気メスなどを用いて小さく切開し，鉗子を通す穴を作る。

子宮広間膜の穴からケリー鉗子などを2本挿入し，卵巣頭側において卵巣提索と卵巣動静脈を一緒にクランプする。その間隔は1cm程度とし，卵巣提索の近位側(頭側)と遠位側(卵巣側)とする。

合成吸収糸(3-0程度のモノフィラメント)を用いて，両鉗子の近位側と遠位側を2カ所ずつ結紮し，鉗子と鉗子の中央で切断する。鉗子をゆっくりとはずして出血の有無を確認し，切断端から出血が認められない場合は結紮した吸収糸を短く切断する。

6. 卵巣の切除

固有卵巣索を結紮，切断する。卵巣提索と同じ方法で，固有卵巣索に2本の鉗子を設置し，その近位と遠位を合成吸収糸で二重結紮してその中央を切断する。この操作においては，ほかの血管や尿管を巻き込まないように，また，卵巣の取り残しがないように細心の注意を払う。

可能であれば超音波メスの使用を勧める。この場合は，鉗子を挿入する手順のときに超音波メスを用いて，卵巣提索と固有卵巣索を切断する。超音波メスを使用するときは結紮は不要である。

卵巣が正しく切断され，出血が認められないことを確認した後に子宮を腹腔内に戻し，反対側も同様の手法で卵巣を切除する。

両側の卵巣を切除した後は腹腔内の出血を確認する。まずは目視で出血を確認し，続けてガーゼを腹腔内に挿入して出血の有無を確認する。

7. 閉創

腹壁は3-0程度のモノフィラメント合成吸収糸を用い，単純結節縫合で閉鎖する。手技になれている場合は連続縫合でもよい。次に，死腔を作らないように，同じく合成吸収糸を用いて皮下組織を縫合する。

皮膚は3-0のモノフィラメント非吸収糸を用いて，単純結節縫合で閉鎖する。

野良猫などに不妊手術を実施して術後の抜糸が困難な場合は，吸収糸を用いて皮内縫合を実施する。

［長江秀之］

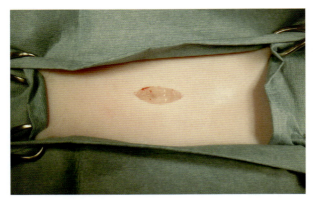

図2 皮膚切開

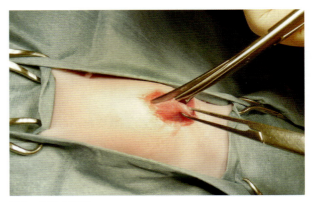

図3 白線の切開
腹壁はメスもしくはメッツェンバウム剪刀で中央に穴を開けると腹腔臓器が背側に落ちるので白線を広げやすい。

卵巣子宮摘出術

1. 保定および毛刈り

全身麻酔後、手術準備室で仰臥位に保定し、剣状突起から鼠径部まで毛を刈る。手術台に移動し四肢を固定する。このとき、後肢を強く牽引すると卵巣子宮を牽引しづらくなるため、後肢はゆとりをもって保定する。消毒は外科手術の定法で行う。麻酔例を下記に示す。

麻酔前処置
- アトロピン 0.025 mg/kg, SC（必要に応じて用いる）
- ミタゾラム 0.2 mg/kg, IV
- ブトルファノール 0.2 mg/kg, IM（先制鎮痛を兼ねる）

導入麻酔薬
- プロポフォール 8〜10 mg/kg を準備し効果が得られるまでゆっくりと IV

麻酔維持薬
- イソフルラン吸入麻酔

抗菌薬
- 健康な猫では抗菌薬は原則必要としないが、用いる場合は手術開始30分前にセファレキシン 20 mg/kg, SC

術後管理
- ブプレノルフィンもしくはNSAIDs

2. 開腹

ドレープを四方からかけ、メスを用いて臍の1 cm下から指が3本入る程度を切皮し（図2）、皮下組織を分けて白線を露出する。皮下組織を大きく剥離すると術後の漿液腫の原因となるため、剥離は最小限にする。出血した場合は電気メスを用いて止血する。

白線が露出したら有鉤鑷子もしくはアリス鉗子を用いて両側の腹壁を把持し、白線をテント状に持ち上げ、メスにて白線を切開し、次に腹膜を切開する。腹壁はアリス鉗子で保持し、腹壁と腹腔内臓器との癒着がないことを確認後、メッツェンバウム剪刀を用いて押し切りで下方に切開線を延ばしていく（図3）。

3. 卵巣の牽引

開腹したら、子宮吊り出し鉤あるいは人差し指の先を側方に曲げて腹腔内に入れ、卵巣を確認後、卵管部分を牽引しゆっくりと引きあげる（図4）。固有卵巣索に支持をかけるか鉗子をかける。卵巣は卵巣提索によって最後肋骨に支持されているため、これを切断すると卵巣の操作が容易となる。術者は卵巣提索に鉗子をかけ縫合糸による結紮を容易にするため牽引する（図5）。

4. 卵巣動静脈の切断

卵巣動静脈を含む卵巣茎を結紮する。卵巣動静脈は卵巣間膜に包まれて走行しており、血管を分離して結紮することは困難であるため卵巣間膜ごと収束結紮する。トリプル・クランプ法が推奨されているが、卵巣茎2カ所を鉗子でクランプする。止血鉗子あるいは電気メスにて、卵巣間膜の尾側に鉗子を通す穴を開ける（図6a）。この穴を通して卵巣より近位の卵巣間膜に

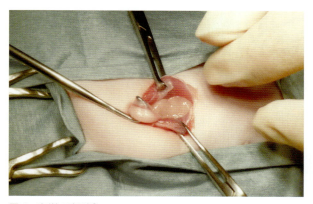

図4 卵巣の牽引①
切開部より子宮吊り出し鈎を挿入し卵管部分をゆっくりと引き上げる。

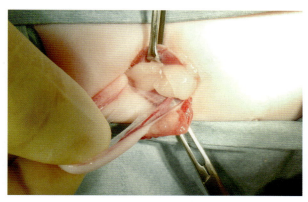

図5 卵巣の牽引②
右側卵巣子宮を引き出したところ。

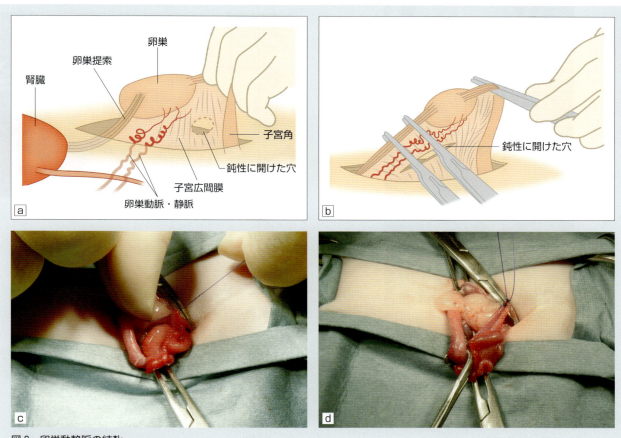

図6 卵巣動静脈の結紮
a：子宮広間膜に鈍性に穴を開ける。
b：固有卵巣索に1本鉗子をかける。開けた穴に2本鉗子を入れ，卵巣茎を2カ所クランプする。
c：卵管間膜の尾側に鉗子をかけ，縫合糸をかける。
d：頭側にもう一カ所結紮をかける。

2本の鉗子もしくは結紮糸をかける（図6b, d）。このとき卵巣を触診にてしっかりと確認し，卵巣組織を含んで鉗子をかけることのないよう十分に注意する。3-0のモノフィラメント合成吸収糸（PDS Ⅱなど）で結紮，その結紮部位より腹腔側にもう1カ所結紮を行い二重結紮とする。残っている鉗子の遠位で卵巣茎を切断した後，牽引を緩めて結紮部位をいったん腹腔に戻し，出血がないことを確認する（図7）。

猫では卵巣動静脈が脆弱であることから，鉗子をかけた後，はずす際に卵巣動静脈を損傷しないように注意が必要である。超音波メスが利用できれば安全，迅速に凝固切開ができる。

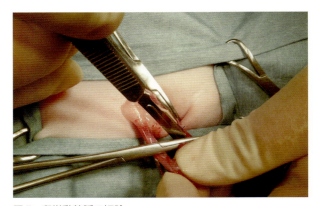

図7　卵巣動静脈の切除
二重結紮のさらに上をメスにて切断する。

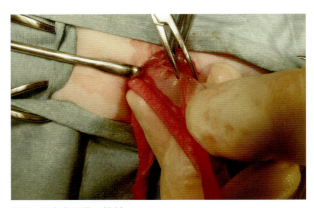

図8　子宮広間膜の離断
子宮広間膜を鉗子で鈍性に離断する。

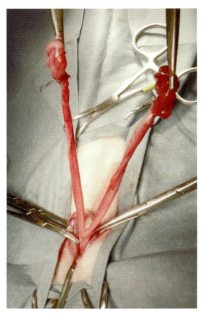

図9　子宮の切断
子宮頸部に結紮をかける。

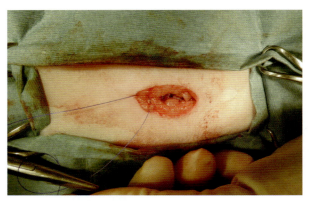

図10　腹膜の縫合
単純結紮にて腹膜を縫合する。

　子宮広間膜は，縫合糸を用いて収束結紮を行って離断するか，電気メスにて切断する。右側の卵巣，子宮に関しても同様の手術手順を実施する。

5. 子宮の切断

　左右の卵巣離断後，子宮広間膜を鈍性に離断する（図8）。子宮体部はトリプル・クランプ法を用いた切断が推奨されているが，鉗子で挫滅するときに子宮体部が切れてしまうことがあるため，切除する側だけにクランプする方法が用いられることが多い。比較的若齢で子宮が細い場合には，子宮体部に鉗子をかけずに直接子宮頸部に全周の二重結紮をするか，子宮頸部にある左右の子宮動脈を結紮しその糸を子宮頸部に全周し，結紮する方法を左右に施す方法もある。結紮後，結紮部の頭側に鉗子をかけ子宮を切断する（図9）。子宮に糸をかけるときは，尿管を一緒に結紮することがないよう十分に注意する。子宮体部の結紮にもモノフィラメント合成吸収糸を用いる。切断後，出血がないことを確認し，断端の牽引を緩め，出血がないかをしっかりと確認し元の位置にていねいに戻す。

6. 閉創

　閉腹前に卵巣動静脈，子宮断端部からの出血の有無を確認する。腹壁はモノフィラメント合成吸収糸（3-0）を用いて，単純連続縫合ないしは単純結紮縫合を行う。縫合針は白線切開線から5mm外側に刺入し，縫合間隔は5mmとする。腹壁の縫合では腹膜を縫合する必要はないが，腹直筋層外板を必ず含める（図10）。

　皮下組織は合成吸収糸を用い単純結紮縫合にて閉鎖する。皮膚はモノフィラメント非吸収糸を用い，単純結紮縫合にて閉創する。ステープラを用いる場合もある（図11）。

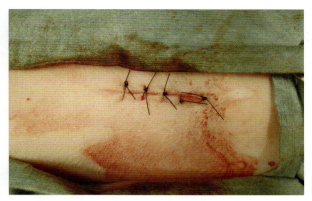

図11 皮膚縫合
単純結紮にて皮膚縫合を行う。

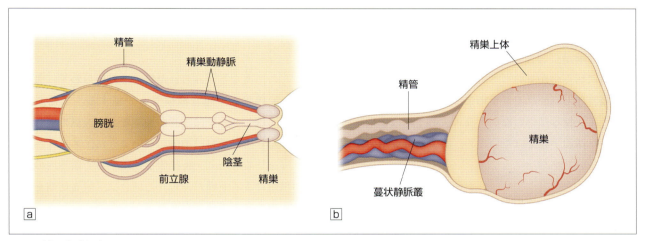

図12 雄の生殖器官
a：全体像，b：精巣周囲の拡大図。
（文献5，10をもとに作成）

7．術後の注意点

(1)術後すぐの合併症

卵巣子宮摘出術の合併症としては，術後の出血（卵巣茎，子宮体部の結紮脱落，止血異常），腹壁の離開によるヘルニア（不適切な縫合糸の選択，縫合手技の失敗，癒合不全，感染など），術後の尿失禁（ホルモン反応性失禁，手術による膀胱に分布する神経の損傷など）などがある。

(2)時間が経過してみられる合併症

卵巣遺残症候群（多くは不完全な卵巣摘出により発生し，術後の子宮断端蓄膿症の原因ともなる）が手術後の発情徴候などで確認されることがある。尿管損傷（不適切な手術手技），縫合糸反応性肉芽腫などがあげられる。これら合併症のほとんどは，縫合糸を適切に選択し，手術手技を正確にすれば予防できる。また，卵巣を摘出することで内分泌のバランスが変化し，肥満傾向が高まる。このため食事への配慮も推奨されており，20％のカロリー制限が有効といわれている。

精巣の外科解剖（図12）

陰嚢は鼠径部と肛門のあいだに位置する。精巣は陰嚢皮質，肉様膜（弾性線維や平滑筋からなる），総鞘膜から構成される陰嚢腔内にある。陰嚢腔は陰嚢中隔により左右に仕切られている。精巣，精巣上体および精索は腹腔内に起始する総鞘膜で覆われる。精索は精巣動脈，精巣静脈および精管の総称である。精巣静脈は精巣上体頭部付近で蔓状静脈叢を形成し，精巣動脈はこの中を走行する。精巣動静脈はそれぞれ鼠径管を通り，腹大動脈および後大静脈に連結する。また，精管も鼠径管を通って腹腔内に入り前立腺に向かう。

去勢手術

去勢手術は両側の精巣を摘出する手術で，望まない交配の回避，マーキングや発情期の雌猫をめぐる同種間闘争や鳴き行動の予防，室内飼育における行動圏の縮小，潜在精巣の場合には精巣の腫瘍発症の予防を目的として実施される。切皮は陰嚢の中央部を切開する方法と両側の陰嚢を切開する方法の2通りがある。精索の結紮法には縫合糸やヘモクリップを用いる方法，輸精管と精巣の血管を結ぶ方法などさまざまなものがある。

去勢手術は，通常6カ月齢未満で行うことが多い。多頭飼育によるストレスがある場合，生活環境で外猫の発情行動が察知しやすい場合は，スプレー行為が始まる前に行うのがよいとされている。

疼痛管理と麻酔は不妊手術に準ずるが，手術中のブピバカイン投与は行わない。猫の去勢手術は手術時間が短く，開腹手術ではないため，吸入麻酔を用いないことも多い。

[内田恵子]

合成吸収糸二重結紮法による去勢手術

1. 保定および毛刈り
麻酔の後に仰臥位で保定する。陰嚢の毛刈りをして術野を消毒する

2. 精巣の露出
陰嚢のほぼ正中を1cm程度切開して精巣を露出させ，精巣周囲の総鞘膜を切開して精巣のみを露出させる。この場合，精巣上体や蔓状静脈叢を傷つけると出血するので注意する。

3. 精巣の摘出
精索を合成吸収糸で二重結紮して精巣を離断する。もしくは，超音波メスを用いて切離する。

4. 陰嚢の癒合
切開した陰嚢は縫合しない。

5. 術後の注意点
術後は術野の出血に注意するが，とくに腹腔内出血に注意し，粘膜蒼白，頻呼吸，虚脱，腹囲膨満，術創

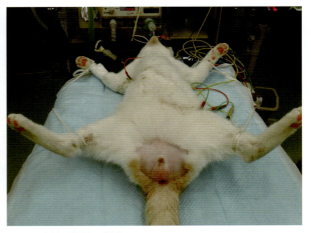

図13　去勢手術時の保定
後肢はやや頭側に固定し，陰嚢が前に出るように固定する。

からの出血などがみられた場合はためらわずに血液検査，X線検査，超音波検査を実施する。また，術野の舐め壊しと感染に注意が必要である。舐め壊して感染したり術野を自己損傷しないように，エリザベスカラーを装着したり，術後服を使用する。陰嚢内の重度の出血による血腫がみられた場合は，陰嚢切開を実施して出血部の止血が必要な場合もある。

[長江秀之]

輸精管と精巣の血管を結ぶ方法による去勢手術

1. 保定および毛刈り
全身麻酔後，手術準備室で仰臥位に保定する。バリカンで毛刈りもしくは鉗子などで抜毛する。手術台に移動し，後肢を少し前方に牽引し陰嚢にアプローチしやすい保定とする（図13）。外科手術消毒を施し，ドレープをかける。

2. 精巣の露出
陰嚢全体を優しくつまみ（図14a）中央を皮膚切開し，内側の総鞘膜から精巣を優しく押し，メスで注意深く一層ずつ切開しながら創を広げ，精巣を露出する（図14b）。

3. 精巣の摘出
精巣を露出した後，さらに総鞘膜を切開し，精巣上体を露出する（図15a）。総鞘膜を鉗子で把持して鈍性に精巣から剥離し，精管と精巣動静脈を露出する。輸精管の精巣上体付着部分を鉗子でつかみ，鈍性に剥離

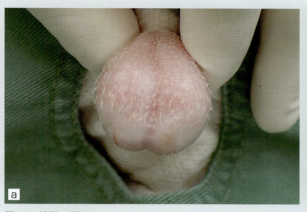
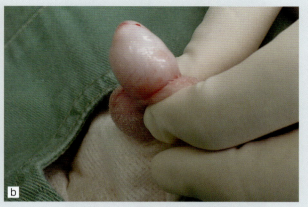

図14 精巣の露出
a：陰嚢を優しくつまみ上げる。
b：総鞘膜をメスで切開していく。

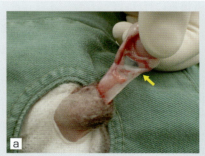
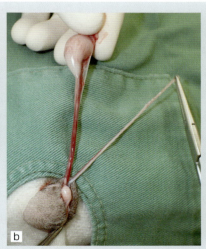
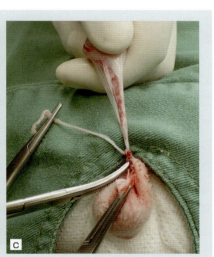

図15 輸精管と血管の結紮
a：精巣を取り出す。総鞘膜と精巣の付着部（矢印）を鉗子でつまみ鈍性に離断する。
b：精管を精巣から鈍性に離断する。
c：血管と精管を，3度外科結びを行い結紮する。

する。精巣側にモスキート鉗子をかけ，血管と精管を保持する（図15b）。精巣動静脈をしごき，内部の血液を排出させておくと結紮しやすい。血管と輸精管を外科結びで3回結紮する（図15c）。結紮部位の遠位でメスもしくは剪刀で切断する（図16）。切断部分の出血を確認し陰嚢内部へ戻す。

4．陰嚢の癒合

陰嚢は縫合せずに切開部位は二期癒合させる（図17）。

5．術後の注意点

去勢手術に伴う合併症は少ないが，出血に関連する合併症として，陰嚢血腫や術創周辺の血腫・浮腫がある。重度の陰嚢血腫が生じた場合，陰嚢切除が必要となることがある。総鞘膜に分布する血管から出血することもあるので，出血がある場合は挫滅止血を施しておく。また，術前検査で出血傾向の有無も確認しておくべきである。不妊手術と同様，精巣を摘出することで内分泌のバランスが変化し，肥満傾向が高まる。このため食事管理は必須で，20％のカロリー制限が有効である。

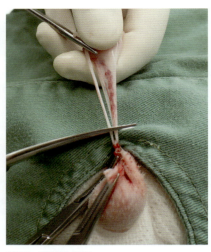

図16 精巣の摘出
結紮部位の遠位を剪刀で切断する。

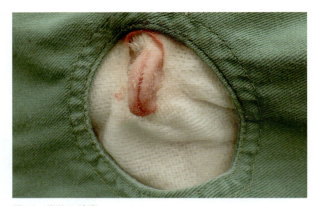

図17 術後の陰嚢
陰嚢の術創は縫合せず二期癒合させる。

潜在精巣の摘出術

猫の潜在精巣は犬と比較してまれであると報告されている[2,6]。潜在精巣は鼠径部皮下，鼠径輪，腹腔内に存在するが，触診による精巣の確認は必ずしも容易でなく，鼠径部を切開しても発見できないこともある。発見できない場合は，後腹部正中切開により，腹腔内からアプローチし，膀胱の背側，前立腺につながる精管を観察し，潜在精巣を探査する。精管を引くと鼠径部にある潜在精巣が動くので，その部位を目印に切開すると発見しやすい。腹腔内に見つかればそのまま潜在精巣を摘出する。

[内田恵子]

おわりに

不妊手術，去勢手術は基本的に健康な動物に実施される手術であるので，必ず健康な状態で家族にお返しする必要がある。これらの手術は日常的に行われる手技であり，初学者が練習的に行うこともある手術ではあるが，過度の安心は禁物である。術前検査は慎重に行い，血液凝固系の検査も是非実施するべきである。また麻酔，手術も慎重に行う。

[長江秀之]

■参考文献

1) Bojrab MJ, Birchard SJ, Tomlinson JL, Jr. Current techniques in small animal surgery, 3rd. pp171-180.
2) Bredal WP, Thoresen SI, Kvellestad A, et al. Male pseudohermaphroditism in a cat. *J Small Anim Pract*. 38: 21-24, 1997.
3) Clarke KW, Trim CM. Veterinary Anesthesia, 11th ed. Elsevier Saunders, St. Louis. 2014, pp405-534.
4) Done SH, Goody PC, Evans SA, et al. ベテリナリー・アナトミー 犬と猫の解剖カラーアトラス，第2版．浅利昌男監訳．インターズー．2010．p497-498.
5) Hudson LC, Hamilton WP. *In*: Atlas of Feline Anatomy for Veterinarians. Saunders, Philadelphia. 1993. p30.
6) Millis DL, Hauptman JG, Johnson CA. Cryptorchidism and monorchism in cats: 25 cases (1980-1989). *J Am Vet Med Assoc*. 200: 1128-1130, 1992.
7) Overley B, Shofer FS, Goldschmidt MH. Association between ovarihysterectomy and feline mammary carcinoma. *J Vet Intern Med*. 19: 560-563, 2005.
8) Simpson G(ed). BSAVA 小動物の繁殖と新生子マニュアル．津曲茂久監訳．学窓社．2000, pp11-15.
9) Theresa WF. スモールアニマル・サージェリー，第3版．若尾義人，田中茂雄，多川正弘監訳．インターズー．2003．pp789-832.
10) 秋吉秀保．猫の不妊・去勢手術手技再点検．Felis. 8：26-32．2015.

1.9 高齢猫への対処

高齢猫とは

獣医療の進歩や飼育環境と食事の向上により，昔よりも長生きをする猫が増えている．本稿執筆時の日本の猫の平均寿命は約15歳で，20歳を超す猫を診察することも珍しくなくなってきた．

では，いわゆる「高齢猫」や「シニア」という言葉は何歳以上の猫をさすのか．

米国猫臨床家協会 American Association of Feline Practitioners（AAFP）が作成した「猫のライフステージガイドライン」は，7〜10歳を壮年期 mature，11〜14歳を高齢期 senior，15歳以上を老齢期 geriatric と分類している（表1）．しかし，シニアキャットという言葉は，ときに10〜11歳以上の猫すべてに対して使われることもある．

猫の老化現象には，身体能力の低下，白髪の増加，体重減少など体型の変化，五感（視覚や聴覚など）の鈍化といった家族も気付きやすいものもあれば，免疫系，消化管，脳などの機能に関与するような，家族が気付きにくい生理学的な変化もある．これらの変化によって，10歳を過ぎたあたりから発症する疾患が多くなる（表2）．

高齢猫に注目する必要性

家庭内で生活をはじめたばかりの若い猫は，予防接種や不妊手術などで動物病院に連れて行かれる機会が多く，こまやかな獣医療ケアを受けることができる．しかし，若い猫は，ストレスに配慮した適切な飼育環境，栄養管理，予防医療のもとで飼育されている限り，遺伝性疾患以外の大きな病気にかかることが少ないため，家族は次第に獣医療ケアを重要視しなくなり，ストレスをかけてまで猫を動物病院に連れて行こうとしなくなる．その結果，体調が悪化して連れてこられたときにはすでに慢性腎臓病 chronic kidney disease（CKD）など慢性疾患の末期になっている，というような悲しい出来事が起こることがある．

このような事態を防ぎ，生涯にわたって猫の健康をよりよく維持するためには，獣医師自身が，高齢猫に発症しやすい疾患に対する理解を深め，早期発見と早期治療を目的とした定期検診の必要性を家族に訴え続けることが大切である．

家族への啓発の準備として，まず病院のスタッフに，高齢猫に起こる身体的な変化と健康診断の重要性について理解してもらう必要がある．そのための第一歩は，老齢期の猫の健康診断を実施することである．それを通じて，高齢猫は健康診断で異常を示す項目が多いことをスタッフに実感してもらう．次に，高齢期の猫でも異常がみられることが多い項目を再認識してもらう．そして，最終的に壮年期から健康診断を行うことの重要性を認識してもらうようにすれば，家族にも説得力のある説明をできるようになる．

家族に対しては，ダイレクトメールやソーシャル・ネットワーキング・サービス，ウェブサイトなどで情報を発信するとよい．病気の早期発見には，①病気の管理がしやすくなる，②治療費がより安くすむ，③よりよい予後を得やすくなる，④よりよい生活の質（QOL）を得られる，といったメリットがあることを伝える．まだ猫が若いうちから啓発を行うことで，7歳を過ぎた猫の定期検診が当たり前になれば，現状では放置されがちな高齢猫に十分な獣医療ケアを提供し，今よりもさらに長く，健康に生きてもらうことができるようになるだろう．

表1 International Cat Care によるライフステージ分類

ライフステージ	猫の年齢	人に換算した年齢
幼猫期 0〜6カ月齢	0〜1カ月	0〜1歳
	2〜3カ月	2〜4歳
	4カ月	6〜8歳
	6カ月	10歳
青年期 7カ月齢〜2歳	7カ月	12歳
	12カ月	15歳
	18カ月	21歳
	2歳	24歳
成猫期 3〜6歳	3歳	28歳
	4歳	32歳
	5歳	36歳
	6歳	40歳
壮年期 7〜10歳	7歳	44歳
	8歳	48歳
	9歳	52歳
	10歳	56歳
高齢期 11〜14歳まで	11歳	60歳
	12歳	64歳
	13歳	68歳
	14歳	72歳
老齢期 15歳〜	15歳	76歳
	16歳	80歳
	17歳	84歳
	18歳	88歳
	19歳	92歳
	20歳	96歳
	21歳	100歳
	22歳	104歳
	23歳	108歳
	24歳	112歳
	25歳	116歳

表2 高齢猫によくみられる疾患および問題点

- 認知障害：混乱，健忘，睡眠パターンの変化など行動上の変化を起こす加齢性の脳機能の低下
- 甲状腺機能亢進症：9歳齢以上の猫の約10%が罹患するとされる
- 腎臓病：15歳齢以上の猫の約30%が罹患するとされる
- 骨関節炎：12歳以上の猫の約90%が罹患するとされる
- 全身性高血圧：慢性腎臓病の猫の約20%が罹患するとされる
- その他：体重減少，脱水，便秘，難聴および視覚の低下，歯牙疾患，腫瘍，糖尿病，食欲不振，尿路感染症

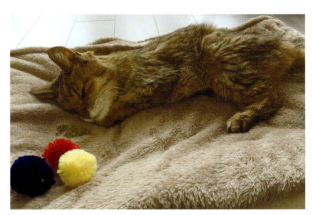

図 22歳の高齢猫
慢性腎臓病（CKD）と高血圧，てんかん発作，関節炎，体重減少，グルーミングの減少，歯肉炎，慢性鼻炎が認められる。

高齢猫の変化

1. 体重減少

猫は高齢になると痩せてくることが多い（図）。

高齢猫の体重減少の原因としては，慢性疾患（甲状腺機能亢進症や糖尿病，CKDなど）による筋肉の減少や，より重篤な疾患に起因する悪液質，加齢自体による筋肉量の低下，さらに摂取エネルギーの不足（猫は12歳ごろからエネルギー要求量〔MER〕が増加してくる[2],*1）などもある。単に老化として片付けてしまうと病気を見逃すことにもなりかねないため注意が必要である。とくに，家族が意図していないにもかかわらず5%以上の体重減少（4kgの猫では200g以上の体重減少）がみられる場合は要注意である。

高齢猫が痩せてきたというヒストリーがあった，あるいは診察時に体重減少を認めた場合には，時間をかけて問診を行い，まずは家族から得られた情報をもとに原因をスクリーニングする。

大きなポイントとなるのは，食欲も低下しているのか，あるいは食欲があるのに痩せているのか，という点である。ただ，普段の食事を食べなくなり，猫用おやつなどおいしいものしか食べない場合でも，家族は「食欲はある」と答えることがあるため，「食べていますか？」という質問で終わらせず，何をどれくらい食べているのか具体的に聞くなど工夫する。

CKDなどの慢性疾患の初期ステージにおいては，見た目ではわからない程度のゆっくりとしたペースで食事量が減ってくることもある。嘔吐や脱水などの典型的なCKDの徴候がみられるのは疾患のステージがかなり進行してからである。

*1：猫では10歳を過ぎたあたりから蛋白と脂肪の消化吸収能力が低下してくることが知られている[3]。そのため，MERが増加すると考えられる。

表3　高齢猫の問診の項目と注意点

項目	注意点
体重	●以前より太ってきた ●以前より痩せてきた
食欲	●以前よりよく食べる ●少し減ってきた ●好き嫌いが増えてきた ●美味しいものならよく食べる ●首をかしげながら食べる
排泄	●トイレまで間に合わず排泄することがある ●トイレでいきむ時間が長い ●排便の後に嘔吐することがある ●寝ているときに尿が漏れていることがある ●トイレの砂の塊が増えた、または大きくなった
意識	●認知障害や行動学的な変化の徴候があるか ●大きな声で鳴く ●夜中でもうろうろしていることが多い ●食べた直後にご飯の催促をする ●睡眠サイクルの変化 ●怒りやすくなった ●険しい顔をしていることがある
身体・行動	●ジャンプの高さの変化 ●毛繕いや爪研ぎをしなくなった ●爪が切りにくくなった ●起きてすぐはふらつくことがある ●毛玉が増えた
消化器	●たまに嘔吐や下痢がある
視覚	●目が濁っていることがある ●物にぶつかることがある
呼吸	●くしゃみや咳をすることがある ●同居猫と比べて寝ているときの呼吸が速い ●興奮するとすぐ開口呼吸になる ●鼻血が出ることがある

2. 渇きと脱水

　高齢期の猫は渇きに対する感覚も低下してくるため、より積極的に水分を摂取させないと脱水や便秘などの問題を起こしやすい。猫に水を飲ませるためには、関節に痛みがあっても飲みやすいように、どんぶりなど大きな器を使用して水面が高くなるようにするなど工夫が必要である。

　水の飲み方の好みは猫それぞれであり、蛇口から飲むことを好む猫もいれば、お風呂場の床から飲むことを好む猫、小さな器を好む猫もいる。したがって、家族には一般的な方法を指導するだけではなく、それぞれの猫の好みを知るために試行錯誤を繰り返してもらうことも大切である。ウェットフードを好む猫であれば、その割合を増やすことで水分の摂取量を増やすことが可能である。ドライフードしか食べない猫に対しては、ドライフードに水滴を垂らしていくことで、少しずつでも水分摂取量を増やすことができる。抱きかかえて注射器を用いて水を飲ませると喜んで飲む猫もいるので、さまざまな方法を試してもらう。

診察時の注意点

1. 健康診断の提案

　近年の獣医学の進歩により、高齢猫はさまざまな疾患の罹患率が高いことが明らかになってきた。しかし、家族は猫に生じている身体的、行動的な変化を、単なる老化であると思い込んでいることが多い。また、健康診断について考えることはあっても、検査のために愛猫に不快な思いをさせたくない、有効な治療がないのに検査をして欲しくない、といった思いから躊躇してしまうこともある。ただでさえ、猫は犬と比べて来院回数が少ないため、来院したときには猫の健康状態が危機的な状況になっている、ということも起こり得る。したがって、獣医師は、ワクチン接種や爪切りなどの際に健康診断を積極的に提案しなければならない。加えて、問診時は「元気にしていますか？気になるところはありますか？」といった漠然とした質問で済ませず、ポイントを押さえ詳細に健康状態を尋ねる必要がある（表3）。

　家族が検査に協力的でない理由もさまざまであるため、それを理解し、柔軟に対応する。たとえば病院に猫を連れてくることにためらいのある家族でも、自宅で採取した自然尿による検査なら協力してくれることもあるので、それを足がかりに全身のスクリーニング検査を提案することもできる。

　重要なのは、日頃から家族との信頼関係を築く努力をすることである。猫にはやさしく接する。とくに高齢猫では関節炎に罹患していることが多いので、保定の方法などもそういったことを考慮して選択する（「1.3　猫のハンドリングテクニック」参照）。

2. 健康診断時の注意

　高齢猫は複数の疾患に罹患していることもある。そのため、たとえば甲状腺機能亢進症とCKDの関係のように、多飲多尿を呈する疾患がもう一方の疾患の異常値をマスクして診断を難しくしていることもある。ていねいな診断とその後のフォローアップを心がけ、これらの好発疾患を見落とすことがないようにする。臨床徴候から疑われる疾患を表4に示す。

　家族には、複数の疾患を持っている可能性があることや、慢性疾患の診断と治療のために繰り返しの通院が必要になることを理解してもらえるように、時間をかけて説明する。高齢猫の健康診断には、血液検査だけでなく、ていねいな触診と尿検査、血圧測定、詳し

表4 高齢猫に多い臨床徴候と原因

臨床徴候	原因
多飲多尿	慢性腎臓病(CKD),甲状腺機能亢進症,糖尿病
慢性嘔吐	甲状腺機能亢進症,慢性膵炎,CKD,消化管腫瘍
食欲不振	CKD,歯肉炎,脱水,骨関節炎
瘦せている 食欲がない	CKD,慢性膵炎,歯肉炎,消化管腫瘍
瘦せている 食欲はある	糖尿病,甲状腺機能亢進症,消化管以外の腫瘍
発作	高血圧,尿毒症,肝性脳症
視覚障害	高血圧,白内障,老化

表5 高齢猫の身体検査項目と注意点

項目	注意点
姿勢と歩様	●ハンドオフで観察する
収縮期血圧	●ほかの検査の前に猫が落ち着いている状態で測定する ●ほとんどの場合2.5 cmのカフ(尾の全周の30%の幅)を尾に巻いて測定する ●正確に測定できる機器を使用する
口腔内の観察	●粘膜の色や歯牙疾患の有無
リンパ節や甲状腺の触診	●腫大の有無
心音	●頻拍があれば甲状腺機能亢進症かもしれない
腹部触診	●腹腔の腫瘤や腎臓のサイズ,形
眼	●瞳孔不対の有無 ●高血圧にともなう異常の有無
体重とボディコンディションスコア(BCS)	●前回の記録と比べて変化があるか ●体重減少は家族が意図したものか
尿検査	●尿比重が1.040を下回るなら異常の可能性があるため,追加検査(理想的には膀胱穿刺)を提案する ●慢性腎臓病の猫では,尿沈渣の観察,培養検査,尿蛋白/クレアチニン比(UPC)の測定が必要である

表6 血圧と組織へのダメージの関係

リスク	収縮期血圧(mmHg)	拡張期血圧(mmHg)	組織ダメージのリスク
I	<150	<95	最小限
II	150～159	95～99	軽度
III	160～179	100～119	中等度
IV	180≦	120≦	重度

い問診が必須である(表5)ため,猫を落ち着かせる時間も考慮すれば,30分以上は時間が必要である。

高齢猫に多い疾患

1. 骨関節炎

高齢猫が最も多く罹患する疾患である。病理検査上は骨関節炎を持つにもかかわらず,X線検査で異常所見が認められないこともあるので,触診とX線所見だけで除外することがないように注意する。

骨関節炎を疑うヒストリーの場合には,安全な鎮痛薬を処方し,治療への反応を家族に観察してもらうと,診断につながることもある。

2. 高血圧

高血圧単独での徴候はわかりにくく,障害を受ける標的臓器によっても異なる。経験豊富な獣医師が慎重に触診をしても,あるいはどれだけ多くの血液検査を実施しても血圧はわからないため,診察時は聴診器と血圧計を常に手元においておき,いつでも血圧を測定できるようにしておくとよい。ドプラ式が最も正確だが,高精度のオシロメトリック式でもよい。

しかし,機器があっても適切な方法で測定できなければ診断はできない。猫においては,幅が測定する部位の周囲長の30%になるようにカフのサイズを選択する(基準が犬とは異なるので注意する)。

カフのサイズが適正であっても,測定するときに保定をしていたり,猫が興奮していたりするようでは正確に測定できないので,猫が落ち着く環境づくりが大切である(「1.2 キャットフレンドリーな病院作り」参照)。筆者の病院では,猫専用の診察室で測定している。キャリーケースの中か,家族の膝の上で頭部をなでてもらいながら,獣医師ではなく動物看護師が測定することが多い。

組織へのダメージによる臨床徴候が出る前に高血圧の診断をする必要があるため,7歳を過ぎたあたりから,年に1回は健康チェックの際に血圧測定を実施する。10歳からは年に2回,15歳からは年に4回の血圧測定が理想である。

CKDに伴う腎性貧血の治療でエリスロポエチン製剤を使用すると,造血に伴って高血圧がみられる場合もあるため,治療の前後には血圧測定をすべきである。米国獣医内科学会American College of Veterinary Internal Medicine(ACVIM)から出された高血圧に関するガイドラインによる血圧と組織へのダメージ関係を表6に示す。

高齢猫に多いその他の疾患

1. アルドステロン症（コーン症候群）

高血圧と低カリウム血症が特徴的な疾患で，CKDとの鑑別が重要になる。診断には血液中のレニン活性とアルドステロン濃度を測定する。副腎の腫脹は片側性のことも両側性のこともある。検体は不安定なので，採取したらすぐに冷凍し，検査センターにも急いで測定してもらうようにする。

2. 尿路感染症

高齢猫では多飲多尿を呈することが多く，尿が希釈されることで細菌感染を起こしやすくなる。頻尿などの臨床徴候を伴わないこともあるため，自宅から持参した尿で尿比重が低下してきている個体では，尿路感染症を除外あるいは確認するために，検査のための来院を勧める。

採尿は適切な方法（なるべくなら膀胱穿刺）で実施する。細菌尿が認められた場合は尿サンプルを細菌培養検査に提出し，腎盂腎炎を確認するための超音波検査と，腎機能の確認のための血液検査を家族に提案する。CKDなどの尿比重を低下させる慢性疾患に罹患している猫に対しては，3～6カ月ごとのルーチンな尿検査が必要であると考えられる。

高齢猫の治療

総じていえるのは，猫と家族との良好な関係を壊すような治療を一方的に押し付けてはならないということである。10年以上，場合によっては20年以上連れ添った愛猫に対する家族の想いを獣医療関係者は尊重しなければならない。我が子，恋人，パートナーなど捉え方は異なっても，猫の尊厳を大切に考えていることに変わりはないため，そういった価値観を共有したうえで治療方針を検討する。

高齢猫は環境の変化に対して非常に大きなストレスを受けやすく，また性格も頑固になってくる。そのため，一般的な治療をすんなりと受け入れてくれないことも多い。このとき，無理強いをするのは厳禁である。たとえ獣医学的に望ましいことであっても，猫や家族にとって負担の大きな治療，すなわち病院を怖がる猫に入院を強制する，食欲がない猫に療法食を強制的に給与するよう指示する，どうしても飲めない薬やサプリメントの投薬を強制する，猫を無理やり押さえつけて補液をするなど，を強いると，家族は治療を続けるよりも看取るほうがよいとさえ考えてしまうこともある。個々の猫とその家族が受容できるような治療内容を考えなければならない。獣医師はありとあらゆる知識と経験を総動員し，場合によってはほかの獣医師に助言を仰ぎ，目の前の高齢猫と家族のQOLを維持するために尽力すべきである。

猫に関する医学の進歩により，これまでうまく管理できなかった疾患が良好に管理できるようになったケースも多い。新しい猫用の医薬品や充実した療法食のラインナップも，この時代に生きる猫にとっては強い味方である。獣医師にとってはさまざまな選択肢のなかから個体ごとの治療をデザインする自由が生まれた。「猫の診断はアートである」といわれることがあるが，「猫の治療もアートである」という時代になったのだろう。

ターミナルケア

高齢猫に発生する疾患には，完治が期待できないものも多い。高度な先端医療から代替医療までさまざまな治療が選択できる時代ではあるが，治療により得られる効果が低い場合には，徹底的な治療ではなく緩和ケアを家族に勧めることも，ときには必要であるかもしれない。治療のゴールを完治やもとのような生活ではなく，よりよいQOLを得るというところに設定したり，治療内容だけでなく，年齢や疾患に合わせた飼育環境について家族と話し合ったり，家族の考えを尊重し必要に応じてアドバイスしたりする。そのようなスタンスが，猫と家族に満足度の高い時間を過ごしてもらうことにつながるのではないかと思う。

また，難しいことではあるが，最期の時期を見きわめるのも獣医師の役割である。容態が急変することも決して少なくはないが，予想し得る範囲で，この先猫に起こることを家族に伝える必要がある。そのうえで，愛猫が天国に旅立つときにどのような送り方をしたいと思っているのか，以前一緒に暮らしていた猫ではどうだったのか，来たるべきそのときに向けて，家族も獣医師も気持ちの準備をするためによく話し合っておく。もちろん，伝えるタイミングには慎重を期さなければならない。

猫には自ら死を選ぶような考えはなく，息が絶える最後の一秒までただ生きようとするのみであるが，状況によっては，苦痛から解放するために安楽死を選ぶ

ことが最後の優しさとなることもある。その場合は，猫のストレスと苦痛が最小限になるよう，実施場所や手技について柔軟な選択ができるようにしておく。たとえば，静脈確保の困難な脱水がある痩せた猫に対しては，筋肉内注射や皮下注射で鎮静薬を投与（あらかじめ鎮痛薬や制吐薬を投与しておく）し意識と感覚のない状態にしてから，触診の容易な腎臓内に最終的な薬剤を注入するといった方法もある。

いずれにせよ，猫の健康状態を最もよく把握しているのは診察を担当している獣医師なので，適切な方針を提案できるよう心がける。

獣医師はまた，猫の代弁者でもある。長年寄り添った愛猫を失い，悲しみにくれる家族に対しては，猫に代わって，どれだけ大切にされ，幸せであったかを，獣医師が言葉で伝えるべきである。

[東山 哲]

コラム1：わかりやすく伝える工夫

家族への理解を促すうえでは，「人に換算する」という手法は有効である。たとえば，加齢による猫の変化を理解してもらうために，猫の年齢を人の年齢に換算して伝えてみる。猫の11歳は人の60歳に相当し，その後は1年に人の4年分歳をとっていくこと，20歳になると人の96歳に相当することを伝えると，家族は猫の年齢を実感しやすいかもしれない。また，5%の体重減少とは体重60kgの人が自然に3kgも痩せるのと同じことであると伝えれば，痩せた高齢猫を健康と思っている家族の意識を払拭しやすいかもしれない。もちろん，老化の兆候や進行の程度は個体によってそれぞれ異なるし，人と猫を単純に比較はできないことに，獣医師は十分留意しておかなければならない。

コラム2：猫の体重管理

高齢猫に限らず，理想的な体型と体重の維持は，心臓病や糖尿病，関節炎，脂肪肝などの各種疾患の予防に重要である。高齢猫の体重減少が問題であると述べたが，肥満の猫は適正体重を目指して緩やかに減量（週に1%ずつ）させていくべきである。家族とともに真剣に肥満という問題に取り組む。

猫においても筋肉量減少と悪い予後との関係が示唆されているため[1]，ただ体重を減らせばよいわけではなく，適正な筋肉量を維持しながら体脂肪を減らしていく必要がある。減量に有効なのは高蛋白，低炭水化物の食事である。1日数十グラムのドライフードでは猫の胃袋を満たすことが難しいため，パウチなどのウェットフードを積極的に与えると効果的である。減量させたい場合に給与する標準的なエネルギー量は，目標体重(kg)×40kcalである。運動量や基礎代謝，消化，吸収の能力は猫によって異なるため，体重減少が1週間に1%を上回る場合はエネルギーの増量が必要である。急な減量により脂肪肝を発症する猫もいるため，自宅での体重測定で減量のペースを確認するとともに，月に一度は血液検査を実施するなどして予防に努める。

■参考文献
1) Freeman LM. Cachexia and sarcopenia: emerging syndromes of importance in dogs and cats. *J Vet Intern Med.* 26: 3-17, 2012. doi: 10.1111/j.1939-1676.2011.00838.x
2) Laflamme DP, Ballam JM. Effect of age on maintenance energy requirements of adult cats. *Comp Cont Educ Small Anim Pract.* 24: 82, 2002.
3) Patil AR, Cupp C, Perez-Camargo G. Incidence of impaired nutrient digestibility in aging cats. *Comp Cont Educ Small Anim Pract.* 26: 72, 2004.

第 2 章
循環器疾患

1　心臓のバイオマーカー
2　心筋症の病理と病態生理
3　拘束型心筋症
4　肥大型心筋症
5　拡張型心筋症
6　大動脈血栓塞栓症
7　先天性心疾患
8　胸水・乳糜胸

循環器疾患

2.1 心臓のバイオマーカー

はじめに

動物の血液や尿にはホルモンや酵素などの物質が含まれている。このうち,「通常の生物学,病理学的反応,もしくは治療に対する薬理学的応答の指標として,客観的に測定され評価される項目」をバイオマーカーとよぶ(米国国立衛生研究所による定義)。

心臓バイオマーカーとは心臓病の存在や重症度を予測するために生化学的に測定される物質の総称であり,主に心臓で産生され血中に分泌・放出されるペプチドや蛋白質を含む。現在,獣医療では心房性ナトリウム利尿ペプチド atrial natriuretic peptide(ANP)やB型ナトリウム利尿ペプチド B-type natriuretic peptide(BNP),心筋トロポニン cardiac troponin(cTn)などが臨床応用されている。心臓バイオマーカーの測定には高額機器を導入しなくても,採血するだけで簡便に心臓の異常(心房や心室の負荷または心筋障害の有無や程度)を把握できる利点がある。本稿では猫の心疾患として最も頻繁に遭遇する心筋症に注目し,心臓バイオマーカーを利用した猫の心筋症の評価法について解説する。

心房性ナトリウム利尿ペプチド(ANP)

1. 産生と分泌

ANPは28個のアミノ酸からなるペプチドホルモンである[25]。ナトリウム利尿作用と血管拡張作用を持つ[25,43]。プレホルモンとして恒常的に心房筋の分泌顆粒に貯蔵されているため,主な産生・分泌部位は心房と考えられている[34,37,40,43,46]。心房筋に伸展刺激が加わると,プレホルモンがプロセシングを受け,生理活性を持つANPと生理活性を持たないN-terminal proANP(NT-proANP)に分かれ,数分以内に血中へ放出される[37,40,43,47](表1)。

2. 代謝

血中に分泌されたANPは細胞膜上のナトリウム利尿ペプチド受容体 natriuretic peptide receptor(NPR)に結合し,さまざまな生理作用を発現させる。NPRは心臓,血管平滑筋,腎臓に多く分布している[43]。

犬や人における血中ANP濃度の半減期は数分(2〜5分)と短く,人における血中NT-proANP濃度の半減期は40〜50分程度であるが[43,52],猫におけるANPならびにNT-proANPの血中半減期は明らかになっていない。NT-proANPの血中での安定性はANPよりも高いため臨床応用に適していると推察され,海外では研究報告が発表されているが,2017年現在日本では利用できない。

3. アッセイ系と基準範囲

アミノ酸配列に動物種差が少ないため[6],犬や猫のANPも人用の検査試薬を用いて測定できる[20,22]。現在,筆者らは富士フイルム モノリス㈱と共同で,抗ヒトANPモノクローナル抗体を用いた化学発光免疫測定法(CLIA法)による猫の血中ANP濃度の基準範囲および心疾患の診断基準値の設定を試みている。この測定法の最低感度は5 pg/mLであり,最高感度は2,000 pg/mLである。猫の血液サンプルにおけるアッセイ内とアッセイ間の変動係数はそれぞれ1.5%,2.5%であった[16]。これらはいずれもアッセイ系の信頼性(測定誤差)を評価するうえでは許容範囲の結果であり,希釈試験においても良好な結果が得られていることから,猫のANP測定に対する信頼性や再現性は高く,臨床応用が可能であると考えられる。筆者らの院内データ(2016年12月)では,健康な猫(91例)における血中ANP濃度の分布は14.5〜207.6 pg/mLであり,基準範囲は58.2±79.2 pg/mL(平均±2SD)であった(表2)。

表1 各心臓バイオマーカーと生理学的・臨床的意義

	ANP	NT-proBNP	cTn
分類	心臓ホルモン	ペプチド	心筋内蛋白
分泌・放出機序	心筋の伸展刺激	心筋の伸展刺激	心筋傷害
主な産生部位	心房筋	心室筋	心筋全般
半減期	短い(ANPは数分)	長い	長い(数日)
動物種差	小さい	大きい	小さい
臨床的意義	左心系容量負荷疾患 うっ血性左心不全	圧負荷疾患 僧帽弁閉鎖不全症 心室不全(両側)	心筋傷害
猫での適応例	心原性肺水腫	心筋症	心筋症
用途	重症度評価 うっ血徴候の予測 呼吸器疾患との鑑別	心筋症のスクリーニング 重症度評価	心筋症のスクリーニング 重症度評価

ANP：心房性ナトリウム利尿ペプチド，cTn：心筋トロポニン

表2 各心臓バイオマーカーの基準範囲と検査結果の解釈

	ANP(pg/mL)	NT-proBNP(pmol/L)	高感度cTnI(ng/mL)
検査会社	富士フイルム モノリス	アイデックス ラボラトリーズ	富士フイルム モノリス
サンプル	アプロチニン加血漿	血清，EDTA加血漿	血清，ヘパリン加血漿，EDTA加血漿
測定下限値	5	24	0.006
測定上限値	2,000	1,500	50
基準範囲	58.2±79.2	<100	0.03〜0.04[31, 49]
結果の解釈	≧120：うっ血性心不全	≧100：潜在性心筋症[14, 54, 58]	≧0.163：潜在性心筋症 ≧0.268：うっ血性心不全

4. サンプルの取り扱い

ANPの測定にはアプロチニン加EDTA採血管（EDTA-2Na⁺アプロチニン）を用いる。ANPは血漿中のペプチダーゼによって分解されるため，採血から上清の分離，凍結保存まで迅速（常温ならば1時間以内）に行う必要がある。サンプルを長期間保存する場合には−70℃以下での凍結保存が理想的であるが，家庭用の冷凍庫でも数日間は安定している[16]。ただし，家庭用の冷凍庫ではANPの分解が進行するため，1週間以内に検査に出すべきである。

5. 臨床的意義

ANPはわずかな心房負荷に対しても鋭敏に反応し，血中へ放出される[28, 56]。健康な猫では急速輸液によって血中ANP濃度が上昇する。この濃度の上昇は平均左房圧と強く相関しており[22]，血中ANP濃度が瞬間的な左房圧の変化に反応し，血行動態の異常を鋭敏に反映することを示唆している。

臨床的にも，血中ANP濃度は左房拡大を強く反映している[2, 23, 59]。健康な猫に比べ，うっ血性心不全を発症している猫では濃度が顕著に上昇する[22]。うっ血性心不全を発症している心筋症症例の血中NT-proANP濃度と左房サイズ（左房径／大動脈径比〔LA/Ao〕）が有意な正の相関を示したという報告もある[60, 61]。このことから，血中ANP濃度はうっ血性左心不全による左房拡大（うっ血徴候）を診断する手掛かりになると考えられる。

筆者らの研究ではANPが高値（>120 pg/mL）の場合にはうっ血性左心不全に伴う左房拡大を起こしている可能性が高く，高値であるほど肺水腫などを発症するリスクが高いことが示唆されている（論文投稿中）。臨床徴候がみられなくてもANPが高値であった場合には，心筋症に伴ううっ血性左心不全の可能性があるので心臓を精査し確定診断を得るべきである。

逆に，心筋症に罹患していても左房圧が上昇していなければANPが分泌されない可能性があるので注意する。ANPが120 pg/mL以下であっても潜在性心筋症を除外する根拠にはならない。猫においてANPを利用した臨床研究はまだ少なく，心筋症の診断における意義については不明な点が多い。

NT-proBNP

1. 産生と分泌

N-terminal proBNP(NT-proBNP)は心筋細胞内で産生されたプレホルモンがプロセシングを受けることで，生理活性を持つBNPから切り離されて血中に放出されるポリペプチドである(生理活性は持たない)[3, 43, 46]。BNPもANPと同様にナトリウム利尿ペプチドファミリーのひとつである[51]。NT-proBNPは，あらかじめ心房筋に貯蔵されているANPと異なり，心筋が伸展刺激を受けてから産生される[3, 43, 46]。

BNPは心房と心室の両方で産生されているが，健康な猫のBNP mRNAは心室筋には発現しておらず，主に心房筋に発現していることから[5, 33]，恒常的な発現部位は心房筋であると考えられる。しかし，心不全時には心室でのBNP産生が著増しており，心不全モデル動物の心室筋におけるBNP mRNA発現レベルも著増していることが明らかになっている[3, 32, 34]。また，肥大型心筋症の猫でも心室筋におけるBNPの発現レベルが著増している[5, 33]。これらの結果は心不全を患う猫ではBNPの産生・分泌部位が心室筋にシフトしていることを示唆しており，NT-proBNPはBNPと同時に産生されるため心室筋の状態を反映する心臓バイオマーカーであると位置づけられている(表1)。

2. 代謝

ANPと同様に，BNPも心臓，血管平滑筋，腎臓に分布するNPRに競合的に結合し，ナトリウム利尿ならびに血管拡張作用を発揮する[43]。しかし，NPRに対する親和性はANPよりも低いため，多くの動物種ではBNPの血中半減期はANPよりも遅いと考えられる。血中半減期は動物種によって異なるが[53]，猫におけるBNPならびにNT-proBNPの血中半減期は明らかにされていない。

3. アッセイ系と基準範囲

BNPならびにNT-proBNPの塩基配列は動物種差が大きく[3]，人用の検査試薬では犬や猫のBNPならびにNT-proBNPを測定することができない。現在，猫の血中NT-proBNP濃度はアイデックス ラボラトリーズ㈱が，第2世代の酵素免疫測定法(ELISA法)を用いて測定している。この測定法による測定可能範囲は24～1,500 pg/mLである。猫の血液サンプルにおけるアッセイ内とアッセイ間の変動係数はそれぞれ1.6～6.3％，4.3～8.8％である[39]。健康な猫の血中NT-proBNP濃度は25 pmol/L未満であり[14, 58]，アイデックス ラボラトリーズ㈱は「＜100 pmol/Lであれば心筋症の可能性は低い」としている(表2)。

4. サンプルの取り扱い

NT-proBNPは血清またはEDTA血漿で測定できる。採血管を用いて遠心分離した後，上清を素早く(1時間以内に)凍結保存する必要がある。専用チューブで処理したサンプルは冷蔵保存(4℃)でも2～3日間はNT-proBNPが安定していると報告されている[39]。したがって，数日間の保存ならば4℃以下でよいが，長期間保存する場合には－70℃以下での保存が必要である。

5. 臨床的意義

NT-proBNPは心筋が伸展刺激を受けてから産生され，血中へ放出されるため，ANPとは変動パターンが異なっている。心不全モデル動物を用いたいくつかの研究では，ANPが心不全発症直後に上昇するのに対し，BNPは数時間以上経ってから上昇したことが報告されている[36, 38, 40, 42]。

さらに，NT-proBNPは心房筋ではなく心室筋の伸展に反応して血中に分泌される可能性が示唆されている。人の心不全患者では，僧帽弁狭窄症患者(左室圧は上昇しない)の血中BNP濃度に比べて，拡張型心筋症患者(左室圧が上昇する)の血中BNP濃度のほうが顕著に高値であることが示されている[59]。また筆者らは，無徴候性の心室圧負荷モデル犬において，血中NT-proBNP濃度が心室壁の肥厚と正の相関を示し継時的に上昇したことを明らかにしている[21]。これらの結果から，NT-proBNPは持続的な心室負荷を反映する心臓バイオマーカーであると考えられる。

猫においても，心筋症に対するNT-proBNPの診断的有用性が示されている。Wessらは，血中NT-proBNP濃度は肥大型心筋症の重症度に比例して高くなり，とくに健康な猫に比べて心不全に至っている猫では有意に高かったと報告している[58]。また，肥大型心筋症を症例のなかでも，左室流出路の狭窄を伴う(閉塞性肥大型心筋症)症例は伴わない症例よりも血中NT-proBNP濃度が高かったという報告もある[14]。さらに，肥大型心筋症症例では血中NT-proBNP濃度は心室壁厚と有意な相関を示したという報告もあ

る[1, 24, 54]。このようなNT-proBNPの産生・分泌が心室負荷（心不全）に起因するのか心筋障害（心筋症）に起因するのかは解明されていないが，いずれにせよ血中NT-proBNP濃度測定は肥大型心筋症の重症度評価法として，また潜在性心筋症のスクリーニング法として有用であると考えられる。

心筋トロポニン（cTn）

1. 産生と分泌

トロポニンは骨格筋と心筋の収縮制御において中心的な役割を担う蛋白質である（図1）。アクチンフィラメントに巻きついたトロポミオシンに結合し，ミオシンとアクチンの相互作用を抑制しているが，カルシウムイオンが結合するとトロポミオシンからはずれる。これにより，ミオシン頭部とアクチンの接触が可能となり筋収縮が起こる。

cTnは心筋に特異的な蛋白質である[26]。3つのサブユニット（cTnT，cTnC，cTnI）からなる複合体で，骨格筋のトロポニンとは構造が異なる。95～98％が筋原線維に結合しており，それ以外も心筋細胞の細胞質内に局在しているため[55]，心筋細胞が破壊されなければ通常は血中には現れない（図1）。心筋虚血に起因した壊死に先行して上昇し，クレアチンキナーゼ心筋アイソザイムよりも血中濃度の変化が早くて大きいことが報告されている[12, 55]。

2. アッセイ系と基準範囲

cTnIをコードする遺伝子は哺乳類間では塩基配列の相同性が高いため，犬や猫のcTnIも人用の検査試薬を用いて計測されている[9, 17]。近年は微小な心筋傷害をも捉えることが可能である。いずれのサブタイプでも臨床的意義に相違はないと推察されるが，測定方法や試薬によって検出感度が異なっており，基準範囲や診断基準値が変わることに注意が必要である。猫の血中cTnI濃度は富士フイルム モノリス㈱の高感度測定系を利用できる。このアッセイ系では抗cTnIヤギポリクローナル抗体と2種類の抗cTnIマウスモノクローナル抗体を用いたCLIA法を用いている。最低感度は0.006 ng/mL，最高感度は50 ng/mLで，最低測定濃度がほかの検査法よりも小さいことが特徴である。猫の血液サンプルにおけるアッセイ内とアッセイ間の変動係数はそれぞれ4.8％，7.8％である[31]。現在，筆者らは猫cTnIの基準範囲および心疾患の診断

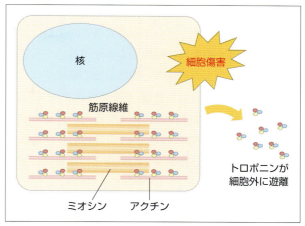

図1　心筋トロポニンの局在と病態生理学的意義
心筋トロポニンは細胞質内でトロポミオシンと複合体を形成して心筋収縮を制御しているが，心筋細胞の破壊によって血中へ遊離する。

基準値の確立を試みている。これまでのデータでは健康な猫（78例）の血中cTnI濃度は0.051 ± 0.128 ng/mL（平均±2SD）であり，≧0.268 ng/mLであればうっ血性心不全の可能性が高いと考えられる（暫定値，論文準備中，表2）。

3. サンプルの取り扱い

高感度cTnI測定法は血清，ヘパリン血漿，EDTA血漿のいずれのサンプルでも測定可能である。ペプチドホルモンとは異なり血中での分解は少ないと推察されるが，採血後は素早く処理して上清を凍結保存する。人の左心不全患者では，サンプルを－70℃で12カ月間保存しても測定結果には影響がなかったと報告されているが[4]，猫のcTnIを家庭用冷凍庫で保存した場合の安定性は不明である。

4. 臨床的意義

肥大型心筋症を患う猫の血中cTnI濃度は健康な猫よりも有意に高く，うっ血性心不全を呈する猫の血中cTnI濃度は無徴候の猫に比べて著しく高い[9, 17, 29, 49]。さらに，研究期間内に心不全死した猫の血漿cTnI濃度は生存した猫よりも有意に高く，血漿cTnI濃度が0.14 ng/mLよりも高い猫では生存期間が短かったと報告されている[29]。これらのことから，血中cTnI濃度測定は猫の肥大型心筋症の診断，重症度評価に有用であると考えられる。

ただし，cTnは肥大型心筋症だけでなく，心筋炎や機械的傷害によっても血中に遊離することに注意が必要である[19]。筆者らの研究では血中cTnI濃度が

0.268 ng/mL より高い場合には重度な心筋症の可能性が高いと示されたが，それでも心筋傷害が心筋症に起因するのかほかの要因に起因するのかを鑑別することは難しい。また，一過性の心筋虚血や心筋炎では，時間が経過し，心筋組織の修復（リモデリング）が終了するとcTnIが血中に放出されなくなるため，正常値を示すことがある。猫においてcTnを利用した臨床研究はまだ少なく，心筋壁厚や心機能との関連性は不明である。

心筋症のスクリーニング

心電図検査や心臓超音波検査などで異常所見が認められるが，臨床徴候のない心筋症を潜在性心筋症 occult cardiomyopathy とよぶ[14]。将来的には心不全に至る可能性があるため，この段階で早期に診断し治療することは生命予後に大きく関わる。心臓バイオマーカーは採血するだけで簡単に心臓の潜在的異常を検出することができるため，スクリーニング検査としての臨床応用が期待される。検査結果が診断基準値よりも高い場合は心臓超音波検査や胸部X線検査に進む根拠となり，低い場合は心筋症を除外する根拠となる。

1. ANP

ANPは心房拡大に伴って血中に分泌されるホルモンであるため，心筋症に罹患していても心房拡大が生じるまでは検査結果には反映されない可能性がある。筆者らが177例の猫を対象に調査したところ，心房拡大を伴わない無徴候性の肥大型心筋症を患う猫の血中ANP濃度は，心疾患のない猫より高かったものの有意差はみられなかった。ただし，左房拡大（LA/Ao）とは強い相関を示しており，多変量解析ではLA/Aoは最も大きな血中ANP濃度上昇の予測因子であった（論文準備中）。したがって，血中ANP濃度が低くても潜在性心筋症を除外できないが，高い場合は胸部X線検査や心臓超音波検査を用いたうっ血性左心不全の精査に進む根拠になると考えられる（図2）。

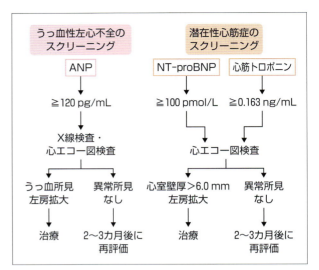

図2 心臓バイオマーカーを用いたスクリーニング検査のフローチャート

2. NT-proBNP

NT-proBNPは臨床徴候のない症例でも心室負荷を反映して血中濃度が上昇するため，犬や猫の心筋症の好発品種ではスクリーニング検査として利用できる。無徴候性の肥大型心筋症を患う猫の血中 NT-proBNP 濃度は，健康な猫に比較して有意に高い[24, 47, 54]。Foxらは，99 pmol/L 以上の猫は潜在的な肥大型心筋症の疑いが強いと報告している[14]。95 pmol/L（曲線下面積〔AUC〕：0.97）[54] または100 pmol/L（AUC：0.98）[58] を診断基準値とする報告もある。これらのことから，血中濃度が100 pmol/L 以上であった場合は心筋症の存在を精査するために心臓超音波検査を実施するべきであると考えられる（図2）。

3. cTn

無徴候性の肥大型心筋症を診断するためのcTnの基準値については，十分に信頼できる報告はまだない。筆者らが高感度cTnI測定系の臨床応用に向けて症例データを解析したところ，血中cTnI濃度の分布は健康な猫（73例）で0.006〜0.14（中央値：0.031）ng/mLであり，心疾患を持つ猫（68例）では0.007〜50.0（中央値：0.205）ng/mLであった。無徴候性心疾患を検出するための診断基準値は0.163 ng/mL（AUC：0.76，感度：58.2％，特異度：98.6％）であった（論文準備中）。これらのことは，高感度測定系による血中cTnI濃度の測定結果が0.163 ng/mL未満であれば，潜在的な肥大型心筋症を除外する強い根拠となることを示唆している。逆に，高値の場合は心臓超音波検査を用いた潜在性心筋症の精査が必要となる（図2）。

治療方針

心臓バイオマーカーの値が高いにもかかわらず，心臓超音波検査で異常が見つからない場合は，経過観察を行い2～3カ月後に再検査する（図2）。初診時の心臓バイオマーカー測定で潜在性心筋症と診断された猫は病態の進行をモニターするために半年から1年ごとに再検査する。ただし，これは家族に病勢を説明し重症度や予後を正しく理解してもらうことが目的であり，治療方針の変更は全身状態や心臓超音波検査の結果と合わせて判断する。治療の目的はあくまで臨床徴候を抑え全身状態を改善することであるため，バイオマーカーの値そのものに振り回されてはならない。

心臓バイオマーカーの交絡因子

測定結果を正しく解釈するためには，測定値に影響する生体のさまざまな因子についても理解しておく必要がある。ANPやNT-proBNPの血中濃度に影響する生理的因子としては血圧や年齢，腎機能などが知られている[7, 10, 27]。とくに，ANPは輸液や利尿薬・血管拡張薬による還流血液量の変動に影響されやすいため，心不全の診断や重症度を評価する際には治療前に採血しておく。また，甲状腺機能亢進症を患う猫でも血中cTnI濃度ならびに血中NT-proBNP濃度が上昇しており，肥大型心筋症との鑑別が困難であると報告されている[44]。さらに，血中cTnI濃度は重度な炎症性疾患（外傷，腫瘍，消化器疾患，呼吸器疾患，腹膜炎，胃拡張胃捻転症候群など）に起因した全身性炎症反応症候群によっても上昇することが報告されている[15, 30]。これは炎症反応に関連して，サイトカインや活性酸素が心筋を傷害するためと考えられる。

おわりに

心房・心室筋が伸展するほどの負荷がかかっていなければ心臓バイオマーカーは変動しないと考えられる。一方，心筋症の発生原因・種類にかかわらず，左房のうっ血が進行すればANPが上昇し，心室筋の負荷が進行すればNT-proBNPが上昇し，心筋細胞が破壊されればトロポニンが上昇する。したがって，筆者は心臓バイオマーカーを特定の心疾患を診断するための検査法とは考えておらず，ANPは急性および慢性のうっ血性左心不全のマーカーとして，NT-proBNPは慢性の心室負荷のマーカーとして，cTnIは心筋障害のマーカーとして使い分けている。今後は基礎的・臨床的情報が蓄積されることで，心臓バイオマーカーを通した心不全の鑑別や予測などの詳細な病態把握ならびに情報提供が可能になると期待している。

［堀　泰智］

■参考文献

1) Alpert JS, Thygesen K, Antman E, et al. Myocardial infarction redefined — a consensus document of The Joint European Society of Cardiology/American College of Cardiology Committee for the redefinition of myocardial infarction. *J Am Coll Cardiol*. 36: 959-969, 2000. doi: 10.1016/S0735-1097(00)00804-4
2) Asano K, Masuda K, Okumura M, et al. Plasma atrial and brain natriuretic peptide levels in dogs with congestive heart failure. *J Vet Med Sci*. 61: 523-529, 1999. doi: 10.1292/jvms.61.523
3) Asano K, Murakami M, Endo D, et al. Complementary DNA cloning, tissue distribution, and synthesis of canine brain natriuretic peptide. *Am J Vet Res*. 60: 860-864, 1999.
4) Basit M, Bakshi N, Hashem M, et al. The effect of freezing and long-term storage on the stability of cardiac troponin T. *Am J Clin Pathol*. 128: 164-167, 2007. doi: 10.1309/LR7FC0LUGLHT8X6J
5) Biondo AW, Ehrhart EJ, Sisson DD, et al. Immunohistochemistry of atrial and brain natriuretic peptides in control cats and cats with hypertrophic cardiomyopathy. *Vet Pathol*. 40: 501-506, 2003.
6) Biondo AW, Liu ZL, Wiedmeyer CE, et al. Genomic sequence and cardiac expression of atrial natriuretic peptide in cats. *Am J Vet Res*. 63: 236-240, 2002.
7) Boswood A, Dukes-McEwan J, Loureiro J, et al. The diagnostic accuracy of different natriuretic peptides in the investigation of canine cardiac disease. *J Small Anim Pract*. 49: 26-32, 2008. doi: 10.1111/j.1748-5827.2007.00510.x
8) Chetboul V, Tessier-Vetzel D, Escriou C, et al. Diagnostic potential of natriuretic peptides in the occult phase of golden retriever muscular dystrophy cardiomyopathy. *J Vet Intern Med*. 18: 845-850, 2004. doi: 10.1111/j.1939-1676.2004.tb02631.x
9) Connolly DJ, Cannata J, Boswood A, et al. Cardiac troponin I in cats with hypertrophic cardiomyopathy. *J Feline Med Surg*. 5: 209-216, 2003.
10) DeFrancesco TC, Rush JE, Rozanski EA, et al. Prospective clinical evaluation of an ELISA B-type natriuretic peptide assay in the diagnosis of congestive heart failure in dogs presenting with cough or dyspnea. *J Vet Intern Med*. 21: 243-250, 2007. doi: 10.1111/j.1939-1676.2007.tb02956.x
11) Ebashi S, Kodama A. A new protein factor promoting aggregation of tropomyosin. *J Biochem*. 58: 107-108, 1965.
12) Fishbein MC, Wang T, Matijasevic M, et al. Myocardial tissue troponins T and I. An immunohistochemical study in experimental models of myocardial ischemia. *Cardiovasc Pathol*. 12: 65-71, 2003. doi: 10.1016/S1054-8807(02)00188-6
13) Fonfara S, Loureiro J, Swift S, et al. Dukes-McEwan Cardiac troponin I as a marker for severity and prognosis of cardiac disease in dogs. *Vet J*. 184: 334-339, 2010. doi: 10.1016/j.tvjl.2009.04.004
14) Fox PR, Rush JE, Reynolds CA, et al. Multicenter evaluation of plasma N-terminal probrain natriuretic peptide (NT-pro BNP) as a biochemical screening test for asymptomatic (occult) cardiomyopathy in cats. *J Vet Intern Med*. 25: 1010-1016, 2011. doi: 10.1111/j.1939-1676.2011.00776.x
15) Hamacher L, Dörfelt R, Müller M, et al. Serum cardiac tro-

ponin I concentrations in dogs with systemic inflammatory response syndrome. *J Vet Intern Med*. 29: 164-170, 2015. doi: 10.1111/jvim.12474
16) Heishima Y, Hori Y, Chikazawa S, et al. Influence of storage conditions on in vitro stability of atrial natriuretic peptide and of anesthesia on plasma atrial natriuretic peptide concentration in cats. *Am J Vet Res*. 77: 854-859, 2016. doi: 10.2460/ajvr.77.8.854
17) Herndon WE, Kittleson MD, Sanderson K, et al. Cardiac troponin I in feline hypertrophic cardiomyopathy. *J Vet Intern Med*. 16: 558-564, 2002. doi: 10.1111/j.1939-1676.2002.tb02387.x
18) Hezzell MJ, Boswood A, Chang YM, et al. The combined prognostic potential of serum high-sensitivity cardiac troponin I and N-terminal pro-B-type natriuretic peptide concentrations in dogs with degenerative mitral valve disease. *J Vet Intern Med*. 26: 302-311, 2012. doi: 10.1111/j.1939-1676.2012.00894.x
19) Hori Y, Ohshima N, Chikazawa S, et al. Myocardial injury-related changes in plasma NT-proBNP and ANP concentrations in a canine model of ischemic myocardial injury. *Vet J*. 191: 46-51, 2012. doi: 10.1016/j.tvjl.2011.01.018
20) Hori Y, Sano N, Kanai K, et al. Acute cardiac volume load-related changes in plasma atrial natriuretic peptide and N-terminal pro-B-type natriuretic peptide concentrations in healthy dogs. *Vet J*. 185: 317-321, 2010. doi: 10.1016/j.tvjl.2009.06.008a
21) Hori Y, Tsubaki M, Katou A, et al. Evaluation of NT-pro BNP and CT-ANP as markers of concentric hypertrophy in dogs with a model of compensated aortic stenosis. *J Vet Intern Med*. 22: 1118-1123, 2008. doi: 10.1111/j.1939-1676.2008.0161.x
22) Hori Y, Yamano S, Iwanaga K, et al. Evaluation of plasma C-terminal atrial natriuretic Peptide in healthy cats and cats with heart disease. *J Vet Intern Med*. 22: 135-139, 2008. doi: 10.1111/j.1939-1676.2007.0007.x
23) Hori Y, Yamano S, Kanai K, et al. Clinical implications of measurement of plasma atrial natriuretic peptide concentration in dogs with spontaneous heart disease. *J Am Vet Med Assoc*. 239: 1077-1083, 2011. doi: 10.2460/javma.239.8.1077
24) Hsu A, Kittleson MD, Paling A. Investigation into the use of plasma NT-proBNP concentration to screen for feline hypertrophic cardiomyopathy. *J Vet Cardiol*. 11: S63-70, 2009. doi: 10.1016/j.jvc.2009.02.005
25) Kangawa K, Matsuo H. Purification and complete amino acid sequence of alpha-human atrial natriuretic polypeptide (alpha-hANP). *Biochem Biophys Res Commun*. 118: 131-139, 1984. doi: 10.1016/0006-291X(84)91077-5
26) Katagiri T, Kobayashi Y, Sasai Y, et al. Alterations in cardiac troponin subunits in myocardial infarction. *Jpn Heart J*. 22: 653-664, 1981.
27) Lalor SM, Connolly DJ, Elliott J, et al. Plasma concentrations of natriuretic peptides in normal cats and normotensive and hypertensive cats with chronic kidney disease. *J Vet Cardiol*. 11: S71-79, 2009. doi: 10.1016/j.jvc.2009.01.004
28) Lang CC, Choy AM, Turner K, et al. The effect of intravenous saline loading on plasma levels of brain natriuretic peptide in man. *J Hypertens*. 11: 737-741, 1993.
29) Langhorn R, Tarnow I, Willesen JL, et al. Cardiac troponin I and T as prognostic markers in cats with hypertrophic cardiomyopathy. *J Vet Intern Med*. 28: 1485-1491, 2014. doi: 10.1111/jvim.12407
30) Langhorn R, Thawley V, Oyama MA, et al. Prediction of long-term outcome by measurement of serum concentration of cardiac troponins in critically ill dogs with systemic inflammation. *J Vet Intern Med*. 28: 1492-1497, 2014. doi: 10.1111/jvim.12402
31) Langhorn R, Willesen JL, Tarnow I, et al. Evaluation of a high-sensitivity assay for measurement of canine and feline serum cardiac troponin I. *Vet Clin Pathol*. 42: 490-498, 2013. doi: 10.1111/vcp.12085
32) Lisy O, Redfield MM, Schirger JA, et al. Atrial BNP endocrine function during chronic unloading of the normal canine heart. *Am J Physiol Regul Integr Comp Physiol*. 288: R158-162, 2005. doi: 10.1152/ajpregu.00444.2004
33) Liu ZL, Wiedmeyer CE, Sisson DD, et al. Cloning and characterization of feline brain natriuretic peptide. *Gene*. 292: 183-190, 2002. doi: 10.1016/S0378-1119(02)00676-5
34) Luchner A, Muders F, Dietl O, et al. Differential expression of cardiac ANP and BNP in a rabbit model of progressive left ventricular dysfunction. *Cardiovasc Res*. 51: 601-607, 2001. doi: 10.1016/S0008-6363(01)00316-9
35) MacLean HN, Abbott JA, Ward DL, et al. N-terminal atrial natriuretic peptide immunoreactivity in plasma of cats with hypertrophic cardiomyopathy. *J Vet Intern Med*. 20: 284-289, 2006. doi: 10.1111/j.1939-1676.2006.tb02858.x
36) Maczewski M, Mackiewicz U. Plasma brain natriuretic peptide correlates with infarct size but not with subsequent remodeling in the rat heart. *Cardiovasc Pathol*. 16: 79-84, 2007. doi: 10.1016/j.carpath.2006.11.003
37) Maeda K, Tsutamoto T, Wada A, et al. Insufficient secretion of atrial natriuretic peptide at acute phase of myocardial infarction. *J Appl Physiol*. 89: 458-464, 2000.
38) Magga J, Vuolteenaho O, Tokola H, et al. Involvement of transcriptional and posttranscriptional mechanisms in cardiac overload-induced increase of B-type natriuretic peptide gene expression. *Circ Res*. 81: 694-702, 1997. doi: 10.1161/01.RES.81.5.694
39) Mainville CA, Clark GH, Esty KJ, et al. Analytical validation of an immunoassay for the quantification of N-terminal pro-B-type natriuretic peptide in feline blood. *J Vet Diagn Invest*. 27: 414-421, 2015. doi: 10.1177/1040638715588330
40) Moe GW, Grima EA, Wong NL, et al Plasma and cardiac tissue atrial and brain natriuretic peptides in experimental heart failure. *J Am Coll Cardiol*. 27: 720-727, 1996. doi: 10.1016/0735-1097(95)00504-8
41) Oyama MA, Sisson DD. Cardiac troponin-I concentration in dogs with cardiac disease. *J Vet Intern Med*. 18, 831-839, 2004 doi: 10.1111/j.1939-1676.2004.tb02629.x
42) Qi W, Kjekshus J, Hall C. Differential responses of plasma atrial and brain natriuretic peptides to acute alteration in atrial pressure in pigs. Scand J Clin Lab Invest. 60: 55-63, 2000.
43) Ruskoaho H. Cardiac hormones as diagnostic tools in heart failure. *Endocr Rev*. 24: 341-356, 2003. doi: 10.1210/er.2003-0006.#sthash.kaDA2Ixj.dpuf
44) Sangster JK, Panciera DL, Abbott JA, et al. Cardiac biomarkers in hyperthyroid cats. *J Vet Intern Med*. 28: 465-472, 2014. doi: 10.1111/jvim.12259
45) Schober KE, Hart TM, Stern JA, et al. Effects of treatment on respiratory rate, serum natriuretic peptide concentration, and Doppler echocardiographic indices of left ventricular filling pressure in dogs with congestive heart failure secondary to degenerative mitral valve disease and dilated cardiomyopathy. *J Am Vet Med Assoc*. 239: 468-479, 2011. doi: 10.2460/javma.239.4.468
46) Seilhamer JJ, Arfsten A, Miller JA, et al. Human and canine gene homologs of porcine brain natriuretic peptide. *Biochem Biophys Res Commun*. 165: 650-658, 1989. doi: 10.1016/S0006-291X(89)80015-4
47) Singh MK, Cocchiaro MF, Kittleson MD. NT-proBNP measurement fails to reliably identify subclinical hypertrophic cardiomyopathy in Maine Coon cats. *J Feline Med Surg*. 12: 942-947, 2010. doi: 10.1016/j.jfms.2010.08.004
48) Singletary GE, Morris NA, Lynne O'Sullivan M, et al. Prospective evaluation of NT-proBNP assay to detect occult dilated cardiomyopathy and predict survival in Doberman Pinschers. *J Vet Intern Med*. 26: 1330-1336, 2012. doi:

10.1111/j.1939-1676.2012.1000.x

49) Sleeper MM, Clifford CA, Laster LL. Cardiac troponin I in the normal dog and cat. *J Vet Intern Med.* 15: 501-503, 2001. doi: 10.1111/j.1939-1676.2001.tb01582.x

50) Spratt DP, Mellanby RJ, Drury N, et al. Cardiac troponin I: evaluation I of a biomarker for the diagnosis of heart disease in the dog. *J Small Anim Pract.* 46: 139-145, 2005. doi: 10.1111/j.1748-5827.2005.tb00304.x

51) Sudoh T, Kangawa K, Minamino N, et al. A new natriuretic peptide in porcine brain. *Nature.* 332: 78-81, 1988. doi: 10.1038/332078a0

52) Takemura N, Koyama H, Sako T, et al. Pharmacokinetics of human alpha-atrial natriuretic peptide (alpha-hANP) in cow and dog. *Nippon Juigaku Zasshi.* 52: 165-166, 1990.

53) Thomas CJ, Woods RL. Haemodynamic action of B-type natriuretic peptide substantially outlasts its plasma half-life in conscious dogs. *Clin Exp Pharmacol Physiol.* 30: 369-375, 2003. doi: 10.1046/j.1440-1681.2003.03841.x

54) Tominaga Y, Miyagawa Y, Toda N, et al. The diagnostic significance of the plasma N-terminal pro-B-type natriuretic Peptide concentration in asymptomatic cats with cardiac enlargement. *J Vet Med Sci.* 73: 971-975, 2011. doi: 10.1292/jvms.10-0303

55) Voss EM, Sharkey SW, Gernert AE, et al. Human and canine cardiac troponin T and creatine kinase-MB distribution in normal and diseased myocardium. Infarct sizing using serum profiles. *Arch Pathol Lab Med.* 119: 799-806, 1995.

56) Wambach G, Koch J. BNP plasma levels during acute volume expansion and chronic sodium loading in normal men. *Clin Exp Hypertens.* 17: 619-629, 1995.

57) Wess G, Butz V, Mahling M, et al. Evaluation of N-terminal pro-B-type natriuretic peptide as a diagnostic marker of various stages of cardiomyopathy in Doberman Pinschers. *Am J Vet Res.* 72: 642-649, 2011. doi: 10.2460/ajvr.72.5.642

58) Wess G, Daisenberger P, Mahling M, et al. Utility of measuring plasma N-terminal pro-brain natriuretic peptide in detecting hypertrophic cardiomyopathy and differentiating grades of severity in cats. *Vet Clin Pathol.* 40: 237-244, 2011. doi: 10.1111/j.1939-165X.2011.00305.x

59) Yoshimura M, Yasue H, Okumura K, et al. Different secretion patterns of atrial natriuretic peptide and brain natriuretic peptide in patients with congestive heart failure. *Circulation.* 87: 464-469, 1993. doi: 10.1161/01.CIR.87.2.464

60) Zimmering TM, Hungerbühler S, Meneses F, et al. Evaluation of the association between plasma concentration of N-terminal proatrial natriuretic peptide and outcome in cats with cardiomyopathy. J Am Vet Med Assoc. 237: 665-672, 2010. doi: 10.2460/javma.237.6.665

61) Zimmering TM, Meneses F, Nolte IJ, et al. Measurement of N-terminal proatrial natriuretic peptide in plasma of cats with and without cardiomyopathy. *Am J Vet Res.* 70: 216-222, 2009. doi: 10.2460/ajvr.70.2.216

2.2 心筋症の病理と病態生理

はじめに

1980年，WHO／ISFC（世界保健機関／国際心臓連合）合同委員会は，人の心筋症cardiomyopathyを「原因不明の心筋疾患」と定義し，形態像に基づいて肥大型hypertrophic（HCM），拘束型restrictive（RCM），拡張型dilated（DCM）の3種類に分類するとともに，そのいずれにも合致しないものを分類不能型unclassified（UCM）とした[28]。1990年にSeidmanらが人の家族性HCMに心筋βミオシン重鎖遺伝子のミスセンス変異を発見して以降[14]，心筋症の原因遺伝子（病因）が次々と明らかにされたことで，先の合同委員会は1995年に心筋症の定義を「心機能障害を伴う心筋疾患」と改めた[15]。また，これまでの4種類の分類に不整脈源性右室心筋症arrhythmogenic right ventricular cardiomyopathy（ARVC）を追加した。

心筋症は猫で最も好発する心疾患である。心臓にさまざまな形態的・機能的異常を引き起こし，しばしば大動脈血栓塞栓症aortic thromboembolism（ATE）を合併する[6, 8～10]。病因や遺伝的背景の明確なものがある一方で，原因が明らかでないものもかなり多く含まれる。日本では雑種に多発していることから，品種素因や家族内発生に関する十分な情報は得られていない。猫の心筋症も人のそれと同様，HCM，RCM，DCM，ARVC，UCMの5種類に分類されている[17]。発生頻度が最も高いのはHCMであり，猫の心筋症例の約60～70％を占めるとされている。RCM，DCMおよびUCMの占める割合はそれぞれ20％，10％，10％ほどであり，ARVCの発生はかなりまれである[23]。本稿では，疾患概念がほとんど明らかにされていないUCMを除く4種類の心筋症について取り扱う。

肥大型心筋症

原発性（特発性）のHCMは，欧米では猫の心筋症のなかで最も一般的であり，心筋症全体の約3分の2を占める[8]。原因については十分に明らかにされてはいないが，多くの例で心筋収縮蛋白または調節蛋白をコードする遺伝子に異常がみられる。メインクーンとラグドールでは，心筋ミオシン結合蛋白C遺伝子（*MYBPC3*）の変異が確認されている[25, 26]。そのほかに，カテコラミンに対する心筋の感受性増大もしくはカテコラミンの過剰産生，虚血や線維化または栄養因子に対する心筋の異常な肥大反応，原発性のコラーゲン異常，心筋のカルシウムハンドリング異常などが原因として挙げられている[6, 9, 10, 32]。

1. 病理[7, 9, 17, 21, 23]

心臓は拡大し，心臓重量／体重比が増加する。多くの例で左室壁と心室中隔がともに肥厚しているが，どちらか一方，あるいは特定の領域により顕著な肥厚がみられることもある（図1）。通常，左室の乳頭筋は大型化し，内腔は著しく狭小化している。左房は顕著に拡張し，しばしば内腔に血栓形成を伴う。左室壁に心筋梗塞や心室瘤形成（とくに心尖部）が認められることもある。心室中隔の高位に顕著な肥厚を伴う例では左室流出路が狭窄する。また，僧帽弁収縮期前方運動systolic anterior motion（SAM）of the mitral valveに伴う弁膜と心室中隔との接触によって，心室中隔の大動脈弁下に心内膜の斑状線維性肥厚が形成されることがある。右室壁の肥厚や右房の拡張を伴うことも少なくない。

HCMに特徴的な組織像は，心筋細胞の肥大と配列の乱れ（心筋錯綜配列）である。著しく肥大した心筋細胞は奇妙な形態（星芒状〜タコ足状）をなし，4細胞もしくはそれ以上の細胞結合パターンをとるため，重

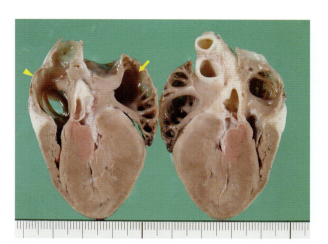

図1 肥大型心筋症例の心臓縦断面
9歳，去勢雄，アメリカン・ショートヘア。左室壁，心室中隔，右室壁はいずれも中等度ないしは重度に肥厚し，両心室腔の狭小化を伴っている。左房（矢印）と右房（矢頭）の内腔は拡張している。

畳，交錯，異常分岐（樹枝状分岐），渦巻き状配列などを呈す。核は大型化し，クロマチンが増量する。肥大した心筋細胞にはしばしば孤在性ないし巣状の壊死（あるいはアポトーシス）がみられる。また，心筋細胞間には繊細な線維性結合組織からなる網目状の間質性線維化（叢状線維化）を伴う。これらの組織像は，左室壁や心室中隔のみならず，右室壁にもしばしば観察される。心筋錯綜配列の程度と広がりは，個体間あるいは同一個体でも検索部位によって異なる。加えて，心室壁内の小動脈の多くは，平滑筋細胞の増殖と線維性結合組織の増生からなる内膜肥厚（細胞・線維性内膜肥厚）を呈し，管腔の狭小化を伴う。このような壁内冠状動脈の硬化性変化は，心筋層への酸素供給を大幅に制限し，巣状の心筋壊死，さらには置換性の心筋線維化を惹起する。

2．病態生理[6, 9, 17, 21, 23]

(1)拡張不全

HCMの形態的特徴は内腔の狭小化を伴う重度の左室肥大であり，その病態は心室充満に対する抵抗性の増大，すなわち拡張機能不全（心室コンプライアンスの低下）により総括される。これは，前述した心筋肥大，心筋錯綜配列，心筋線維化など心筋組織の器質的変化に起因する。また，これらの器質的変化は左室心筋を硬化させるため（心室スティフネスの増大），左房および左室の拡張期圧は進行性に上昇する。初期には左房の拡大がこれを緩衝するが，末期には左房圧の上昇によって肺うっ血や肺水腫をきたすことになる。

(2)僧帽弁収縮期前方運動

HCM症例の50%以上にSAMがみられる。SAMの発生メカニズムは十分に解明されていないが，僧帽弁装置の形態的異常（弁膜，腱索，乳頭筋などの変形）と心筋肥大に起因する血行力学的異常（駆出時に僧帽弁前尖が心室中隔方向に引き寄せられるベンチュリ効果）とが合わさって起きるとみなされる。SAMによって僧帽弁前尖が収縮中期に心室中隔上部に接触することで，左室流出路が狭窄ないし閉塞する。このようなタイプのHCMは閉塞性肥大型心筋症 hypertrophic obstructive cardiomyopathy（HOCM）ともよばれる。SAMに伴う機能的な大動脈弁下狭窄により，左室内圧が収縮中期～末期に上昇するとともに，大動脈弁下を通過する血流速度の増大によって乱流が生じる。また，僧帽弁前尖が心室中隔の方向に引っ張られることで僧帽弁口の閉鎖が不完全になり，軽度～中等度の僧帽弁逆流 mitral regurgitation（MR）が惹起される。これらの変化はHCM症例で聴取される心雑音の原因となる。

(3)心筋虚血

心筋組織の虚血はHCMを含めたすべての型の心筋症でみられ，能動的な心室弛緩を障害するだけでなく，長期的には心筋線維化をもたらす。虚血の原因についても十分に明らかにされていないが，心筋の肥大に伴う酸素要求量の増加と毛細血管密度の相対的減少，壁内冠状動脈の硬化性変化（内腔狭小化），左室充満圧の上昇に起因する冠動脈灌流圧の低下などが関与しているものと考えられる。心筋虚血が重症心室性不整脈の発生につながることもある。

(4)突然死

HCM症例はときに突然死するが，これはおそらく心筋組織の虚血や器質的変化に起因する致死性不整脈の発生による。突然死の発生頻度についてはわかっていない。突然死の発生と病態の重症度とのあいだに相関は認められていない。

(5)大動脈血栓塞栓症

HCM症例では，左房内や左心耳内，ときに左室内に血栓が形成される。その一部が剥離・脱落して大動脈の末梢枝に流れ着き，塞栓を起こすことがある。多くの場合，内・外腸骨動脈の分岐部に塞栓が起こって後肢への血流が遮断され，急性の不全または完全麻痺

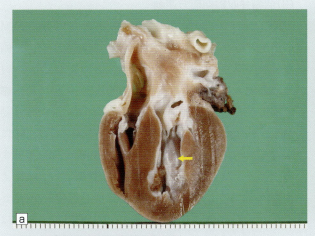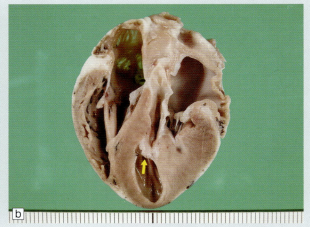

図2　拘束型心筋症例の心臓縦断面
a：心内膜心筋型，び漫性肥厚パターン．7歳，去勢雄，雑種．左室の心内膜は灰白色を呈し，全域にわたってび漫性に肥厚している（矢印）．
b：心内膜心筋型，斑状肥厚パターン．6歳，避妊雌，雑種．梁柱状の線維性構造物が左室の乳頭筋と心室中隔を連結している（矢印）．

と疼痛が生じる．ただし，ATEが発症した猫のすべてに心筋症が潜在しているわけではない（50%程度である）．また，心臓超音波検査にて左房内に血栓が検出された猫のすべてがATEを発症するわけでもない．左房の重度拡張と二次的な血液うっ滞がATEの危険因子とみなされる（「2.6　大静脈血栓塞栓症」参照）．

拘束型心筋症

猫の心筋症の約20%を占めるRCMには[8]，心内膜心筋型と心筋型の2つのタイプがあり，左室の心内膜，心内膜下あるいは心筋層内が線維化する[9]．感染性もしくは免疫介在性の心内膜心筋炎に続発したもの，あるいはHCMによる心筋不全または梗塞の末期像であるとの見解も示されているが[2,9,11]，詳細については明らかにされていない．病態生理学的所見はかなり多岐にわたっているので，おそらく多因子性の疾患と考えられる[31]．直近の報告では，心内膜心筋型RCMの心内膜肥厚病変は，平滑筋分化傾向を示す間葉系細胞の過度な増殖と線維性結合組織の過剰産生によって形成されることが示されている[19]．一方，人の心筋型RCMのほとんどは遺伝性または後天性の浸潤性アミロイドーシスによるものであり，そのほかの病因としてサルコイドーシス，遺伝性代謝性疾患，ヘモクロマトーシス，糖原病，糖尿病などが挙げられている[24]．これらの疾患のうちのいくつかは猫にもみられるが，それらが果たして心筋型RCMに合致する病態を引き起こしているどうかは不明である．

1．病理[9,11,12,19]

(1)心内膜心筋型拘束型心筋症

心臓は中等度〜重度に拡大し，割面では左房の顕著な拡張（しばしば壁の肥厚を伴う），左室壁の肥厚，左室腔の狭小化（通常，内腔の変形やゆがみを伴う），ときに左房内血栓形成が認められる．左室心内膜は著しく肥厚して硬さと粗造感を増し（表面が平滑で光沢を呈しているものもみられる），灰白色から黄褐色で透明感が低下あるいは消失している．このような心内膜の肥厚は，乳頭筋，僧帽弁の腱索や弁膜の一部を巻き込みつつ左室全域に及ぶ場合（び漫性肥厚パターン，図2a）もあるが，一部に限局している場合（斑状肥厚パターン，図2b）のほうがはるかに多い．乳頭筋を含めた僧帽弁装置の形状はゆがめられ，線維性に肥厚した心内膜を介して隣接する構造物としばしば融合している．心内膜の表面に血栓の付着や石灰化を伴っている場合もある．なお，斑状肥厚パターンを呈す例では，梁柱状あるいは幅が広くて大型の帯状ないし斑状の線維組織によって左室壁と心室中隔とが高頻度に連結されており，心室内に閉塞をきたしていることが多い．

肥厚した心内膜は，組織学的にさまざまな数の紡錘形〜星芒状の間葉系細胞を内包する幼若ないし陳旧な線維性結合組織からなり，しばしば軟骨化生や骨化生を伴っている．また，マクロファージ（ヘモジデリン貪食細胞を含む）も散見される．こうした線維組織

の増生は，ときに心内膜下心筋層にまで波及し，間質性の心筋線維化を招くことがある。一方，個体あるいは検索部位によっては，心内膜および心内膜下心筋層に，好中球とマクロファージを主体とした炎症性細胞の浸潤がみられることもある。なお，HCMと同様，心筋細胞の肥大に加えて，巣状の心筋変性と心筋壊死，間質性心筋線維化，壁内冠状動脈の硬化性変化などが高率に観察される。

(2)心筋型拘束型心筋症

このタイプのRCMについて，Textbook of Canine and Feline Cardiology（第2版）[9]には以下のように記されている。

「心臓重量および心臓重量／体重比は軽度～中等度に増大する。左右の心房はともに拡大するが，とくに左房で重度である。左室内腔のサイズは正常であることが多い。左室壁の厚さは正常かわずかに肥厚する。しばしば斑状の心内膜線維化がみられる。左房腔内または左室腔内に球状血栓が形成されていることがある。組織学的にび漫性または斑状の間質性線維化と心筋壊死が認められることが多い」

しかしながら，これらの形態的特徴のなかには疾患特異的なものがいっさい含まれていないため，人の心筋型RCMに対応するものであるかどうか疑問が残る。

(3)異常仮腱索形成

心内膜心筋型RCMに類似した病態を示す疾患に，左室の異常仮腱索形成がある。本疾患はこれまで過剰調節帯あるいは調節帯心筋症ともよばれ，ひとつの独立した疾患に位置づけられていたが[9,17,18]，最近はRCMに分類されることも多い[8]。発症年齢はさまざまであるが，高齢猫にみられることが多い。猫の左室腔内には通常1〜5本の細い線維性索状物（左室仮腱索：腱索とは違って僧帽弁弁尖には進入していない）が存在しているが，本疾患症例の場合には多数の線維索により形成された網目状ないしはクモの巣状の構造物が自由壁と中隔とを広範に連結している（線維索の太さと数は個体ごとに多少異なる）。こうした構造物が，拡張機能を障害することにより左心不全を惹起するものと推察されているが，その詳細は明らかでない[9,17,18]。

2. 病態生理[6,17,18]

(1)拡張不全・収縮不全

RCMでは，心筋の収縮機能は比較的良好に保たれているが，左室心内膜および心内膜下心筋層の線維化（心筋の硬化）によって左室の拡張期伸展性とコンプライアンスが低下するため，拡張期の左室充満が障害される。また，不整脈，心室拡大，心筋の虚血または梗塞も拡張機能不全に関与する。一方，心筋の虚血性変化や置換性線維化が顕著な場合には，機能性心筋の消失に伴い左室の収縮性は低下する。

(2)僧帽弁逆流・左心不全

RCMでは，僧帽弁装置（弁尖，腱索，乳頭筋）の一部もしくは全体が左室心内膜の斑状～び漫性線維性肥厚に巻き込まれる。その結果，左室内腔の形状が変化し，しばしばMRが惹起されるが，通常は軽度にとどまっている。したがって，RCMに特徴的な左房異常拡大の原因をMRに帰着させることはできない。左室壁の硬さは漸次増大するので，左室充満のために要求される左房圧も進行性に増加する。その結果，左房は顕著に拡大する。なお，左心充満圧の慢性的な上昇は，代償性の神経ホルモン因子活性化と相まって，左室もしくは両心室にうっ血性心不全をもたらす。とくに拡張した左房内での血液のうっ滞は，血栓形成ならびにATE発生の引き金になる。

(3)心筋虚血

RCMの猫でもHCMと同様のメカニズムによって心筋虚血がもたらされる。

(4)大動脈血栓塞栓症

RCMの猫でもかなり高率に観察される。

拡張型心筋症

1980年代の後半になって初めて猫のDCMとタウリン欠乏との関連性が示され[27]，市販の猫用フードにタウリンが添加されるようになってからは顕性DCMの発生が激減した[6,9]。すなわち，それまでに報告されていたDCM症例の多くは続発性心筋症の範疇に分類されるべきものであったと考えられる[8,17]。一方，タウリン含量の不十分な食事を与えられている猫のすべてがDCMを発症するわけではないことから，本症の発生にはタウリンに加えて遺伝因子やカリウム欠乏

など複数の要因が関与しているものと考えられる[5, 22]。

1. 病理[9, 20]

心臓は球状に拡大し，心臓重量の増加と全心腔の著しい拡張を伴う。すなわち，心肥大と心拡張とが共存する遠心性心肥大の形態をとる。心室壁の厚さは正常ないしは少々薄くなる程度であるが，心室腔の拡張が著しいため，相対的にかなり菲薄化してみえる（図3）。左室乳頭筋の萎縮と扁平化，慢性的な心拡張に伴う心内膜のび漫性肥厚，心房腔内の血栓形成などを伴う場合もある。心筋は褪色・混濁して固有の弾力性を欠いており，心室壁の割面にしばしば明瞭な線維化病巣が見いだされる。

組織学的にDCMに特異的な心筋病変が存在するわけではないが，なかでも比較的高頻度に見いだされるのは，波状にくねった形態を呈する引き伸ばされた心筋細胞 attenuated wavy fibers である。また，肥大して太くなった心筋細胞と変性・萎縮した心筋細胞が混在しているため，この像は横断心筋組織において心筋細胞の大小不同として認識される。心筋間質には水腫性疎鬆化と繊細な膠原線維の増生がみられる。変性・壊死（あるいはアポトーシス）した心筋細胞が巣状〜斑状に脱落し，線維性結合組織によって置換された領域（置換性心筋線維化）がしばしば観察される。また，非特異的な所見として壁内冠状動脈の硬化性変化（内膜の肥厚と内腔の狭小化）が観察される。これらの病変はいずれも左室に好発する。

2. 病態生理[3, 6, 9, 17, 20, 29]

(1) 収縮不全と拡張不全

この型の心筋症では，心室の収縮不全により一回拍出量ならびに駆出率が低下し，左室の収縮末期径および収縮末期容積が増大する。そこで，左室の拡張末期径と拡張末期容積を増やして（心室腔の拡張により）一回拍出量を維持しようとする代償性のメカニズムが作動する。しかし，収縮末期径はその後も増大し続けるため，心室充満圧は徐々に上昇し，最終的にうっ血性心不全に至る。一方，心筋組織の器質的変化（心筋肥大，心筋線維化，壁内冠状動脈の硬化性変化など）により心室の拡張期伸展性とコンプライアンスが低下するため，心室は収縮不全と同時に拡張不全をもきたす。

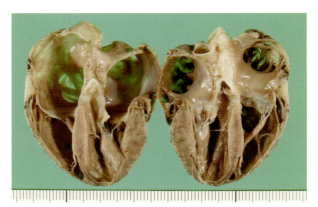

図3　拡張型心筋症例の心臓縦断面
7歳，避妊雌，雑種。左右の心室腔は中等度ないしは重度に拡張しており，心室壁の菲薄化を伴っている。

(2) 交感神経活動の亢進

うっ血性心不全になると，循環カテコールアミン，とくにノルアドレナリン濃度が上昇する。血中ノルアドレナリン濃度の上昇の程度は，左室機能不全の重症度および致死率と強く相関する。血中カテコールアミン濃度の上昇は，交感神経終末からのノルアドレナリン放出の増加と血漿中への過剰流出，交感神経終末による取り込みの減少などに起因する。こうした交感神経活動の亢進は，心臓の構造と機能にさまざまな悪影響を及ぼす。心筋 β_1 アドレナリン受容体密度のダウンレギュレーション，内因性または外因性の作用物質に対する β アドレナリン反応性の低下，心筋細胞に対する刺激効果と毒性効果，不整脈の増悪，心室の拡張および収縮機能の障害などがその例である。

(3) レニン・アンジオテンシン・アルドステロン系の活性増大

人や犬のうっ血性心不全では，レニン・アンジオテンシン・アルドステロン系（RAAS）の活性が増大する。レニン・アンジオテンシン系（RAS）は心筋組織内にも存在し，アンジオテンシンⅡ（AⅡ）の局所産生に関与している。この局所性RASが心筋内AⅡ産生の最も重要な経路とされている。心臓局所でみると，RAAS活性の増大は，心筋細胞の肥大や壊死ならびに線維化（心筋リモデリング）を介して，心筋組織構造に改変をもたらす。ちなみに，心筋組織の伸展はAⅡ合成およびほかのRAS構成要素を活性化する。また，人のDCMでは心筋細胞の肥大と線維化に関連してAⅡ受容体遺伝子のアップレギュレーションがみられる。

不整脈源性右室心筋症

猫ではARVCの発生はきわめて少なく，ニューヨーク・アニマル・メディカル・センターの調査によれば，猫の心筋疾患例の2～4％とされている[9]。人のARVCの多くはプラコフィリン2 plakophilin 2，プラコグロブリン plakoglobin，デスモプラキン desmoplakin，デスモグレイン2 desmoglein 2 など心筋細胞のデスモゾーム構成蛋白をコードしている遺伝子の異常により常染色体優性遺伝形式によって発生することが知られているが[1]，猫についてはまったく明らかにされていない。猫のARVCに関する報告例は少なく（Ciaramellaら[4]，Foxら[13]，Harveyら[16]など），好発品種，遺伝性などに関して十分な情報は得られていない。筆者らが13例の猫を調査したところ（2004～2016年），品種の内訳は日本猫10例，アメリカン・ショートヘア1例，オリエンタル・ショートヘア1例，メインクーン1例で，性別の内訳は雄7例，雌6例，死亡時年齢は4～14歳（10.4±3.4歳）だった[33]。

1. 病理

右室および右房は顕著に拡張し，それぞれの壁は光を透過する程度にまで著しく菲薄化する（図4）。心室瘤の形成を伴うこともある。組織学的には，線維組織ないし線維脂肪組織による右室心筋の進行性置換を特徴とする。こうした心筋組織置換は，右室の流入路（三尖弁下部），流出路（漏斗部）および心尖部からなる"異形成の三角形"に強く現れることが多い。本病変の形成に密接に関わっているのがリンパ球性心筋炎や遺伝子により規定された心筋細胞の自発的細胞死（アポトーシス）であるが，それらの役割の詳細については明らかでない。おそらく，これらの病的プロセスが心筋置換病変の形態形成ならびに進行を調整しているものと推察される[9, 13, 23]。

前述の13例では，全例で右室壁または右房壁あるいはその両方が限局性ないしび漫性に菲薄化しており，心筋細胞が広範に脱落・消失して薄膜状を呈する例（4例）もみられた。こうした菲薄化の程度と分布にはかなりの個体差が認められた。組織学的検索では，全例に線維組織または線維脂肪組織による心筋組織置換が観察された。この変化はいずれの例でも右室壁で最も顕著であり，"異形成の三角形"に主座するものが多かった。なお，5例では心筋置換病変が左室壁にも伸展していたが，その程度は右室に比べて軽微で

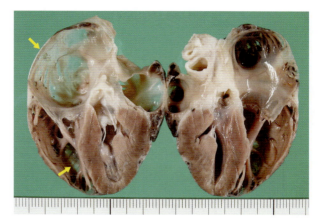

図4 不整脈源性右室心筋症例の心臓縦断面
13歳，雌，雑種。右房および右室の内腔は顕著に拡張し，それぞれの壁は光を透過するまでに著しく菲薄化している（矢印）。

あった。一方，房室伝導系の検索では，完全あるいは高度房室ブロックを示す5例でヒス束伝導系細胞の脱落・減数が観察された[33]。

2. 病態生理

(1) 収縮不全

DCMと同様，心筋収縮性の低下がARVCの主要な病態生理学的メカニズムであるが，DCMでは主に左室が障害されるのに対して，ARVCの場合には右室である。猫のARVCでは，重度に菲薄化した右室壁の運動性は著しく低下し，三尖弁逆流を伴うとともに，最終的にはうっ血性心不全をきたす[6, 9, 13, 23]。

(2) 不整脈

猫のARVC症例12例を扱ったFoxら[13]の報告では，死亡前48時間以内に心電図を記録した8例のうち3例に心室頻拍，4例に心房細動，1例に上室頻拍，6例に心室期外収縮，5例に右脚ブロック，2例に第1度房室ブロックが認められた。Harveyら[16]の2例にはいずれも完全房室ブロックと多形性心室期外収縮がみられた。また，Ciaramellaら[4]の1例には多形性心室期外収縮が観察された。筆者らによる13例の心電図検査では12例に6種類の不整脈が記録された（右脚ブロック6例，心室期外収縮5例，完全房室ブロック4例，心室頻拍2例，心房静止2例，高度房室ブロック2例）[33]。これらの不整脈のうち，心室頻拍，心室期外収縮などの心室性不整脈は，右室壁の傷害領域が心室性不整脈発生のための素地を形成することに起因するものとみなされる[30]。上室頻拍や心房細動は，三尖弁逆流に伴う右房の拡張ならびに右房壁心

筋の器質的障害により発生する。また，右脚ブロックは右室の重度拡張もしくは心室中隔の病的変化に起因する右脚傷害によるものと考えられる。

［町田　登］

■参考文献

1) Awad MM, Calkins H, Judge DP. Mechanisms of disease: molecular genetics of arrhythmogenic right ventricular dysplasia/cardiomyopathy. *Nat Clin Pract Cardiovasc Med*. 5: 258-267, 2008. doi: 10.1038/ncpcardio1182
2) Baty CJ, Malarley DE, Atkins CE, et al. Natural history of hypertrophic cardiomyopathy and aortic thromboembolism in a family of domestic shorthair cats. *J Vet Intern Med*. 15: 595-599, 2001. doi: 10.1111/j.1939-1676.2001.tb01598.x
3) Borgarelli M, Tarducci A, Tidholm A, et al. Canine idiopathic dilated cardiomyopathy. Part II: Pathophysiology and therapy. *Vet J*. 162: 182-195, 2001. doi: 10.1053/tvjl.2001.0616
4) Ciaramella P, Basso C, Di Loria A, et al. Arrhythmogenic right ventricular cardiomyopathy associated with severe left ventricular involvement in a cat. *J Vet Cardiol*. 11: 41-45, 2009. doi: 10.1016/j.jvc.2009.02.007
5) Dow SW, Fettman MJ, Smith KR, et al. Taurine depletion and cardiovascular disease in adult cats fed a potassium-depleted acidified diet. *Am J Vet Res*. 53: 402-405, 1992.
6) Ferasin L. Feline myocardial disease. 1: Classification, pathophysiology and clinical presentation. *J Feline Med Surg*. 11: 3-13, 2009. doi: 10.1016/j.jfms.2008.11.008
7) Ferasin L. Feline myocardial disease. 2: Diagnosis, prognosis and clinical management. *J Feline Med Surg*. 11: 183-194, 2009. doi: 10.1016/j.jfms.2009.01.002
8) Ferasin L, Sturgess CP, Cannon MJ, et al. Feline idiopathic cardiomyopathy: a retrospective study of 106 cats (1994-2001). *J Feline Med Surg*. 5: 151-159, 2003.
9) Fox PR. Feline cardiomyopathies. In Fox PR, Sisson D, Moise NS, (eds): Textbook of Canine and Feline Cardiology, 2nd ed. WB Saunders, Philadelphia. 1999, pp621-678.
10) Fox PR. Hypertrophic cardiomyopathy. Clinical and pathologic correlates. *J Vet Cardiol*. 5: 39-45, 2003. doi: 10.1016/S1760-2734(06)70051-0
11) Fox PR. Endomyocardial fibrosis and restrictive cardiomyopathy: pathologic and clinical features. *J Vet Cardiol*. 6: 25-31, 2004. doi: 10.1016/S1760-2734(06)70061-3
12) Fox PR, Basso C, Thiene G, et al. Spontaneously occurring restrictive nonhypertrophied cardiomyopathy in domestic cats: a new animal model of human disease. *Cardiovasc Pathol*. 23: 28-34, 2014. doi: 10.1016/j.carpath.2013.08.001
13) Fox PR, Maron BJ, Basso C, et al. Spontaneously occurring arrhythmogenic right ventricular cardiomyopathy in the domestic cat: A new animal model similar to the human disease. *Circulation*. 102: 1863-1870, 2000. doi: 10.1161/01.CIR.102.15.1863
14) Geisterfer-Lowrance AA, Kass S, Tanigawa G, et al. A molecular basis for familial hypertrophic cardiomyopathy: a beta cardiac myosin heavy chain gene missense mutation. *Cell*. 62: 999-1006, 1990. doi: 10.1016/0092-8674(90)90274-I
15) Goodwin JF, Oakley CM. The cardiomyopathies. *Brit Heart J*. 34: 545-552, 1972.
16) Harvey AM, Battersby IA, Faena M, et al. Arrhythmogenic right ventricular cardiomyopathy in two cats. *J Small Anim Pract*. 46: 151-156, 2005. doi: 10.1111/j.1748-5827.2005.tb00306.x
17) Kienle RD. Feline cardiomyopathy. In Tilley LP, Smith Jr. FWK, Oyama MA, et al (eds): Manual of Canine and Feline Cardiology, 4th ed. Elsevier, Saunders. St. Louis. 2008, pp151-175.
18) Kienle RD. Feline unclassified and restrictive cardiomyopathy. In Kittleson MD, Kienle RD, (eds): Small Animal Cardiovascular Medicine. Mosby. St. Louis. 1998, pp363-369
19) Kimura Y, Karakama S, Hirakawa A, et al. Pathological features and pathogenesis of the endomyocardial form of restrictive cardiomyopathy in cats. *J Comp Pathol*. 155: 190-198, 2016. doi: 10.1016/j.jcpa.2016.06.003
20) Kittleson MD. Primary myocardial disease leading to chronic myocardial failure (dilated cardiomyopathy and related diseases). In Kittleson MD, Kienle RD, (eds): Small Animal Cardiovascular Medicine. Elsevier, Mosby. St. Louis. 1998, pp319-346.
21) Kittleson MD. Hypertrophic cardiomyopathy. In Kittleson MD, Kienle RD, (eds): Small Animal Cardiovascular Medicine. Elsevier, Mosby. St. Louis. 1998, pp347-362.
22) Lawler DF, Templeton AJ, Monti KL. Evidence for genetic involvement in feline dilated cardiomyopathy. *J Vet Intern Med*. 7: 383-387, 1993. doi: 10.1111/j.1939-1676.1993.tb01035.x
23) MacDonald K. Myocardial disease: Feline. In Ettinger SJ, Feldman EC, (eds): Textbook of Veterinary Internal Medicine, 7th ed, Vol 2. Elsevier, Saunders. St. Louis. 2010, pp1328-1341.
24) Maron BJ, Towbin JA, Thiene G, et al. Contemporary definitions and classification of the cardiomyopathies: an American Heart Association Scientific Statement from the Council on Clinical Cardiology, Heart Failure and Transplantation Committee; Quality of Care and Outcomes Research and Functional Genomics and Translational Biology Interdisciplinary Working Groups; and Council on Epidemiology and Prevention. *Circulation*. 113: 1807-1816, 2006. doi: 10.1161/CIRCULATIONAHA.106.174287
25) Meurs KM, Norgard MM, Ederer MM, et al. A substitution mutation in the myosin binding protein C gene in ragdoll hypertrophic cardiomyopathy. *Genomics*. 90: 261-264, 2007. doi: 10.1016/j.ygeno.2007.04.007
26) Meurs KM, Sanchez X, David RM, et al. A cardiac myosin binding protein C mutation in the Maine Coon cat with familial hypertrophic cardiomyopathy. *Hum Mol Genet*. 14: 3587-3593, 2005. doi: 10.1093/hmg/ddi386
27) Pion PD, Kittleson MD, Rogers QR, et al. Myocardial failure in cats associated with low plasma taurine: a reversible cardiomyopathy. *Science*. 237: 764-768, 1987. doi: 10.1126/science.3616607
28) Report of the WHO/ISFC task force on the definition and classification of cardiomyopaties. *Brit Heart J*. 44: 672-673, 1980.
29) Sisson D, O'Grandy MR, Calvert CA. Myocardial diseases of dogs. In Fox PR, Sisson D, Moise NS, (eds): Textbook of Canine and Feline Cardiology, 2nd ed. Elsevier, Saunders. St. Louis. 1999, pp581-619.
30) Thiene G, Nava A, Corrado D, et al. Right ventricular cardiomyopathy and sudden death in young people. *N Engl J Med*. 318: 129-133, 1988. doi: 10.1056/NEJM198807213190312
31) Ware WA. Myocardial diseases of the cat. In: Cardiovascular Disease in Small Animal Medicine. Manson Publishing. London. 2011, pp300-319.
32) Yang VK, Freeman LM, Rush JE. Comparisons of morphometric measurements and serum insulin-like growth factor concentration in healthy cats and cats with hypertrophic cardiomyopathy. *Am J Vet Res*. 69: 1061-1066, 2008. doi: 10.2460/ajvr.69.8.1061
33) 山本千晶，平川　篤，鈴木周二他．不整脈源性右室心筋症罹患猫13例の臨床および病理学的所見．第105回日本獣医循環器学会抄録．2016，p231.

2.3 拘束型心筋症

原因および病態

拘束型心筋症 restrictive cardiomyopathy（RCM）は，猫において肥大型心筋症 hypertrophic cardiomyopathy（HCM）に次いで多くみられる心筋症である。収縮機能は正常あるいは正常に近い状態であるが，心筋スティフネス（硬さ）の増大により，拡張期の心室充満圧が上昇（拡張不全）して心不全を生じる。拡張不全を生じるほかの病態に収縮性心外膜炎があり，人では予後が異なることからその鑑別は重要とされているが[6]，猫では後者はあまり発生がみられない。原発性RCM は人医療においても特発性とされているが，家族性である可能性や，デスミン，心筋トロポニンIの遺伝子変異に起因する可能性が疑われている[1, 16]。続発性 RCM の原因としては，人医療では種々の蓄積病やサルコイドーシスなどが挙げられている。これらの疾患により心室壁の機械特性に変化が生じコンプライアンスの低下を招くことから充満圧が上昇する。なかでもアミロイドーシスが最も多いとされ[12]，心内膜心筋線維症は南米の熱帯地方の国々では重要視されている[8]。

猫の RCM は心筋型と心内膜心筋型の2つのタイプに分類される*。後者は心内膜心筋（線維）型あるいは閉塞性ともいわれており，心内膜面に過剰な線維性構造物が認められる[5]。病因については不明であるが，何らかの心内膜面の損傷と修復の結果，好酸球の関与，ウイルスによる免疫介在に起因する[10]，食事，なんらかの感染症，環境因子[7]などが仮説として挙がっている。また人医療ではトキソプラズマの関与も示唆されている[13]。猫の RCM は HCM 以上に情報が少ないのが現状である。

＊：今後変更されていく可能性もある

診断および治療

RCM の診断は心臓超音波検査に頼ることが多い。

原発性 RCM では左室内腔の大きさ，左室壁の厚さは正常であるが，心房拡大（左房あるいは両心房）が存在する。パルスドプラ法で測定される僧帽弁の流入速度は急速流入速度（E波）が優勢となり，下降脚が短縮する。組織ドプラ法で測定される僧帽弁輪部の拡張早期速度 e' は，左室弛緩時定数 tau を推測するよい指標である。猫の組織ドプラ指標に関する報告は多々あるが[2, 3, 4, 11, 14]，筆者は僧帽弁後壁の e'>0.05m/s を基準値としており，RCM ではこれが低下する。そのほかの最近の技術としてスペックル・トラッキング法があり，猫の RCM ではまだ情報が少ないものの，拡張機能低下を検出する方法としては有用であると思われる。

心内膜心筋型（閉塞性）では，心臓超音波検査において以下のような特徴がみられる。すなわち高輝度な線維性構造物が左室内膜面に存在し，ときにそれが網目状に索状構造や仮性腱索様構造を呈し，また場合によってはその索状構造物が心室中隔と左室後壁に結合し架橋となり，左室内を分断するような状態を作ることがある（図）。その構造物により左室内血流障害が生じ（とくに流出障害），心雑音を呈することがある。索状構造物により僧帽弁装置（弁尖，腱索，乳頭筋）が引きつれ，僧帽弁逆流が生じることがある。病理検索では，仮性腱索様の索状構造物は線維性結合組織である[10]。

Gerlis ら[6]は，仮性腱索は剖検したすべての例に認められ，正常なバリエーションであると報告した。近年の報告[15]でも心臓超音波検査において多くの猫で仮性腱索は認められ，我々の施設の健康な猫でも全例で検出された（未発表データ）。この背景には近年の心臓超音波検査の飛躍的な画質の向上が存在すると思われ

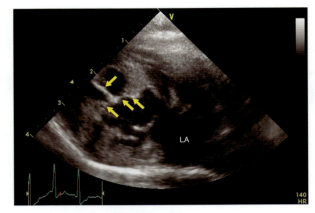

図　心内膜心筋型の心臓超音波画像
右側傍胸骨長軸像。左室内に線維性の索状構造物（矢印）が網目状に存在し心房中隔から左室後壁へ結合し架橋形成している。
LA：左房

る。しかし図に示す症例のように，策状構造物が正常に比べ著しく発達し，拡張機能障害を伴う場合は病的であると診断される。これについては今後のさらなる臨床研究が必要である。

人医療では心臓超音波検査のほかに，心臓磁気共鳴画像法（MRI）の遅延造影により検出可能な炎症あるいは線維化なども診断の一助となるようである。さらに心筋バイオプシーも挙げられるが，猫では実際的ではない。

拡張不全の結果，うっ血性心不全の徴候として肺水腫，胸水貯留，心膜液貯留を生じるが[9]，それらの臨床徴候によって初めて疾患が見つかることも猫では多い。大動脈血栓塞栓症を呈することもある。治療は心不全に対する対症療法と血栓予防あるいは血栓症に対する治療が主であり，これらはおおむね肥大型心筋症のそれに準ずる。

［藤井洋子］

■参考文献
1) Bertog SC, Thambidorai SK, Parakh K, et al. Constrictive pericarditis: etiology and cause-specific survival after pericardiectomy. *J Am Coll Cardiol*. 43: 1445-1452, 2004. doi: 10.1016/j.jacc.2003.11.048
2) Carlos Sampedrano C, Chetboul V, Gouni V, et al. Systolic and diastolic myocardial dysfunction in cats with hypertrophic cardiomyopathy or systemic hypertension. *J Vet Intern Med*. 20: 1106-1115, 2006. doi: 10.1111/j.1939-1676.2006.tb00708.x
3) Chetboul V, Sampedrano CC, Gouni V, et al. Two-dimensional color tissue Doppler imaging detects myocardial dysfunction before occurrence of hypertrophy in a young Maine Coon cat. *Vet Radiol Ultrasound*. 47: 295-300, 2006. doi: 10.1111/j.1740-8261.2006.00143.x
4) Chetboul V, Sampedrano CC, Tissier R, et al. Reference range values of regional left ventricular myocardial velocities and time intervals assessed by tissue Doppler imaging in young nonsedated Maine Coon cats. *Am J Vet Res*. 66: 1936-1942, 2005.
5) Fox PR. Endomyocardial fibrosis and restrictive cardiomyopathy: pathologic and clinical features. *J Vet Cardiol*. 6: 25-31, 2004. doi: 10.1016/S1760-2734(06)70061-3
6) Gerlis LW, Wright HM, Wilson N et al. Left ventricular bands. A normal anatomical feature. *Br Heart J*. 52: 641-647, 1984.
7) Geske JB, Anavekar NS, Nishimura RA, et al. Differentiation of constriction and restriction. *J Am Coll Cardiol*. 68: 2329-2347, 2016. doi: 10.1016/j.jacc.2016.08.050
8) Grimaldi A, Mocumbi AO, Freers J, et al. Tropical endomyocardial fibrosis: Natural history, challenges and perspectives. *Circulation*. 133: 2503-2515, 2016. doi: 10.1161/CIRCULATIONAHA.115.021178
9) Kimura Y, Fukushima R, Hirakawa A, et al. Epidemiological and clinical features of the endomyocardial form of restrictive cardiomyopathy in cats: a review of 41 cases. *J. Vet Med Sci*. 78: 781-784, 2016. doi: 10.1292/jvms.15-0373
10) Kimura Y, Karakama S, Hirakawa A, et al. Pathological features and pathogenesis of the endocardial form of restrictive cardiomyopathy in cats. *J Comp Pathol*. 155: 190-198, 2016. doi: 10.1016/j.jcpa.2016.06.003
11) Koffas H, Dukes-McEwan J, Corcoran BM, et al. Pulsed tissue Doppler imaging in normal cats and cats with hypertrophic cardiomyopathy. *J Vet Intern Med*. 20: 65-77, 2006. doi: 10.1111/j.1939-1676.2006.tb02825.x
12) Kushwaha SS, Fallon JT, Fuster V. Restrictive cardiomyopathy. *N Engl J Med*. 336: 267-276, 1997. doi: 10.1056/NEJM199701233360407
13) Sandhu HS, Mahendrakar SM, Pethani RR, et al. Severe left ventricular endomyocardial fibrosis presenting as biventricular failure in a young adult: a case report. *J Clin Diagn Res*. 10: OD05-OD06, 2016. doi: 10.7860/JCDR/2016/22367.8820
14) Simpson KE, Gunn-Moore DA, Shaw DJ, et al. Pulsed-wave Doppler tissue imaging velocities in normal geriatric cats and geriatric cats with primary or systemic diseases linked to specific cardiomyopathies in humans, and the influence of age and heart rate upon these velocities. *J Feline Med Surg*. 11: 293-304, 2009. doi: 10.1016/j.jfms.2008.08.003
15) Wolf OA, Imgrund D, Wess G. Echocardiographic assessment of feline false tendons and their relationship with focal thickening of the left ventricle. *J Vet Cardiol*. 19: 14-23, 2017. doi: 10.1016/j.jvc.2016.08.008
16) Zhang J, Kumar A, Stalker HJ, et al. Clinical and molecular studies of a large family with desmin-associated restrictive cardiomyopathy. *Clin Genet*. 59: 248-256, 2001. doi: 10.1034/j.1399-0004.2001.590406.x

2.4 肥大型心筋症

原因および病態

1. 遺伝子変異

肥大型心筋症 hypertrophic cardiomyopathy（HCM）は家族性に発生することが知られている。猫においては，メインクーンとラグドールにおいて心筋ミオシン結合蛋白C（*MYBPC3*）遺伝子の変異との関連性が報告されている[34]。

メインクーンにおいてはこの蛋白質の31番目のアミノ酸がアラニン（A）からプロリン（P）となる変異が知られており（A31P）[19,44]，これは常染色体優性遺伝する[35]。A31Pのホモ接合を有するメインクーンはそうでない場合に比べて有意にHCMを発症しやすいと報告されている[8,21]。しかし，変異が認められる猫に必ずしもHCMが発症するわけではない[8,21]。

ラグドールにおいても820番目のアミノ酸がアルギニン（R）からトリプトファン（W）となる変異（R820W）[46]が知られており，この変異をホモ接合で持つ猫はヘテロ接合で持つ猫に比べて心臓関連死の生存期間中央値が短かったという報告がある[5]。

しかし，*MYBPC3*の変異を持たない猫でもHCMが発症するため，ほかの遺伝子変異も関連している可能性がある[8]。また，病因となる明らかな遺伝子変異が認められなかった例も報告されているため[47]，環境要因や修飾遺伝子，あるいは心筋ストレスなどの複合的な要因が組み合わさっている可能性が高いと考えられている（「6.2 遺伝性心筋症」参照）。

2. 心筋の変性

前述の理由により，サルコメアの機能異常や形成不全が生じる。その結果，心筋肥大，コラーゲンの産生や心筋の錯綜配列が起こって，スティフネス（硬さ）の増大や壁内冠状血管の異常による心筋虚血を招く。さらにカルシウムハンドリングの異常が加わって心筋が弛緩しにくくなり，左室拡張期圧が上昇する。

3. うっ血性左心不全

左室の求心性肥大により，拡張末期容積と一回心拍出量が減少する。これに伴って腎血流量も減少するため，レニン・アンジオテンシン・アルドステロン系（RAAS）が活性化し，循環血液量を増加させる[76]。また，左室拡張末期圧の上昇は左房圧の上昇につながる。これらの結果，左房圧が上昇することでうっ血性左心不全 congestive heart failure（CHF）を発症する。猫のCHFでは，肺水腫（図1）だけでなく胸水（図2）が認められることもあり，これは臓側胸膜静脈が肺静脈に終止することや血管床の有孔度（血管全体に対し血管孔が占める割合）が一因と考えられている。しかし，HCMによる胸水が認められた症例において右室腔が拡大していたという報告もあり[31]，右室圧も関連している可能性がある。

CHFの発症について，輸液や手術・麻酔，グルココルチコイドの使用，外傷，上気道感染などとの関連が示唆されている[59]（「2.8 胸水・乳糜胸」参照）。

4. 大動脈血栓塞栓症

とくに左房サイズの拡大や心機能低下に伴い，大動脈血栓塞栓症 aortic thromboembolism（ATE）が発生することがある。ある調査では，71％が大動脈分岐部の塞栓（鞍状塞栓）で，前後肢を含む単肢の閉塞は26％（右前肢：7％，左前肢：5％，右後肢：7％，左後肢：7％）であった[71]。ATEを発症した猫ではしばしばCHFが併発している[71]。

5. 僧帽弁収縮期前方運動

乳頭筋の肥大の結果，僧帽弁前尖や腱索などの僧帽弁装置に余剰部分が生じると僧帽弁収縮期前方運動 systolic anterior motion（SAM）of mitral valve が惹

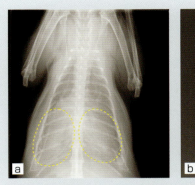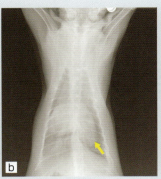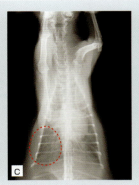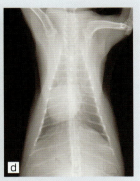

図1　肺水腫のみられた症例の胸部X線画像
拡張相に進行した症例。
a：第1病日。肺胞パターン（気管支空気充満像：黄囲み内）が認められる。
b：第2病日。無気肺（矢印）が認められる。
c：第6病日。間質パターン（肺血管陰影の不明瞭化：赤囲み内）が認められる。
d：第8病日。肺野の正常化に8日間を要した。

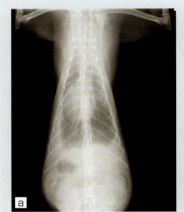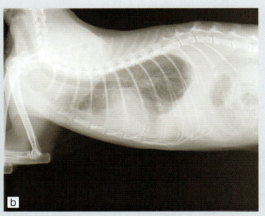

図2　胸水貯留のみられた症例の胸部X線画像
肺辺縁の鈍化や心陰影の不明瞭化が認められる。
a：背腹像，b：側方像

起され，動的左室流出路閉塞 dynamic left ventricular outflow obstruction（DLVOTO）が生じることがある[50]。この病態を閉塞性肥大型心筋症 hypertrophic obstructive cardiomyopathy（HOCM）とよぶ。なお，DLVOTO を伴わない HCM は，HOCM に対して非閉塞性肥大型心筋症 hypertrophic non-obstructive cardiomyopathy（HNCM）と称される。

また，必発ではないが僧帽弁装置の歪みにより二次性の僧帽弁逆流が生じることもある。

臨床徴候

心筋肥大や心機能低下の程度に依存するが，無徴候であることが多く，HCM と診断された猫の 33～55％ に心機能低下に関連した病歴や主訴が認められなかったことが報告されている[2, 50, 59]。また，臨床的に明らかに健康な猫 780 例の 14.7％ に HCM が認められたことも報告されていることから[53]，家族が疾患に気付かない可能性は高い。

CHF が発症した場合は肺水腫や胸水などにより，呼吸困難や頻呼吸が認められる。ATE が発症すると，閉塞部位によりさまざまな臨床徴候が現れる。四肢であれば患肢の麻痺や疼痛による跛行，異常な発声が認められることが多い。腸間膜動脈であれば嘔吐や

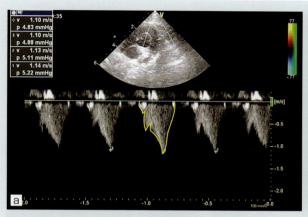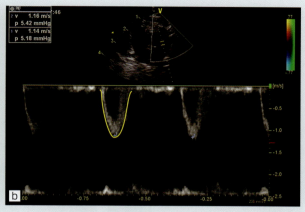

図3 動的右室流出路閉塞の超音波画像
興奮時にのみ心雑音が聴取される症例。明らかな器質的心異常は認められなかった。黄色線は波形のアウトラインを表す。
a：右傍胸骨短軸像大動脈弁レベルにおける連続波ドプラ法。収縮後期に肺動脈血流速度が加速している。
b：正常な肺動脈血流波形。

メレナ，脳血管であれば中枢神経徴候，腎動脈であれば高窒素血症に加え乏尿や無尿，冠動脈であれば不整脈や突然死を招来することがある。なお，後肢のATEにおいて，不全麻痺に先行して嘔吐が認められることがあるが[71]，これは腸間膜動脈の閉塞のみが原因ではなく，嘔吐時のいきみにより血圧が上昇すること（バルサルバ効果）で心房内の血栓が動脈系へ移動した可能性も指摘されている[36]。塞栓が部分的である場合には臨床徴候は一過性であり，来院時には無徴候であることもある（「2.6　大動脈血栓塞栓症」参照）。

まれではあるが失神が認められることもある。これらは不整脈，重度のCHFあるいはATEに関連しているものと思われる。

突然死が最初の臨床徴候となり，死後検査によりHCMが診断されることもある。HCMに罹患した255例の猫において2年間の経過観察中に12例（4.7％）が突然死したことが報告されており，とくに初診時に不整脈が聴診された場合や失神が認められた場合には注意が必要となる[51]。

検査

1. シグナルメント

前述のメインクーンやラグドール以外に，アメリカン・ショートヘアにも常染色体優性遺伝する家族性HCMが知られている。そのほか，ブリティッシュ・ショートヘア，ノルウェージャン・フォレスト・キャット，ベンガル，サイベリアンなどの純血種においても好発する。ただし，症例の65.4％が短毛の雑種であったという報告もある[59]。診断時年齢は3カ月齢から17歳と幅広いが，ラグドール，メインクーンおよびスフィンクスなどでは若齢時に発症することが多く，それぞれの診断時年齢の中央値は15カ月齢，2.6歳および2歳と報告されている[59]。性別は雄に多いとされる[59]。

2. 聴診

心雑音，過剰心音のいずれも聴取されないこともあり[59]，必ずしも感度の高い検査ではない。しかし，DLVOTOに関連した収縮期雑音や，左房拡大および左室スティフネスの増大に伴うギャロップ音が聴取され得る[15]。また，心音の微弱化や副雑音など胸水貯留や肺水腫の所見も得られるため，やはり重要な検査である。

ただし，猫においては器質的心異常が認められなくても心雑音が聴取されることがある[12]。とくに興奮状態では，心拍依存性の心雑音が認められることがある[49]。これは器質的心異常を伴わない動的右室流出路閉塞 dynamic right ventricular outflow obstruction（DRVOTO）に起因することが多い[57]（図3）。また，猫においては慢性腎臓病，貧血，甲状腺機能亢進症あるいは炎症性疾患などによっても心雑音が生じるため，心雑音が聴取された猫では全身性疾患の存在にも留意しながら慎重に診察を進める必要がある。

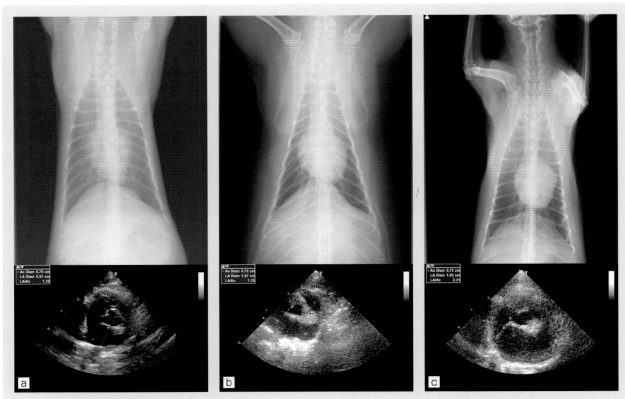

図4　胸部X線画像におけるバレンタインハート
バレンタインハートは肥大型心筋症（HCM）の特徴とされてきたが，若齢時の胸腺や縦隔内および心膜内外の脂肪によるシルエットサインにより，健康個体にも認められることがある。
a：健康な5カ月齢，雄，ブリティッシュ・ショートヘア。左房拡大は認められない（LA/Ao：1.28）がバレンタインハートを呈する。
b：HCMに罹患した7歳，去勢雄，アメリカン・ショートヘア。左房拡大は認められない（LA/Ao：1.35）がバレンタインハートを呈する。
c：HCMに罹患した9歳，雌，雑種。顕著な左房拡大が認められた（LA/Ao：2.31）。
LA/Ao：左房径／大動脈径比（正常範囲：<1.5）

3. 胸部X線検査

　HCMは求心性肥大であるため，左房拡大が顕著とならない限り胸部X線検査の感度は低く，スクリーニング検査として必ずしも適切ではない。いわゆるバレンタインハートはHCMの特徴的な変化とされていたが，胸腺や縦隔内・心膜内脂肪によって，左房や左室などの心腔サイズが正常であってもバレンタインハート様の陰影が認められることがある（図4）。分類不能型心筋症によるバレンタインハートがHCMによるものよりも多かったとの報告もあるため[48,78]，これによって診断することは実際には難しい。なお，猫の左房陰影の評価には背腹または腹背像が適している。

　肺水腫および胸水の診断には必須の検査なので，呼吸困難が認められる猫には必ず実施する。興奮することで心不全や呼吸不全が悪化することがあるため，鎮静薬の投与と酸素化を併せて実施するとよい。HCM症例における肺水腫のパターンはさまざまであるが（図1），全例で網状，あるいは顆粒状の間質パターンが認められ，かつ83％に肺胞パターン，61％で気管支パターンを併発していたことが報告されている[3]。び漫性であることが最も多いが，多巣性に認められることや，腹側，背側，肺門部の順の頻度で限局的に認められることもある[3]。心原性の肺水腫であるかは，左房陰影や肺血管陰影から判断するが，とくに肺血管陰影は，利尿薬の投与や撮影する体位によって正常サイズにみえたり，肺水腫による肺野の不明瞭化により評価が困難だったりすることがある[3]。

4. 心臓超音波検査

(1) 左室および心室中隔壁厚の測定

　HCMの確定診断は心臓超音波検査により下される。猫においては拡張末期の左室壁厚が5.5 mm[68]，あるいは6.0 mm[16]を超えた場合に心筋肥大があると判断する。そのうえで表1に挙げるような疾患が除外されれば，HCMと診断できる[7,28,74]。非対称性の肥大asymmetric septal hypertrophy（ASH）であること

表1 心筋肥大の鑑別リスト

心筋肥大を惹起する疾患や病態
- 甲状腺機能亢進症
- 大動脈弁狭窄症
- 高血圧
- 末端肥大症
- グルココルチコイドの長期投与など

肥大型心筋症類似疾患
- 蓄積病
- 心筋炎
- 腫瘍など

頻拍や脱水による偽肥大

(文献7, 28, 74をもとに作成)

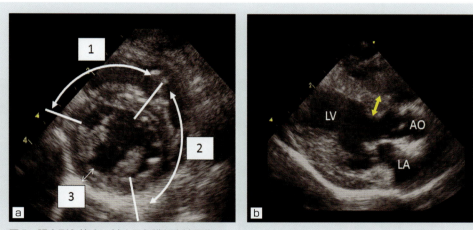

図5 肥大型心筋症に対する心臓超音波画像
a：右傍胸骨短軸像腱索レベル、あるいは乳頭筋レベルで観察する。左室自由壁の2つの乳頭筋の中間点から心室中隔に向かって引いた直線で心室中隔を2分し、そこから乳頭筋までの領域を「1」と「2」、自由壁を「3」と区分する。拡張末期に、「1」または「2」の50％以上の領域、もしくは「3」の厚みが6 mm以上であれば肥大型心筋症（HCM）と診断する。
b：右傍胸骨流出路像において、心室中隔基底部の拡張末期壁厚（両方向矢印）が6 mm以上の場合はHCMと診断する。
LA：左房, AO：大動脈, LV：左室

が最も多く，全周性の肥大と左室自由壁のみの肥大が続く。なお，甲状腺機能亢進症や高血圧による代償性の心筋肥大の場合においても，心室中隔または左室自由壁のみの肥大が生じることもあるため，心筋肥大のパターンのみでこれらの疾患を鑑別することはできない[72]。心筋肥大の程度は心室スティフネスと比例すると思われる。

部分的な肥大を考慮し，一般的な右傍胸骨短軸像腱索レベルおよび乳頭筋レベルに加え右傍胸骨四腔断面像や左室流出路断面像においても壁厚を測定する[45]。近年の超音波装置はBモードにおいても高いフレームレートと解像度を有すること，また左心Mモード法では乳頭筋肥大，心筋壁の非対称性肥大ならびに仮性腱索の存在が測定値に影響することから，筆者は壁厚の測定にBモードを用いることが多い。左室内径も併せて測定する。

右傍胸骨短軸像では乳頭筋間を中心に左室壁を二分し，拡張末期に前および後乳頭筋間の50％以上の範囲，あるいは左室自由壁が6 mmを超えた場合に求心性肥大と診断している（5 mm以上はグレーゾーンとして経過観察）（図5, 6）。右傍胸骨左室流出路においては心基底部の心室中隔壁厚を測定し，同様に6 mmを超えた場合は求心性肥大があると診断している。なお，HCMの早期に乳頭筋肥大が先行して認められることもある。左室に求心性肥大がある猫においては，正常な猫よりも120～155％ほど乳頭筋が肥大していることが報告されている[1]。乳頭筋の測定にはエリア減算法（乳頭筋を除いた心筋領域から乳頭筋を含む心

循環器疾患

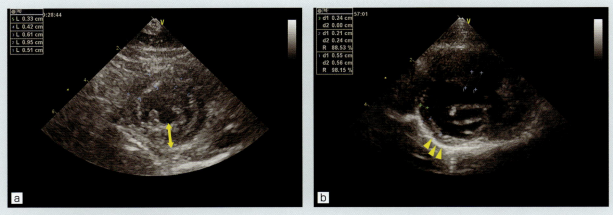

図6　肥大型心筋症例の超音波画像
a：12歳，去勢雄，ノルウェージャン・フォレスト・キャット。拡張末期左室壁厚が9.5 mmと顕著に肥大している（両方向矢印）。
b：9歳，雌，雑種。拡張相まで進行し，一部心筋壁の顕著な菲薄化と局所心筋運動の低下が認められる（矢頭）。

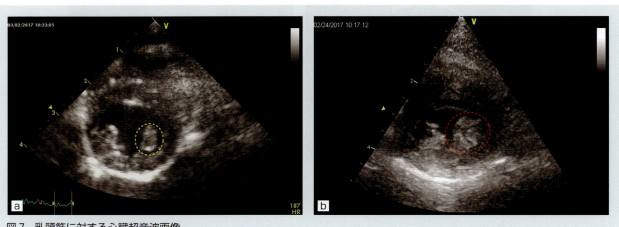

図7　乳頭筋に対する心臓超音波画像
a：健康な猫の右傍胸骨短軸像乳頭筋レベルでの乳頭筋。細くまっすぐで指の先端のような形をしている（黄色囲み内）。
b：肥大型心筋症を患う猫の右傍胸骨短軸像乳頭筋レベルでの乳頭筋。土手のような三角形をしている（赤囲み内）。

筋領域を減ずる方法），直接トレース法（乳頭筋領域をトレースして測定する方法）ならびに乳頭筋径の測定（乳頭筋の長径と短径とを測定する方法）が用いられるが，測定値がオーバーラップすることからカットオフ値は算出されていない。そのことから，筆者は主観的に乳頭筋の形態学的変化や肥大があると判断した症例については慎重に経過観察するようにしている。正常な猫の乳頭筋は細くまっすぐで断面が楕円形だが，肥大した乳頭筋は土手のような三角形となる（図7）。

なお，心筋が肥大している病態を「肥大相」と称するが，心筋壁の菲薄化や心筋収縮力が低下した「拡張相」といわれる病態に進行することがある。このような症例は心臓内血栓が認められることが多く，ATEを発症することがある。

(2) 左房径の測定

HCMにおいては心筋肥大に伴い左室の拡張機能不全および収縮機能不全を生じるが，肥大の程度から心機能を推測することは困難である。カラードプラ法，カラーMモード法，パルスドプラ法，組織ドプラ法，スペックルトラッキング法などにより心機能を直接的に評価する方法が報告されているが，来院時の興奮に伴う心拍数の増加などの影響を受ける可能性があるため，筆者は左房サイズに基づいて評価している。左房は左室充満圧の上昇に比例して拡大するため，左房拡大が顕著であるほど拡張能不全が重度と判断する（前述の二次性の僧帽弁閉鎖不全症が関連することもある）。左房サイズはHCM症例の予後因子として報告されている[59]。

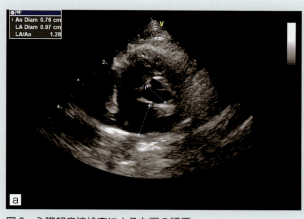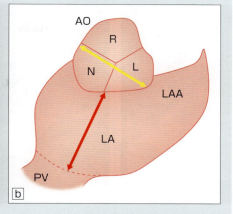

図8 心臓超音波検査による左房の評価
a：大動脈弁が閉鎖したフレームを使用する。
b：測定の模式図。右冠尖(R)と無冠尖(N)の接合面の延長線上で大動脈径(黄両方向矢印)を，左冠尖(L)と無冠尖の接合面の延長で左房径(赤両方向矢印)を測定する。左房径は左房体部で測定するため，肺静脈が測定範囲に入らないように，必要に応じて左心耳から仮想線(破線)を引く。
LA：左房，LAA：左心耳，AO：大動脈，PV：肺静脈

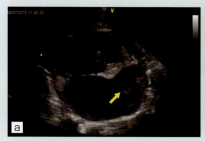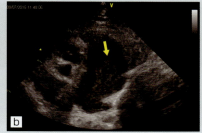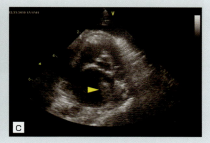

図9 もやもやエコー
a：右傍胸骨短軸像大動脈弁レベルにおける左心耳内のもやもやエコー(矢印)。
b：aと同症例に対する左傍胸骨短軸像における左心耳内のもやもやエコー(矢印)。左心耳が子細に描出されるため，観察に適した断面といえる。
c：右傍胸骨短軸像大動脈弁レベルにおいて，左心耳内に血栓形成(矢頭)が認められた症例。

　左房サイズの評価には，左房径の実測値と，左房径／大動脈径比(LA/Ao)が使用される。右傍胸骨短軸像大動脈弁レベルや右傍胸骨四腔断面像で測定する。左房径の実測値では16.0 mm未満が正常であり，16.0～19.9 mmが軽度，20.0～24.0 mmが中等度，24.0 mm以上が重度とされるが，最近の報告は，左房径が15.7 mmまたは16.5 mm以上の群で心不全のリスクが高かったとしている[63, 64, 70]。ただし，実測値は猫種，性別，体重あるいは体格の影響を受ける可能性が高いため，筆者は大動脈弁に器質的異常がない限り，LA/Aoを使用している[9]（同一個体で経過観察を行う場合は左房径の実測値を使用するとよい）。LA/Aoの基準値は1.5以下とされており，根拠は十分ではないものの，LA/Aoが1.51～1.79を軽度，1.80～1.99を中等度，2.00以上を重度として評価する(図8)。ただし，体重が7～10％低下するほどの脱水がある場合(利尿薬治療を含む)は，左房サイズを過小評価する可能性もあるため，注意する必要がある[7]。なお，左房拡大に伴い左心耳も拡張し，左心耳内の血流速度が0.2 m/sec以下に低下した場合には，血栓形成のリスクとされるもやもやエコー spontaneous echo contrast(SEC：煙状の高エコーが緩徐に渦巻き運動する像)[62]や血栓自体が認められることもある(図9)。そのことから，左心耳も右傍胸骨および左傍胸骨短軸像の両方を用いて慎重に評価する必要がある。なお，近年は左房の機能評価も注目されており，左房機能が低下している例では胸水が貯留しやすいことが報告されている[31]。

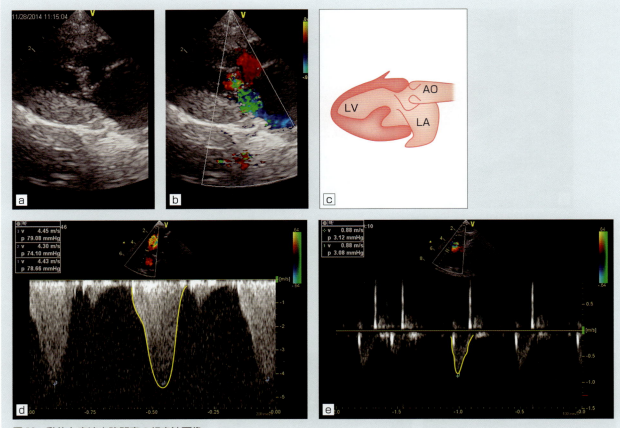

図10 動的左室流出路閉塞の超音波画像
a：右傍胸骨左室流出路断面。僧帽弁装置の余剰弁尖と余剰腱索により左室流出路が閉塞している。
b：aと同断面のカラードプラ法。弁尖の接合不全から二次的に僧帽弁閉鎖不全症が生じている。
c：aのシェーマ。
d：左傍胸骨五腔断面像における連続波ドプラ法。収縮に伴い左室流出路が閉塞するため徐々に血流が加速し、ダガーソード（剣の一種）に類似した形態（黄色線）を示す。
e：正常な猫の大動脈血流速度の波形。
LA：左房，LV：左室，AO：大動脈

(3)僧帽弁の観察

猫では、心筋が肥大しており、かつSAMが認められた場合にHOCMと診断されるため、僧帽弁を観察する。SAMによる僧帽弁逆流はDLVOTOとともに心雑音の発生に関連しているため、逆流の有無も確認する（図10）。

5. 遺伝子スクリーニング検査

遺伝子異常の有無とHCMの発症は必ずしも一致しないため、遺伝子検査は必須ではない。ただし、メインクーンにおいてはA31Pの検査によって予後を評価でき、繁殖から除外すべきかどうかの判断もできるため意義がある。なお、遺伝子変異が陽性である場合は6〜12カ月ごとの心臓超音波検査が推奨されている。

6. バイオマーカー
(1)NT-proBNP

NT-proBNPは猫の心筋症の診断に有効なバイオマーカーである（「2.1 心臓のバイオマーカー」参照）。また、呼吸困難の猫において、心疾患と呼吸器疾患とを鑑別する目的でカットオフ値を207 pmol/Lとした場合の受信者動作特性曲線の曲線下面積は0.98であり[25]、さらに胸水中のNT-proBNPのカットオフ値を322.3 pmol/mLとした場合、HCMの感度は100％で、特異度が94.4％であったことが報告されている[29]。

ただし、NT-proBNPは甲状腺機能亢進症や高窒素血症の猫でも上昇する場合があるため[37, 60]、心臓超音波検査を併せて実施し鑑別する必要がある。また無徴候のメインクーンの家族性HCMにおいて壁厚が中程度または重度に肥大していても上昇が認められなかったことが報告されているため[67]、正常範囲であっ

ても HCM の存在は否定できない。

(2) 心筋トロポニン I

心筋トロポニン I（cTnI）は HCM の猫においても上昇し，左室の拡張末期壁厚との相関性も報告されている（「2.1　心臓のバイオマーカー」参照）[26]。しかしながら，心臓超音波検査で明らかな異常が認められない甲状腺機能亢進症や慢性腎臓病の症例でも上昇していたとする報告があるため[54, 60]，これらの疾患も考慮する必要がある。

無徴候の猫に対する治療

無徴候の HCM に対して筆者が行っている治療を表2に示す。以下に詳細を解説する。

1. 心筋肥大に対する治療

臨床徴候が認められないとしても，心筋肥大は加齢とともに進行するため，それを抑制する治療が望まれる。しかしながら，HCM の遺伝子変異は単一でなく，表現型は同一であっても機序は多岐にわたるため，画一的な治療指針の設計は困難である。これまで，アンジオテンシン変換酵素（ACE）阻害薬，β遮断薬，抗アルドステロン薬，カルシウムチャネル拮抗薬による治療が試みられてきたが，いずれの薬剤も十分な心筋肥大抑制効果は確認されなかった[18, 40, 41]。また，ミオシンの ATP 分解酵素活性に対する低分子阻害薬（MYK-461）が HOCM 症例において閉塞の程度を改善する可能性が示唆されているが[73]，現時点では心筋肥大に対する抑制効果は明らかとなっていない。

人では HOCM の症例に対しアテノロールを用いると狭心症様症状が改善するとされており，猫でも活動性が改善した例を筆者は経験しているため，とくに左室流出路圧較差が 80 mmHg を上回る場合は使用することが多い。ただし陰性変力作用により運動不耐性，虚脱あるいは高窒素血症が生じる可能性があるため，注意しながら使用する必要がある。

2. 不整脈に対する治療

多形性の心室期外収縮や心室頻拍がみられる場合はβ遮断作用とカリウムチャネル阻害作用を併せ持つ抗不整脈薬であるソタロールを用いることがある。猫での使用報告は少ないが，主に心室性不整脈に対して使用され，さらに上室頻拍に対しても有効であるとされ

表2　無徴候の肥大型心筋症に対する治療

- 左室肥大があり，DLVOTO＞4.5 m/sec：アテノロールを投与
- 上室期外収縮：とくに治療せず，3〜6 カ月ごとに経過観察
- 心室期外収縮：多形性や心室頻拍がある場合はソタロールを考慮
- 左房拡大がない場合：とくに治療せず，3〜6 カ月ごとに経過観察
- 左房拡大（LA/Ao＞1.5）がある場合：血栓予防療法の開始。LA/Ao が 1.5〜2.0 である場合，1.5 付近であればアスピリンを，2.0 付近であればクロピドグレルを投与
- 左房内にもやもやエコーが認められた場合はダルテパリンの投与（経口薬を希望した場合はアスピリンとクロピドグレルを併用）

DLVOTO：動的左室流出路閉塞，LA/Ao：左房径／大動脈径比

ている[13, 61]。また，心拍数の早い心室頻拍に対してはアテノロールよりも効果が強いとされている[18]。

3. 血栓予防療法

無徴候であっても左房径が拡大している例は散見され，左房サイズに比例して血栓形成のリスクは上昇する。ATE を発症すると予後が悪いことが多いため，もやもやエコーや左心耳内の血栓が認められた場合は血栓予防療法を開始すべきである。一般的には抗血小板薬として低用量アスピリンやクロピドグレルが，抗凝固薬として低分子量ヘパリンが使用される。ATE を発症した猫において低用量アスピリンとクロピドグレルの効果を比較した臨床研究では，クロピドグレル投与群のほうが再発までの期間，生存期間が有意に長かったと報告されている[27]。低分子量ヘパリンは皮下投与が必要であり，抗血小板薬よりも優れた効果を示す証拠はないが，家族の手でも安全に投与可能であり[69]，経験的には抗血小板薬よりも再発抑制効果があるように思われる。筆者は低分子量ヘパリン，クロピドグレル，アスピリンの順に血栓予防効果が高いと考えており，コストや投薬の容易さなどを勘案して選択している。

心不全を発症した猫に対する治療

心不全を発症した HCM は標準的には ACE 阻害薬と利尿薬により治療されるが，明確な治療指針はない。筆者の治療法を表3に示す。以下に詳細を解説する。

表3 心不全を発症した症例に対する治療

1. 家族への指導
   - 興奮(犬に追いかけられるレベル)を避け,部屋が複数ある場合は一部屋で飼育するようにする
   - 皮下点滴や輸血は心不全を再発させる可能性があるため,必要な場合は獣医師に肥大型心筋症に罹患している旨を申告するようにする
2. 閉塞性肥大型心筋症で心不全を発症した場合の対処
   - 左室収縮機能不全がなく,DLVOTO>4.5 m/sec:アテノロールは減量したうえで継続し,ループ利尿薬とACE阻害薬で管理
   - 左室収縮機能不全がある場合(FS<30%,局所心筋運動の低下):アテノロールを休薬し,ピモベンダン,ループ利尿薬,ACE阻害薬で管理
3. 非閉塞性肥大型心筋症で心不全を発症した場合の対処
   - ACE阻害薬,ループ利尿薬,ピモベンダンによる管理
4. 不整脈への対処
   - 心室期外収縮を併発した場合:多形性や心室頻拍がある場合はソタロールを考慮
   - 心房細動を併発した場合:心不全に対してはACE阻害薬,ピモベンダンならびにループ利尿薬で管理し(アップストリーム治療),心電図検査で心室レートが診察室内で240 bpm以下となるようにジルチアゼムあるいはアテノロール(心室期外収縮を併発した場合はソタロール)で管理(ダウンストリーム治療)
5. 血栓予防療法
   - LA/Aoが1.5〜2.0である場合,1.5付近であればアスピリンを,2.0付近であればクロピドグレルを投与
   - LA/Ao>2.0,左房内にもやもやエコーが認められる,大動脈血栓塞栓症の既往がある場合はダルテパリンを投与(家族が経口薬を希望した場合はアスピリンとクロピドグレルを併用)

DLVOTO:動的左室流出路閉塞,FS:左室内径短縮率,LA/Ao:左房径／大動脈径比

1. 初期治療

急性うっ血性心不全では多くの症例が呼吸困難で来院することから,興奮させないように最低限の保定で速やかに酸素化を行う。必要に応じて鎮静薬を使用しながら診断および治療を進める。鎮静薬はストレスを軽減させ,心筋酸素消費量や神経体液性の反応を抑制するため,筆者は使用する機会が多い。

最初に聴診により肺水腫の有無を確認し,次いで心臓超音波検査により胸水や左房拡大の有無などを確認する。胸水が貯留していれば胸腔穿刺を優先するが,肺水腫が原因と判断した場合はフロセミドを静脈内投与(困難であれば筋肉内投与)する。フロセミドの投与後,利尿があった時点で自由給水とする。最初のフロセミド投与後,1〜3時間で改善が認められない場合には,努力呼吸が改善し,呼吸数が50回／分以下となるまでフロセミドを追加投与する(定量持続点滴も可)[14]。慢性腎臓病の既往がある場合にはフロセミドが過剰とならないように注意する。利尿薬と輸液の併用は避ける。過剰に脱水した場合は利尿薬を中止し,カリウムを添加した0.45%の食塩水を慎重に輸液する。

虚脱や低血圧が確認された場合は強心薬を投与する。経口投与が可能であればピモベンダンを,困難であればドブタミンなどを使用する。ただし,HOCMで,かつ左室収縮機能不全が認められない症例に対して強心薬は推奨されない。低血圧が持続する場合はドパミンを使用する。

上室頻拍や心室頻拍,心房細動など血行動態に悪影響を及ぼすと考えられる不整脈は治療の対象となる。筆者は上室頻拍や心室レートが250 bpmを超えるような心房細動にはジルチアゼムを,多形性の心室期外収縮,あるいは心室頻拍に対してはリドカインやソタロールを使用する。

2. 維持治療

(1)ループ利尿薬

急性期を脱したら,努力呼吸がなく,かつ安静時呼吸数が30回／分以下となる最低用量に利尿薬を調整する[55]。退院後は家族にも協力してもらい調整する。人において長時間作用型の利尿薬のほうが生存期間を延長することが報告されているため[10,11],獣医療においてもトラセミドの使用が注目されている。トラセミドはフロセミドよりも利尿作用が10倍強く,長時間作用型で,かつ抗アルドステロン作用を有する。なお,抗アルドステロン薬であるスピロノラクトンによりメインクーンの3分の1において顔面に難治性の潰瘍性皮膚炎が発症したことが報告されているが[41],トラセミドにはそのような副作用は認められていない。ただし,トラセミドの抗アルドステロン効果が不十分である可能性も指摘されており[23],アルドステロンが十分に抑制されるかは現時点では不明である。ラットや犬ではフロセミドの生体利用率が50%であるのに対し,トラセミドは80〜100%と高く[20],猫においても,フロセミドに対する抵抗性が認められる症例に対して有効であると考えられる。

(2)ACE阻害薬

うっ血性心不全に対する慢性的な利尿薬の投与はRAASを活性化する可能性があるため[69],急性期を脱し,水和が得られた時点でACE阻害薬を開始するとよい。HCMによりうっ血性心不全を発症した猫に対してエナラプリルを投与したところ左室および左房径が縮小したとする報告がある[58]。ただし,ACE阻害薬のみではRAASの活性化を抑制しきれない可能

性があり[41]，現時点ではACE阻害薬が心不全を発症したHCMの猫の生存期間を延長したとする報告はない。

(3) β遮断薬

無徴候のHOCMに対してアテノロールを開始していた場合，心不全発症後は用量を30〜50％減じ，重篤な血圧低下や心筋不全がある場合には休薬している。

(4) 強心薬

ピモベンダンは陽性変力作用，陽性変弛緩作用および血管拡張作用を有し，犬のうっ血性心不全に対して認可された経口強心薬である。猫での使用は認可されていないが，副作用は少なく（嘔く，食欲不振，興奮，便秘など[42]），心不全の既往のある猫の生存期間を有意に延長させことが報告されている[56]。ただし陽性変力作用により動的流出路閉塞が悪化する可能性があるため，HOCM症例に対しては慎重に投与する必要がある。SAMの悪化により低血圧が生じた例が報告されているため[22]，筆者はとくに重度の左室流出路圧較差がある症例に対しては投与しない。ただし，うっ血性心不全を発症し，かつ左室収縮力や局所心筋運動機能が低下している症例に対しては投与している。

予後

HCMの生存期間はさまざまであるが，ホモ接合のメインクーンは予後不良であり，12カ月齢までに求心性肥大が生じ，4歳までに死亡することが多い[35]。雄のラグドールも生存期間中央値は5.6歳とされる[50]。また，左房が拡大した症例（LA/Ao＞1.5）も生存期間中央値が229日（0〜2,190日）と予後不良である。ただし，左房拡大がない場合の生存期間中央値は3,617日（0〜3,617日）であったことが報告されている[50,59]。そのほか，ATEの既往があること，不整脈，失神，右室の拡大，臨床徴候の発現，品種（ラグドール），心不全の有無，重度の心筋肥大（9 mm以上），左房機能の低下，および左室機能不全（左室内径短縮率〔FS〕＜30％）が予後不良因子であったことが報告されている[50-52,59]。とくに2肢に塞栓したATEの場合の生存・退院率はわずか30〜40％である[39,53]。一方，人ではSAMの存在は予後不良因子とされるが[43]，猫においてはSAMを予後良好因子であるとする報告がある[50,59]。これはSAMが認められる症例では心雑音を伴うことが多いため，疾患が早期に検出されることで結果的に生存期間が長くなることが理由であると推察される[50,59]。なお，拡張相肥大型心筋症 end-sated HCMは，人では心臓移植が適応となる予後不良の病態であり[66]，猫においても同様と考えられるが，生存期間に関する十分な情報はない。

高齢猫に対する注意点

高齢猫では，慢性腎臓病による二次性高血圧や甲状腺機能亢進症に罹患している可能性があるため，肥大型心筋症の鑑別のためにも精査する必要がある。また，慢性腎臓病から貧血が生じている場合や甲状腺機能亢進症に罹患している場合は高心拍出量状態であることが多く，うっ血性心不全を発症しやすい状態にある。このような症例に対して不用意に皮下補液や輸血を含む輸液を行うと，急性心不全を発症する可能性があるため注意する必要がある。

薬用量リスト

鎮静薬

- アセプロマジン　0.01〜0.05 mg/kg（可能な限り低用量で使用する），SC，IM
- ブトルファノール　0.05〜0.2 mg/kg，SC，IV，IM
- ブプレノルフィン　0.005〜0.01 mg/kg，SC，IV，IM（POも可能）
- ミダゾラム　0.1〜0.5 mg/kg，IM，IV

筆者はアセプロマジンとブプレノルフィン，ブトルファノールとミダゾラムを組み合わせることが多い。

ACE阻害薬

- エナラプリル　0.25〜0.5 mg/kg，PO，q12〜24hr
- ベナゼプリル　0.25〜0.5 mg/kg，PO，q24hr
- ラミプリル　0.5 mg/kg，PO，q24hr

β遮断薬

- アテノロール　0.25〜1 mg/kg, PO, q12〜24hr

うっ血性心不全が生じた場合は減量もしくは休薬。低血圧に注意する。

抗不整脈薬

- ジルチアゼム　1.75〜2.4 mg/kg, PO, q8hr
- ソタロール　1〜2 mg/kg, PO, q12hr

β受容体遮断作用もあるため，うっ血性心不全が重篤な場合は使用を控える。

強心薬

- ピモベンダン　0.2〜0.3 mg/kg, PO, q12hr

HOCM症例に投与する場合は低血圧に注意する。

利尿薬

- フロセミド　0.5〜4 mg/kg, SC, IV, PO, CRI, q12〜48hr

※CRIの場合は24時間投薬量を計算して，ブドウ糖液などで投与する。

※安静時呼吸数（急性期：50回／分以下，慢性期：30回／分以下）となるように調整する。

※胸水がある場合は，胸腔穿刺術を優先する。

- トラセミド　0.1〜0.3 mg/kg, PO, q12〜24hr
- ヒドロクロロチアジド　0.5〜2 mg/kg, PO, q12hr〜48hr

※ループ利尿薬への抵抗性がある場合に追加する。腎機能および電解質のモニタリングが必要。

血栓予防療法

- アスピリン　5〜20 mg/head, PO, q72hr
- クロピドグレル　18.75 mg/kg, PO, q24hr

※流涎，消化器徴候が現れる可能性があるため，食事とともに投与するとよい。

- ダルテパリン　100〜150 IU/kg, SC, q4〜12hr

［青木卓磨］

■参考文献

1) Adin DB, Diley-Poston L. Papillary muscle measurements in cats with normal echocardiograms and cats with concentric left ventricular hypertrophy. *J Vet Intern Med.* 21: 737-741, 2007.
2) Atkins CE, Gallo AM, Kurzman ID, et al. Risk factors, clinical signs, and survival in cats with a clinical diagnosis of idiopathic hypertrophic cardiomyopathy: 74 cases (1985-1989). *J Am Vet Med Assoc.* 201: 613-618, 1992.
3) Benigni L, Morgan N, Lamb CR. Radiographic appearance of cardiogenic pulmonary oedema in 23 cats. *J Small Anim Pract.* 50: 9-14, 2009. doi: 10.1111/j.1748-5827.2008.00655.x
4) Bomback AS, Rekhtman Y, Klemmer PJ, et al. Aldosterone breakthrough during aliskiren, valsartan, and combination (aliskiren + valsartan) therapy. *J Am Soc Hypertens.* 6: 338-345, 2012. doi: 10.1016/j.jash.2012.07.003
5) Borgeat K, Casamian-Sorrosa D, Helps C, et al. Association of the myosin binding protein C3 mutation (MYBPC3 R820W) with cardiac death in a survey of 236 Ragdoll cats. *J Vet Cardiol.* 16: 73-80, 2014. doi: 10.1016/j.jvc.2014.03.005
6) Bright JM, Golden AL, Gompf RE, et al. Evaluation of the calcium channel-blocking agents diltiazem and verapamil for treatment of feline hypertrophic cardiomyopathy. *J Vet Intern Med.* 5: 272-582, 1991.
7) Campbell FE, Kittleson MD. The effect of hydration status on the echocardiographic measurements of normal cats. *J Vet Intern Med.* 21: 1008-1015, 2007.
8) Carlos Sampedrano C, Chetboul V, Mary J, et al. Prospective echocardiographic and tissue Doppler imaging screening of a population of Maine Coon cats tested for the A31P mutation in the myosin-binding protein C gene: a specific analysis of the heterozygous status. *J Vet Intern Med.* 23: 91-99, 2009. doi: 10.1111/j.1939-1676.2008.0218.x
9) Chetboul V, Sampedrano CC, Tissier R, et al. Quantitative assessment of velocities of the annulus of the left atrioventricular valve and left ventricular free wall in healthy cats by use of two-dimensional color tissue Doppler imaging. *Am J Vet Res.* 67: 250-258, 2006.
10) Committee JMP. Rationale and design of a randomized trial to assess the effects of diuretics in heart failure: Japanese Multicenter Evaluation of Long- vs Short-Acting Diuretics in Congestive Heart Failure (J-MELODIC). *Circ J.* 71: 1137-1140, 2007.
11) Cosin J, Diez J, investigators T. Torasemide in chronic heart failure: results of the TORIC study. *Eur J Heart Fail.* 4: 507-513, 2002.
12) Côté E, Manning AM, Emerson D, et al. Assessment of the prevalence of heart murmurs in overtly healthy cats. *J Am Vet Med Assoc.* 225: 384-388, 2004.
13) Ferasin L. Recurrent syncope associated with paroxysmal supraventricular tachycardia in a Devon Rex cat diagnosed by implantable loop recorder. *J Feline Med Surg.* 11: 149-152, 2009. doi: 10.1016/j.jfms.2008.04.006

14) Ferasin L, DeFrancesco T. Management of acute heart failure in cats. *J Vet Cardiol*. 17 Suppl 1: S173-189. 2015. doi: 10.1016/j.jvc.2015.09.007

15) Ferasin L, Sturgess CP, Cannon MJ, et al. Feline idiopathic cardiomyopathy: a retrospective study of 106 cats (1994-2001). *J Feline Med Surg*. 5: 151-159, 2003.

16) Fox PR, Liu SK, Maron BJ. Echocardiographic assessment of spontaneously occurring feline hypertrophic cardiomyopathy. An animal model of human disease. *Circulation*. 92: 2645-2651, 1995.

17) Fox PR, Rush JE, Reynolds CA, et al. Multicenter evaluation of plasma N-terminal probrain natriuretic peptide (NT-pro BNP) as a biochemical screening test for asymptomatic (occult) cardiomyopathy in cats. *J Vet Intern Med*. 25: 1010-1016. 2011. doi: 10.1111/j.1939-1676.2011.00776.x

18) Fox PR, Schober KA. Management of asymptomatic (occult) feline cardiomyopathy: Challenges and realities. *J Vet Cardiol*. 17 Suppl 1: S150-158. 2015. doi: 10.1016/j.jvc.2015.03.004

19) Fries R, Heaney AM, Meurs KM. Prevalence of the myosin-binding protein C mutation in Maine Coon cats. *J Vet Intern Med*. 22: 893-896, 2008. doi: 10.1111/j.1939-1676.2008.0113.x

20) Ghys A, Denef J, de Suray JM, et al. Pharmacological properties of the new potent diuretic torasemide in rats and dogs. *Arzneimittelforschung*. 35: 1520-1526, 1985.

21) Godiksen MT, Granstrøm S, Koch J, et al. Hypertrophic cardiomyopathy in young Maine Coon cats caused by the p.A31P cMyBP-C mutation-the clinical significance of having the mutation. *Acta Vet Scand*. 53: 7, 2011. doi: 10.1186/1751-0147-53-7

22) Gordon SG, Saunders AB, Roland RM, et al. Effect of oral administration of pimobendan in cats with heart failure. *J Am Vet Med Assoc*. 241: 89-94, 2012. doi: 10.2460/javma.241.1.89

23) Gravez B, Tarjus A, Jimenez-Canino R, et al. The diuretic torasemide does not prevent aldosterone-mediated mineralocorticoid receptor activation in cardiomyocytes. *PLoS One*. 8: e73737, 2013. doi: 10.1371/journal.pone.0073737

24) Hanås S, Tidholm A, Holst BS. Ambulatory electrocardiogram recordings in cats with primary asymptomatic hypertrophic cardiomyopathy. *J Feline Med Surg*. 19: 158-164, 2017. doi: 10.1177/1098612X15618702

25) Hassdenteufel E, Henrich E, Hildebrandt N, et al. Assessment of circulating N-terminal pro B-type natriuretic peptide concentration to differentiate between cardiac from noncardiac causes of pleural effusion in cats. *J Vet Emerg Crit Care (San Antonio)*. 23: 416-422, 2013. doi: 10.1111/vec.12074

26) Herndon WE, Kittleson MD, Sanderson K, et al. Cardiac troponin I in feline hypertrophic cardiomyopathy. *J Vet Intern Med*. 16: 558-564. 2002.

27) Hogan DF, Fox PR, Jacob K, et al. Secondary prevention of cardiogenic arterial thromboembolism in the cat: The double-blind, randomized, positive-controlled feline arterial thromboembolism; clopidogrel vs. aspirin trial (FAT CAT). *J Vet Cardiol*. 17 Suppl 1: S306-317, 2015. doi: 10.1016/j.jvc.2015.10.004

28) Hori Y, Uechi M, Indou A. Effects of changes in loading conditions and heart rate on the myocardial performance index in cats. *Am J Vet Res*. 68: 1183-1187, 2007.

29) Humm K, Hezzell M, Sargent J, et al. Differentiating between feline pleural effusions of cardiac and non-cardiac origin using pleural fluid NT-proBNP concentrations. *J Small Anim Pract*. 54: 656-661, 2013. doi: 10.1111/jsap.12152

30) Jackson BL, Adin DB, et al. Effect of atenolol on heart rate, arrhythmias, blood pressure, and dynamic left ventricular outflow tract obstruction in cats with subclinical hypertrophic cardiomyopathy. *J Vet Cardiol*. 17 Suppl 1: S296-305, 2015. doi: 10.1016/j.jvc.2015.03.002

31) Johns SM, Nelson OL, Gay JM. Left atrial function in cats with left-sided cardiac disease and pleural effusion or pulmonary edema. *J Vet Intern Med*. 26: 1134-1139. 2012. doi: 10.1111/j.1939-1676.2012.00967.x

32) Johnson LM, Atkins CE, Keene BW, et al. Pharmacokinetic and pharmacodynamic properties of conventional and CD-formulated diltiazem in cats. *J Vet Intern Med*. 10: 316-320. 1996.

33) Jung SW, Kittleson MD. The effect of atenolol on NT-proBNP and troponin in asymptomatic cats with severe left ventricular hypertrophy because of hypertrophic cardiomyopathy: a pilot study. *J Vet Intern Med*. 25: 1044-1049, 2011. doi: 10.1111/j.1939-1676.2011.0754.x

34) Kittleson MD, Meurs KM, Harris SP. The genetic basis of hypertrophic cardiomyopathy in cats and humans. *J Vet Cardiol*. 17 Suppl 1: S53-73, 2015. doi: 10.1016/j.jvc.2015.03.001

35) Kittleson MD, Meurs KM, Munro MJ, et al. Familial hypertrophic cardiomyopathy in maine coon cats: an animal model of human disease. *Circulation*. 99: 3172-3180, 1999.

36) Kollef MH, Neelon-Kollef RA. Pulmonary embolism associated with the act of defecation. *Heart lung*. 20: 451-454, 1991.

37) Lalor SM, Connolly DJ, Elliott J, et al. Plasma concentrations of natriuretic peptides in normal cats and normotensive and hypertensive cats with chronic kidney disease. *J Vet Cardiol*. 11 Suppl 1: S71-79, 2009. doi: 10.1016/j.jvc.2009.01.004

38) Laste NJ, Harpster NK. A retrospective study of 100 cases of feline distal aortic thromboembolism: 1977-1993. *J Am Anim Hosp Assoc*. 31: 492-500, 1995.

39) Luis Fuentes V. Arterial thromboembolism: risks, realities and a rational first-line approach. *J Feline Med Surg*. 14: 459-470, 2012. doi: 10.1177/1098612X12451547

40) MacDonald KA, Kittleson MD, Kass PH, et al. Effect of spironolactone on diastolic function and left ventricular mass in Maine Coon cats with familial hypertrophic cardiomyopathy. *J Vet Intern Med*. 22: 335-341, 2008. doi: 10.1111/j.1939-1676.2008.0049.x

41) MacDonald KA, Kittleson MD, Larson RF, et al. The effect of ramipril on left ventricular mass, myocardial fibrosis, diastolic function, and plasma neurohormones in Maine Coon cats with familial hypertrophic cardiomyopathy without heart failure. *J Vet Intern Med*. 20: 1093-1105. 2006.

42) Macgregor JM, Rush JE, Laste NJ, et al. Use of pimobendan in 170 cats (2006-2010). *J Vet Cardiol*. 13: 251-260. 2011. doi: 10.1016/j.jvc.2011.08.001

43) Maron BJ, McKenna WJ, Danielson GK, et al. American College of Cardiology/European Society of Cardiology clinical expert consensus document on hypertrophic cardiomyopathy. A report of the American College of Cardiology Foundation Task Force on Clinical Expert Consensus Documents and the European Society of Cardiology Committee for Practice Guidelines. *J Am Coll Cardiol*. 42: 1687-1713, 2003.

44) Mary J, Chetboul V, Sampedrano CC, et al. Prevalence of the MYBPC3-A31P mutation in a large European feline population and association with hypertrophic cardiomyopathy in the Maine Coon breed. *J Vet Cardiol*. 12: 155-161, 2010. doi: 10.1016/j.jvc.2010.06.004

45) März I, Wilkie LJ, Harrington N, et al. Familial cardiomyopathy in Norwegian Forest cats. *J Feline Med Surg*. 17: 681-691, 2015. doi: 10.1177/1098612X14553686

46) Meurs KM, Norgard MM, Ederer MM, et al. A substitution mutation in the myosin binding protein C gene in ragdoll hypertrophic cardiomyopathy. *Genomics*. 90: 261-264, 2007.

47) Meurs KM, Norgard MM, Kuan M, et al. Analysis of 8 sar-

comeric candidate genes for feline hypertrophic cardiomyopathy mutations in cats with hypertrophic cardiomyopathy. *J Vet Intern Med*. 23: 840-843. 2009. doi: 10.1111/j.1939-1676.2009.0341.x

48) Oura TJ, Young AN, Keene BW, et al. A valentine-shaped cardiac silhouette in feline thoracic radiographs is primarily due to left atrial enlargement. *Vet Radiol Ultrasound*. 56: 245-250, 2015. doi: 10.1111/vru.12221

49) Paige CF, Abbott JA, Elvinger F, et al. Prevalence of cardiomyopathy in apparently healthy cats. *J Am Vet Med Assoc*. 234: 1398-1403. 2009. doi: 10.2460/javma.234.11.1398

50) Payne J, Luis Fuentes V, Boswood A, et al. Population characteristics and survival in 127 referred cats with hypertrophic cardiomyopathy (1997 to 2005). *J Small Anim Pract*. 51: 540-547, 2010. doi: 10.1111/j.1748-5827.2010.00989.x

51) Payne JR, Borgeat K, Brodbelt DC, et al. Risk factors associated with sudden death vs. congestive heart failure or arterial thromboembolism in cats with hypertrophic cardiomyopathy. *J Vet Cardiol*. 17 Suppl 1: S318-328, 2015. doi: 10.1016/j.jvc.2015.09.008

52) Payne JR, Borgeat K, Connolly DJ, et al. Prognostic indicators in cats with hypertrophic cardiomyopathy. *J Vet Intern Med*. 27: 1427-1436, 2013. doi: 10.1111/jvim.12215

53) Payne JR, Brodbelt DC, Luis Fuentes V. Cardiomyopathy prevalence in 780 apparently healthy cats in rehoming centres (the CatScan study). *J Vet Cardiol*. 17 Suppl 1: S244-257, 2015. doi: 10.1016/j.jvc.2015.03.008

54) Porciello F, Rishniw M, Herndon WE, et al. Cardiac troponin I is elevated in dogs and cats with azotaemia renal failure and in dogs with non-cardiac systemic disease. *Aust Vet J*. 86: 390-394, 2008. doi: 10.1111/j.1751-0813.2008.00345.x

55) Porciello F, Rishniw M, Ljungvall I, et al. Sleeping and resting respiratory rates in dogs and cats with medically-controlled left-sided congestive heart failure. *Vet J*. 207: 164-168, 2016. doi: 10.1016/j.tvjl.2015.08.017

56) Reina-Doreste Y, Stern JA, Keene BW, et al. Case-control study of the effects of pimobendan on survival time in cats with hypertrophic cardiomyopathy and congestive heart failure. *J Am Vet Med Assoc*. 245: 534-539, 2014. doi: 10.2460/javma.245.5.534

57) Rishniw M, Thomas WP. Dynamic right ventricular outflow obstruction: a new cause of systolic murmurs in cats. *J Vet Intern Med*. 16: 547-552, 2002.

58) Rush JE, Freeman LM, Brown DJ, et al. The use of enalapril in the treatment of feline hypertrophic cardiomyopathy. *J Am Anim Hosp Assoc*. 34: 38-41, 1998.

59) Rush JE, Freeman LM, Fenollosa NK, et al. Population and survival characteristics of cats with hypertrophic cardiomyopathy: 260 cases (1990-1999). *J Am Vet Med Assoc*. 220: 202-207, 2002.

60) Sangster JK, Panciera DL, Abbott JA, et al. Cardiac biomarkers in hyperthyroid cats. *J Vet Intern Med*. 28: 465-472. 2014. doi: 10.1111/jvim.12259

61) Schober KE, Kent AM, Aeffner F. Tachycardia-induced cardiomyopathy in a cat. *Schweiz Arch Tierheilkd*. 156: 133-139, 2014. doi: 10.1024/0036-7281/a000563

62) Schober KE, Maerz I. Assessment of left atrial appendage flow velocity and its relation to spontaneous echocardiographic contrast in 89 cats with myocardial disease. *J Vet Intern Med*. 20: 120-130, 2006.

63) Schober KE, Maerz I, Ludewig E, et al. Diagnostic accuracy of electrocardiography and thoracic radiography in the assessment of left atrial size in cats: comparison with transthoracic 2-dimensional echocardiography. *J Vet Intern Med*. 21: 709-718, 2007.

64) Schober KE, Wetli E, Drost WT. Radiographic and echocardiographic assessment of left atrial size in 100 cats with acute left-sided congestive heart failure. *Vet Radiol Ultrasound*. 55: 359-367, 2014. doi: 10.1111/vru.12131

65) Schober KE, Zientek J, Li X, et al. Effect of treatment with atenolol on 5-year survival in cats with preclinical (asymptomatic) hypertrophic cardiomyopathy. *J Vet Cardiol*. 15: 93-104, 2013. doi: 10.1016/j.jvc.2013.03.003

66) Seiler C, Jenni R, Vassalli G, et al. Left ventricular chamber dilatation in hypertrophic cardiomyopathy: related variables and prognosis in patients with medical and surgical therapy. *Br Heart J*. 74: 508-516, 1995.

67) Singh MK, Cocchiaro MF, Kittleson MD. NT-proBNP measurement fails to reliably identify subclinical hypertrophic cardiomyopathy in Maine Coon cats. *J Feline Med Surg*. 12: 942-947, 2010. doi: 10.1016/j.jfms.2010.08.004

68) Sisson DD, Knight DH, Helinski C, et al. Plasma taurine concentrations and M-mode echocardiographic measures in healthy cats and in cats with dilated cardiomyopathy. *J Vet Intern Med*. 5: 232-238, 1991.

69) Smith CE, Rozanski EA, Freeman LM, et al. Use of low molecular weight heparin in cats: 57 cases (1999-2003). *J Am Vet Med Assoc*. 225: 1237-1241, 2004.

70) Smith S, Dukes-McEwan J. Clinical signs and left atrial size in cats with cardiovascular disease in general practice. *J Small Anim Pract*. 53: 27-33, 2012. doi: 10.1111/j.1748-5827.2011.01143.x

71) Smith SA, Tobias AH, Jacob KA, et al. Arterial thromboembolism in cats: acute crisis in 127 cases (1992-2001) and long-term management with low-dose aspirin in 24 cases. *J Vet Intern Med*. 17: 73-83, 2003.

72) Spalla I, Locatelli C, Riscazzi G, et al. Survival in cats with primary and secondary cardiomyopathies. *J Feline Med Surg*. 18: 501-509. 2016. doi: 10.1177/1098612X15588797

73) Stern JA, Markova S, Ueda Y, et al. A Small Molecule Inhibitor of Sarcomere Contractility Acutely Relieves Left Ventricular Outflow Tract Obstruction in Feline Hypertrophic Cardiomyopathy. *PLoS One*. 11: e0168407, 2016. doi: 10.1371/journal.pone.0168407

74) Sugimoto K, Fujii Y, Ogura Y, et al. Influence of alterations in heart rate on left ventricular echocardiographic measurements in healthy cats. *J Feline Med Surg*. 2016. DOI: 10.1177/1098612X16661374

75) Taillefer M, Di Fruscia R. Benazepril and subclinical feline hypertrophic cardiomyopathy: a prospective, blinded, controlled study. *Can Vet J*. 47: 437-445, 2006.

76) Taugner FM. Stimulation of the renin-angiotensin system in cats with hypertrophic cardiomyopathy. *J Comp Pathol*. 125: 122-129. 2001.

77) Wiener-Kronish JP, Goldstein R, Matthay RA, et al. Lack of association of pleural effusion with chronic pulmonary arterial and right atrial hypertension. *Chest*. 92: 967-970, 1987.

78) Winter MD, Giglio RF, Berry CR, et al. Associations between 'valentine' heart shape, atrial enlargement and cardiomyopathy in cats. *J Feline Med Surg*. 17: 447-452, 2015. doi: 10.1177/1098612X14546339

2.5 拡張型心筋症

原因および病態

拡張型心筋症 dilated cardiomyopathy（DCM）は肉眼的には心腔の著しい拡大という形態変化が特徴的であるが，本質的には機能異常，とくに収縮能の異常を主体とする。左室の異常が主であることが多いが，ときに右室も罹患する。本疾患では心筋細胞の変性や脱落，残存した心筋細胞の肥大が認められるが，組織学的な異常が認められないこともある。それでもなお生じる収縮能の異常は，心臓の収縮を担う心筋細胞内の蛋白質の異常に起因すると考えられる。

1. 原発性と続発性

ほかの心筋症と同様，原発性の場合と続発性の場合がある。かつては原発性の疾患であると考えられ，発生数も肥大型心筋症 hypertrophic cardiomyopathy（HCM）に次いで多かったが，そのほとんどがタウリン欠乏による続発性の疾患であると判明した[15]ことにより食事内容が改善され，発生数は激減した。現在の発生数は HCM，拘束型心筋症 restrictive cardiomyopathy（RCM）に次いで 3 番目であり，比較的まれな疾患となっている[3]。タウリン欠乏以外にも，ドキソルビシンを代表とする薬剤，頻脈性不整脈などによっても DCM と同様の形態的ならびに機能的変化が生じることが知られており，さらにはウイルス感染や免疫異常など，未だ解明されていない要因によって生じている可能性も否定できない。これらの要因がすべて除外されて残るのが原発性の DCM である。

2. 原発性拡張型心筋症の原因と病態

原発性 DCM の原因はすべてが明らかにされているわけではないが，遺伝的要因が大きく関与していると考えられている。人では家族性の患者が全体の 25～50％を占めるとされ[8,9,14]，これまでに 40 種以上の蛋白質とそれをコードする遺伝子の異常が明らかになっている。それらは主に，心筋細胞の収縮に直接関与するミオシンやトロポニンなどのサルコメアの構成要素や，単一のサルコメアの収縮を伝播し集合体としての機能的な収縮を形成するために必要とされるデスミンやジストロフィンなど細胞骨格の形成に関与する蛋白質など，心臓の収縮に関連する蛋白質である[9]。

犬でも特定の血統において好発することが知られており，同様に遺伝的要因が大きく関わっていると考えられる。一方，猫においては遺伝的要因の関与が示唆されているものの，現時点では不明な点が多い。

3. タウリン欠乏と心収縮能

タウリンは食事より摂取したシステインから肝臓および脳において合成されるが，猫はこの合成に関わる酵素が少ないため，必須アミノ酸となっている[7]。心筋細胞内のカルシウム恒常性，代謝や浸透圧の調整に関与し，タウリン欠乏が心臓の収縮能を減弱させること，それがタウリンの補充により改善することが明らかとされている。しかし，タウリン欠乏の猫のすべてが心機能に異常をきたすわけではなく，ほかの要因も関与していると考えられるがすべては解明されてはいない[17]。

4. 病態生理

疾患の本質は左室（ときに右室も）の収縮不全である。左室収縮不全では収縮末期左室容積が増大し，一回心拍出量は減少する。これに対応し心拍出量を保つべく，代償的な心拍数の増大と左室拡張末期容積の増大が生じる。これによりしばらくは臨床徴候を示さずに経過するが，収縮機能の低下と心拡大が進行すると左室拡張末期圧が上昇する（図1）。さらに左室拡大に伴い僧帽弁輪が拡大し，二次的な僧帽弁逆流が生じ得る。これらは左房圧の上昇と左房容積の拡大をもたら

循環器疾患

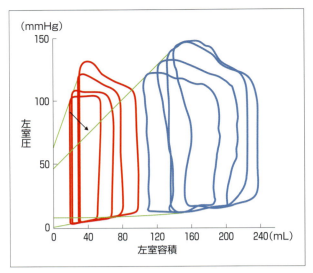

図1　圧容積曲線の模式図
正常と比較して拡張型心筋症では左室収縮期ならびに拡張期容積がともに増大するとともに，収縮能指標である左室収縮末期圧－容量関係の勾配が下方にシフトしている。
赤：正常，青：拡張型心筋症
（文献6をもとに作成）

し，左房での血栓形成リスクを高める。最終的にはそのほかの心疾患と同様にうっ血性心不全となり肺水腫や胸水貯留を生じ，さらには肺高血圧により右心拡大も生じる。この段階においてはすべての心腔が拡大する。また，心拍出量が維持できなくなることで前方拍出不全による低血圧も生じる。

疫学および臨床徴候

原発性DCMの報告は非常に少なく情報は限られている。血統による差異については報告がなく，雌雄差については相反する結果が示されており，いずれも不明である。発症年齢の中央値は9.1歳[3]，10歳[2]と同様の結果が報告されている。

初期は無徴候であるため，猫においてはこの時点で診察する機会は少ないと思われ，不明な点が多い。代償不全となり，うっ血性心不全による肺水腫や胸水貯留が生じると頻呼吸，開口呼吸などの呼吸困難の徴候が認められる。この時点で初めて家族が異常に気付き受診することが多く，80％以上の症例がこれに該当するとの報告がある[3,5]。右心不全による腹水に伴い腹囲膨満が認められることもあるが，左心不全に比べると少ない（全体の5.7％[5]，あるいは54％[3]）。前方拍出不全によると思われる虚脱（2.8％[5]，18％[3]）や，大動脈血栓塞栓症によると思われる徴候（0％[3]，8.5％[5]）など，緊急性が高い状況で来院することもある。

検査および診断

1. 身体検査

聴診によって，ほとんどの症例（97％）で異常が検出されることが報告されているが，ギャロップ音（72％），小さな収縮期性雑音（34％），不整脈（28％）と非特異的である[5]。低血圧も一般的な徴候であり，本疾患の半数以上で認められると報告されている[3]。

2. 心電図検査

多くの症例（72％）で異常が検出されるが，心腔の拡大に伴う非特異的なものが多い。心室期外収縮や上室頻拍などの不整脈も報告されている[3]。

3. X線検査

心拡大が認められる例が多いが報告による差異が大きい（41％[5]，100％[3]）。うっ血性心不全の症例では，胸水が認められる例が最も多く（69％[5]，91％[3]），肺水腫（33％[5]，36％[3]）および腹水（5.7％[5]，54.5％[3]）が次ぐ（図2）。

4. 心臓超音波検査

(1)左室の評価

本疾患は心臓超音波検査によって診断する。本疾患においては時間分解能が高いMモードでの評価が好ましい。本疾患では左室の収縮能低下により左室収縮末期径の増大（≧14 mm）と左室内径短縮率の低下（≦28％）が認められる[4]（図3b）。また，左室拡張末期径の増大（≧18 mm），僧帽弁E点心室中隔間距離（EPSS）の増加（＞4 mm）もよく認められる（図3b, c）[4]。ただし，HCMの末期において，心筋の虚血壊死が生じることで収縮能が低下し，DCM様の特徴を呈することがある。過去に検査が行われていない限り鑑別は困難であるため，とくにHCMの好発種においては本疾患を診断する際に注意が必要である。

(2)左房の評価

左房の評価は右傍胸骨短軸断面のBモードで行うことが望ましく，左房径は10 mm，左房径／大動脈径比（LA／Ao）は1.5が上限とされる（図3d）。右心拡大も認められるが，客観的な指標は確立されておらず，主観的な評価にならざるを得ない。

僧帽弁逆流や三尖弁逆流が認められることもあるが，弁輪の拡大に伴う二次的な逆流であり弁の形態に

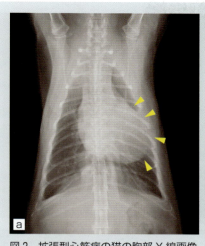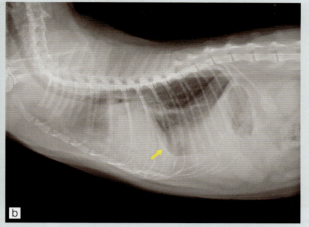

図2 拡張型心筋症の猫の胸部X線画像
心陰影は重度に拡大している（矢頭）。葉間裂が明瞭に認められ（矢印），胸水の貯留が疑われる。
a：腹背像，b：右下側方像

変化は認められないのが一般的である。この場合，逆流血流は房室弁の接合部から中心性に生じることが多い。心不全に伴い，胸水や腹水に加えて心囊水が認められることもある。

(3) ポイントシステムの有用性

犬では本疾患の早期診断を目的として，European Society of Veterinary Cardiology がポイントシステムに基づく診断基準を提唱している（表）[11]。このなかで用いられている sphericity index は左室長軸方向の長さを短軸方向の幅で除した数値であり，本疾患では短軸方向への拡張が優位となるためこれが低下することが知られている。猫における本法の有用性については検証されていないが，犬と同様に診断の一助となるかもしれない。また，収縮能指標のひとつである，心室前駆出期／駆出時間比 pre ejection period/ejection time（PEP/ET）も評価項目として採用されている。収縮能の低下に伴い大動脈弁開放に要する時間が増大するため PEP が増加し，逆に大動脈弁の開放を維持することができる時間が短縮するために ET が減少して結果的に PEP/ET は増加する。しかし，やはりこれも猫での評価基準は確立されていない。

5. 血液検査

(1) タウリン測定

現在はほぼすべてのキャットフードに十分なタウリンが含まれており，タウリン欠乏の症例を目にする機会はほぼないが，手作り食を中心とした食生活を送っているなど特殊な環境下の猫で，心臓の収縮不全が認められた場合にはタウリンの測定を考慮するべきである。猫における血漿タウリン濃度の正常値は60 nmol/L であり，30 nmol/L を下回る場合に本疾患のリスクが高まるとされる[17]。

(2) バイオマーカー

犬の DCM においては B 型ナトリウム利尿ペプチド（BNP），心房性ナトリウム利尿ペプチド（ANP），トロポニンなどのバイオマーカーに関する研究が多く行われ，無徴候期においても血中の BNP 濃度や NT-proBNP 濃度が上昇していることが報告されており，早期診断における有用性が示されている[12, 19]。一方，猫においては DCM に関する報告は見当たらず現時点での有用性は不明である。

治療

1. タウリン欠乏への対処

タウリン欠乏が疑われる場合にはタウリンを補充する。タウリン欠乏が原因であれば，多くの場合 2 週間以内に臨床徴候は改善し，3〜9 週間で心臓超音波検査所見の改善が認められる[16]。診断時にうっ血性心不全を呈している場合にはアンジオテンシン変換酵素（ACE）阻害薬や利尿薬も併用されるが，タウリン補充により心不全が改善した後にはこれらは不要となる。

循環器疾患

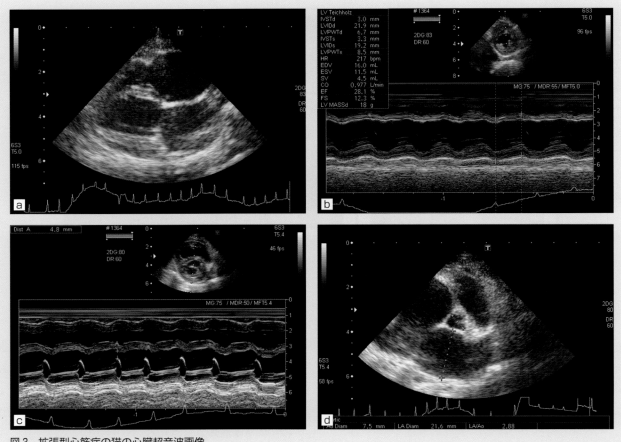

図3　拡張型心筋症の猫の心臓超音波画像

a：右傍胸骨長軸断面像。すべての心腔が拡張している。
b：右傍胸骨短軸断面像（乳頭筋-腱索レベル）のMモード。左室拡張末期径（LVIDd），左室収縮末期径（LVIDs），左室内径短縮率（FS）が測定される。この症例ではLVIDd＝21.9 mm，LVIDs＝19.2 mmであり，FSの著しい低下（[21.9－19.2]／21.9＝12.3％）が認められる。
c：右傍胸骨短軸断面像（僧帽弁レベル）のMモード。僧帽弁E点心室中隔間距離（EPSS）は4.8 mmと増加している。
d：右傍胸骨短軸断面像（左房レベル）。左房径21.6 mmであり，左房径／大動脈径比（LA/Ao）は2.88と著しく増加している。

表　European Society of Veterinary Cardiologyによる犬の無徴候性拡張型心筋症の診断システム

大基準（3点）	小基準（1点）
収縮期もしくは拡張期の左室拡大 Sphericity indexの低下 FSの低下	不整脈（ボクサーやドーベルマンの場合） 心房細動 EPSSの増大 PEP/ETの増大 FSの軽度の低下 左房もしくは両心房拡大

合計6点以上の場合，拡張型心筋症が示唆される。
FS：左室内径短縮率，EPSS：僧帽弁E点心室中隔間距離，PEP/ET：心室前駆出期／駆出時間比

2．原発性への対処

　原発性の場合，治療法はタウリン欠乏とは大きく異なる。診断時にはすでに多くの症例がうっ血性心不全を発症しており，ACE阻害薬，利尿薬を必要とする。また血栓塞栓症を伴う場合には抗凝固療法や抗血小板療法などが必要となる。これらの対処法はHCMと同様である。ただし陽性変力薬の使用については HCMとは異なり，DCMにおいては積極的な使用を考慮すべきである。古典的にはジゴキシンが用いられてきたが，近年はピモベンダンが好まれる。猫におけるピモベンダンに関する知見は非常に少ないが，心不全徴候を示す拡張型心筋症症例においてピモベンダンを投与した16例と，投与していない16例（内9例でジゴキシン投与）を比較したところ，投与群の生存期

間が有意に長かった（ピモベンダン投与群中央値49日，非投与群12日）ことが報告されている[5]。低拍出によるショック状態で来院し内服が困難な状況であれば，ドブタミンの持続点滴を考慮する。

3. 無徴候期の対処

無徴候で本疾患を診断した場合の治療法については猫では検証されておらず，コンセンサスの得られている方法はない。犬においては無徴候期におけるACE阻害薬やβ遮断薬の効果についての検証がなされている。ドーベルマンという限られた犬種での後ろ向き研究ではあるが，ACE阻害薬投与群は非投与群に比べてうっ血性心不全発症までに要する期間が長かったという報告がなされている[10]。β遮断薬は人のDCM患者において一般的に用いられるが，犬における検証では有用性が確認されていない[11]。ピモベンダンについては，やはりドーベルマンという限られた犬種ではあるが，多施設でのプラセボ対照二重盲検試験の結果，投与群では有意に生存期間が長かったと報告されている[18]。

予後

タウリン欠乏の場合，診断時からすでに重度の心不全や血栓塞栓症を発症している場合には早期に死亡するリスクが高いが，そうでなければ適切な治療により良好な予後が期待できる。

一方，原発性の場合の予後はきわめて厳しい。少ない報告ではあるが，診断からの生存期間中央値は11日[4]，12日[6]ときわめて短い。ピモベンダン投与により生存期間が延長する可能性も報告されているが，それでも中央値49日[5]と，HCMの猫（1,276日[13]）やDCMの犬（671日[1]）と比較してきわめて短い。ただし，これらの報告に含まれている症例は診断時にすでに何らかの臨床徴候を有しているものがほとんどであり，母集団に偏りがある可能性について考慮する必要がある。また，拡張相HCMの患者が含まれている可能性も考えられ，これも生存期間を短くする要因となっている可能性もある。

薬用量リスト

1. タウリン欠乏への処方

- タウリン 250 mg/head, PO, bid

2. うっ血性心不全への処方

- エナラプリル 0.25〜0.5 mg/kg, PO, sid〜bid
- ベナゼプリル 0.25〜0.5 mg/kg, PO, sid〜bid
- フロセミド 0.5〜4.0 mg/kg, IV, IM, SC, q30 min〜12hr
  0.5〜2.0 mg/kg, PO, sid〜bid
- ピモベンダン 0.2〜0.3 mg/kg, PO, sid〜bid
- ドブタミン 1〜15 μg/kg/min, CRI

3. 血栓塞栓症への処方

- クロピドグレル 1〜3 mg/kg または 18.75 mg/head, PO, sid
- アスピリン 5〜81 mg/head, PO, q3day*
- 未分画ヘパリン 250〜375 IU/kg, IV その後 150〜250 IU/kg, SC, tid〜qid

＊：低用量使用から高用量使用までさまざまな報告がある。

［中村健介］

参考文献

1) Borgarelli M, Santilli RA, Chiavegato D, et al. Prognostic indicators for dogs with dilated cardiomyopathy. *J Vet Intern Med*. 20: 104-110, 2006.
2) Dukes-McEwan J, Borgarelli M, Tidholm A, et al. Proposed guidelines for the diagnosis of canine idiopathic dilated cardiomyopathy. *J Vet Cardiol*. 5: 7-19, 2003. doi: 10.1016/S1760-2734(06)70047-9
3) Ferasin L, Sturgess CP, Cannon MJ, et al. Feline idiopathic cardiomyopathy: a retrospective study of 106 cats（1994-2001）. *J Feline Med Surg*. 5: 151-159, 2003.
4) Ferasin L. Feline myocardial disease 2: diagnosis, prognosis and clinical management. *J Feline Med Surg*. 11: 183-194, 2009. doi: 10.1016/j.jfms.2009.01.002
5) Hambrook LE, Bennett PF. Effect of pimobendan on the clinical outcome and survival of cats with non-taurine responsive dilated cardiomyopathy. *J Feline Med Surg*. 14: 233-239, 2012. doi: 10.1177/1098612X11429645
6) Hare JM. The dilated, restrictive, and Infiltrative cardiomyopathies. *In* Bonow RO, Mann D, Zipes D, et al,（eds）: Braunwald's Heart Disease, A Textbook of Cardiovascular Medicine, Single Volume, 9th ed. Elsevier, Saunders. St. Louis. 2011, pp1561-1581.
7) Knopf K, Sturman JA, Armstrong M, et al. Taurine: an essential nutrient for the cat. *J Nutr*. 108: 773-778, 1978.

8) Luk A, Ahn E, Soor GS, et al. Dilated cardiomyopathy: a review. *J Clin Pathol*. 62: 219-225, 2009. doi: 10.1136/jcp.2008.060731
9) Mcnally EM, Golbus JR, Puckelwartz MJ. Review series Genetic mutations and mechanisms in dilated cardiomyopathy. *J Clin Invest*. 123: 19-26, 2013. doi: 10.1172/JCI62862
10) O'Grady MR, O'Sullivan ML, Minors SL, et al. Efficacy of benazepril hydrochloride to delay the progression of occult dilated cardiomyopathy in Doberman Pinschers. *J Vet Intern Med*. 23: 977-983, 2009. doi: 10.1111/j.1939-1676.2009.0346.x
11) Oyama MA, Sisson DD, Prosek R, et al. Carvedilol in dogs with dilated cardiomyopathy. *J Vet Intern Med*. 21: 1272-1279, 2007.
12) Oyama MA, Sisson DD, Solter PF. Prospective screening for occult cardiomyopathy in dogs by measurement of plasma atrial natriuretic peptide, B-type natriuretic peptide, and cardiac troponin-I concentrations. *Am J Vet Res*. 68: 42-47, 2007.
13) Payne J, Luis Fuentes V, Boswood A, et al. Population characteristics and survival in 127 referred cats with hypertrophic cardiomyopathy (1997 to 2005). *J Small Anim Pract*. 51: 540-547, 2010. doi: 10.1111/j.1748-5827.2010.00989.x
14) Petretta M, Pirozzi F, Sasso L, et al. Review and metaanalysis of the frequency of familial dilated cardiomyopathy. *Am J Cardiol*. 108: 1171-1176, 2011. doi: 10.1016/j.amjcard.2011.06.022
15) Pion PD, Kittleson MD, Rogers QR, et al. Myocardial failure in cats associated with low plasma taurine: a reversible cardiomyopathy. *Science*. 237: 764-768, 1987.
16) Pion PD, Kittleson MD, Thomas WP, et al. Response of cats with dilated cardiomyopathy to taurine supplementation. *J Am Vet Med Assoc*. 201: 275-284, 1992.
17) Pion PD. Traditional and nontraditional effective and non-effective therapies for cardiac disease in dogs and cats. *Vet Clin North Am Small Anim Pract*. 34: 187-216, 2004.
18) Summerfield NJ, Boswood A, O'Grady MR, et al. Efficacy of pimobendan in the prevention of congestive heart failure or sudden death in Doberman Pinschers with preclinical dilated cardiomyopathy (The PROTECT Study). *J Vet Intern Med*. 26: 1337-1349, 2012. doi: 10.1111/j.1939-1676.2012.01026.x
19) Wess G, Butz V, Mahling M, et al. Evaluation of N-terminal pro-B-type natriuretic peptide as a diagnostic marker of various stages of cardiomyopathy in Doberman Pinschers. *Am J Vet Res*. 72: 642-649, 2011. doi: 10.2460/ajvr.72.5.642

2.6 大動脈血栓塞栓症

原因および病態

大動脈血栓塞栓症 aortic thromboembolism（ATE）は，とくに心筋症と関連があり，肥大型心筋症 hypertrophic cardiomyopathy（HCM）と拘束型心筋症 restrictive cardiomyopathy（RCM）に続発しやすいが，胸腺癌などの腫瘍に随伴する場合や原因不明の場合もある。ATEとは，多くは心臓内で形成された血栓が血流に乗り，血管内に塞栓した状態である。血栓はウィルヒョウの三要因（①血管壁の損傷，②血流の停滞，③血液凝固能の亢進）によって形成される。

1. 血管壁の損傷

HCMやRCMなどの心筋症では心内膜の損傷がよく起こる。損傷した左房・左室内膜に血小板が接着・凝集し，内因系凝固カスケードが活性化される。

2. 血流の停滞

HCMやRCMでは，顕著な左房拡大により，血流が停滞する。これが最も重要なATEの発生因子である。健康な猫と心筋症の猫とでは後者のほうが左心耳内の最大血流速度が低く，ATEを発症した猫ではさらに低かったという報告がある[10]。左心耳内の最大血流速度の減少と心臓内のもやもやエコーの存在を関連づけた報告もある[11]。

3. 血液凝固能の亢進

猫の血小板はアデノシン二リン酸（ADP）に対する反応性が高く，心筋症を患う猫では健康な猫より少ないADPで血小板凝集を引き起こすと報告されている[4]。また，ATEを発症した猫ともやもやエコーがみられた猫のおよそ半数に凝固亢進が認められたという報告もある[13]。この報告では，左房径や慢性心不全は凝固亢進と関連がなかったとしている[13]。このことは，ATEを発症した猫は発症しなかった猫と比べて，左房拡大と関係なく凝固亢進している可能性があることを示唆している。

臨床徴候

遠位腹大動脈に鞍状血栓が形成されることが最も多いが（図1），まれに前肢の血管が塞栓することもある。四肢への動脈に塞栓が生じた場合の代表的な臨床徴候は麻痺 paralysis，疼痛 pain，脈拍触知不能 pulselessness，蒼白 pallor，変温性 poikilothemia の5つである（「5つのP」といわれる）。

鞍状血栓の場合，後肢の激しい疼痛や不全麻痺がみられ，大腿動脈の脈拍は触知できなくなる。患肢は冷たくなり，壊死することもある（図2）。肉球の色は塞栓時間や程度によって蒼白から紫色に変化する（図3）。また，全身灌流の低下により直腸温が低下している場合が多い。初診時の直腸温は予後に影響すると報告されている[12]。さらに，多くの症例では来院時に呼吸困難や呼吸促迫を呈する。これらが心原性肺水腫によるものか，疼痛によるものかを鑑別するためには，胸部X線検査を実施すべきである。

前肢の動脈の塞栓の場合はナックリングがみられる（図4）。

検査および診断

臨床徴候からATEが疑われた場合，病態を詳細に把握するために，血液化学検査，胸部X線検査，心電図検査，心臓超音波検査を実施する。

1. 血液化学検査

塞栓部位や発症してから来院までの時間にもよるが，一般的には脱水していることが多く，軽度の腎前

循環器疾患

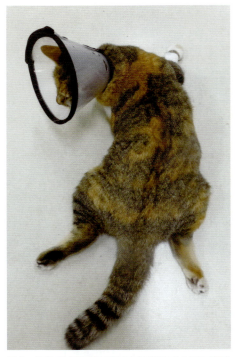

図1　遠位腹大動脈に鞍状血栓が形成された症例
後肢の麻痺がみとめられる。

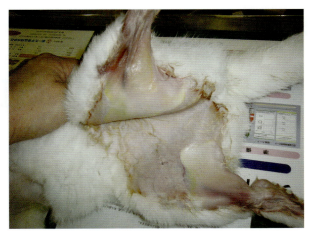

図2　塞栓による患部の壊死

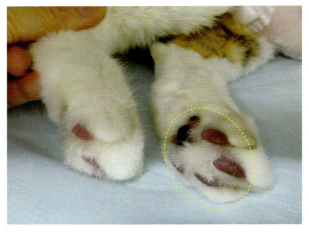

図3　肉球の色調変化
塞栓した両後肢の肉球は紫色を呈している（囲み内）。

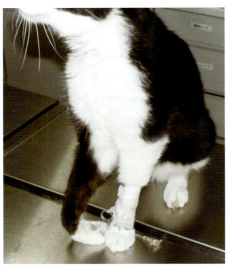

図4　前肢に塞栓を起こした症例
ナックリングが認められる。

性高窒素血症が認められる。血中尿素窒素（BUN）や血中クレアチニン濃度（Cre）が顕著に、また進行性に上昇している場合は腎梗塞を疑う。血中アスパラギン酸アミノ基転移酵素活性（AST）や血中アラニンアミノ基転移酵素活性（ALT）も上昇していることが多い。そのほか、ストレス性の高血糖や、血中クレアチンキナーゼ活性（CK）の顕著な上昇も認められる。これらの検査結果が正常である場合には、塞栓してからそれほど時間が経過していないと推定される。

虚血再灌流障害の予測のためにも、塞栓部遠位（患肢血）と全身血の両方で血中カリウムイオン（K^+）濃度を測定する。人医療では、患肢血と全身血のK^+濃度の差が1.5 mEq/L以上であれば、虚血再灌流障害を回避するために早期の断脚を考慮すべきといわれている。猫では患肢血の採血が技術的に困難な場合もあるが、できる限り行う。

2．胸部X線検査

心拡大を伴う軽度〜重度の肺水腫がみられる場合が多い。まれに心拡大を伴わない場合もある。腫瘍（ほとんどが肺腺癌）に随伴していることもあるため（図5）、注意して読影する。

3．心電図検査

左房拡大を示唆するP波持続時間の延長、左室拡

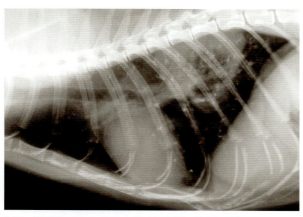

図5 腫瘍随伴性のATEを発症した猫の胸部X線画像
後葉に腫瘍が認められる。病理組織検査にて肺腺癌と診断された。

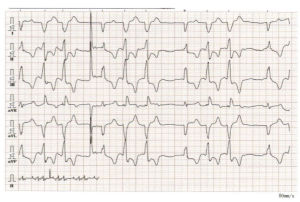

図6 虚血再灌流障害を発症したATE症例の心電図
高カリウム血症によるP波の消失と不整脈。

大を示唆するR波の増高やQRS群持続時間の延長，頻脈，上室あるいは心室期外収縮などがみられる。徐脈や心房静止がみられた場合は，虚血再灌流障害や重度の腎機能障害による高カリウム血症が原因である可能性が高く，迅速な治療が必要となる(図6)。

4. 心臓超音波検査

呼吸困難がなければ，心臓超音波検査によって原因疾患の鑑別，左房内の血栓の有無の確認，心機能の評価を行う。治療方針を考えるうえで，とくに後述する外科的治療を行うか否かを判断するうえで重要な検査である。血栓形成の危険因子であるもやもやエコーがないかどうかも確認する。

治療

1. 急性期の治療

急性期には，疼痛管理，心不全の管理，さらなる血栓形成の抑制をほぼ同時進行で行う。重篤な呼吸不全がみられる場合はただちにICUにて酸素化し，フロセミドを間欠投与(SC，IM)する。血管確保が可能ならば，血管確保後にICU管理とする(「5.4 大動脈血栓塞栓症の救急治療」も参照)。

疼痛管理には，フェンタニル(2～5μg/kg/hr，CRI)，ブトルファノール(0.2～0.4 mg/kg，IV，q4～6hr)，ブプレノルフィン(0.02 mg/kg，IV，q6～8hr)が用いられる。

症例の多くが脱水しているため，呼吸状態を観察しつつ輸液療法を開始する。筆者はHCMと診断された症例に対しても，心不全の急性期であれば低用量のドブタミン(5μg/kg/min，CRI)を含めた輸液療法を行っている。

さらなる血栓形成を抑制するため，未分画ヘパリンあるいは低分子量ヘパリン(100～200 U/kg，bid)を投与する。

ここまで行った時点で，どのような治療を実施するのか家族と相談する。その際には，各種検査の結果，来院までの時間，症例の全身状態などを総合的に考慮する。

内科的治療としては抗血栓療法と血栓溶解療法(ウロキナーゼ〔u-PA〕，組織プラスミノーゲン・アクチベーター〔t-PA〕，ストレプトキナーゼ〔海外で行われている〕などを用いる)，外科的治療としては開腹による血栓除去法，バルーンカテーテルによる血栓除去法(BC法)などが報告されているが，いずれも満足のいく結果は得られていない。海外では安楽死されている症例も多い[2]。このような結果から，Fuentesらは，血栓溶解療法や血栓除去は行わず，抗血栓療法をできるだけ早期に実施すべきとしている[7]。後述のそれぞれの治療法を行うかどうかは，このような状況を踏まえて判断する。

2. 内科的治療

(1)血栓溶解療法

人医療では，ゴールデンタイムとよばれる発症後6～8時間以内であればFogartyカテーテルによる血栓除去を第一選択としている。また，軽度な塞栓であれば，u-PAを用いた径カテーテルによる直接血栓溶解療法が実施されている。しかし，動物の場合，カテーテル挿入に全身麻酔が必要であること[6]やATEが発症した時間が不明なことが多いことから，ゴールデンタイムを無視して血栓溶解療法を実施しているの

表1 急性大動脈血栓塞栓症(ATE)の治療

	人医療	獣医療
内科的治療	抗血栓療法：ヘパリン 血栓溶解療法： u-PA(径カテーテル直接血栓溶解療法)	抗血栓療法：ヘパリン 血栓溶解療法：t-PA, u-PA
外科的治療	Fogartyカテーテルによる血栓除去	Fogartyカテーテルによる血栓除去はほとんど行われていない

が現状である(表1，径カテーテルによる治療はKoyamaらが1例のみ報告している[6])。

t-PAはフィブリンに対する親和性が高く，結合したフィブリン上でプラスミノーゲンを活性化するので，全身への影響が少なく出血リスクが低い血栓溶解薬とされている。そのため猫のATEにはよく使われるが，人でも急性動脈塞栓症の治療薬としては認可がおりていない。また，猫での治療効果についても，肯定的な報告と否定的な報告が混在している。よって筆者は基本的に使用していないが，以下にその使用法について記述する。

一般的には，モンテプラーゼ(クリアクター®注，エーザイ㈱)が使用されている。心電図をモニタリングしながら，27,500 U/kgを静脈内に緩徐に投与する。投与は3日程度を上限に，血行の再開が認められるまで繰り返す。海外では，11例の猫にt-PA製剤を投与したところ，4時間以内に40%，24時間以内に53%の猫の血流が再開し，33%の猫で運動機能が回復したが，すべての猫に何らかの副反応が認められたという報告がある[15]。

国内では，水野ら(2012)が肯定的な結論を出している[16]。15例の猫に対して，ATEを発症してから平均5.3時間(2～10時間)後にモンテプラーゼの投与をはじめたところ，8例(53%)が退院に至り，そのうち7例(退院した猫のうちの88%)は入院中に患肢の運動機能に回復が認められたという。抗血栓療法単独では，退院した猫のうち50%でしか運動機能が回復しなかったことから，水野らはt-PA製剤の静脈内投与のほうが有効な治療手段であるとしている。なお，残りの7例は死亡し，その死因は，腎不全(4例)，神経徴候(1例)，突然死(2例)だった。t-PA製剤の投与をはじめるまでの時間と致死率とのあいだに相関は認められなかったという。

しかし，Saidaら(2013)は反対の結論を出している[9]。低分子量ヘパリンのみによる抗血栓療法を施した8例の猫と，抗血栓療法に加えt-PA製剤による血栓溶解療法を施した7例の猫とで経過を比較したところ，前者の退院率が100%だったのに対し，後者の退院率は42.9%で，前者のほうが有意に成績がよかったという。治療後に異常がみられた割合も，前者が25%だったのに対し，後者は75%だったそうである。また，半数生存日数も，前者が742(1～742)日，後者が4(3～313)日で，前者のほうが有意に延長していたという。

以上のように，獣医療ではt-PAの投与に関する見解は統一されていないため，適応を明確にしたガイドラインの作成や，それに準じた治療結果の報告が待たれる。

(2)抗血栓療法

コストがかかるわりに治療効果が抗血栓療法とそれほど違わないことから，海外では積極的な血栓溶解療法を行わず，抗血栓療法のみ行うことが多い。

抗血栓療法には抗凝固療法と抗血小板療法があるが，いずれも形成された血栓には効果がない。この治療法の目的は，側副循環の発達を期待し，血栓の拡大を予防することである。

用いられる抗凝固薬には，注射薬として未分画ヘパリンと低分子量ヘパリン，経口薬としてワルファリンがある。急性期には，未分画ヘパリン250～300 U/kgを8時間ごとに皮下注射すると十分な血漿濃度になるといわれている。人では，低分子量ヘパリンの生物学的利用率を予測可能である。これにより患者の凝固状態をモニタリングする回数や投与回数を減らしても効果を期待できるという利点があるため，人では低分子量ヘパリンがよく用いられる。猫においても低分子量ヘパリンが利用されはじめているが，今のところ投与量や投与回数は確立されていない[14]。筆者は100 U/kgを1日2回投与しているが，今後十分な効果が得られる投与量の報告が待たれる。

急性期を離脱し，薬剤の経口投与が可能になったら，アスピリンやクロピドグレルを使用する。ワルファリンは出血傾向などの合併症を起こしやすく，プロトロンビン時間(PT)の定期的なモニターも必要と

なるため，現時点では猫のATEに対する使用は推奨されていない。ワルファリンとダルテパリンとで治療効果を比較したところ，両者の生存曲線には有意差がなくワルファリンで治療した猫にのみ出血性合併症が認められたという報告もある[3]。

アスピリンは，猫の血小板機能を効果的に抑制し，また比較的安全に使用できる薬剤である。有害作用の少ない低用量（5 mg/haed，q72 hr）で投与しても，高用量（>40 mg/head，q24 hr）の場合と変わらない効果が期待できる[13]。薬剤の値段も安く，特別なモニタリングも必要ないため，長期的な投与も可能である。

クロピドグレルは，血小板膜上のADP受容体を不可逆的に阻害する。それにより，一次凝集，二次凝集を抑制する。1日1回18.75〜75 mg/headの用量で，有害作用なく著しい抗血小板効果を発揮すると報告されている[5]。

ATEの予防にはアスピリンよりクロピドグレルのほうが効果的であるとの見解が一般的になりつつある。しかし，アスピリンに比べて高価なことや，食事と一緒に与えなければならないこと，苦味があることなどから，使用が難しい場合もある。家族の都合や猫の性格を考慮して薬剤を選択する。

3. 外科的治療（BC法）

かつては開腹して腹大動脈の血栓を除去していたが，近年はバルーンカテーテルを用いた血栓除去法（BC法）が可能となった。

(1) 適応

腫瘍随伴性のATEでなく，また左房内に血栓が存在しない症例に実施する。

HCMとRCMのどちらが原因であっても適応となるが，経験的にRCMの場合は予後要注意である。また，肺水腫や腎不全を伴っている場合には，麻酔により病状が悪化するおそれもある。筆者の経験では，症例が高齢の場合は予後がきわめて悪かった（このため，10歳以上の症例には実施していない）。家族にはこれらのことをよく伝えるようにする。発症後6〜8時間以内であれば積極的に実施するが，それ以降は家族とよく相談して実施する。

前述のように，人では患肢血と全身血とのK$^+$濃度が1.5 mEq/L以上の場合には，虚血再灌流障害の危険を回避するために早期の断脚を考慮しなければいけないといわれている。数値を猫に適応してよいかは不明だが，やはり患肢血と全身血のK$^+$濃度の差が大きければ実施すべきではないかもしれない。

(2) 手技

ミダゾラムとブトルファノールの前投与後，プロポフォールにて導入し，イソフルランにて維持麻酔を行う。通常は人工呼吸を行う。重度の肺水腫を伴っている場合には，呼気終末陽圧 positive end expiratory pressure（PEEP）を用いた人工呼吸が非常に有効である。

腹部仰臥位に保定し，左右の鼠径部を切開する。筆者は時間を短縮するために，助手と手分けして同時進行で両側の大腿動脈を露出している。

大腿動脈を露出したら切開し，2〜3 FrのFogartyカテーテルを逆行性に挿入する（図7a）。血栓の直上（鞍状血栓の直上）までカテーテルを進め，そこでバルーンを拡張させる。バルーンをやや縮小しながらゆっくりと引き抜き，血栓を除去する（図7b）。これを数回繰り返し，血流が再開したら，血管をブルドック鉗子で挟み（図7c），反対側の大腿動脈に同様の手技を施す。このとき，除去した血栓が先に開通させた血管に再塞栓してしまうことがある。そのため，左右交互に2，3回実施し，両側の血流が確実に再開したのを確認してから終了とする。最後は血管縫合を実施してもよいが，筆者は時間短縮の観点から，両後肢とも結紮している。両後肢の血管を結紮しても，大腿深動脈からの血流により末梢への循環は維持される。

(3) 成績

筆者の病院では，1993〜2000年までに10例，その後2001〜2014年までに12例の計22例のATEに対し，BC法を実施してきた。2001年以降は，2000年までの結果に基づき，適応症例を前述の症例に限定して実施している（数例10歳以上にも実施）。22例の内訳は，以下のとおりである。

> 種類：日本猫20例，チンチラ1例，メインクーン1例
> 体重：2.2〜9.2 kg
> 性別：雄10例，去勢雄6例，雌1例，避妊雌5例
> 年齢：6カ月齢〜15歳（4歳以下8例，4歳〜10歳9例，10歳以上5例）

来院時の体温は，37℃以下が15例，37℃以上が6

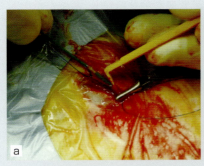 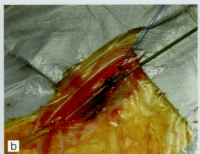 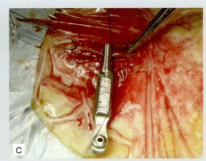

図7　バルーンカテーテルを用いた血栓除去法（BC法）
a：大腿動脈を露出，切開し，カテーテルを逆行性に挿入する。
b：拡張させたバルーンをやや縮小しながらゆっくり引き抜き，血栓を除去する。
c：血流が再開したら，血管をブルドック鉗子で挟む。

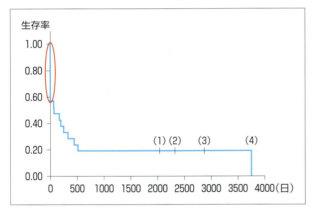

図8　BC治療後の22例の生存曲線
生存期間中央値は66日，周術期（4日以内）死亡数7例（囲み），退院率68％（15例）。図中の(1)〜(4)は表2の症例の生存期間を表す。

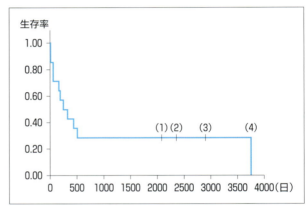

図9　BC治療後退院した15例の生存曲線
生存期間中央値は252日。図中の(1)〜(4)は表2の症例の生存期間を表す。

例であった（1例測定せず）。血液検査では，ストレス性の高血糖（＞150 mg/dL：17例），BUNの上昇（＞50 mg/dL：2例），CKの上昇（18例）がみられた。心臓超音波検査による分類では，HCM12例，RCM10例であった。来院までの時間は，6時間以内が10例，6〜12時間が5例，12時間以上が7例であった。全症例の生存期間中央値（MST）は66日であった（図8）。

予後に有意差が認められた項目は年齢である。4歳以下の症例は5歳以上の症例と比較して，有意にMSTが長かった。ほかの項目ではMSTの有意差は認められなかった。BC後の退院率は68％（22例中15例）で，退院した15例のMSTは252日だった（図9）。年齢別では，4歳以下480日（8例），4歳以上70日（7例）で，退院した症例でも年齢による有意差が認められた。

退院後，4例（6カ月齢〜4歳）に断脚を実施した。うち1例は2017年6月現在も生存中である。

表2　BC法後の長期存命症例

	受診時年齢	経過
(1)	7歳	2012日（5.5年）*
(2)	3歳	2289日（6.3年）*
(3)	6カ月齢	2762日（7.5年）*
(4)	1歳	3576日（9.7年）

いずれも発症後6時間以内に受診，治療。
＊：データ集計時点で生存中の症例。

以上の結果から，ゴールデンタイムを考慮しつつ，若齢猫には積極的にBC法を実施し，中年齢から高齢猫には，症例の状態（一般状態，肺水腫の重症度，患肢血のK^+濃度やそのほかの血液検査結果）を考慮して実施すべきと考えている。なお，壊死の進行した症例では，できるだけ早期の断脚が望ましいと考えている。

予後

両後肢が塞栓した症例のうち生存もしくは退院できるものの割合は30～40%であるとされている[7]。さらに退院後のMSTは，61日[1]，94日[2]，117日[12]，184日[8]と報告されており，長期的な予後はきわめて悪い。長期間生存できるかどうかは抗血栓薬に対する許容度に大きく影響されると考えられる。

治療が非常に困難でかつ予後も悪いことから，海外では安楽死される場合も多い[2]。しかしながら，多くの予後不良の指標が明らかとなり，新たな抗血小板薬が使用されるようになったことで，MSTは延長してきた。適応基準を明確にすることで血栓溶解療法や血栓除去法の成績も変わってくると思われる。

おわりに

症例の年齢，発症からの時間，原因，費用面など総合的に考慮し，その症例にあった治療法を選択すべきである。退院後の抗血栓療法に関しても，症例の薬剤に対する許容度やコストを考慮して，抗凝固療法と抗血小板療法のいずれを選ぶかを決定しなければならない。現時点では，血栓治療の厳密なガイドラインはないが，今後多くの症例が蓄積されることにより，ある程度のガイドラインが作成されることを望む。

[平川 篤]

■参考文献
1) Atkins CE, Gallo AM, Kurzman ID, et al. Risk factors, clinical signs, and survival in cats with a clinical diagnosis of idiopathic hypertrophic cardiomyopaty 74 cats (1985-1989). *J Am Vet Med Assoc*. 4: 613-618, 1992.
2) Borgeat K, Wright J, Garrod O, et al. Arterial thromboembolism in 250 cats in general practice: 2004-2012. *J Vet Intern Med*. 28: 102-108, 2014. doi: 10.1111/jvim.12249
3) DeFrancesco TC, Moore RR, Atkins CE, et al. Comparison of dalteparin and wiffarin in the long term management of feline arterial thromboembolism. *J Vet Intern Med*. 17: 448-449, 2003.
4) Helinski Ca, Ross JN Jr. Platelet aggregation in feline cardiomyopathy. *J Vet Intern Med*. 1: 24-28, 1987.
5) Hogan DF, Andrews DA, Green HW, et al. Antiplatelet effects and pharmacodynamics of clopidogrel in cats. *J Am Vet Med Assoc*. 225: 1406-1411, 2004.
6) Koyama H, Matsumoto H, Fukushima RU, et al. Local intra-arterial administration of urokinase in the treatment of a feline distal aortic thromboembolism. *J Vet Med Sci*. 72: 1209-1211, 2010.
7) Luis Fuentes V. Arterial thromboembolism:risk, realities and a rational first-line approach. *J Feline Med. Surg*. 14: 459-470, 2012. doi: 10.1177/1098612X12451547
8) Rush JE, Freeman LM, Fenollosa NK, et al. Population and survival characteristics of cats with hypertrophic cardiomyopathy: 260 cases (1990-1999). *J Am Vet Med Assoc*. 220: 201-207, 2002.
9) Saida Y, Takashima K, Yamane T, et al. The weighing monotherapy using anticoagulant agent and combined therapy using thrombolytic agent in cats with aortic thromboembolism. *Adv Anim Cardiol*. 46: 29-35, 2013. doi: org/10.11276/jsvc.46.29
10) Schober KE, Fuentes VL, Bonagura JD. Comparison between invasive hemodynamic measurements and noninvasive assessment of left ventricular diastolic function by use of Doppler echocardiography in healthy anesthetized cats. *Am J Vet Res*. 64: 93-103, 2003.
11) Schober KE, Maerz I. Assessment of left atrial appendage flow velocity and its relation to spontaneous echocardiographic contrast in 89 cats with myocardial disease. *J Vet Intern Med*. 20: 120-130, 2006.
12) Smith SA, Tobias AH, Jacob KA, et al. Arterial thromboembolism in cats: acute crisis in 127 cases (1992-2001) and long-term management with low-dose aspirin in 24 cases. *J Vet Intern Med*. 17: 73-83, 2003.
13) Stokol T, Brooks M, Rush JE, et al. Hypercoagulability in cats with cardiomyopathy. *J Vet Intern Med*. 22: 546-552, 2008. doi: 10.1111/j.1939-1676.2008.0098.x
14) Vargo CL, Taylor SM, Carr A, et al. The effect of a low molecular weight heparin on coagulation parameters in healthy cats. *Can J Vet Res*. 73: 132-136, 2009.
15) Welch KM, Rozanski EA, Freeman LM, et al. Prospective evaluation of tissue plasminogen activator in 11 cats with arterial thromboembolism. *J Feline Med Surg*. 12: 122-128, 2010. doi: 10.1016/j.jfms.2009.08.001
16) 水野壮司，上地正実．猫の血栓塞栓症に対するtissue-Plasminogen activator (t-PA) 製剤による血栓溶解療法．動物の循環器．45：41-44，2012．

循環器疾患

2.7 先天性心疾患

はじめに

　猫の心疾患の大部分は心筋症が占めているが，そのほかの先天性心疾患が認められることもある。近年，米国にて行われた疫学的調査では，57,025例の雑種猫のうち79例で先天性心疾患が認められ，その発生率は0.14%であった[16]。この値は同じ報告における犬のそれと大きく変わらなかった(0.13%)。この報告では純血種が対象に入っていないことや，すべての症例で超音波検査を実施していないことから，これまでの報告と比較して発生頻度を過小評価している可能性も考えられる。これまでの主な報告に基づく猫の先天性心疾患の内訳を表1に示す。

　本稿では，これらの報告で発生頻度の順位が高かった，もしくは筆者の経験上遭遇する頻度が比較的多いと思われる疾患(心室中隔欠損症，心房中隔欠損症，大動脈狭窄症，肺動脈狭窄症，僧帽弁異形成，および動脈管開存症)を解説する。

心室中隔欠損症

1. 疫学および病態生理

　心室中隔欠損症 ventricular septal defect(VSD)は心室中隔の形成に異常が生じ，一部が欠損する疾患である。欠損孔を通じて左室から肺動脈へと血液が流入し(左右短絡)，肺循環血流量が増加する(図1)。短絡による容量負荷は左心系，とくに左室にかかり，血流量次第でうっ血性左心不全を引き起こす。肺循環血流量の増加により肺高血圧が進行すると，右室に圧負荷がかかる。

　欠損孔が小さければ短絡血流量も少ないため，左心系に容量負荷はそれほどかからず，肺動脈圧も上昇しない(制限性 restricted とよばれる)。この場合は，主に若齢時に，部分的もしくは完全に短絡孔が閉鎖することもある(自然閉鎖)。欠損が中等度になると，左心系に容量負荷がかかり，経過とともに肺高血圧となり得る。欠損孔がより大きければ，肺高血圧が顕著に現れ，右室の圧負荷も強くなる。肺高血圧が進行して右左短絡となると(Eisenmenger症候群)，静脈血が体循環に流入しチアノーゼが生じる。

　ほかの先天性心疾患と合併することも多く[3]，その場合の病態は併発疾患との兼ね合いによって決まる。たとえば重度の肺動脈狭窄症を合併し，右室圧が左室圧を凌駕している場合は，肺高血圧がなくとも右左短絡となりチアノーゼが認められることがある。

　右室側からみた欠損孔の位置により，流入部型，膜性部周囲型，両大血管下型，筋性部型の4種類に分類される[3,22](図2)。猫では膜性部周囲型の欠損が最も多い[3](図3)。好発品種や性差があるとした報告はこれまでにない。

2. 臨床徴候

　欠損孔が小さい場合は臨床徴候がみられないことがほとんどである[3]。欠損孔が大きいと，うっ血性左心不全(肺水腫，胸水貯留もしくはその両方)による呼吸促迫，呼吸困難，食欲不振などの徴候が現れる[7]。右左短絡があると，運動不耐性やチアノーゼも認められ得る。

3. 検査および診断

(1) 評価のポイント

　後述の心奇形が合併した複合心奇形の一部として存在していることも多いため，初診時には詳細な検査を行う。前述したように欠損孔の大きさによって病態が大きく異なり，とくに若齢期は病態が変化する可能性も高いため，心負荷の正確な把握と，細やかな経過観察が重要となる。

表1 猫における先天性心疾患の発生内訳

KIRK'S Current Veterinary Therapy XV[4]		Schrope et al. 2015[16]		Tidolm et al. 2015[20]	
全体数 435 例		全体数 79 例		全体数 162 例	
疾患	%	疾患	%	疾患	%
VSD	18.4	PS（弁性狭窄）	31	VSD	50
PDA	11.3	PDA	17	TVD	11
TVD	10.8	AS（弁下狭窄）	15	PS	10
MVD	10.1	VSD	14	ASD	10
AVSD/ECD	9.7	MVD	8	AS	9
AS	7.1	ASD	2	MVD	9
TOF	6.9	TVD	2	TOF	5
ASD	6	内臓逆位	2	PDA	3
PRAA	5.3	心室性不整脈	2	AVSD/ECD	2
EFE	4.8	上室性不整脈	2	DCRV	0.6
PS	3.9	other	3	DORV	0.6
DORV	1.6			EFE	0.6
CTS	1.6			大動脈騎乗	0.6
other	2.5			PRAA	0.6
				肺動脈閉鎖	0.6

VSD：心室中隔欠損症，PDA：動脈管開存症，TVD：三尖弁異形成，MVD：僧帽弁異形成，AVSD：房室中隔欠損症，ECD：心内膜床欠損症，AS：大動脈狭窄症，TOF：ファロー四徴症，ASD：心房中隔欠損症，PRAA：右大動脈弓遺残，EFE：心内膜線維化，PS：肺動脈狭窄症，DCRV：右室二腔症，DORV：両大血管右室起始症，CTS：左側三心房心

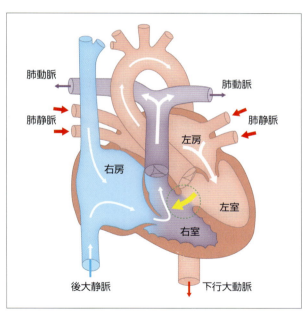

図1 心室中隔欠損症（左右短絡）の血行動態
黄色矢印が短絡血流を表す。
（文献22をもとに作成）

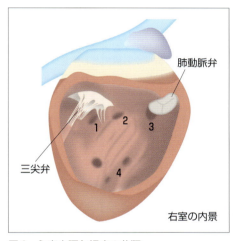

図2 心室中隔欠損症の分類
欠損の位置によって4つに分類される。
1：流入部型，2：膜性部周囲型，3：両大血管下型，4：筋性部型
（文献13をもとに作成）

(2)身体検査

無徴候で，心雑音が認められるのみであることも多い。併発奇形がなければ，右側胸壁，右側胸骨縁にてgrade Ⅲ～Ⅴ（FreemanおよびLevineによる心雑音の6段階評価[9]，表2）程度の収縮期雑音が聴取される場合が多い。必ずしも「心雑音強度＝重症度」ではないことに注意する。病態が進行して右室圧が上昇すると，短絡血流速が低下し雑音はむしろ小さくなる。右左短絡になると，短絡血流による心雑音は通常聴取されなくなる。心雑音強度の低下が改善（自然閉鎖）を意味しているのか悪化（肺高血圧の進行）を意味しているのかは慎重に判断する。

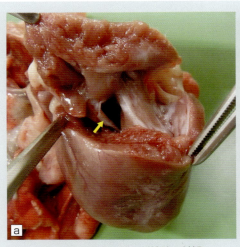
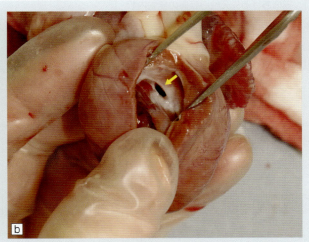

図3 心室中隔欠損症例の剖検時の外観
右室流出路を切開して観察したところ，両症例ともに膜性部周囲型の大きな欠損孔が認められた（矢印）。a, bとも重度の肺高血圧症を合併していた。

表2 FreemanおよびLevineによる心雑音の6段階評価

grade	基準
I	集中時に聴取できるかすかな心雑音
II	経験者が数回聴診した際にはっきりと聞こえるかすかな心雑音
III	容易に聴取できる中等度の心雑音
IV	スリルが触知されない大きな心雑音
V	スリルが触知できるとても大きな心雑音 聴診器を胸壁から離すと心雑音は聴取できない
VI	スリルが触知できるとても大きな心雑音 聴診器を胸壁から離しても心雑音を聴取できる

（文献9をもとに作成）

(3) 血液検査

NT-proBNPなどの心臓バイオマーカーは，心負荷が強ければ高値を示す可能性が高いため，心疾患の有無自体の評価には有用と考えられる（「2.1 心臓のバイオマーカー」参照）。

うっ血性心不全に対し利尿薬投与を行う場合は，腎機能や電解質などを含めた副作用のモニタリングを行う。

右左短絡が認められる場合は，慢性的な低酸素血症による二次性多血症の有無を確認する。同様に肺高血圧がある場合も必要に応じて酸素化の程度を評価する（パルスオキシメトリーや動脈血ガス分析）。

以降の先天性心疾患においても血液検査にて評価が必要な項目はほぼ同じであると考えられる（以降血液検査の項目は割愛する）。

(4) 心電図検査

左室に容量負荷が強くかかっている症例では，左室拡大を示唆するII誘導でのR波の増高が認められることがある（$>0.9\,\mathrm{mV}$）[7]。

(5) 胸部X線検査

欠損孔が小さな症例ではとくに異常がないことが多い。左室に容量負荷がかかっている症例では，左心もしくは心臓全体の陰影が拡大する。左右短絡量が多ければ肺動静脈陰影の拡張が認められることがある。

うっ血性左心不全が生じていれば，肺静脈陰影の拡張，胸水貯留，肺水腫が認められる。

(6) 心臓超音波検査

通常は超音波検査にて確定診断する。膜性周囲部欠損では，右傍胸骨五腔長軸像において大動脈弁直下に欠損孔が認められる（図4a）。欠損孔が小さいとBモードで描出できないこともあり，その場合はカラードプラ法を用いる。

カラードプラ法では，収縮期に，大動脈弁下から右室に向かって短絡血流を表すモザイクパターンが認められる（最も多い膜性部周囲型の場合。図4b）。右傍胸骨短軸像心基底部レベルにおいても同様にモザイクパターンが認められる（図4c）。

左心に容量負荷がかかっているかどうかが重要となるため，左室および左房の内径を測定する。Mモードで左室拡張末期内径を，Bモードで左房内径（もしくは左房径／大動脈径比〔LA/Ao〕）を測定するのが

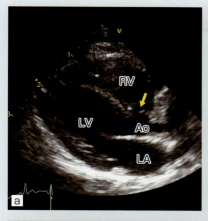
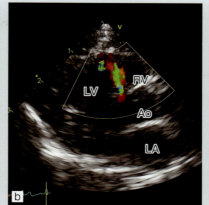
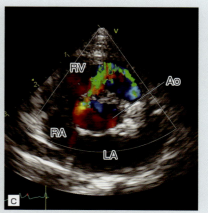
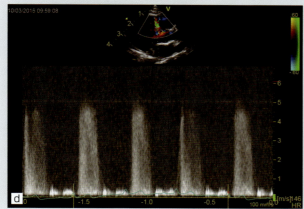

図4 心室中隔欠損症症例の心臓超音波画像
a：右傍胸骨長軸五腔像。大動脈弁下部に短絡孔が認められる（矢印）。
b：右傍胸骨長軸五腔像，カラードプラ法。欠損孔からの短絡血流が認められる。
c：右傍胸骨短軸像心基底部レベル。欠損孔からの短絡血流が認められる。
d：連続波ドプラ法による短絡血流波形。
Ao：大動脈，LA：左房，LV：左室，RA：右房，RV：右室

一般的である。

次に肺高血圧の程度を評価する。右室壁の肥厚や肺動脈の拡張などの変化から推測することもできるが，最も信頼性が高いのは簡易ベルヌーイの式*に基づき短絡血流の速度から両心室の圧較差を推定する方法である[21]。両心室間の圧較差が十分に保たれている場合，圧較差は80～100 mmHg以上となる。血流速は4.5 m/sec以上である（図4d）。また，連続波ドプラ法とBモードを用いて肺体血流比（Qp/Qs：右心と左心の一回拍出量の比）を推測する方法もある。

好発する合併症の評価も重要である。欠損孔により大動脈弁右冠尖もしくは無冠尖の逸脱が生じると，軽度から中程度の大動脈弁逆流が合併することがある。左室の拡大が進行すれば二次的な僧帽弁逆流が認められることもある。

*：簡易ベルヌーイの式
　$PG(mmHg) = 4V(m/sec)^2$
　PG：狭窄部位での圧較差，V：狭窄後の血流速度

4. 治療

欠損孔が小さければ左室や肺動脈への負荷が少なく病状は悪化しないため，治療の必要はない。欠損孔が大きければ治療が必要となる。体格の小さい猫には容易な治療法ではないが，開心による欠損孔の閉鎖術も報告されている。人為的に肺動脈を狭窄させて右室圧を上昇させ，左右方向の短絡血流を減少させる肺動脈絞扼術の報告もある[8, 18]。

うっ血性心不全や肺高血圧の臨床徴候があれば，それらに対する治療を行う。

5. 予後

短絡孔の大きさにより異なるが，比較的予後はよい。Bomassiらの報告ではほかの原因による死亡も含めて計算した生存中央期間が12.1歳であった[3]。欠損孔が小さければ，まれに自然閉鎖することもある[7]。図4b～dに示す症例では，1歳で診断された後，ほぼ1年かけて欠損孔が自然閉鎖した。しかし，欠損孔が大きく病態が進行する症例では予後が悪いと思われる。

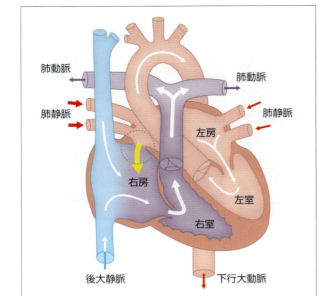

図5　心房中隔欠損症(左右短絡)の血行動態
黄色矢印が短絡血流を表す。
(文献22をもとに作成)

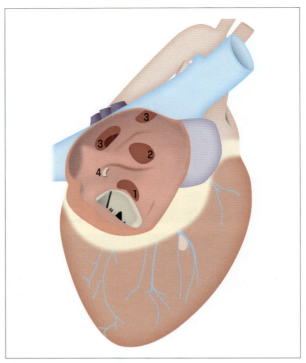

図6　心房中隔欠損症の分類
解剖学的，発生学的に4つに分類される。
1：一次孔欠損，2：二次孔欠損(卵円孔欠損)，3：静脈洞欠損，4：冠静脈洞欠損
(文献14をもとに作成)

心房中隔欠損症

1. 疫学および病態生理

心房中隔欠損症 atrial septal defect(ASD)は，心房中隔の一部が欠損し，心房間に通常は左右短絡が生じる疾患である。短絡血流は右房に流入し，右房および右室に容量負荷がかかる(図5)。また，短絡血流が多量であれば肺循環血液量を増加させ，肺高血圧を引き起こす。病態の進行速度は短絡量，すなわち欠損孔の大きさに依存する。

ほかの心奇形と合併することも多い。Chetboulらの報告では，僧帽弁異形成との併発が最も多かった[6]。複合心奇形の場合，併発する心奇形によって短絡血流の方向が変わる。重度の肺動脈狭窄症により右室拡張末期圧が上昇している場合や，三尖弁閉鎖不全症により右房圧が上昇している場合などは，右左短絡となる。

心房中隔欠損症は一次孔欠損，二次孔欠損(卵円孔開存)，静脈洞欠損，冠静脈洞欠損の4種類に分類される[14, 22](図6)。一次孔欠損は心内膜床組織の閉鎖が障害されて生じる。不完全型心内膜床欠損ともよばれ，心房中隔の低い位置(基部)に認められる。二次孔欠損は一次中隔が欠損するか，もしくは卵円孔と二次孔が大きく重なりあうことによって生じ，卵円孔の位置の欠損が認められる。静脈洞欠損は静脈洞の右房への不完全吸収もしくは二次中隔形成異常が原因である。肺静脈と右房との融合により部分肺静脈還流異常を合併しやすい。冠静脈洞欠損は左側静脈洞の前壁欠如により生じる[22]。犬や猫では卵円孔開存が最も多い[6]。

雑種，ペルシャおよびシャルトリューに好発するとの報告もあるが[6]，好発品種に関する情報は多くない。

2. 臨床徴候

臨床徴候が認められず，X線検査時に偶発的に心拡大が発見されることも多い。欠損孔が大きく，右心に容量負荷が強くかかれば二次的に三尖弁逆流が起こり，うっ血性右心不全による呼吸困難，発咳，運動不耐性，腹囲膨満(腹水貯留)，食欲不振などの臨床徴候が現れ得る。また，肺高血圧により，運動不耐性，呼吸困難，失神などが認められる可能性がある。

3. 検査および診断

(1)身体検査

左右短絡により増加した肺動脈血流は，相対的に肺動脈血流速を上昇させる。そのため左心基底部を最強点とした収縮期雑音が聴取される可能性がある。両心房間にはさほどの圧較差がないため，短絡血流は心雑

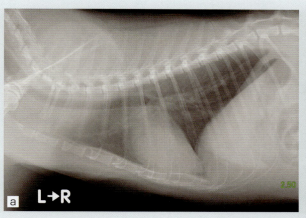
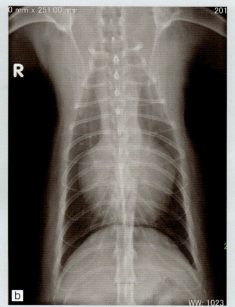

図7 心房中隔欠損症（左右短絡）症例の胸部X線画像
a：右側方像。右心陰影が拡大している。
b：背腹像。全体的に心陰影が拡大している。

音が聴取されるほどの乱流とはならない。

(2)心電図検査

異常がないことが多い。右心に強く容量負荷がかかっている場合は，右室負荷もしくは右房負荷に起因した負荷パターンが認められるかもしれない。

(3)胸部X線検査

欠損孔の小さな症例ではとくに異常がないことも多い。右心に強く容量負荷がかかっている場合は，右心陰影が拡大する（図7）。左右短絡により肺循環血液量が大きく増加していれば，主肺動脈や肺動静脈陰影の拡張が認められるかもしれない。

(4)心臓超音波検査

通常は心臓超音波検査で確定診断する。欠損孔が大きければBモードでも描出が容易である。右傍胸骨長軸四腔像において心房中隔の欠損が認められ（図8a），カラードプラ法では左房から右室に流入する血流が描出される（図8b）。主肺動脈の拡張や右房および右室の顕著な遠心性拡大も伴う。

左室と異なり内径の測定が難しい部分もあるが，右房および右室拡大の有無，心室中隔の扁平化や後大静脈の拡張，呼吸性変動などにより状態を評価する（図8c）。右室拡大や肺高血圧症が進行すると二次的な三尖弁逆流がみられることもある。

肺高血圧の程度は，右室の圧負荷や主肺動脈拡張の有無などにより間接的に評価することが一般的である（図8d）。三尖弁逆流が検出された場合は，簡易ベルヌーイの式で算出した圧較差を元に収縮期肺動脈圧を推定する（右室流出路および肺動脈に狭窄がないことが前提であり，収縮期三尖弁逆流速が2.8 m/sec以上，推定圧較差30 mmHg以上で肺高血圧ありと判断する）。

スリット状の卵円孔開存はBモードで検出できないこともある。その場合は前述のように間接的に右心容量負荷や肺高血圧を評価し，右左短絡が疑われる場合にはコントラストエコー法を行う（「コラム2」参照）。

4. 治療

欠損孔が小さければ治療の必要はない。欠損孔が大きい場合は治療が必要となる。人医療ではQp/Qsが治療のひとつの目安となり，1.5以上で閉鎖術を考慮する[21]。また，Qp/Qsのほかにも年齢，臨床徴候，右心容量負荷，肺高血圧の程度などを総合して判断する。開心によるパッチ閉鎖術が報告されているが[21]，体格が小さいため犬よりもやや難しい手術になると思われる。肺動脈絞扼術も選択可能であると考えられ，動脈管開存症の結紮とともに肺動脈絞扼を行った報告がある[19]。

うっ血性心不全や肺高血圧の臨床徴候があれば，それに対する治療を行う。

循環器疾患

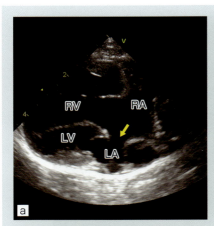
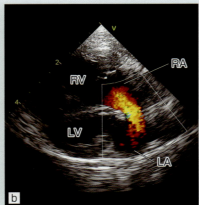
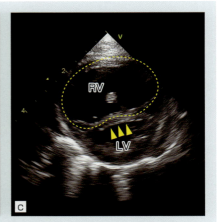
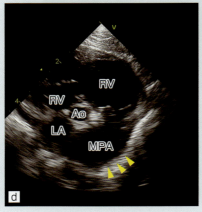

図8　心房中隔欠損症（左右短絡）症例の心臓超音波画像
a：右傍胸骨長軸四腔像。心房中隔に大型の欠損孔が認められる（矢印）。
b：右傍胸骨長軸四腔像，カラードプラ法。欠損孔から短絡血流が認められる。
c：右傍胸骨短軸像乳頭筋レベル。右室の拡大および心室中隔の扁平化が認められる（矢頭）。
d：右傍胸骨短軸像心基底部レベル。主肺動脈の拡大が認められる（矢頭）。
Ao：大動脈，LA：左房，LV：左室，RA：右房，RV：右室，MPA：主肺動脈

5. 予後

欠損孔が小さければ臨床徴候が生涯現れない可能性も高い。うっ血性心不全や肺高血圧を発症した場合の予後はあまりよくない。

大動脈狭窄症

1. 疫学および病態生理

猫の大動脈狭窄症として，弁下狭窄，弁性狭窄，弁上狭窄の3種類が報告されている[14]。大動脈の狭窄は左室の後負荷を上昇させ，左室に圧負荷をかける。結果として左室は求心性に肥大する。左室拡張末期圧の上昇は左房拡大を引き起こし，進行するとうっ血性心不全となる。

2. 臨床徴候

うっ血性心不全が生じている場合は，呼吸困難，頻呼吸などがよくみられ，失神が認められる場合もある。一方で臨床徴候がなく心雑音によって発見されることも多い。

3. 検査および診断

(1) 評価のポイント

肥大型心筋症や全身性高血圧症など，左室肥大を引き起こす疾患との鑑別が重要となる。まれであると思われるが，心内膜炎による二次的な大動脈弁狭窄や，僧帽弁異形成による左室流出路狭窄も左室肥大を起こし得る。大動脈弁や弁下部に形態的な異常がないか，異常（狭窄）血流があるか，あればどの部位から認められるか，狭窄血流波形の形態などにより鑑別を行う。心雑音の出現が最近である場合，発熱などの全身性炎症を伴う場合，腫瘍性疾患や感染性疾患が認められる場合などは鑑別疾患に大動脈弁の心内膜炎も含め，心臓超音波検査では狭窄部位や僧帽弁の形態，狭窄血流を詳細に評価する。

(2) 身体検査

比較的大きな収縮期雑音が，左側心基底部もしくは胸骨縁を最強点として聴取されることが多い。ギャロップ音が聴取されることもある。

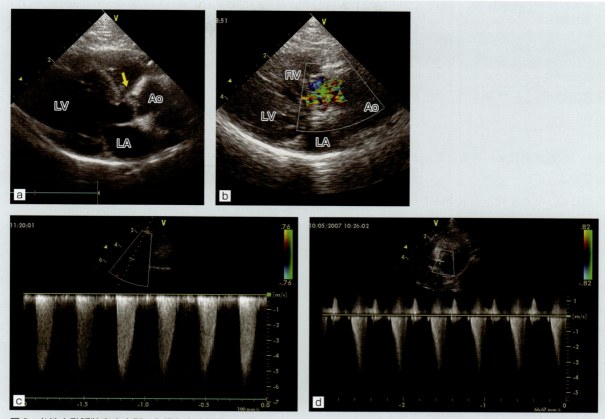

図9 弁性大動脈狭窄症症例の心臓超音波画像
a：右傍胸骨長軸五腔像。大動脈弁の形態異常が認められる（矢印）。
b：右傍胸骨長軸五腔像，カラードプラ法。大動脈弁からの収縮期狭窄血流。
c：連続波ドプラ法。弁性大動脈狭窄症による固定性狭窄血流。
d：連続波ドプラ法。閉塞性肥大型心筋症の左室流出路動的狭窄血流。
Ao：大動脈，LA：左房，LV：左室，RV：右室

(3) 心電図検査

平均電気軸に異常はないことが多いが，左房拡大（幅広いP波）や左室肥大（R波の増高）を示唆する変化が認められることもある。

(4) 胸部X線検査

病状が軽ければ心陰影は正常であることも多い。重度であれば心陰影は拡大する。狭窄後部拡張を示唆する大動脈陰影の拡大が認められることもある。

うっ血性心不全による肺水腫もしくは胸水貯留が認められる可能性がある。

(5) 心臓超音波検査

左室の全周性求心性肥大が認められる。病態が進行すると左房拡大が認められ，二次性の僧帽弁逆流も認められるかもしれない。

狭窄部位を特定するため，左室流出路から弁上部までの形態評価を行う。僧帽弁異形成による左室流出路障害がないか，弁上・弁下に異常な構造物がないか，大動脈弁の形態に異常がないか詳細に調べる（図9a）。主に鑑別すべき疾患は，心室中隔大動脈弁下部が肥厚し，左室流出路の動的閉塞を伴う閉塞性肥大型心筋症 hypertrophic obstructive cardiomyopathy (HOCM) である。

カラードプラ法を用いると，狭窄血流の発生部位を特定できる。弁性狭窄であれば大動脈弁より遠位で狭窄血流が生じるが（図9b），HOCMでは弁より近位から狭窄血流が認められる。大動脈弁逆流を伴う場合もある。

連続波ドプラ法ならば，狭窄血流の流速を測定できる（図9c）。簡易ベルヌーイの式を用いて圧較差を推定し，重症度を評価する（表3）。また，血流波形の形態からは固定性の狭窄か動的狭窄かを推定できる。弁下・弁性・弁上狭窄などの固定性狭窄による血流波形は図9cのような弾丸状の形態を呈する一方，閉塞性肥大型心筋症などの動的狭窄による血流波形は図9d

表3 大動脈および肺動脈狭窄症における推定圧較差による重症度分類

疾患	圧較差(mmHg)		
	軽度	中程度	重度
大動脈狭窄症	<40	40〜80	>80
肺動脈狭窄症	<50	50〜80	>80

のように収縮後期にピークを迎えるような特徴的な形態を呈する。

そのほか，うっ血性左心不全による胸水や心膜液貯留がないか，併発する心奇形がないかを確認する。

4. 治療

臨床徴候がある場合，とくにうっ血性心不全の徴候がある場合は治療が必要となる。うっ血性心不全に至る前の代償期に運動不耐性，ふらつき，失神などが認められた場合はアテノロールなどのβ遮断薬が選択肢となる。

狭窄の程度が重度の場合や臨床徴候が出ている場合には外科的整復術やバルーン弁口拡大術も適応になると考えられるが，猫に実施したという報告は筆者の知る限りない。

5. 予後

狭窄が軽度であれば臨床徴候もなく長期生存できるが，重度であれば比較的悪いと考えられる。

犬では大動脈弁下狭窄症症例の感染性心内膜炎罹患リスクが高いと報告されており[4, 12]，猫にもその可能性がある。

肺動脈狭窄症

1. 疫学および病態生理

猫の肺動脈狭窄症 pulmonic stenosis(PS)は弁性狭窄，弁下狭窄が報告されている。弁下狭窄は漏斗部狭窄 pulmonic infundibular stenosis と一致すると考えられる[17]。類似した疾患に右室二腔症 double-chambered right ventricle(DCRV)がある。これは漏斗部よりも近位側の右室肉柱部の筋束が異常に肥厚することにより狭窄を引き起こす疾患である。また主肺動脈より遠位での狭窄を呈する肺動脈末梢狭窄症も報告がある[1]。

狭窄部位による病態の大きな違いはない。いずれも圧負荷により右室が求心性に肥大する。その結果，右房圧も上昇しうっ血性右心不全となる場合もある。右室圧上昇による二次的な三尖弁閉鎖不全症を合併すると，右房圧はさらに上昇する。卵円孔開存を合併している場合は，上昇した右房圧により右左短絡となる。

2. 臨床徴候

重度の狭窄があっても無徴候なことが多いが，運動不耐性，失神，突然死などが起きる可能性もある。またうっ血性右心不全により胸水が貯留すると呼吸困難を呈す。開存した卵円孔からの右左短絡が多ければチアノーゼを呈すかもしれない。

3. 検査および診断

(1) 身体検査

左側の胸壁を最強点とした比較的大きな収縮期雑音が聴取されることが多い。うっ血性右心不全を起こすような顕著な右房圧の上昇があれば，頸静脈の怒張や拍動が認められる可能性もある。

(2) 心電図検査

平均電気軸の右軸偏位(Ⅰ，Ⅱ，Ⅲ誘導における深いS波)が認められることがある。また，右房拡大が重度であればP波の振幅増大が認められる可能性がある。

(3) 胸部X線検査

右心陰影の拡大が認められることがある。狭窄後部拡張が顕著な場合は主肺動脈陰影の拡大が認められるかもしれない。狭窄により肺循環血液量は低下するため，肺血管陰影は乏しくなることがある。

(4) 心臓超音波検査

圧負荷により右室自由壁および心室中隔は肥厚する(図10a)。圧負荷が重度になると，心室中隔が扁平化し奇異性運動が認められるようになる(図10b)。また二次性の三尖弁逆流が認められる場合もある。圧負荷もしくは三尖弁逆流により右房は拡大し，胸水貯留などうっ血性右心不全の徴候が認められることもある。

Bモードやカラードプラ法を用いて右室流出路から描出可能な肺動脈の末梢までを追跡し，狭窄部位の特定をする(図10c，d)。とくにカテーテル治療もしくは外科的修復術による治療介入を考慮している場合は，肺動脈の低形成がないかも確認する。肥大型心筋症などに伴って右室流出路の動的狭窄が認められる場

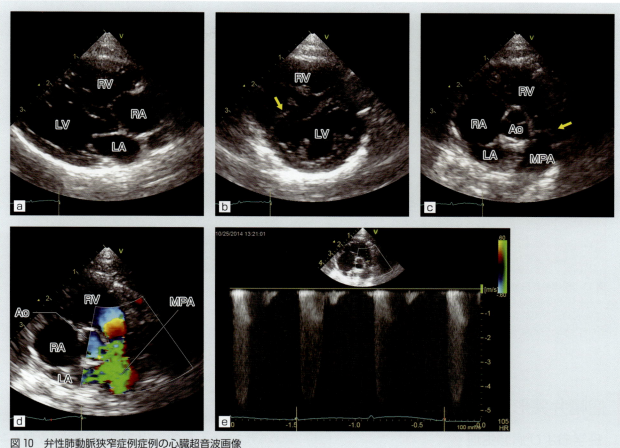

図10　弁性肺動脈狭窄症例症例の心臓超音波画像
a：右傍胸骨長軸四腔像。右室壁の肥厚と右房拡大が認められる。
b：右傍胸骨短軸像乳頭筋レベル。右室肥大と心室中隔の扁平化（矢印）が認められる。
c：右傍胸骨短軸像心基底部レベル。肺動脈弁の形態異常と肺動脈の低形成（矢印）が認められる。
d：右傍胸骨短軸像心基底部レベル，カラードプラ法。肺動脈弁からの狭窄血流が認められる。
e：連続波ドプラ法。肺動脈狭窄血流波形が認められる。
Ao：大動脈，LA：左房，LV：左室，RA：右房，RV：右室，MPA：主肺動脈

合もある（まったく基礎疾患がなく認める場合も）。とくに弁性狭窄では，肺動脈弁逆流を伴う場合もある。

連続波ドプラ法では大動脈狭窄症と同様に，狭窄血流の流速を測定することが可能である（図10e）。簡易ベルヌーイの式を用いて圧較差を推定し，重症度を評価する（表3）。また，血流波形の形態から固定性狭窄か動的狭窄かの鑑別を行う。弁性狭窄などの固定性狭窄と，二次的な右室肥厚による動的狭窄の波形が重なって認められることも多い。

そのほか，うっ血性右心不全による胸水や心膜液の貯留がないか，併発する心奇形がないか確認する。卵円孔開存の有無を確認するためにはコントラストエコー法を用いる。

4．治療

うっ血性心不全の臨床徴候があれば，それに対する治療が必要となる。胸水貯留があれば胸腔穿刺による抜去も行う。代償期に運動不耐性，ふらつき，失神などが認められる場合にはアテノロールなどのβ遮断薬が選択肢になると考えられる[7]。しかし無徴候期におけるβ遮断薬投与が予後を改善させるか否かを検討した報告は，筆者の知る限りない。

狭窄が重度の場合や症候性の場合は，外科的整復術やバルーン弁口拡大術も適応になると考えられる。バルーン弁口拡大術を猫に行ったところ，活動性の改善が認められたという報告がいくつかある[11, 17]。また筆者の施設にて開心術による肺動脈形成術を行った症例では，圧較差が有意に低下し良好な成績を収めている。

5．予後

狭窄が軽度であれば，健康な猫と変わらない生命予後が期待できるかもしれない。うっ血性右心不全を発症してしまった場合は，予後は良好とはいえない。

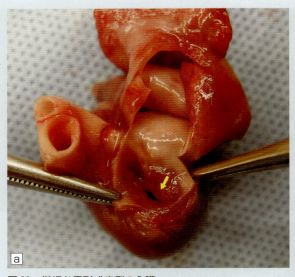 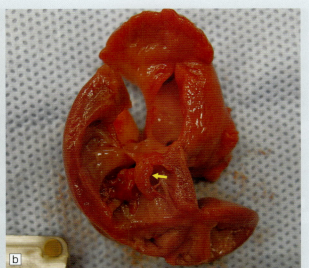

図11 僧帽弁異形成症例の心臓
僧帽弁狭窄が主体の症例。
a：心房側。弁尖が癒着し弁口部が狭窄している（矢印）。
b：心室側。肥厚した弁尖と腱索（矢印）が認められ，正常な乳頭筋の構造は認められない。

僧帽弁異形成

1. 疫学および病態生理

僧帽弁異形成 mitral valve dysplasia（MVD）には，腱索の短縮と肥厚，乳頭筋と弁尖の直接の接合，乳頭筋の癒合や偏位，弁尖の形態異常などが含まれる（図11）。これらの形態異常により両弁尖の接合が悪くなり僧帽弁逆流や僧帽弁狭窄が生じる。

異形成の一部として僧帽弁上狭窄 supraventricular mitral stenosis（SVMS）も報告されている[5]。僧帽弁輪の上部の線維輪もしくは線維筋性の隆起により，左心耳と卵円孔は，肺静脈が流入する上部の左房と，僧帽弁口に接続する下部の左房へと分割される。雄に多く認められ，シャムに好発するとの記載もある[5]。

左室流出路の狭窄および左室肥大を引き起こすこともある。鑑別診断として同じく左室流出路閉塞を伴う HOCM が挙げられる。そのため左室流出路狭窄を伴う僧帽弁異形成が肥大型心筋症と誤診され，僧帽弁異形成の罹患率が過小評価されている可能性も考えられている。

僧帽弁逆流および僧帽弁狭窄が主体である場合，圧負荷により左房は拡大し，うっ血性左心不全（肺水腫）となる。顕著な左房圧上昇が持続すると，二次的に肺高血圧やうっ血性右心不全も生じ得る。

2. 臨床徴候

呼吸困難，頻呼吸などうっ血性心不全による徴候が認められるかもしれない。大動脈血栓塞栓症を認める場合もある。無徴候であったり，成猫になってから初めて臨床徴候が現れることもある。

3. 検査および診断

(1)身体検査

僧帽弁逆流および左室流出路狭窄が病態の主体である場合には，左側胸壁もしくは胸骨縁にて収縮期雑音が聴取される。僧帽弁狭窄による流入障害が病態の主体である場合は，拡張期雑音が聴取される可能性があるが，雑音の強度が弱い，雑音の周波数が低い，心拍数が早い，頻呼吸を呈し呼吸音が重なるなどで聴取されないことも多い。ギャロップ音が聴取される場合もある。

(2)心電図検査

平均電気軸に異常はないことが多いが，左房拡大（幅広いP波）や左室肥大（R波の増高）を示唆する変化が認められることもある。

病態が進行していれば上室もしくは心室期外収縮がみられることがあり，左房の拡大が重度であれば心房細動がみられる可能性もある。

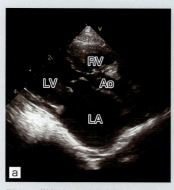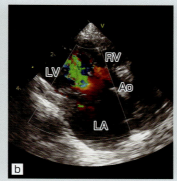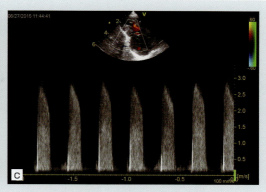

図12　僧帽弁異形成症例の心臓超音波画像
a：右傍胸骨長軸五腔像。僧帽弁の形態異常と顕著な左房拡大が認められる。
b：右傍胸骨長軸五腔像，カラードプラ法。拡張期に僧帽弁狭窄血流が認められる。
c：連続波ドプラ法。拡張期の僧帽弁狭窄血流の波形。
Ao：大動脈，LA：左房，LV：左室，RV：右室

(3) 胸部X線検査

左室もしくは左房の拡大が軽度であれば，心陰影は正常なことも多い。重度であれば心陰影は拡大する。うっ血性心不全を呈していれば，肺水腫もしくは胸水貯留が認められる可能性がある。

(4) 心臓超音波検査

僧帽弁装置の詳細な形態評価を行い（図12a），僧帽弁逆流，弁狭窄，弁上狭窄，流出路狭窄をカラードプラ法にて検出する（図12b）。連続波ドプラ法で逆流血流や狭窄血流波を計測する。流出路狭窄血流波形から簡易ベルヌーイの式を用いて圧較差を推定し，重症度を評価する。僧帽弁狭窄では左室早期流入波（E波）が高速となり，圧半減時間 pressure half time（PHT）が延長する（図12c）。

心負荷の強さも評価する。流出路狭窄による左室肥大，左室の容量負荷を示唆する変化，そして何より左房拡大が指標となる。

左房拡大が認められる症例では，心内の壁在血栓や血栓形成のリスクが高まっている状態を示唆するもやもやエコー像がないかも確認する。併発する心奇形の有無も確認する。

4. 治療

うっ血性心不全の徴候があれば，心不全治療が選択肢となる。重度の左室流出路狭窄や僧帽弁狭窄が認められる場合にはβ遮断薬も有用かもしれないが，猫に対する有用性を示した報告はない。左房拡大が認められれば，抗血栓療法も考慮する[7]。必要に応じて不整脈治療も必要となる。

異形成が重度の場合や症候性の場合は，外科的整復術やバルーン弁口拡大術も適応になると考えられるが，猫において良好な成績を収めた報告は筆者の知る限りない。

5. 予後

うっ血性心不全や血栓塞栓症などを発症した場合の予後はよいとはいえないが，臨床徴候がなく高齢になるまで診断されない例もある。

左室流出路狭窄が主体の場合は，成長に伴って，もしくはβ遮断薬の内服により狭窄と左室肥厚が消失し，長期の生存を望めることもある。

弁上狭窄の予後は悪い。診断後の生存期間の中央値が98日しかなかったという報告もある[5]。ただしこの疾患は心雑音が聴取されず臨床徴候が発現するまで診断がつかない場合があり，それが診断後の生存期間の短さに関係しているかもしれない。

動脈管開存症

1. 疫学および病態生理

動脈管は胎生期に右室および主肺動脈からの血液の約90％を下行大動脈に送る重要な血液ルートである[22]。通常は生後12～24時間で収縮がはじまり1週間程度で閉鎖する[14]。閉鎖がうまく行われないと動脈管開存症 patent ductus arteriosus（PDA）となる。PDAでは，血圧の高い大動脈から肺動脈へと動脈管を介した左右短絡が生じ，肺への循環血液量が増加す

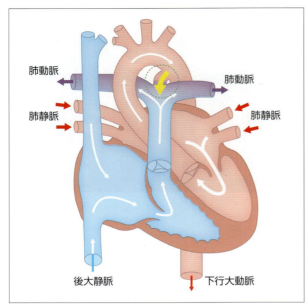

図13 動脈管開存症（左右短絡）の血行動態
黄色矢印が短絡血流を表す。
（文献22をもとに作成）

る（図13）。収縮期・拡張期を通じて大動脈圧は肺動脈圧を凌駕しているため，短絡血流は全心周期にわたり認められる。

短絡血流は左心系に容量負荷をかける。その結果，進行するとうっ血性左心不全を引き起こす。また，肺循環血液量の持続的な増加により肺高血圧も進行していく。肺高血圧が進行すると右室圧も上昇し，右室肥大が認められるようになる。肺動脈圧の上昇により大動脈とのあいだの圧較差が小さくなると短絡血流速は低下する。右左短絡になると，静脈血が体循環に流入しチアノーゼや多血症が生じる（Eisenmenger症候群）。動脈管は腕頭および左鎖骨下動脈が分岐した後の下行大動脈と接合するため，頭部や前肢には静脈血は流入せず前半身と後半身の動脈血酸素分圧が異なるようになる（分離性または解離性チアノーゼ）。犬と比較して猫は肺高血圧に進行しやすいが，その進行は一般的に緩やかである[13]。好発種，性差の報告はない[2, 7, 10, 14]。

2. 臨床徴候

無徴候であることのほうが多く（全体の65〜70％）[2, 10]，心雑音によって診断されることが多い。認められ得る臨床徴候には努力呼吸，頻呼吸，呼吸困難，発咳，発育不全，運動不耐性，活動性低下などがある。右左短絡となっていれば，チアノーゼが認められるかもしれない。

3. 検査および診断

(1) 身体検査

典型的には左側心基底部もしくは胸骨縁にて強い（grade Ⅳ〜Ⅵ，表2）連続性雑音が聴取される。しかし，肺高血圧が進行すると短絡血流速が低下するため，雑音が弱くなり，やがて消失する。25％の症例で反跳脈が認められたという報告がある[2]。

(2) 心電図検査

平均電気軸に異常はないことが多いが，左房拡大（幅広いP波）や左室肥大（R波の増高）を示唆する変化が認められることがある。病態が進行してくると上室もしくは心室期外収縮が認められることもある。

(3) 胸部X線検査

左心もしくは心臓全体の陰影が拡大することが多い。左右短絡の血流量が多ければ肺動静脈陰影の拡張が認められるかもしれない。肺高血圧が進行していれば，主肺動脈陰影の拡大もあるかもしれない。

うっ血性左心不全が生じていれば，肺静脈陰影の拡張，胸水貯留，肺水腫が認められる。

(4) 心臓超音波検査

Bモードにて主肺動脈に連結する動脈管の体部が確認できるが，犬よりも描出が難しいかもしれない。そのためカラードプラ法による異常血流の検出が診断の決め手となる（図14a）。十分な圧較差があれば短絡孔から主肺動脈に流入する短絡血流は連続性となる。肺高血圧や短絡血流自体により主肺動脈は拡張する。

連続波ドプラ法では，連続性の短絡血流波形が認められ，収縮期に流速が速くなる（図14b）。簡易ベルヌーイ式を用いて大動脈-肺動脈間の圧較差を推測し，肺高血圧の有無を確認する。肺高血圧が進行すると短絡血流速は低下してくるが，短絡血流が少なく正確に測定できていない可能性や測定時の角度のずれにより流速を過小評価している可能性もあるため，右室壁の肥厚や，心室中隔の扁平化の有無，三尖弁逆流の有無とその血流速などを合わせ総合的に判断する。

左室の容量負荷により左室内径が拡大し，二次的な僧帽弁逆流が発生する場合もある。その場合は左房の拡大も認められるかもしれない。

そのほかに，併発する心奇形がないかも確認する。

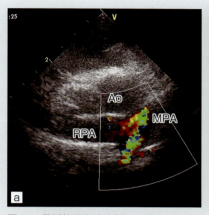
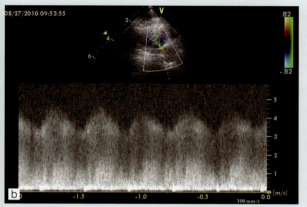

図14 動脈管開存症症例の心臓超音波画像
a：右傍胸骨短軸像心基底部レベル，カラードプラ法。動脈管から主肺動脈に流入する短絡血流が認められる。
b：連続波ドプラ法。連続性の短絡血流波形が認められる。
Ao：大動脈，MPA：主肺動脈，RPA：右肺動脈

4. 治療

左右短絡のほぼすべての症例が閉鎖術の適応となる。開胸下での結紮術か，カテーテルを用いた塞栓術にて閉鎖する。カテーテル治療では，コイルを用い頸静脈からアプローチした症例が報告されている[15]。結紮術は合併症として出血や喉頭麻痺が報告されているが，近年の回顧的調査では成功率は良好だった（術中死は33例中1例）[15]。

心不全徴候が認められる場合は，それに対する治療を行う。重度の肺高血圧症が認められる場合には，シルデナフィルなどの肺血管拡張薬が奏効するかもしれない。

5. 予後

閉鎖術を行わず，うっ血性心不全となった症例の予後は不良である。閉鎖術が成功した場合は長期の生存が望める。

[高野裕史]

コラム1：先天性心疾患の抗血栓療法

猫の心筋症では，左房拡大が血栓症もしくは血栓塞栓症のリスク因子とされ，左房拡大が認められる場合には抗血栓療法を開始することが一般的となっている。先天性心疾患においても病態の進行とともに心房が拡大することが多いため，理論的には同様に血流がうっ滞し，血栓形成のリスクが高まると考えられる。実際，僧帽弁異形成を患う猫に血栓塞栓症が発生した例を筆者は経験している。そのため，治療の必要性や有効性を示す情報は不足しているが，顕著な心房拡大を示す先天性心疾患症例に対しては，クロピドグレルやアスピリンなどの抗血栓療法を考慮すべきと考えている。

コラム2：マイクロバブルを用いたコントラストエコー法

マイクロバブル（微小気泡）を用いたコントラストエコー法は，心内および心外の右左短絡の検出に有用な検査手技である[12]。カラードプラ法では検出困難な心内もしくは心外の右左短絡を疑う場合に実施する。

準備すべき道具を図15に示す。5～10 mL程度のシリンジを2つと翼状針を三方活栓につなぎ，片方のシリンジに少量の空気と生理食塩液（もしくは

5％ブドウ糖液）を満たす．空気と生理食塩液の入ったシリンジを押し，三方活栓内を通して勢いよくもう一方のシリンジに移す．これを繰り返すと，空気がマイクロバブルとなって生理食塩液に混ざっていく（生理食塩液は白濁する）．圧力をかけても三方活栓が外れないようにロック式のシリンジを用いると容易である．

十分にマイクロバブルが形成されたら，橈側皮静脈に設置した留置から，およそ1 mL/kgの用量で比較的勢いをつけて投与する．

マイクロバブルは，Bモード法において高エコー性の無数の点として描出される．正常ならば前大静脈から右房に流入し，右室から肺動脈に抜けるが，心房中隔に短絡孔が存在し，右房圧が左房圧に勝っていると左房に流入する．心室中隔欠損の場合は心室レベルで左室側に流入が認められる．図16にコントラストエコーの画像を示す．症例は肺動脈狭窄症や三尖弁異形成があり，陽性の症例では卵円孔開存症の合併と診断した．

右左短絡の動脈管開存症の場合は，心外での短絡となるため心腔ではマイクロバブルの左心系への流入は認められない．そのため腹部大動脈を描出し，マイクロバブルが肺動脈から動脈管を通過し腹部動脈内へと流入する像を検出する．この場合は後肢に留置を設置してもよいであろう．

多量の左右短絡が心内にある場合は，マイクロバブルが充満した右心系に左心系からの血液が流入し陰性コントラストの所見が得られるが，一貫性や精度に乏しく信頼性は低い．

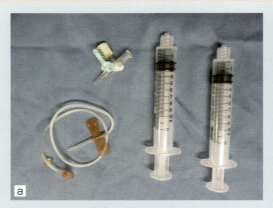
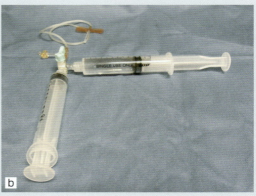

図15　マイクロバブルを用いたコントラストエコー法の準備
a：ロック式シリンジ2本，三方活栓，翼状針を用意する．
b：それらを連結し，片方のシリンジに生理食塩液を満たす．

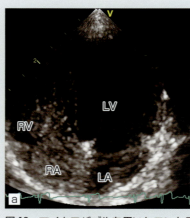
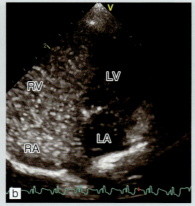
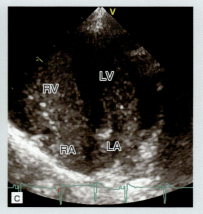

図16　マイクロバブルを用いたコントラストエコー法の画像
a：陰性（肺動脈狭窄症の症例），b：陽性（三尖弁異形成の症例），c：強陽性（肺動脈狭窄症の症例）
RA：右房，RV：右室，LA：左房，LV：左室

■参考文献

1) Aoki T, Sunahara H, Sugimoto K, et al. Peripheral pulmonary artery stenosis in three cats. *J Vet Med Sci*. 77: 487-491, 2015. doi: 10.1292/jvms.14-0388
2) Bascuñán A, Thieman Mankin KM, Saunders AB, et al. Patent ductus arteriosus in cats(Felis catus): 50 cases (2000-2015). *J Vet Cardiol*. 19: 35-43, 2017. doi: 10.1016/j.jvc.2016.10.002
3) Bomassi E, Misbach C, Tissier R, et al. Signalment, clinical features, echocardiographic findings, and outcome of dogs and cats with ventricular septal defects: 109 cases(1992-2013). *J Am Vet Med Assoc*. 247: 166-175, 2015. doi: 10.2460/javma.247.2.166
4) Bonagura J, Twedt D: Kirk's Current Veterinary Therapy XV. Elsevier Saunders. St. Louis. 2014.
5) Campbell FE, Thomas WP. Congenital supravalvular mitral stenosis in 14 cats. *J Vet cardiol*. 14: 281-292, 2012. doi: 10.1016/j.jvc.2011.10.003
6) Chetboul V, Charles V, Nicolle A, et al. Retrospective study of 156 atrial septal defects in dogs and cats(2001-2005). *J Vet Med A Physiol Pathol Clin Med*. 53: 179-184, 2006. doi: 10.1111/j.1439-0442.2006.00813.x
7) Cote E, MacDonald KA, Meurs, KM, et al: Feline Cardiology. Wiley-Blackwell. Hoboken. 2011.
8) Eyster GE, Whipple RD, Anderson LK, et al. Pulmonary artery banding for ventricular septal defect in dogs and cats. *J Am Vet Med Assoc*. 170: 434-438, 1977.
9) Fox PR, Sisson DD, Moise S: Textbook of Canine and Feline Cardiology, Principles and Clinical Practice. WB Saunders. Philadelphia. 1999.
10) Hutton JE, Steffey MA, Runge JJ, et al. Surgical and nonsurgical management of patent ductus arteriosus in cats: 28 cases(1991-2012). *J Am Vet Med Assoc*. 247: 278-285, 2015. doi: 10.2460/javma.247.3.278
11) Johnson MS, Martin M. Balloon valvuloplasty in a cat with pulmonic stenosis. *J Vet Intern Med*. 17: 928-930, 2003. doi: 10.1111/j.1939-1676.2003.tb02535.x
12) Kienle RD, Thomas WP, Pion PD. The natural clinical history of canine congenital subaortic stenosis. *J Vet Intern Med*. 8: 423-431, 1994. doi: 10.1111/j.1939-1676.1994.tb03262.x
13) Kittleson M, Kienie R：小動物の心臓病学〜基礎と臨床〜. 局 博一, 若尾義人監訳. インターズー. 2003.
14) Scansen BA, Schneider M, Bonagura JD. Sequential segmental classification of feline congenital heart disease. *J Vet Cardiol*. 17 Suppl 1: S10-52, 2015. doi: 10.1016/j.jvc.2015.04.005
15) Schneider M, Hildebrandt N. Transvenous embolization of the patent ductus arteriosus with detachable coils in 2 cats. *J Vet Intern Med*. 17: 349-353, 2003. 10.1111/j.1939-1676.2003.tb02460.x
16) Schrope DP. Prevalence of congenital heart disease in 76,301 mixed-breed dogs and 57,025 mixed-breed cats. *J Vet Cardiol*. 17: 192-202, 2015. doi: 10.1016/j.jvc.2015.06.00
17) Schrope DP. Primary pulmonic infundibular stenosis in 12 cats: natural history and the effects of balloon valvuloplasty. *J Vet Cardiol*. 10: 33-43, 2008. doi: 10.1016/j.jvc.2008.04.001
18) Sheridan JP, Mann PG, Stock JE. Pulmonary artery banding in the cat: a case report. *J Small Anim Pract*. 12: 45-48, 1971. doi: 10.1111/j.1748-5827.1971.tb05633.x
19) Summerfield NJ, Holt DE. Patent ductus arteriosus ligation and pulmonary artery banding in a kitten. *J Am Anim Hosp Assoc*. 41: 133-136, 2005. doi: 10.5326/0410133
20) Tidholm A, Ljungvall I, Michal J, et al. Congenital heart defects in cats: A retrospective study of 162 cats(1996-2013). *J Vet Cardiol*. 17 Suppl 1: S215-219, 2015. doi: 10.1016/j.jvc.2014.09.004
21) Uechi M, Harada K, Mizukoshi T, et al. Surgical closure of an atrial septal defect using cardiopulmonary bypass in a cat. *Vet Surg*. 40: 413-417, 2011. doi: 10.1111/j.1532-950X.2011.00798.x
22) カラー版循環器病学〜基礎と臨床〜. 川名正敏, 北風政史, 小室一成ほか編. 西村書店. 2010.
23) 増田喜一, 遠田栄一：心臓超音波テキスト. 日本超音波検査学会監修. 医歯薬出版. 2001.

循環器疾患

2.8 胸水・乳糜胸

原因および病態

健康な猫でも呼吸に伴う肺と胸壁との摩擦を軽減するために数mLの胸水（胸膜液）が存在する。胸水液は毛細血管からの血液濾過によりもたらされ，リンパ管に吸収される。毛細血管の静水圧，膠質浸透圧，リンパ還流および血管透過性のバランスが何らかの原因で崩れると，病的な胸水貯留が誘発される。

胸水が確認された82例の猫のうち，11％がうっ血性心不全，18％が膿胸，17％が前縦隔型リンパ腫，18％が猫伝染性腹膜炎であったとの報告がある[3]。

1. 心原性胸水

うっ血性心不全を誘発する循環器疾患および呼吸器疾患により壁側胸膜毛細血管の静水圧が上昇すると心原性の胸水貯留が起こる。右心不全が原因となることが多いが，猫では左心不全からも誘発される。猫では臓側胸膜に分布する静脈血管が肺静脈へ合流するためと考えられている。したがって，左房圧，肺静脈圧が上昇するタイプの心疾患では，常に胸水貯留のリスクがある[3]。

2. 各種心筋症と心原性胸水との関係

(1)肥大型心筋症

肥大型心筋症 hypertrophic cardiomyopathy (HCM) に罹患した猫の3分の1から2分の1がうっ血性心不全を発症する[5, 9]。それらの症例では胸水より肺水腫が多くみられ，呼吸困難の原因の86％が肺水腫，14％が胸水であると報告されている[9]。うっ血性心不全まで進行していないHCM症例に対する輸液，麻酔，長期作用型グルココルチコイドの投与は，1〜2週間後にうっ血性心不全を発症させることがある[9]（図1）。

(2)その他の心筋症

拡張型心筋症 dilated cardiomyopathy (DCM) によりうっ血性心不全を発症した猫では91％で胸水が認められた[5]。拘束型心筋症 restrictive cardiomyopathy (RCM) に罹患した猫の55％がうっ血性心不全を発症し，そのうち55％に胸水が認められた[5]。不整脈原性右室心筋症 arrhythmogenic right ventricular cardiomyopathy (ARVC) に罹患しうっ血性心不全を発症した猫では67％で胸水が認められた。ARVCでは左房拡大も併発することから，左心不全による胸水貯留も起こり得る[6]。

3. 心疾患が誘発する乳糜胸

何らかの原因で胸管の圧迫や閉塞，断裂，静水圧の上昇が起こると乳糜胸が誘発される。心疾患由来の乳糜胸（以後心原性乳糜とする）は右心不全（右房圧上昇→前大静脈圧の上昇）による二次的なリンパ管静水圧上昇に伴い発現するが，臨床的には比較的まれである。基礎疾患として心筋症，心タンポナーデ，重度の肺動脈弁狭窄症および右左短絡に移行し右心不全まで進行した先天性心疾患などが挙げられる。まれな疾患ではあるが犬糸状虫症も原因となることがある。

貯留する乳糜の色は症例の脂質摂取量によって変化する。色彩の変化が病態の変化を意味しないこともあるので注意が必要である。

臨床徴候

原因にかかわらず，多くの症例が頻呼吸および呼吸困難を呈す。胸水によって肺の膨張が妨げられ，努力性の吸気と吸気時間の延長がみられる可能性がある。食欲不振や元気消失，嗜眠傾向などの非特異的徴候も現れる。大量に貯留すると呼吸不全により開口呼吸およびチアノーゼがみられることもある。ただし猫は犬

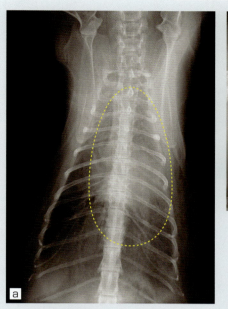
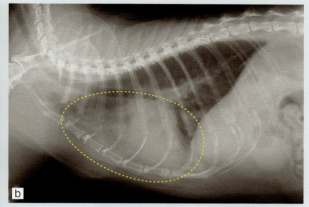

図1 長時間作用型グルココルチコイド投与後に肺水腫が認められた症例の胸部X線画像
肥大型心筋症に罹患した12歳，雄，アメリカン・ショートヘア。慢性腎臓病による食欲低下と脱水を併発し慎重な輸液療法を実施していた。ある理由により長時間作用型の合成グルココルチコイド（トリアムシロノン）を投与したところ，その5日後に呼吸困難を主訴に来院。胸部X線検査にて肺野の不透過性亢進（囲み内）が確認された。（簡易超音波検査では少量の胸水も確認された）。
a：腹背像，b：側方像

に比べて臨床徴候が不明瞭なこともあり，とくに複数の猫と暮らしている場合，家族は気付くのが遅れる傾向がある。

胸水検出のための検査

1. 聴診

貯留した胸水の影響で心音や肺音が聴取困難なことがある。含気肺葉が背側に偏位し，肺音が胸壁の背側で聴取されることもある。胸水貯留部位で胸部を打診すると濁音が発生する。胸水貯留に左右差が存在する場合は，聴診および打診の結果にも左右差が認められる。心原性胸水では，基礎疾患の病態を反映して心雑音や頻脈，心拍のリズム不整およびギャロップ音などが聴取できることがある。肺水腫を伴う場合は副雑音が聴取されることもある。

2. 画像検査

臨床徴候や身体検査結果から胸水貯留が疑われた場合は，胸部X線検査と超音波検査によって確定する。検査時は酸素療法などを併用しながら呼吸を安定させることで，安全性が向上する。

(1)胸部X線検査

胸部X線検査時の撮影ポジションは症例の呼吸状態に依存するが，安全を期して側方像あるいは背腹像のいずれかを1枚，素早く慎重に撮影する。可能であれば2方向で撮影する。呼吸困難がある場合は事前に呼吸が安定する程度の胸水を抜去し，検査中のリスクの軽減を図る。胸水貯留を示唆するX線画像上の特徴は，正常像（図2）との比較でより明白になる。撮影時の体位や，貯留している胸水の量や貯留部位に左右されるが，基本的には以下の特徴がみられる[10]。

①肺野（とくに胸骨側）に均一な軟部組織同様のデンシティーが出現する
②心陰影が不明瞭化～消失する（シルエットサイン）
③横隔膜ラインが不鮮明化～消失する（シルエットサイン）
④退縮した肺葉の尾側縁が腰椎腹側縁から解離する
⑤含気肺葉が胸壁から解離する
⑥葉間裂の明瞭化および含気肺葉の木の葉状陰影がみられる（肺葉の円形化）
⑦胸腔内気管および肺門部が背側偏位する（胸水

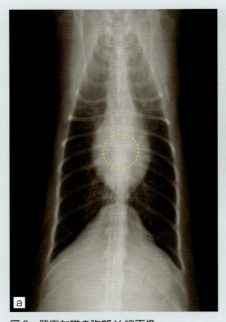
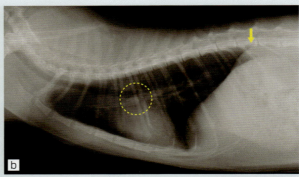

図2　健康な猫の胸部X線画像
肺野は透過性が高く，心陰影や血管陰影横隔膜ラインも明瞭に確認できる。後葉の尾側縁は，正常でも腰椎の腹側縁からわずかに離れている（矢印）。肺門部は通常第5～6肋間付近に位置する（囲み内）。猫のVHSの参考値範囲は7.5±0.3 vであり，本症例のVHSは7.6 vである。
a：腹背像，b：側方像

> 貯留が大量な場合）
> ⑧前胸部腫瘤病変が伴う場合は肺門部の挙上および尾側偏位がみられる（図3）

　胸水が少量（50 mL程度）の場合，腹背あるいは背腹像ではその陰影が縦隔と重複することがあるため，側方像のほうが検出しやすい（図4）。なお，X線画像から胸水の性状および基礎疾患を特定することは困難である。

　心原性胸水の症例では，心陰影の拡大が認められることがある。軽度から中程度までの胸水貯留であれば，背腹像より腹背像のほうが心陰影の輪郭が確認しやすいため，心拡大の有無を確認しやすいかもしれない。大量の（心原性）胸水貯留では，胸腔内気管および肺門部が挙上し背側偏位することがある。

　肺門部の極端な尾側偏位（第7～第8肋間以降）がみられる場合は前胸部に比較的大きな腫瘤性病変を伴っていることが示唆される（図3）。

(2) 超音波検査

　超音波検査には，呼吸困難が胸水に由来するのか否かを判断し，胸腔穿刺や心膜穿刺などの緊急的な治療が必要かどうかを判断する目的もある。漏出液や変性漏出液などの含有細胞数が少ない胸水は，完全な無エコー領域として描出されることが多い。滲出液および乳糜などの含有細胞数が多い胸水では，無エコー領域内に高エコー性斑点状陰影が観察される（図5，6）。

　症例の状態が許すのであれば，胸水貯留の確認と同時に心臓の形態および運動性を簡易的に評価する。心原性胸水の多くの症例では，通常重度の心房拡張が認められるはずである（図7，8）。健康な猫の左房の最大径はおおよそ15 mm以下で左室内腔より小さい。右房は通常左房よりひと回り程度小さく描出される。胸水だけでなく腹水も存在する心不全症例では，心嚢水を併発しているケースも多い。心房拡張が認められない場合は，前胸部の腫瘤性病変などほかの原因も検索すべきである。

3. 胸水検査
(1) 検査方法

　胸水検査は基礎疾患の迅速な特定につながるため非常に重要である。胸腔穿刺によって肺損傷（出血）や感染などが生じると胸水の性状が変化するため，胸水採取は慎重に行う。分析も手作業によるものが多く，手技の巧拙が直接検査精度に影響するため，適切な方法でていねいに実施する。

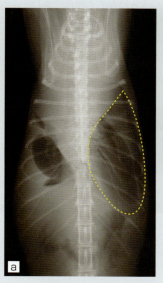
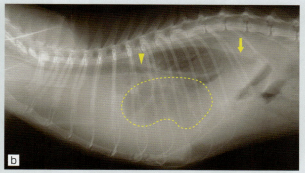

図3 典型的な胸水貯留のX線画像
前縦隔型リンパ腫と診断された猫の胸部X線画像。
a：腹背像。含気肺葉の木の葉状陰影(肺葉の円形化，囲み内)が確認できる。
b：側方像。含気した肺葉(木の葉状陰影)以外は軟部組織陰影で満たされている。また心陰影および横隔ラインが消失し(シルエットサイン)，含気した肺葉は胸壁および腰椎の腹側縁から大きく離れている(矢印)。肺門部は挙上し第7肋間に尾側偏位している(矢頭)。

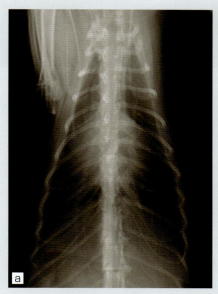
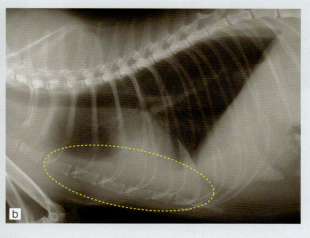

図4 少量の胸水貯留が認められた症例の胸部X線画像
a：背腹像。心陰影の輪郭がやや不明瞭であるが，明白な胸水貯留は確認できない。このようなケースでは側方像での評価が必要になる。
b：側方像。心尖部領域を中心に胸水貯留を示唆する軟部組織陰影(囲み内)が描出されている。

循環器疾患

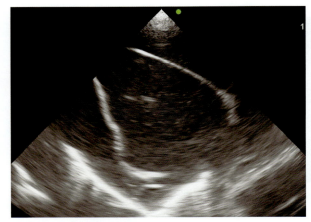

図5　胸水（変性漏出液）の超音波画像
肥大型心筋症と診断された猫の胸部超音波画像。漏出液や変性漏出液などの含有細胞数が少ない胸水は，完全な無エコー領域として観察される。

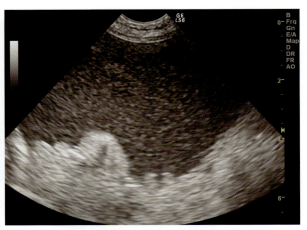

図6　膿胸の超音波画像
膿（滲出液）は細胞含有量が多いため，胸水の存在を示唆する無エコー領域内に高エコー性斑点状所見が観察できる。この所見は心原性胸水との鑑別の一助となる。

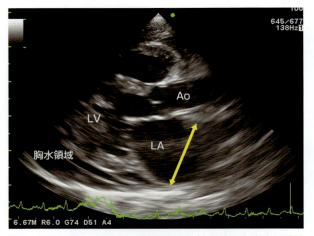

図7　心原性胸水を示唆する超音波画像（右傍胸骨左室流出路長軸断面）
臨床的に拘束型心筋症が示唆された症例の胸部超音波画像。無エコーの胸水と重度の左房拡張がみられる。正常な猫の最大左房径はおおよそ15 mm以下だが，本症例の最大左房径（矢印）は23 mmであった。
LA：左房，LV：左室，Ao：大動脈

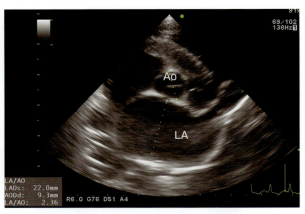

図8　心原性胸水を示唆する超音波画像（大動脈弁レベル）
図7と同症例。大動脈弁レベルでの左房径／大動脈径比（LA/Ao）が2.36で，重度の左房拡張が示唆される。心原性胸水の典型的な所見である。猫のLA/Aoの参考値範囲は1.5以下である。
LA：左房，Ao：大動脈

　検査項目は，総蛋白（g/dL），比重，色彩，有核細胞数（/μL），出現細胞の細胞診などである。色彩や細胞数を評価し，細胞診用の塗抹を作成したら遠心分離する。その後，上清で総蛋白および比重を計測し，沈渣でも細胞診を行う。これらすべての項目を総合的に評価して胸水を分類する。なお，胸水の遠心は1,500 rpm，3～5分間程度で行う。血清分離と同じ設定（3,000 rpm，10～15分間）では細胞の変形や崩壊，細胞同士あるいは試験管への接着が起こり検査精度が低下することがある。

(2) 胸水の分類

　胸水はその化学的性状や出現細胞の種類などにより，漏出液，変性漏出液，滲出液，乳糜，血液に分類される。
　心原性胸水は通常漏出液～変性漏出液であり，ときとして乳糜がみられる[4]（表1）。心原性胸水が変性漏出液の場合，薄い黄～赤色でわずかに混濁していることが多い（図9）。出現細胞数は二次的な要素が大きく影響しなければおおよそ5,000/μL以下であり，赤血球，リンパ球および変性のない好中球が散見される程度である（図10）。色彩から乳糜が疑われる場合は，胸水および血清中の中性脂肪濃度と総コレステロール濃度を測定する（図11）。乳糜胸の場合，中性脂肪濃

表1　各種胸水の性状と基礎疾患の鑑別リスト

	漏出液	変性性漏出液	滲出液	乳糜	血液
代表的な原因	うっ血性心不全 低蛋白血症	うっ血性心不全 横隔膜ヘルニア 肺葉捻転	膿胸 腫瘍 猫伝染性腹膜炎	特発性 うっ血性心不全 犬糸状虫症 腫瘍	外傷 腫瘍 凝固障害
総蛋白(g/dL)	<2.5	2.5〜5.0	>3.0	多様〜計測不可	>末梢血の25%
比重	>1.017	1.017〜1.025	>1.025	多用〜計測不可	
色彩	無色透明	黄〜赤 半透明〜混濁	白〜琥珀 不透明〜混濁	白〜桃 不透明	赤
有核細胞数(/μL)	<1,000	500〜10,000	>5,000	<10,000	>末梢血の25%
出現細胞	単核球 中皮細胞	単核球 中皮細胞 血液由来細胞	単核球 好中球 リンパ球 中皮細胞 腫瘍細胞	成熟リンパ球 好中球 マクロファージ	血液由来細胞

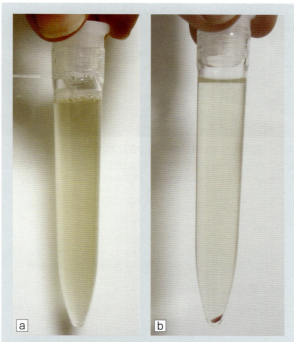

図9　心原性胸水の外観

遠心前の胸水(a)はわずかに混濁しているが，遠心後の胸水(b)は細胞が沈殿し透明になっている。細胞数は遠心前に計測し，比重や総蛋白は遠心後の上澄で計測する。この胸水は変性漏出液であった。

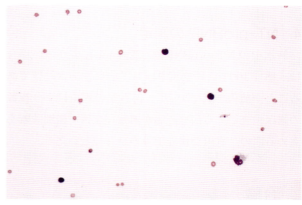

図10　心筋症による胸水(変性漏出液)の出現細胞

遠心前の胸水の細胞診。総蛋白2.7 g/dL，比重1.015，細胞数3,130/μLであり赤血球，リンパ球および変性のない好中球が散見される。変性漏出液の特徴をほぼ満たしている。
(画像提供：桜花どうぶつ病院　重田　界先生)

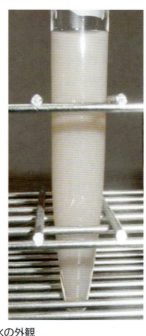

図11　乳糜胸水の外観

乳白色をしているが，それだけで乳糜とは判断できない。本症例は胸水中の中性脂肪は血清中のそれより高く，胸水中の総コレステロールは血清中のそれより低く，リンパ球が中心に観察されたため乳糜胸水と判断した。(画像提供：桜花どうぶつ病院　重田　界先生)

度は胸水＞血清であり，総コレステロール濃度は血清≧胸水である。心原性乳糜胸での出現細胞は基本的には成熟したリンパ球が中心で，ほかに少数の中皮細胞や好中球が含まれる[2] (図12，表2)。乳糜の化学的性状についてはいくつか異なる報告があり，その多様性を示唆するものと考えられる(表1，2)。

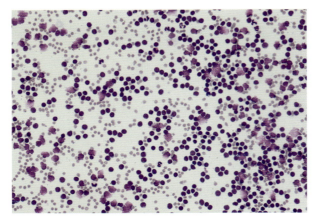

図12　乳糜胸水の細胞像（沈渣）
成熟リンパ球を中心に赤血球および少数の好中球が散見される。乳糜胸水の典型的な細胞所見である。

表2　乳糜胸水の性状

項目	所見
外観	乳白色〜やや赤みがかった乳白色
比重	1.019〜1.038（平均1.030）
総蛋白（g/dL）	3.5〜7.8（平均5.32）
有核細胞数（/μL）	1,600〜60,800（平均11,919）
出現細胞	成熟リンパ球中心，わずかに好中球
中性脂肪	乳糜＞血清
総コレステロール	乳糜≦血清

4. NT-proBNPの測定

胸水中のNT-proBNPが322 pmol/Lより多い場合は，感度100％，特異度94.4％で心原性胸水貯留であることが報告されている[7]。何らかの理由により複数の臨床検査による病態評価が困難な症例で鑑別診断を進める際の，有用な検査項目のひとつといえる。

治療

基礎疾患の治療が基本となる。ただし生命を脅かすほど大量の胸水が貯留している場合は，まず治療的胸腔穿刺術により胸水を抜去すべきである。

1. 胸腔穿刺術

胸水抜去中は，処置をする獣医師に代わって，保定者が呼吸状態をよく観察する。
以下に胸腔穿刺術の手順を示す。

①心臓超音波検査台（エコー台）を使用し，穿刺部位がエコー台の切れ込みに位置するように伏臥位にて保定する（図13）。このとき，可能であれば同時に酸素吸入を実施する。
②超音波検査にて穿刺に最も適した部位（胸水を明瞭に観察できる部位）を確認し，毛刈りと消毒を行う。第7〜8肋間の肋軟骨接合部周辺が適していることが多い（図14）。
③穿刺には21ゲージの翼状針を使用することが多いが，胸壁の動揺が小さい症例では血管留置針も使用できる（図15）。
④超音波ガイド下で針を胸壁に対して約90度で

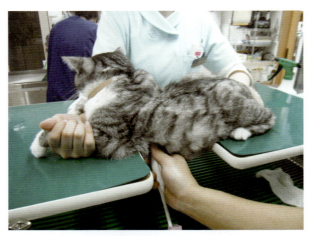

図13　胸水の有無を確認中の猫の保定およびプローブ操作
超音波検査にて胸水貯留の有無を確認する。胸水貯留が明白なケースでは安全に穿刺可能である部位も探しておく。このようにエコー台を使用することで猫のストレスを最小限に抑えられ，手技も行いやすくなる。

刺入する。わずかに陰圧をかけながら針を慎重に進める。
⑤胸水が採取されはじめたら，肺組織を傷つけないよう，針先を猫の背側あるいは胸骨側に向ける（図16）。

保定や穿刺を嫌がる猫では鎮静が必要な場合もある。その際は，ブトルファノールやミダゾラムなど，循環および呼吸機能抑制作用の少ない薬剤を選択する。

胸水抜去時には，事前に撮影したX線画像で含気した肺葉の先端を十分に観察する。肺葉先端が明瞭に鈍化している場合には，胸水の影響による臓側胸膜の柔軟性の低下や，肺葉自体の硬化により，肺コンプライアンスが低下しているおそれがあるので注意する（図17）。そのような症例では，大量の胸水を一度に除去すると肺の再拡張性組織損傷および非心原性肺水腫が誘発されることがあるため，除去する胸水の量は呼吸状態が安定する程度にとどめ，その後は基礎疾患に対する治療によりコントロールする。胸水貯留が比

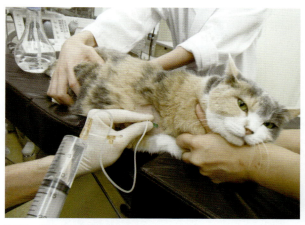

図14 胸水抜去時の様子
穿刺予定部位とその周囲を毛刈りし，皮膚を消毒して無菌的に処置を行う。

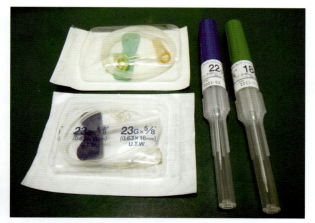

図15 胸腔穿刺に使用する穿刺針

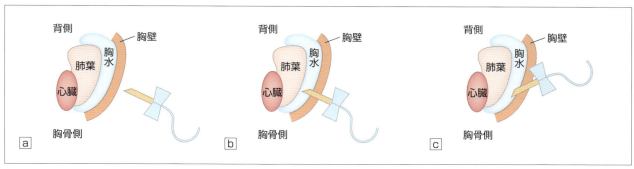

図16 翼状針の操作方法
胸部横断面模式図。肋軟骨接合部周辺を穿刺部位とする場合(a)，針が胸壁に対してほぼ垂直になるように刺入し(b)，胸水抜去開始とともに針先を猫の胸骨側(c)あるいは背側に移動させる。この操作により針先で肺葉を損傷するリスクが軽減する。

較的長期間に及ぶあるいは，膿胸や乳糜などの組織刺激性の高い胸水が存在しているとこのようなことが起こる。

穿刺後に気胸の徴候が現れた場合は，穿刺による人為的な肺損傷によると判断し，注意深く経過をモニタリングする。迷走神経反射由来の洞徐脈から循環虚脱がみられることがあるので，心電図などのモニタリングも考慮すべきである。

2. 心原性胸水の治療

利尿薬によるコントロールには時間を要するため，まずは胸腔穿刺により積極的に胸水を抜去し，呼吸状態を安定させる。その後，可能な範囲で基礎疾患に対する治療を実施する。心原性の胸水貯留は原因となる心疾患が心不全ステージ(心原性肺水腫も合併していることも多い)まで進行していることを意味するため，治療は慎重に行い，治療効果および有害反応を細やかにモニタリングする。病態に合わせた利尿薬および強心薬の投与が治療の主体となる。

利尿薬の使用は脱水や腎前性・腎性高窒素血症を招くことがあるが，それを予防あるいは補正するためにナトリウムを含む輸液剤を用いると胸水貯留を悪化させるおそれがある。そのため，基礎心疾患に対する治療を十分に行って利尿薬の使用量を極力減らし，脱水や高窒素血症のリスクを下げることが重要である。脱水や高窒素血症がみられた場合は胸水を穿刺主体で除去するようにし，ピモベンダンなどの強心薬の投与を検討する。補液には経鼻カテーテルなどを用いた経口補液を選択し，適切なモニタリングを行う。

なお，猫のうっ血性心不全に対する治療薬として認可された薬剤は現在は存在せず，治療のガイドラインも定められていないため，治療は担当獣医師の裁量のもと行われることになる。そのため，家族へのていねいなインフォームが必須となる。

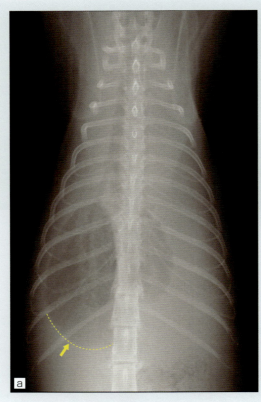
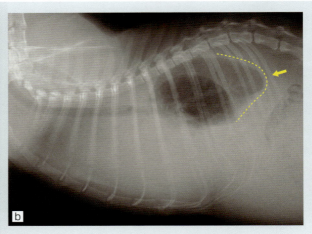

図17　肺後葉辺縁の鈍化がみられる胸水貯留のX線画像
肺後葉辺縁の鈍化（破線、矢印）がみられる症例において胸水を一度にすべて抜去しようとすると、再拡張性肺水腫や肺組織損傷を誘発するおそれがあるので注意する。
a：腹背像、b：側方像

予後

うっ血性心不全まで進行した心筋症に罹患した猫の生存期間は、心筋症のタイプおよび病態により異なる。HCMの場合、うっ血性心不全まで進行した症例の生存期間中央値は709日、または92日という報告がある[1,9]。血栓塞栓症を併発した症例では生存期間が短縮する。HCM以外の特発性心筋症（拡張型、拘束型および不整脈原性右室心筋症）に罹患した症例がうっ血性心不全ステージまで進行した場合の生存期間中央値は数週間から数カ月と報告されており、HCMに比べて短い傾向がある[5,6]。

高齢猫に対する注意点

胸水貯留のみられる高齢猫は心機能、呼吸機能および腎機能の予備能力が低下していることも多く、ストレス強度の高い検査には十分な注意が必要である。胸水抜去を繰り返し実施している症例では脱水が進行していることもあるため、利尿薬は慎重に使用する。輸液は胸水貯留の悪化につながり得るため、十分なモニタリング下で実施する。

薬用量リスト

強心薬
- ピモベンダン　0.25 mg/kg, PO, bid[8]

利尿薬
- フロセミド　1〜4 mg/kg, IV, IM, PO, bid〜tid
※投与量および投与間隔は病態評価に基づいて適宜調整

鎮静薬（胸腔穿刺時）
- ブトルファノール　0.2〜0.3 mg/kg, IM, IV
- ミダゾラム　0.1〜0.2 mg/kg, IM, IV

［佐藤　浩］

■参考文献
1) Atkins CE, Gallo AM, Kurzman ID, et al. Risk factors, clinical signs, and survival in cats with a clinical diagnosis of idiopathic hypertrophic cardiomyopathy: 74 cases (1985-1989). *J Am Vet Med Assoc*. 201: 613-618, 1992.
2) Bonagura JD, Kirk RW, Osborn CA, et al. 第9章 心肺系疾患：小動物今日の治療方針Ⅻ 第1版. 加藤 元監訳. 興仁舎. 2000, pp725-729.
3) Davies C, Forrester SD. Pleural effusion in cats: 82 cases (1987 to 1995). *J Small Anim Pract*. 37: 217-224, 1996. doi: 10.1111/j.1748-5827.1996.tb01772.x
4) Elienne Cote, Kristin A, Kathryn MM, et al. 3章 胸水：猫の心臓病 臨床とエビデンスにもとづく診断と治療. 堀 康智監訳. インターズー. 2015, pp17-21.
5) Ferasin L, Sturgess CP, Cannon MJ, et al. Feline idiopathic cardiomyopathy: a retrospective study of 106 cats (1994-2001). *J Feline Med Surg*. 5: 151-159, 2003.
6) Fox PR, Maron BJ, Basso C, et al. Spontaneously occurring arrhythmogenic right ventricular cardiomyopathy in the domestic cat: A new animal model similar to the human disease. *Circulation*. 102: 1863-1870, 2000. doi: 10.1161/01.CIR.102.15.1863
7) Humm K, Hezzell M, Sargent J, et al. Differentiating between feline pleural effusions of cardiac and non-cardiac origin using pleural fluid NT-proBNP concentrations. *J Small Anim Pract*. 54: 656-661, 2013. doi: 10.1111/jsap.12152
8) Plumb DC. Pimobendan. In: Plumb's Veterinary Drug Handbook, 8th ed. Wiley-Blackwell. Hoboken. 2015, pp858-861.
9) Rush JE, Freeman LM, Fenollosa NK, et al. Population and survival characteristics of cat with hypertrophic cardiomyopathy: 260 cases (1990-1999). *J Am Vet Med Assoc*. 220: 202-207, 2002.
10) Tobias S, Victoria J. 第13章 胸膜腔：BSAVA 犬と猫の胸部画像診断マニュアル. 松原哲舟監訳. LLL publisher. 2011, pp338-358.

第 3 章
泌尿器疾患

1 解剖生理
2 急性腎不全
3 慢性腎臓病
4 多発性囊胞腎
5 先天性・家族性腎症
6 高血圧症
7 尿管閉塞および水腎症
8 尿道閉塞
9 特発性膀胱炎
10 尿路感染症
11 尿石症

3.1 解剖生理

腎臓の構造

1. 外観および全体像

猫の腎臓は豆型で，被膜静脈が明瞭に観察される。単葉腎で腎乳頭はひとつしかない（図1）。腎乳頭は腎盂と結合している。内部構造は，外側から線維被膜，皮質，髄質，腎盂，腎門部，尿管となる。皮質と髄質のあいだは皮髄接合部とよばれ，ここには弓状動脈および静脈が走行している（図2）。

X線画像でみると，左腎よりも右腎が頭側に位置し，両腎とも背側に位置していることがわかる（図3）。正常な腎臓のサイズは，第2腰椎との比で表すと，2.0～3.0である。ある研究では，中性化された猫ではこの比が1.9～2.6であるのに対し中性化されていない猫では2.1～3.2であり，後者のほうがやや大きいと報告されている[6]。

皮質のエコー源性は髄質よりも高く，肝臓と同等である。髄質は低エコー性で，腎盂は高エコー性である。このため，超音波画像上で腎臓は3層に分かれてみえる。これを三層構造という（図4）。猫の尿細管は脂肪に富むため，皮質がより高エコーにみえることも多い。そのため，猫では皮質のエコー源性で腎臓の異常を評価することはできない。超音波検査での正常な腎臓のサイズは，3.0～4.3 cmである[3]。皮質および髄質の厚みは，0.47±0.08および0.55±0.07（右腎では0.50±0.07）cmと報告されている[5]。慢性腎臓病 chronic kidney disease（CKD）では，尿細管間質の線維化によってネフロンが減少する。線維化した組織は通常の組織よりも高エコーにみえることが多い（とくに髄質）。髄質が高エコー化すると皮質との区別が困難になり，三層構造が不明瞭になる（図5）。

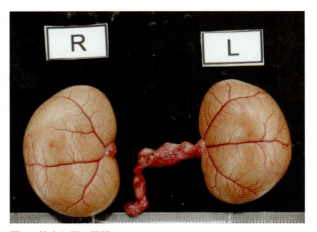

図1 健康な猫の腎臓
被膜は切除している。猫では被膜静脈が明瞭に確認される。

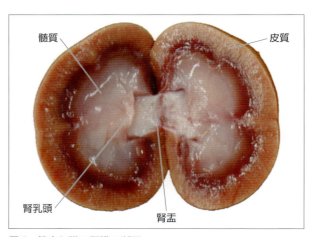

図2 健康な猫の腎臓の断面
被膜は切除している。

2. ネフロン

ネフロン（腎単位）は，糸球体，ボーマン嚢，尿細管（近位，ヘンレのワナ，遠位）からなる（図6）。猫のネフロンの数は腎臓ひとつあたり約50万個である。ネフロンには皮質ネフロン（短ループネフロン）と傍髄質ネフロン（長ループネフロン）がある（図7）。皮質ネフロンはヘンレのワナが髄質外層までしか届かず，主に

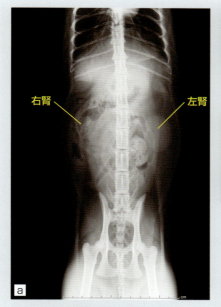

図3 健康な猫の腎臓のX線画像
a：背腹像，b：側方像

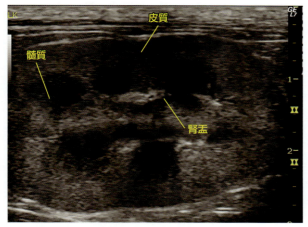

図4 健康な猫の腎臓の超音波画像
高エコーの皮質と腎盂にはさまれた低エコーの髄質という三層構造が認められる。

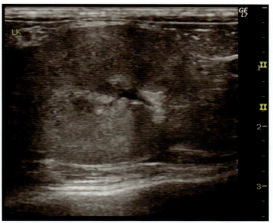

図5 慢性腎臓病に罹患している猫の腎臓の超音波画像
雑種猫，未避妊雌，9歳。三層構造が不明瞭になっている。

溶質の再吸収および分泌を担う。傍髄質ネフロンは髄質内層までヘンレのワナを伸ばし，尿を濃縮するための対向流機構を作り出している。人ではネフロンの8割が皮質ネフロンだが，猫では，すべて傍髄質ネフロンであるとされている。

(1)糸球体

糸球体は特殊な毛細血管の塊である。毛細血管をメサンギウム基質および細胞が支持し，毛細血管の外層を足細胞および足突起が覆っている（図8）。効率のよい濾過を行うために糸球体毛細血管は常に高い血圧に曝されており，毛細血管を支持するメサンギウムの役割は非常に重要である。

血中から重要な蛋白質が漏出するのを防ぐための濾過障壁は，足細胞およびその突起（足突起），糸球体毛細血管の内皮細胞，毛細血管基底膜によって形成されている。足突起間には間隙があり，ここにネフリンを中心とする蛋白質によりスリット膜が構成されている。有窓内皮細胞および基底膜は，IV型コラーゲンを主成分とした網目構造をしている。これらが分子量68,000以上の大きな分子の通過を防いでいる（サイズバリア）。さらに，基底膜は負の電荷を持つプロテオ

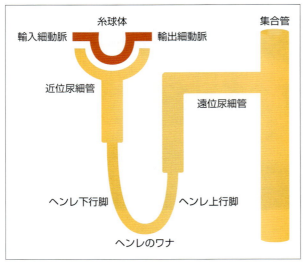

図6 ネフロンの簡略図
（文献8をもとに作成）

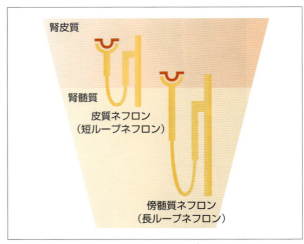

図7 皮質ネフロンと傍髄質ネフロン
皮質ネフロンは短ループネフロン，傍髄質ネフロンは長ループネフロンである。
（文献8をもとに作成）

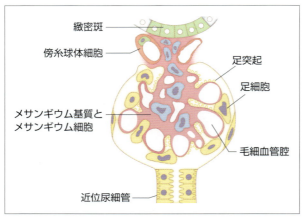

図8 糸球体の構造

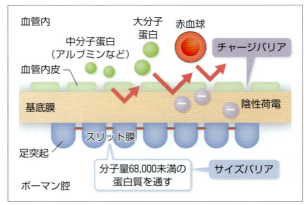

図9 糸球体の微細構造と濾過障壁
一定の分子量以上の物質を通さないサイズバリアと，負の電荷を持つ蛋白質を通さないチャージバリアが存在する。
（文献9をもとに作成）

グリカン（主成分としてヘパラン硫酸）を含み，同じく負の電荷を持つ蛋白質を通過させにくくなっている（チャージバリア）（図9）。分子量がちょうど68,000のアルブミンは，サイズバリアをぎりぎり通過しない。

糸球体疾患に罹患すると多量の蛋白質が尿中に漏出し，同時にスリット膜蛋白であるネフリンの発現が低下する[7]。このことから，濾過障壁の中心は足突起間にあるスリット膜であると考えられている。

(2)尿細管

尿細管は，糸球体で濾過された原尿を通し，原尿から最終的に排出する尿を生成する器官である。尿細管は，ボーマン囊に近いほうから近位尿細管，ヘンレのワナ（下行脚，上行脚），遠位尿細管，集合管に分かれており（図6），それぞれ尿細管細胞の構造が異なっている。大きく分けると刷子縁を持つか持たないかという違いである。多量の溶質を再吸収する必要がある近位尿細管細胞は刷子縁を持ち，ほかの尿細管細胞にはそれがない。前述したように，傍髄質ネフロンでは，髄質内層までヘンレのワナが伸びている。ヘンレの上行脚は水をほとんど透過させず，溶質のみを再吸収することで髄質内層の浸透圧を上昇させている。この浸透圧勾配が集合管での水の再吸収に役立つ。このことに関しては，機能の項で詳述する。

表1 腎機能の概略

- 老廃物（代謝産物，尿毒素）の排泄
- 水分，電解質の調節
- リン，カルシウムの調節
- 酸塩基平衡の調節
- 造血
- 血圧の調節

腎臓の機能

腎臓の最も重要な機能は代謝によって生じた老廃物の排泄である（表1）。糸球体濾過による老廃物の排泄と尿細管による体液量，電解質，酸塩基平衡の調節の結果，尿が産生される。

1. 糸球体濾過

糸球体は，血液を濾過して老廃物を含む原尿をボーマン囊へ排泄している。単位時間あたりに腎臓のすべての糸球体によって濾過される血漿の量を糸球体濾過量 glomerular filtration rate（GFR）という。GFR は，糸球体毛細血管とボーマン囊内の静水圧，アルブミンなどの蛋白質によって生じる膠質浸透圧，そして血管透過性と血管表面積（毛細血管濾過係数 Kf）によって決定される（図10）。これらのバランスを変化させる因子によって GFR は変化する。たとえば，アンジオテンシン II は，輸出細動脈を強く収縮させることで糸球体毛細血管内静水圧を上昇させ，GFR を上昇させる。反対に，尿道閉塞など腎臓以下の尿路の閉塞は，最終的にボーマン囊内静水圧を上昇させ，GFR を低下させる。そのほか，水和状態，血圧，蛋白摂取量，交感神経の活性化といったさまざまな要因によって GFR は変動する（表2）。このような変動が可能なのは腎臓に大きな予備能があるからである。慢性腎臓病（CKD）が進行すると予備能が失われ，体内の状況に合わせて GFR を変動させることができなくなる。

GFR が適正かどうかは腎クリアランス法や血中クレアチニン濃度（Cre）などの簡易マーカーを用いて評価できるが，前述のように腎臓は予備能が大きいため，CKD の早期の段階では，GFR の明らかな減少を検出することはできない。GFR の低下を検出した段階では，多くのネフロンが失われ，腎臓の予備能が少なくなっている。猫では Cre のほかに対称性ジメチルアルギニンなどの簡易マーカーが利用できる[4]。残念ながら，もうひとつの新しい GFR マーカーである

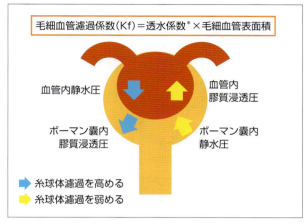

図10 糸球体濾過量の決定因子

糸球体濾過を高める力から糸球体濾過を弱める力を差し引き，毛細血管濾過係数（Kf）を乗じた数字が糸球体濾過量（GFR）となる。
＊：毛細血管からの水の通過しやすさ。

表2 糸球体濾過量を変動させる要因

増加させる要因	減少させる要因
● 高蛋白食 ● 食事（食後数時間） ● 交感神経の活性化 　（活動時など） ● 輸液 ● グルココルチコイド ● 甲状腺ホルモン	● 低蛋白食 ● 低ナトリウム食 ● 副交感神経の活性化 　（睡眠時など） ● 脱水 ● うっ血性心不全 ● 利尿薬 ● 全身麻酔

シスタチン C は猫では有用ではない可能性がある。いずれにせよ，これらの検査で一度異常値を検出したからといって，ただちに CKD（または急性腎不全）であると診断してはならない。これらのマーカーは筋肉量，体重，性別などの腎臓以外の要因によっても変化すること，体内の恒常性維持のために GFR そのものが大きく変動することを十分に理解する必要がある。

2. 尿細管の役割

尿細管の役割は，糸球体で濾過された原尿から必要なものを回収し，不必要なものを分泌して，最終的な調整を行うことである。濾過された原尿には基本的に蛋白質は含まれていないが，ブドウ糖やアミノ酸，電解質といった体に不可欠なものを大量に含んでいるため，尿細管でこれらを回収し，逆に不要な物質は積極的に分泌して排泄する。

(1) 近位尿細管

近位尿細管は，原尿中のすべての栄養素や大部分の電解質をとりあえず回収する役割を持っている（図11）。ここでは，水分や電解質，酸塩基平衡の細かな

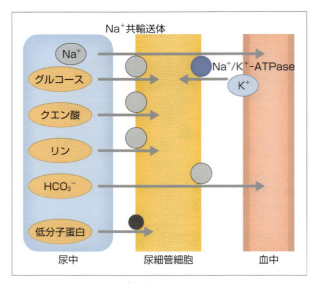

図11　近位尿細管のNa⁺共輸送体での再吸収
低分子蛋白は近位尿細管で再吸収されたのち細胞内で異化される。

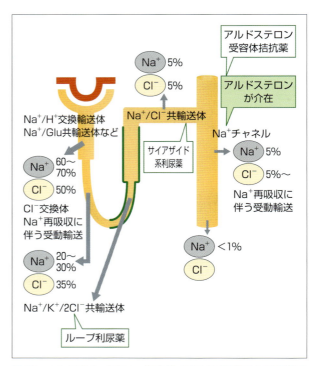

図12　ナトリウムイオン，塩化物イオンの再吸収と利尿薬の作用部位
（文献8をもとに作成）

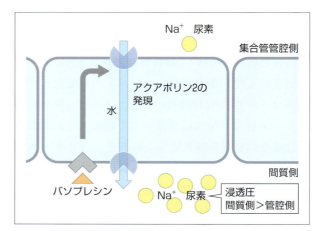

図13　集合管での髄質の高張性とバソプレシンの作用

調整は行われない。それらの調整は最終的に遠位尿細管や集合管で実施される。ナトリウムイオン（Na^+）や塩化物イオン（Cl^-）の各尿細管分画での再吸収割合を簡易的に図12に示す。

　近位尿細管の機能異常は，さまざまな物質の尿中への喪失を引き起こす。ファンコニー症候群（先天的または後天的）では，近位尿細管のNa^+共輸送体の異常によって，ブドウ糖，アミノ酸，リン，重炭酸イオン（HCO_3^-）の回収がうまくいかなくなる。急性腎不全を引き起こす急性尿細管傷害の猫では，腎性尿糖が認められることがあるが，これも近位尿細管でのブドウ糖の再吸収能が傷害された結果である。

(2) ヘンレのワナ

　ヘンレのワナは，対向流機構によって髄質内層に浸透圧勾配を作り出している。この部位の尿細管細胞には$Na^+/K^+/2Cl^-$共輸送体が発現し，原尿からNa^+を回収することで浸透圧勾配を作り出す。とくに傍皮質ネフロンの長いワナが重要な役割を果たしている。この浸透圧勾配は，遠位尿細管や集合管で水の再吸収を行う際に重要となる。フロセミドなどのループ利尿薬は，この部位に作用し，Na^+の取り込みを抑えることによって利尿作用を発揮する。長期的な利尿薬の使用，何らかの原因による多飲多尿の長期的な持続，輸液過剰，長期的な低蛋白食の給与などによって髄質の高張性が低下すると，ウォッシュアウトとよばれる多尿状態を引き起こす。

(3) 遠位尿細管〜集合管

　遠位尿細管〜集合管では，水分の調整が行われる。最も重要な水分の再吸収はバソプレシンを介して調整される。利尿薬はNa^+の再吸収を抑制することで浸透圧利尿を引き起こすが，バソプレシンを介した水の再吸収は電解質の再吸収を必要としない自由水のみの移動である（図13）。バソプレシンは集合管細胞のバソプレシンII受容体に結合し，管腔側にアクアポリン2を発現させる。これで間質側までの水の通り道ができるわけだが，これだけでは水の再吸収は行われない。傍髄質ネフロンの長いヘンレのワナが髄質内層を

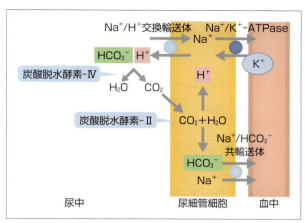

図14　近位尿細管での重炭酸イオンの再吸収機構

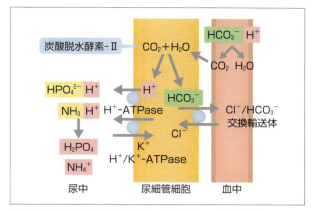

図15　遠位尿細管・集合管での水素イオンの排泄機構

高張性に保っているため，管腔側から間質に水が受動的に移動する。バソプレシンの分泌が低下したり（中枢性尿崩症），バソプレシン受容体の反応性が低下する（腎性尿崩症，副腎皮質機能亢進症など）と，この水の移動が抑制され，多量の水分が漏出していく。

ヘンレのワナ以降の輸送体，チャネルの異常が電解質異常を引き起こしやすく，たとえば利尿薬（ヘンレのワナで作用するループ利尿薬，遠位尿細管に作用するサイアザイド系利尿薬など）の投与やアジソン病（アルドステロン分泌不全）で血中 Na^+ 濃度や血中カリウムイオン（K^+）濃度の異常が出現しやすくなる（図12）。

(4) pHの調節

腎臓では，近位尿細管での HCO_3^- の再吸収と遠位尿細管・集合管での水素イオン（H^+）の排泄によって体液の pH を調節している。近位尿細管では炭酸脱水酵素と Na^+/HCO_3^- 共輸送体によって HCO_3^- が再吸収される（図14）。遠位尿細管では炭酸脱水酵素と ATPase によって H^+ が排泄され，リン酸やアンモニアと結合して尿中へと捨てられる（図15）。近位尿細管の機能異常による HCO_3^- の再吸収不全，あるいは遠位尿細管での H^+ の排泄不全は，代謝性アシドーシスを引き起こす（尿細管性アシドーシスとよばれる）。前者をII型（近位尿細管型），後者をI型（遠位尿細管型）アシドーシスという。いずれも高クロール血症を伴う。ちなみに，IV型（III型はない）アシドーシスは，アルドステロン分泌不全で生じる。アルドステロンの作用の消失は K^+ の排泄障害を引き起こし，H^+/K^+-ATPase によって K^+ と交換で排泄されていた H^+ が排泄されなくなることでアシドーシスが生じる（高クロール血症は認められない）。

上部・下部尿路の構造と機能

1. 尿管

尿路は，腎盂から尿管へと移行して膀胱に達する。尿管は平滑筋からなる管状構造を持ち，骨盤腔に達したあとは，向きを変え，膀胱頸付近に膀胱背側から貫入する。尿管は膀胱壁内を走行した後に膀胱腔内に開口している。このような構造になっているため，蓄尿時や排尿開始時に膀胱内圧が上昇しても，膀胱壁により尿管が圧迫され，尿は逆流しない。逆に，尿管から膀胱へは，尿管の蠕動運動によって尿が送り込まれる。

2. 膀胱

膀胱は中空の器官で，蓄尿量に合わせて，大きさを変化させることができる。膀胱尖部，膀胱体部，膀胱三角部に分けられる。膀胱内層は移行上皮で覆われており，その周りを平滑筋が覆っている。膀胱の粘膜層には，グリコサミノグリカン層があり，これは膀胱内に侵入した細菌の接着を抑制し，尿中の有害物質（つまり，尿毒素）の膀胱壁への浸透を抑制している（図16）。

排尿および蓄尿は神経系の随意的，不随意的な作用によって調整されている。膀胱の伸展受容器によって蓄尿が感知されると，脊髄神経路を介して上位の中枢神経に刺激が伝達される。蓄尿期は交感神経系が優位となり，β受容体を介して膀胱壁を弛緩させ，α受容体を介して内尿道括約筋を収縮させる。排尿時は副交感神経が優位となり，交感神経系の伝達を抑制し，骨盤神経を介して膀胱壁を収縮させる。さらに外尿道括約筋の緊張を抑制することで排尿を開始する。上位運動ニューロン性の障害が起きると，尿道括約筋の弛緩

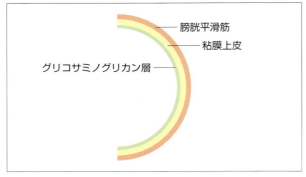

図16　膀胱壁の内層
膀胱壁の内層はグリコサミノグリカン層がある。これが細菌の接着や有害物質の浸透を防いでいる。

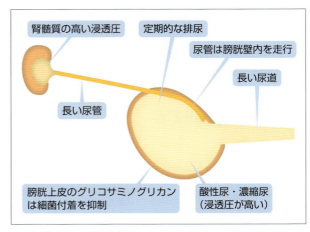

図17　細菌感染の防御能

異常，膀胱平滑筋の収縮不全が生じ，尿失禁や排尿障害の原因となる。

3．尿道

尿道の長さ，太さには雌雄差がある。雄の尿道は雌に比べて細く，長い。猫では，犬と比較して尿道の開口部（陰茎）が尾側に位置するために，尿道長の雌雄差は犬ほど大きくはない。

尿路の感染防御

尿路はさまざまなしくみによって細菌感染を防いでいる（図17）。腎髄質は浸透圧が高いため，細菌が生存しにくい。尿管の長さは細菌が腎臓に達するのを防ぐ障壁となっており，膀胱壁内を尿管が走行する構造は尿管への細菌の侵入を妨げている。膀胱粘膜のグリコサミノグリカン層は粘膜を介した細菌の侵入を抑えている。尿は酸性で，濃縮されて浸透圧も高くなっているため，細菌は生存しにくく，生き残った細菌も定期的な排泄で洗い流される。とくに雄では尿道も長く，細菌が膀胱まで達しにくい。これらのどこかに異常が生じると，細菌感染を起こしやすくなる。

おわりに

腎泌尿器系に限らないが，構造および機能を十分に理解することは，疾患の診断，治療の知識を得るために非常に重要である。今回は簡潔に疾患との関連を中心に述べたが，生理学および解剖学をより深く理解するためには，詳細に記述してある成書を精読されたい。

［宮川優一］

■参考文献

1) Abbate M, Macconi D, Remuzzi G, et al. Role of Proteinuria in the Progression of Renal Disease. In Alpern RJ, Caplan MJ, Moe OW, (eds): Seldin and Giebisch's The Kidney, Physiology and Pathophysiology, 5th ed. Elsevier, Academic Press. Cambridge. 2012, pp2961-2984.
2) Buffington CA. Idiopathic cystitis in domestic cats—beyond the lower urinary tract. J Vet Intern Med. 25: 784-796, 2011. doi: 10.1111/j.1939-1676.2011.0732.x
3) Debruyn K, Haers H, Combes A, et al. Ultrasonography of the feline kidney: Technique, anatomy and changes associated with disease. J Feline Med Surg. 14: 794-803, 2012. doi: 10.1177/1098612X12464461
4) Hall JA, Yerramilli M, Obare E, et al. Comparison of serum concentrations of symmetric dimethylarginine and creatinine as kidney function biomarkers in cats with chronic kidney disease. J Vet Intern Med. 28: 1676-1683, 2014.
5) Park IC, Lee HS, Kim JT, et al. Ultrasonographic evaluation of renal dimension and resistive index in clinically healthy Korean domestic short-hair cats. J Vet Sci. 9: 415-419, 2008. doi: 10.4142/jvs.2008.9.4.415
6) Shiroma JT, Gabriel JK, Carter RL, Scruggs SL, Stubbs PW. Effect of reproductive status on feline renal size. Vet Radiol Ultrasound. 40: 242-245, 1999. doi: 10.1111/j.1740-8261.1999.tb00355.x
7) Tryggvason K, Patrakka J, Wartiovaara J. Hereditary proteinuria syndromes and mechanisms of proteinuria. N Engl J Med. 354: 1387-1401, 2006. doi: 10.1056/NEJMra052131
8) 宮川優一．ナトリウム異常の鑑別診断と治療：伴侶動物治療指針 Vol.6～臓器・疾患別 最新の治療法33～．石田卓夫監修．緑書房．2015．pp130-137.
9) 宮川優一．慢性腎臓病の病態生理に基づく診断と治療：伴侶動物治療指針 Vol.7～臓器・疾患別 最新の治療法33～．石田卓夫監修．緑書房．2016．pp120-127.

3.2 急性腎不全

はじめに

急性腎不全 acute renal failure（ARF）とは，さまざまな原因によって急激に腎機能が低下し，生体の恒常性が維持できなくなることにより，尿毒症や体液量異常，電解質異常，酸塩基平衡異常をきたす症候群である。

早期診断し，迅速に適切な治療を開始することで腎機能が回復する可能性があるが，完全に回復せずに慢性腎臓病 chronic kidney disease（CKD）へ移行する場合や，治療が奏功せずに死に至る場合もある（図1）。また，基礎疾患としてCKDが存在している場合（CKDの急性増悪によるARF）には，腎機能が完全に回復しないだけでなく，急性増悪を契機にCKDの進行が早まることが知られている[1]。

なお，医療分野では，ARFに代わる用語として急性腎障害 acute kidney injury（AKI）が使用されている。腎機能が低下した病態をさすARFと異なり，AKIは程度によらず腎臓に生じた損傷すべてをさし，臨床徴候のない軽度の腎障害まで含む。致死率の高いARFをより早期に診断し，予後を改善するために作られた概念であり，獣医療でもIRISが提唱しているステージ分類ではAKIが使用されている。しかし，そのなかに治療ガイドラインは含まれておらず，外来患者では，すでに重篤な腎機能低下（ARF）が起こっている場合が多いため，本稿では用語としてARFを用いて解説する。

原因および病態

ARFの原因は腎前性，腎性，腎後性の3つに分類される[9]（図2）。

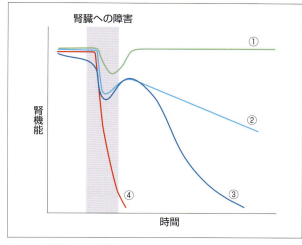

図1　急性腎不全の転帰
急性腎不全（ARF）の転帰は次の4つに分けられる。
①適切な治療により完全に回復する場合。
②完全に回復せず慢性腎臓病（CKD）に移行する場合。
③もともと患っていたCKDがARFによりさらに悪化する場合。
④治療が奏効せず死に至る場合。

1. 腎前性

循環血液量や心拍出量の低下などにより腎血流量が減少することで糸球体濾過量 glomerular filtration rate（GFR）が低下する機能的腎障害である。長期間続くと器質的腎障害へ移行する可能性がある。

2. 腎性

腎血管，尿細管，糸球体，間質の器質的変化により腎機能が低下する病態である。急性尿細管壊死が主体となることが多い。猫における腎性ARFの発生率は不明であるが，原因としては，腎毒性物質（ユリ科植物，非ステロイド系抗炎症薬，エチレングリコールなど）への曝露が最も多かったとの報告がある[17]。

3. 腎後性

尿路の閉塞性病変により，腎盂の内圧が上昇し，さらに尿細管内，ボーマン嚢の内圧が上昇するために

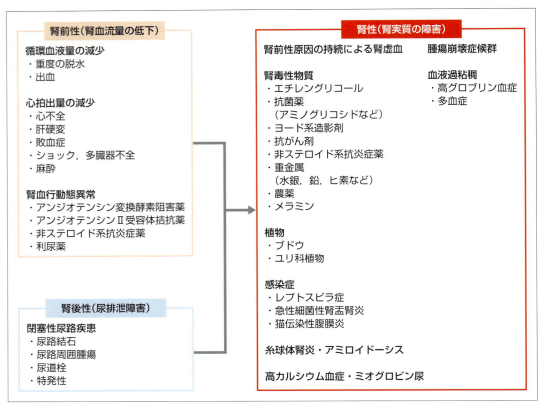

図2 急性腎不全（急性腎障害）の原因

GFRが低下する病態である。早期に閉塞を解除すれば腎機能は回復するが、長期間持続した場合には不可逆的な器質的腎障害に移行する可能性がある。近年、猫において尿管結石による尿管閉塞からのARFが増加傾向にあり[7,8]、臨床的に問題視されている。尿管結石の成分はほとんどがシュウ酸カルシウムである[7]（「3.11 尿石症」参照）。片側性の尿管閉塞の場合、対側の腎臓が正常であれば臨床徴候や血液検査に異常が現れないため、診断されることなく閉塞と再疎通を繰り返した結果腎臓に傷害が蓄積し、機能が大きく損なわれることがある。その後、対側の尿管が閉塞すると、ARFを発症する。このような状態は片側腎が萎縮し、対側が腫大していることが多いため、"big kidney-little kidney syndrome"とよばれる[12]（図3）。

臨床徴候

通常1週間以内の急激な食欲不振、元気低下、悪心・嘔吐、下痢（メレナ）などの尿毒症に起因する徴候が主訴となることが多い。乏尿と無尿は、重度のARFの典型的徴候であるが、すべての症例で認められるわけではなく、逆に多尿を呈する場合もある。そのほか、尿毒症性口臭、口腔内潰瘍、腹部疼痛、頻脈

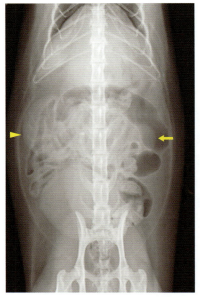

図3 尿管結石による急性腎不全を呈した猫の腹部X線画像
左腎の萎縮（矢印）と右腎の腫大（矢頭）が認められる（big kidney-little kidney syndrome）。

または徐脈、虚弱、発作、運動失調、発熱または低体温、末梢の浮腫などが認められることもある。

検査および診断

はっきり特定できないこともあるが，治療法を選択するうえでは，できる限り原因を明らかにすることが重要である。腎前性であれば腎血流量の確保，腎後性であれば閉塞の解除を優先的に行うことで病態を改善できる可能性がある。診断は病歴，身体検査による情報，血液検査，尿検査，画像検査の結果から総合的に判断して行う。

1. 病歴聴取

多くの場合，1週間以内の急激な臨床徴候の発現がみられる。問診時に，外傷や手術，麻酔歴，投薬歴の確認，腎毒性物質摂取の有無，基礎疾患の有無，腎障害の既往歴などを確認する。

2. 身体検査

明らかな削痩や被毛粗剛は認められないことが多いが，嘔吐，下痢，食事および水分摂取の不足の結果，顕著な脱水が認められることが多い。尿毒症による舌潰瘍壊死，口臭などが認められることもある。高カリウム血症を呈した症例では，徐脈や不整脈が確認されることがある。腹部の触診で，腫大した腎臓および疼痛が確認されることがあるが，基礎疾患にCKDがある場合には，萎縮した腎臓が触知されることもある。また，頻脈，発作，運動失調，発熱または低体温，末梢の浮腫がみられることもある。

3. 血液検査

高窒素血症（BUN，クレアチニンの上昇）のほかに高リン血症（>6.0 mg/dL），高カリウム血症（血中カリウムイオン〔K^+〕濃度>5.5 mEq/L），代謝性アシドーシスが一般的に認められる。高カリウム血症は乏尿・無尿の症例でも認められないこともある。代謝性アシドーシスの程度は尿毒症の重症度と比例し，一般的には，CKDで認められるよりも重度である。高カルシウム血症が腎障害の原因となっている場合を除いて，血清カルシウムイオン濃度は正常もしくは低下していることが多い。消化管潰瘍による持続的な出血がある場合には貧血が認められることがある。

4. 尿検査

尿検査の結果はさまざまである。猫においては，尿濃縮能が正常な場合の尿比重は>1.035である。尿比重が高く，輸液療法に良好に反応する場合には腎前性ARFが疑われる。また，脱水しているにもかかわらず尿比重が低下（<1.035）している場合は腎性ARFが示唆される。この場合，等張尿（1.008～1.012）となっていることが多い。尿試験紙によって蛋白尿や尿糖が，尿沈渣において円柱や結晶が観察されることがある。血糖値が正常な場合の尿糖陽性は尿細管障害が示唆される。少数の円柱は正常でも観察されるが，多数認められた場合には進行中の腎障害が示唆される。尿路感染がある場合は細菌や白血球が観察されることがあるが，濃縮が不十分な尿では確認されないこともあるため，除外には尿培養検査が必要である。

5. 画像検査

X線検査では，腎臓の大きさや形，左右対称性，尿路結石の有無，膀胱の大きさを評価する。超音波検査では，腎皮質および髄質のエコー源性，腎盂や尿管の拡張などを評価する。水腎症（図4）や尿管の拡張が認められた場合には，尿路閉塞による腎後性ARFが示唆される。軽度の腎盂拡張は，尿路閉塞以外にも尿量の増加（腎障害，静脈内輸液，利尿薬投与）や腎盂腎炎などで認められる[3]。猫の腎リンパ腫では，腎腫大，形態の不整，腎皮質周囲の被膜下の低エコー帯，皮質のエコー源性の増加などが認められる。とくに被膜下の低エコー帯は猫の腎リンパ腫に特徴的な像であり，このような所見が認められた場合のリンパ腫の検出感度は61％，特異度は85％と報告されている[13]（図5）。

6. 腎生検

組織生検は病因の確定に有用だが，麻酔による循環動態や腎機能への悪影響，出血などの合併症が報告されているため，安易に行うべきではない[14]。腎リンパ腫については細胞診で十分に診断でき，超音波ガイド下での細針吸引は無麻酔でも比較的安全に実施できるため，超音波検査所見などから腎リンパ腫が疑われる場合には積極的に実施する。

治療

腎臓を直接修復し，腎機能を回復させる特効薬は存在しないため，治療は輸液療法などの支持療法が主体となる。支持療法の目的は，致死的な体液・電解質異常，代謝性アシドーシス，尿毒症徴候などをコント

泌尿器疾患

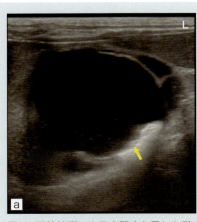
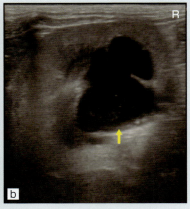

図4　尿管結石による水腎症を呈した猫の超音波画像
両側性に重度の腎盂拡張（矢印）がみられる。
a：左腎，b：右腎

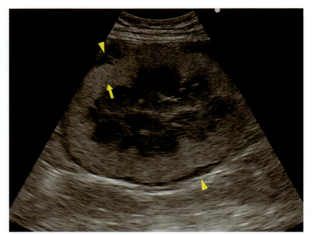

図5　腎リンパ腫を有する猫の超音波画像
腎皮質のエコー源性の上昇（矢印）および被膜下の低エコー帯（矢頭）が認められる。

表1　体液過剰でみられる臨床徴候

初期にみられる徴候	晩期にみられる徴候
●ふるえ ●落ち着きのなさ ●悪心，嘔吐 ●呼吸促迫 ●多尿（状態によって異なる）	●頻脈もしくは徐脈 ●鼻汁 ●結膜浮腫 ●皮下浮腫 ●発咳 ●呼吸困難 ●下痢 ●眼球突出 ●断続性ラ音 ●肺水腫 ●胸水

1. 輸液療法

(1) 輸液の注意点

　輸液による体液バランスの慎重な管理が最も重要かつ効果的な治療法であるため，輸液療法は最初に考慮すべき治療のひとつとなる。輸液療法を行う際には，症例ごとに水和状態を評価し，経時的尿量を確認しながら計画を立て，モニタリングすることが重要である。

　尿量が減少している症例や心肺機能に問題がある症例，重篤な尿毒症症例は，体液過剰に陥りやすい。人における最近の研究では，体液過剰は負の予後因子であり，生存率の低下に関連することが報告されている[11]。医原性の体液過剰を避けるためには，輸液療法を開始する前に，聴診，胸部X線，心臓超音波検査などにより心肺機能を評価するとともに，水分の出入りを把握し，体液過剰の臨床徴候（表1）をモニタリングしながら細かく輸液量を変更すべきである。

ロールすることで生命を維持しながら，腎機能が回復するまでの時間をかせぐことである。そのあいだに，腎機能を悪化させている原因のうち特定できるもの（重度の脱水，出血，低血圧，腎毒性物質の曝露，尿路閉塞など）をできる限り排除する。ARFと診断された場合は，腎毒性が危惧される薬物（抗菌薬，抗がん剤など）や腎血流量に影響を与える薬剤（NSAIDs，ACE阻害薬など）を中止し，薬物中毒の疑いがある場合には必要に応じて催吐，活性炭の投与などを検討する。腎盂腎炎や腎リンパ腫など明らかな原因が特定できれば特異的治療を行う。腎機能が回復するまでの時間は病態によって異なるが，数週間から数カ月かかることもある。

(2)初期輸液

治療初期には，水和状態の徹底した管理が必要であるため，入院下での静脈輸液による管理が必要である。皮下輸液は，吸収されるまでに時間がかかる，完全に吸収されない，大量投与ができないなどの問題があるため多くの場合不適切である。

初期輸液は循環血液量と腎血流量を回復し，さらなる虚血性腎障害を防ぐことが目的となるため，乳酸リンゲル液や生理食塩液などの等張晶質液を主に用いる。重度の高カリウム血症が認められる場合には，生理食塩液を使用する。

初期輸液量は推定脱水量（体重〔kg〕×脱水〔%〕）から算出し，4〜8時間かけて補充する。明らかな脱水の臨床徴候が認められない場合でも，少なくとも5%の脱水があると仮定すべきである。心疾患を併発する症例では，脱水量の補正は12〜24時間以上かけて緩徐に行う。

バイタルサイン（頻脈，意識レベル低下，可視粘膜蒼白など）や血圧低下（収縮期血圧<80 mmHg）から循環血液減少性ショックと判断された場合には，さらなる臓器障害を防ぐために，45〜60 mL/kgの4分の1の生理食塩液を5〜15分以上かけてボーラス投与する。投与後に症例の状態を再評価し，必要であれば繰り返し投与する。

(3)維持輸液

脱水の改善後は，尿量に応じて輸液量を調整する。維持輸液量は，尿量，不感蒸散量（22 mL/kg/day），予想喪失量（嘔吐，下痢など）をもとに算出する。尿量が正常で，過剰な体液の喪失がなければ，維持輸液量は66 mL/kg/day程度であるが，ARFの症例ではあてはまらないことも多い。表2に実際の計算例を示す。輸液負荷によって尿量が2 mL/kg/hrよりも増加する場合には，維持輸液量に体重の2.5〜6%/day程度を加えた輸液量にすると利尿が促され，尿毒症物質の排泄が促進される。輸液負荷をかけた状態でも，尿量が1.0〜2.0 mL/kg/hrを下回る場合には乏尿，0.5 mL/kg/hrを下回る場合には無尿と判断される。これらの場合，さらなる輸液負荷は体液過剰を引き起こすため行うべきではない。無尿と判断された場合には，不感蒸散分のみを輸液するが，体液過剰に陥ってしまった場合には輸液を中止する。

維持輸液が長期にわたると高ナトリウム血症を引き起こしやすくなるため，長期の輸液が必要な場合はナ

表2　脱水改善後の維持輸液量の計算例

体重4.5 kg，尿量5 mL/hr，1日3回嘔吐（1回8 mL）の場合
① 不感蒸散：4.5 kg×22 mL/kg/day÷24 hr/day≒4 mL/hr
② 尿量：5 mL/hr
③ 喪失量：8 mL/回×3回/day÷24 hr/day=1 mL/hr
①+②+③=4 mL/hr+5 mL/hr+1 mL/hr=10 mL/hr

トリウム含有量のより少ない1号液や生理食塩液と5%ブドウ糖液の等量混合液などを用いる。

輸液療法は高窒素血症が改善するか，もしくは一定のところで安定化するまで継続し，その後，25%ずつ輸液量を漸減して問題がなければ中止する。輸液を突然中止した場合，急激な脱水を引き起こす可能性がある。

2．乏尿・無尿への対処

脱水改善後に乏尿・無尿が持続している症例には，フロセミドやマンニトールなどの利尿薬やドパミンが使用されることがある。乏尿・無尿の評価は必ず適切な水和の後に行うべきであり，脱水が改善する前に乏尿と判断して利尿薬の投与を行うと病態の悪化につながる。

(1)利尿薬

浸透圧利尿薬のマンニトールは0.25〜0.50 g/kgで緩徐にボーラス投与する。必要に応じて追加投与可能であるが，すでに体液過剰が認められる症例ではさらなる体液量増加を引き起こすため，使用禁忌である。フロセミドはループ利尿薬であり，利尿効果は強力で迅速に認められるが，その持続時間は短い。まず1〜2 mg/kgで静脈内投与し，効果が確認されれば，持続点滴（0.25〜1 mg/kg/hr）で投与する。乏尿・無尿症例において利尿薬の使用が予後を改善するというエビデンスは存在せず，場合によっては腎障害のリスクを高めてしまう可能性も示唆されている[5]。人のガイドラインでは，利尿薬の使用は体液過剰の治療以外では推奨されていない[6]。したがって，効果がみられない場合には漫然と使用すべきではない。

(2)血管拡張薬

ドパミンは，ドパミン受容体（DA-1，DA-2）およびα，βアドレナリン受容体作動薬である。腎保護作用と利尿効果を期待して低用量のドパミン（1〜3 μg/kg/min，CRI）が慣例的に用いられてきた。健康な猫

に対して低用量のドパミンや直接的DA-1受容体作動薬であるフェノルドパムを投与しても，尿量を増加させなかったという報告[2, 16]がある一方，腎血流量やGFRを増加させないが尿量を増加させたという報告[15]もあり統一した見解が得られていない。人では，大規模な多施設二重盲検偽薬対照試験を含む複数の研究において，ドパミンの腎保護作用は否定的であり，治療効果もないことが示されている[4]。したがって，利尿薬と同様，効果がないと判断された場合には漫然と使用すべきではない。

3. 体液pHおよび電解質の調節

(1)代謝性アシドーシスの改善

ARFでは代謝性アシドーシスが認められることが多い。アシドーシスは心肺機能の抑制，体温低下，嘔吐などを誘発し，全身状態を悪化させる。軽度から中等度の代謝性アシドーシスは，適切な輸液療法で改善することが多いが，重度のアシドーシス（pH<7.1～7.2，[HCO_3^-]<12 mEq/L）の場合には，アルカリ化剤による治療が適応となる。アルカリ化剤（重炭酸ナトリウム）の静脈内投与を行う場合には，重炭酸必要量を以下の式で計算する。

> 重炭酸必要量(mEq)＝0.3×体重(kg)×塩基欠乏量*(mEq/L)
> ＊：塩基欠乏量＝24－(動物の[HCO_3^-])

上記の式で得られた量の半分を6時間以上かけて緩徐に静脈内投与する。アルカリ化剤による代謝性アシドーシスの急速な補正は，血漿浸透圧の上昇，高ナトリウム血症，低カリウム血症などのさまざまな副作用を引き起こす可能性があり危険である。さらに，カルシウムのイオン化分画がタンパク結合分画へシフトすることによるテタニーや逆説的な中枢神経性のアシドーシス，医原性の代謝性アルカローシスの原因にもなり得る。治療を継続する前には繰り返し血液ガスの再評価を行い，pHが7.2を超えていればアルカリ化剤の投与を中止する。

(2)高カリウム血症の改善

ARFでは高カリウム血症が認められることも多い。高カリウム血症も軽度から中等度（血中K^+濃度<7 mEq/L）であれば，輸液療法やフロセミド投与（0.5～2.0 mg/kg）で改善する。重度の高カリウム血症（血中K^+濃度>7 mEq/L もしくは，心電図異常〔P波消失，QRS群の幅拡大，テント状T波，徐脈など〕がみられる）の場合，生命の危機があるため，積極的な治療が必要である（「薬用量リスト」の項参照）。

一般的な内科的治療で是正されないアシドーシスや高カリウム血症に対しては，透析療法を考慮する必要がある。

4. 消化器徴候に対する治療および栄養管理

消化器徴候は代表的な尿毒症徴候であり，口腔内および消化管内に，炎症，潰瘍，出血，壊死などがみられる。治療としては，胃酸分泌抑制薬，胃粘膜保護薬，制吐薬などを用いる。

ARFの症例では食欲不振を呈していることが多く，適切な食物摂取ができない状態が数日以上続いた場合，栄養不良状態に陥る。栄養不良による影響として，免疫抑制，組織合成・修復の低下（腎尿細管上皮を含む），薬物代謝の変化が挙げられる。適切な栄養管理は尿毒症徴候の緩和と腎組織の修復を促す。嘔吐がなければ，経鼻食道チューブ，食道瘻チューブ，胃瘻チューブなどを用いた経腸栄養が推奨される。

5. 透析療法

輸液療法に反応せず，乏尿・無尿が持続する場合や内科的治療に反応しない高カリウム血症，重度の代謝性アシドーシス，体液過剰などの致死的な合併症を併発している場合には，透析療法（腹膜透析，血液透析）が適応となる。血液透析については，血液透析装置と専門的な知識を持ったスタッフが必要であるため実施できる施設が限られている。腹膜透析は特殊な機器を必要とせず，費用も比較的安価であるため，腹腔内にカテーテルを留置すれば比較的容易に実施可能であるが，血液透析と比較して，透析効率が悪く，長時間かけて頻回の液交換が必要となるため，かなりの労力が必要である。

予後

猫におけるARFの生存率は約50％であるが[17]，生存率は原因によって大きく異なる。腎毒性物質の摂取によりARFを発症した症例では予後が悪い傾向にある。負の予後因子としては，乏尿・無尿，高齢，赤血球容積（PCV）の低下，白血球減少，低アルブミン血症，低血糖，低体温が報告されている[10, 17]。また，

生存群の約半数は持続的な高窒素血症を呈し，CKD（ステージ2以降）へ移行する[17]。

高齢猫での注意点

高齢猫では，心筋症，甲状腺機能亢進症，CKDなどの基礎疾患の罹患率が高く，体液バランスが容易に変動しやすいため，輸液療法を行う際には，輸液量の設定はより慎重に行うべきである。

薬用量リスト

1. 利尿薬・血管作動薬

- マンニトール　0.25〜0.50 g/kg，緩徐にIV
- フロセミド　1〜2 mg/kg，IV，効果が確認されれば持続点滴（0.25〜1 mg/kg/hr）
- ドパミン　1〜3 μg/kg/min，CRI

2. 高カリウム血症に対する緊急的治療

- 重炭酸ナトリウム　0.5〜2.0 mEq/kg，15分以上かけて緩徐にIV
- グルコース・インスリン療法
  レギュラーインスリン 0.25〜0.5 U/kg，IV
  ＋20％ブドウ糖液 5〜10 mL，緩徐にIV
  その後，ブドウ糖を2.5〜5％含む輸液
- グルコン酸カルシウム　0.5〜1.0 mL/kg，10分以上かけて緩徐にIV

3. 消化器徴候に対する治療

胃酸分泌抑制薬
- ファモチジン　0.5〜1 mg/kg，PO，IM，IV，q12〜24 hr
- オメプラゾール　0.5〜1 mg/kg，IV，sid

胃粘膜保護薬
- スクラルファート　250〜500 mg/kg，PO，q8〜12 hr

制吐薬
- マロピタント　1 mg/kg，SC，sid

［下川孝子］

参考文献

1) Cerdá J, Lameire N, Eggers P, et al. Epidemiology of acute kidney injury. *Clin J Am Soc Nephrol*. 3: 881-886, 2008. doi: 10.2215/CJN.04961107
2) Clark KL, Robertson MJ, Drew GM. Do renal tubular dopamine receptors mediate dopamine-induced diuresis in the anesthetized cat? *J Cardiovasc Pharmacol*. 17: 267-276, 1991.
3) d'Anjou M.A., Penninck D. Kidneys and ureters. In d'Anjou MA, Penninck D.(eds): Atlas of Small Animal Ultrasonography, 2nd ed. Wiley-Blackwell. Hoboken. 2015, pp331-362.
4) Friedrich JO, Adhikari N, Herridge MS, et al. Meta-analysis: low-dose dopamine increases urine output but does not prevent renal dysfunction or death. *Ann Intern Med*. 142: 510-524, 2005. doi: 10.7326/0003-4819-142-7-200504050-00010
5) Karajala V, Mansour W, Kellum JA. Diuretics in acute kidney injury. *Minerva Anestesiol*. 75: 251-257, 2009.
6) KDIGO Clinical Practice Guideline for Acute Kidney Injury. http://kdigo.org/guidelines/acute-kidney-injury/（2018年7月現在）
7) Kyles AE, Hardie EM, Wooden BG, et al. Clinical, clinicopathologic, radiographic, and ultrasonographic abnormalities in cats with ureteral calculi: 163 cases(1984-2002). *J Am Vet Med Assoc*. 226: 932-936, 2005.
8) Kyles AE, Hardie EM, Wooden BG, et al. Management and outcome of cats with ureteral calculi: 153 cases(1984-2002). *J Am Vet Med Assoc*. 226: 937-944, 2005.
9) Lameire N, Van Biesen W, Vanholder R. Acute renal failure. *Lancet*. 365: 417-430, 2005. doi: 10.1016/S0140-6736(05)17831-3
10) Lee YJ, Chan JP, Hsu WL, et al. Prognostic factors and a prognostic index for cats with acute kidney injury. *J Vet Intern Med*. 26: 500-505, 2012. doi: 10.1111/j.1939-1676.2012.00920.x
11) Payen D, de Pont AC, Sakr Y, et al. A positive fluid balance is associated with a worse outcome in patients with acute renal failure. *Critical care*. 12: R74, 2008. doi: 10.1186/cc6916
12) Segev G. Diseases of the ureter. In Bartges J, Polzin DJ, (eds): Nephrology and Urology of Small Animals. Wiley-Blackwell. Hoboken. 2011, pp583-590.
13) Taylor AJ, Lara-Garcia A, Benigni L. Ultrasonographic characteristics of canine renal lymphoma. *Vet Radiol Ultrasound*. 55: 441-446. doi: 10.1111/vru.12152
14) Vaden SL, Levine JF, Lees GE, et al. Renal biopsy: a retrospective study of methods and complications in 283 dogs and 65 cats. *J Vet Internal Med*. 19: 794-801, 2005. doi: 10.1111/j.1939-1676.2005.tb02767.x
15) Wassermann K, Huss R, Kullmann R. Dopamine-induced diuresis in the cat without changes in renal hemodynamics. *Naunyn Schmiedebergs Arch Pharmacol*. 312: 77-83, 1980.
16) Winsö O, Biber B, Martner J. Does dopamine suppress stress-induced intestinal and renal vasoconstriction? *Acta Anaesthesiol Scand*. 29: 508-514, 1985. doi: 10.1111/j.1399-6576.1985.tb02244.x
17) Worwag S, Langston CE. Acute intrinsic renal failure in cats: 32 cases(1997-2004). *J Am Vet Med Assoc*. 232: 728-732, 2008. doi: 10.2460/javma.232.5.728

泌尿器疾患

3.3 慢性腎臓病

はじめに

慢性腎臓病 chronic kidney disease(CKD)は，長期にわたり不可逆的に腎機能が低下する疾患である．10歳以上の猫の30〜40％が罹患し[17]，5歳以上の猫で最も一般的な死因となっている．猫の臨床において重要な疾患のひとつである[18]．

人医療では，CKDは糸球体濾過量 glomerular filtration rate(GFR)の低下，もしくは尿検査，画像検査，血液検査，病理検査で診断された腎臓の障害が慢性的に3カ月間以上持続する状態と定義されている．猫のCKDの定義は明確にされていないが，現在のところ人と同様の定義が適応されている[20]．

国際獣医腎臓病研究グループ International Renal Interest Society(IRIS)は，症例ごとの治療方針の決定や予後予測を容易にするため，血中クレアチニン濃度(Cre)を基準にCKDを4つの病期に分類している[14]（表1）．

CKDは不可逆的かつ進行性の疾患であり，早期発見，早期治療により病態の進行を抑制することが重要である．

原因および病態

すべての原発性・続発性腎疾患が原因となる．猫では糸球体疾患，腎盂腎炎，アミロイドーシス，多発性囊胞腎，腫瘍，高カルシウム血症性腎症，尿路閉塞，腎虚血，尿毒性物質，感染症，遺伝性，先天性などが原因として報告されている[20]．ただし，原因疾患の特定は難しい[20]．初期には疾患に特異的な腎臓組織所見が認められるが，ある程度腎機能が低下すると，いずれも糸球体硬化，尿細管変性，間質線維化という萎縮腎に共通した変化を呈すためである．

終末期に至る共通の進展機序のひとつとして，糸球体過剰濾過説が考えられている[3]．腎機能障害が進行すると腎臓の基本的な機能単位であるネフロンが喪失する．残存しているネフロンは代償機構により肥大し，腎血漿流量が増加する．これにより糸球体内の毛細血管内圧が増加する（糸球体高血圧）．糸球体高血圧により正常な残存ネフロンも障害され，さらに腎機能が低下していく．

臨床徴候

腎臓の基本機能は，排泄，体液調節，内分泌である．腎障害の進行とともにこれらの機能が破綻することで多くの臨床徴候が現れる（表2）．

1．蛋白尿

糸球体の破壊により血中の蛋白質が尿中に漏出し，蛋白尿が生じる．蛋白尿は，それ自体が尿細管細胞や間質を障害し，病態を悪化させる危険因子であり，予後に大きく影響する．ある文献では，尿蛋白／クレアチニン比(UPC)が0.43以上の猫の生存中央値は281日であったのに対し，0.43未満の猫は766日であったと報告されている[19]．このため，蛋白尿の有無は予後および治療効果を評価するための重要なマーカーとなる．

2．尿毒症

終末期に認められる尿毒症は，排泄機能不全から尿毒素が体内に蓄積し，全身性の臓器障害を引き起こす合併症である．発症すると，表3のような臨床徴候が現れる．放置すれば早期に死に至るため，迅速な対処が必要となる．なお，単独の尿毒素がすべての臨床徴候を引き起こすわけではなく，多くの尿毒素が複合的に関与していると考えられている（表4）．

表1　慢性腎臓病のIRISステージ分類

ステージ	クレアチニン濃度(mg/dL)	備考
I	<1.6	・高窒素血症なし ・ほかの検査で腎臓の障害あり ・臨床徴候なし
II	1.6～2.8	・軽度の高窒素血症 ・臨床徴候なし～軽度
III	2.9～5.0	・中程度の高窒素血症 ・多くの臨床徴候あり
IV	>5.0	・重度の高窒素血症 ・積極的な治療がないと生命維持困難 ・多くの臨床徴候あり

表2　腎臓の機能

機能分類	主な機能	機能不全による合併症
排泄機能	老廃物の排泄	尿毒症
体液調節機能	水・電解質の調節	電解質異常
	酸塩基平衡の調節	代謝性アシドーシス
	レニン産生	過剰：高血圧症
	エリスロポエチン産生	不足：腎性貧血
	ビタミン D_3 産生	不足：骨の脆弱化

表3　尿毒症の影響

影響する部位	続発疾患	臨床徴候
中枢神経，筋組織		痙攣，昏睡，虚脱，行動変化，元気消失，運動失調，筋衰弱，筋痙攣など
循環器，呼吸器	尿毒症性心筋症，尿毒症性心膜炎，高血圧症，不整脈，肺水腫など	
眼	結膜炎，胸膜炎，網膜症（全身性高血圧症による）	
消化器	口内炎，口腔内潰瘍，胃炎，胃潰瘍	食欲低下，胃腸出血，下痢，便秘など
骨	腎性二次性副甲状腺（上皮小体）機能亢進症による骨ミネラル代謝異常	
血液	止血異常，貧血，易感染性	
その他	体液異常，高脂血症，電解質異常，代謝性アシドーシス	

3. 消化管障害

尿毒症を発症した猫は，消化管障害により食欲不振，体重減少，嘔吐，吐血，下痢，口内炎などさまざまな臨床徴候を呈する。高ガストリン血症がこれらに関連すると報告されている[11]。これらの臨床徴候は結果的にCKDの病態を悪化させるため，重要な治療対象となる。

4. 腎性貧血

CKDの進行に伴い，腎性貧血が比較的よくみられる。病態の進行，症例の生活の質（QOL），生命予後に影響する，重要な治療対象である。赤血球容積（PCV）が20％以下になると，食欲不振，虚弱，疲労，無気力，寒冷への不耐性，睡眠の増加などさまざまな臨床徴候を呈する[7]。

検査および診断

1. 身体検査

身体検査で一般的に認められるのは，脱水，削痩，被毛粗剛である。脱水は皮膚つまみテスト，粘膜の乾燥具合で判断する。ほかには口内炎，口腔内潰瘍，粘膜蒼白などが認められる。聴診にて心雑音が聴取されることがある。触診すると一般的にいびつに萎縮した

表4　尿毒素と考えられている物質

- 尿素
- インドール化合物(インドキシル硫酸)
- フェノール化合物
- 3-カルボキシ-4-メチル-5-プロピル-2-フランプロピオン酸
- グアニジン化合物(クレアチニン，グアニジン)
- フェノール性カルボン酸
- 馬尿酸
- シュウ酸
- グルクロン酸
- 中分子量ペプチド
- 低分子蛋白質(リゾチーム)
- ホルモン(副甲状腺ホルモン，ガストリン，カテコラミン，ナトリウム利尿ペプチド)
- ポリオール類
- 3-デオキシグルコソン
- プリン・ピリミジン化合物
- アミン類
- アンモニア
- 水，電解質(カリウム，リン酸，カルシウム，ナトリウム)
- 微量元素(アルミニウムなど)
- シアン化物

表5　腎臓超音波検査チェックリスト

- 腫大や萎縮はないか(正常では長径 3.22〜4.10 cm)
- 辺縁の不整はないか
- 皮質，髄質，腎洞の構造の異常はないか
- 皮質，髄質，腎洞のエコーレベルはどうか
- 皮質髄質境界は明瞭か
- 腎盂の拡張はどの程度か(無，軽度，中程度，重度)
- 石灰化はないか
- 腫瘤はないか

腎臓が認められるが，腎腫瘍，多発性囊胞腎，腎囊胞，水腎症などが原因であれば逆に腫大している。早期のステージでは異常がみられない場合がある。

2. 血液検査

腎機能評価のためにルーチンに行われるのはCreや血中尿素窒素(BUN)の測定である。しかし，これらの指標には腎機能が75％程度喪失するまで上昇しないという難点がある。早期診断には，イヌリンクリアランス，イオヘキソールクリアランス，クレアチニンクリアランスなどの腎クリアランス法が有用である。しかし，いずれも手技が煩雑なため，臨床現場で日常的に行うのは難しい。

早期診断マーカーのひとつとして期待されているのが対称性ジメチルアルギニン symmetric dimethylargine(SDMA)である。ほぼすべてが腎臓から排泄され，その血中濃度が，Creやイオヘキソールクリアランス法により算出されたGFRと相関したと報告されている[2, 13, 15]。腎機能が40％程度喪失した時点で上昇することから，IRISは測定を推奨している。

そのほかに，一般的なスクリーニング検査を行う。認められる異常としては，非再生性貧血，高リン血症，低カリウム血症または高カリウム血症，低カルシウム血症または高カルシウム血症，代謝性アシドーシス，高コレステロール血症，低アルブミン血症などがある。甲状腺機能亢進症など潜在性併発疾患が疑われる場合にはそれらを診断するための検査も行う。

3. 画像検査

原因を精査するために，画像検査にて腎臓の形態学的評価を行う。必ずしもCKDの進行程度と画像上の変化の程度が一致するとは限らないことに留意するべきである。

単純腹部X線画像において，腎臓の形態およびサイズを評価する。腹背像にて腎臓の長軸経を第2腰椎椎体長と比較する。正常ならば第2腰椎の2.4〜3.0倍である。持続的な二次性副甲状腺機能亢進症が認められる場合，X線検査は骨，関節，血管，軟部組織の石灰化の検出に有用である。

超音波検査は簡便かつ再現性がよく繰り返し行えるため，すべての症例に実施する。異常を見落とさないよう，正常像を理解し，チェック項目に従い詳細に検討する(表5)。腎腫大が認められる代表的な疾患には囊胞腎，水腎症，腎臓腫瘍などがある。腎萎縮は，CKD，腎梗塞後変化などに認められる。

4. 尿検査

(1)尿比重

猫の正常な尿比重は1.035〜1.060である。尿比重が継続して1.035以下であれば尿濃縮能が低下していると判断する。尿比重の低下はステージIIからみられるようになる。

(2)尿蛋白

猫では尿試験紙法による尿蛋白の検出は特異度が低いため，UPCを測定する必要がある[12]。IRISが提唱するサブステージ分類は，猫ではUPC 0.4以上を蛋白尿とすると定義している(表6)。

(3)尿培養

CKDでは尿路感染による腎後性蛋白尿がよく認められるので，鑑別のため必要に応じて尿培養も行う。

表6 尿蛋白による慢性腎臓病のサブステージ分類

分類	尿蛋白／クレアチニン比
非蛋白尿（正常）	<0.2
境界型蛋白尿	0.2〜0.4
蛋白尿	>0.4

（文献14をもとに作成）

表7 高血圧による合併症発生リスク

リスク	収縮期血圧(mmHg)	拡張期血圧(mmHg)
最小(N)	<150	<95
低(L)	150〜159	95〜99
中(M)	160〜179	100〜119
高(H)	≧180	≧120

（文献14をもとに作成）

表8 標的臓器障害

標的臓器	高血圧性障害	臨床所見	診断方法
腎臓	慢性腎臓病の進行	血中クレアチニンの継続的増加，蛋白尿，アルブミン尿	血中尿素窒素，クレアチニンの測定 尿蛋白／クレアチニン比の測定
眼	網膜症，網膜変性症，脈絡膜症，継続性緑内障，滲出性網膜剝離	急性盲目症，網膜出血，浮腫，網膜血管の蛇行，血管周囲の浮腫，乳頭浮腫，硝子体出血	眼底検査を含む眼科検査
脳	脳梗塞，脳発作	中枢神経徴候	神経学的検査，MRIなどの画像検査
心臓と血管	左室肥大，心不全	不整脈，収縮期雑音，ギャロップ音，心不全徴候，出血（鼻血など）	聴診，胸部X線検査，心臓超音波検査，心電図検査

5．血圧測定

猫の高血圧症の原因としては，CKD，特発性高血圧症，甲状腺機能亢進症，原発性アルドステロン症，褐色細胞腫などが報告されている[4]。とくにCKDでは高血圧症が高頻度（19〜65％）に認められる[4]。IRISが提唱している血圧のサブステージ分類は，収縮期血圧150 mmHg以上，拡張期血圧95 mmHg以上の状態を高血圧症と定義している（表7）。高血圧症は標的臓器（脳，眼，心臓，腎臓）に重大な障害を引き起こす（表8）。高血圧症が認められた場合は，ガイドラインに従ってさらなる検査を行い，標的臓器の状態を評価する（図1）。

治療

CKDは不可逆的に進行する疾患であるため，臨床徴候の緩和と進行の抑制が治療目的となる。進行するにつれて現れる合併症（脱水，腎性貧血，腎性高血圧症，蛋白尿，高リン血症，代謝性アシドーシス，消化管障害）は病態をさらに悪化させるため，可能な限り対処する。治療を成功させるためには，症例の詳細な評価と，個々の症例にあった計画的な治療が必要である（輸液については「1.5 猫の輸液」参照）。

1．腎性貧血の治療

一般的にerythropoiesis stimulating agents（ESA）製剤が使用される。ESA製剤は優れた貧血改善効果を発揮し，腎性貧血に関連するさまざまな臨床徴候を改善する。現在使用されているのは，遺伝子組換えヒトエリスロポエチンrecombinant human erythropoietin（rHuEPO）であるエポエチンα，エポエチンβと持続性ESA製剤であるダルベポエチンαである。

ESA製剤は，Chalhoubらが提唱する治療ガイドラインに基づいて使用されることが多い[5,6]。このガイドラインでは，自然治癒がみられず，貧血の臨床徴候がみられる場合に投与を開始することを推奨している。rHuEPO製剤を用いる場合は100 IU/kgを週3回，ダルベポエチンαを用いる場合は1 µg/kgを週1回皮下投与する。

ESA製剤のみで効果が得られない場合，鉄剤の投与を追加する。デキストラン鉄であれば50 mg/haedを月1回筋肉内投与し，経口鉄剤であれば10〜20 mg/headを1日1回服用させる。

目標とするPCVは25〜35％である。あまり急激に上昇させると高血圧症のリスクが増加するため，週に1〜3％程度上昇させるようにするとよい。なお，rHuEPO製剤を週に500 IU/kg以上，あるいはダルベポエチン製剤を週に1.5〜2 µg/kg以上投与しても目標PCVに届かない場合は，EPO抵抗性を疑う。

PCVと薬剤の投与量が安定するまでは，PCV，網

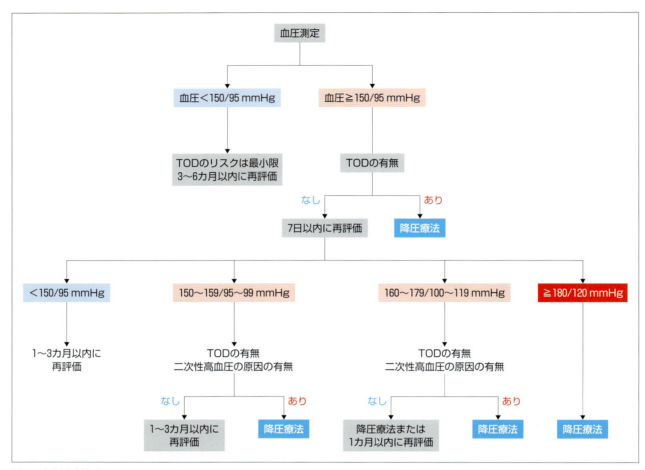

図1 高血圧症治療のフローチャート
TOD：標的臓器障害

状赤血球数，血圧，一般状態を毎週モニタリングし，PCVが目標値に到達したら，EPA製剤の投与量を20～25％減量するか，投与回数を減らす（rHuEPO製剤は週2回，ダルベポエチンαは2週に1回とする）。減量によってもPCVの低下がなければ，CKDの病期に合わせ，1～3カ月ごとのモニタリング（血液検査〔CBC〕，腎パネル，血圧，一般状態）を続ける。
　血圧上昇や腎機能の低下，抗EPO抗体産生に伴う赤芽球癆などの致命的な副作用が認められることがあるので注意する[8, 16]（表9）。

2．高血圧の治療

　高血圧症の治療目標は，血圧を標的臓器障害（TOD）が現れる水準（収縮期血圧150 mmHg以上，拡張期血圧95 mmHg以上）よりも下げることである。ただし，収縮期血圧が120 mmHg以下にならないようにする。標的臓器障害に改善が認められるか，悪化は認められないかなど経過観察が重要である。
　さまざまな降圧薬が使用されている（表10）が，第

表9　ESAによる副作用

- 抗エリスロポエチン抗体の産生（20～30％）
- 高血圧症（40～50％）
- 鉄の枯渇
- 赤芽球癆
- 腎機能悪化
- 痙攣発作
- 血栓塞栓症
- 注射部位の皮膚刺激

一選択薬はアムロジピンである。アンジオテンシン変換酵素（ACE）阻害薬，アンジオテンシンⅡ受容体拮抗薬（ARB）は，輸出細動脈の拡張作用により糸球体内圧を低下させるが，脱水が認められるCKD症例ではGFRを急激に低下させ腎機能を悪化させる可能性がある。このため，脱水が認められるCKD症例は脱水を改善させ，低用量から慎重に投与し，投与後の腎機能の変化を注意深く観察する。人医療では，投与前後でCreが30％もしくは1 mg/dL以上増加した場合は投与を中止するように勧告されている。Brownら[4]

表10　経口降圧薬

分類	代表薬	薬用量
アンジオテンシン変換酵素阻害薬	ベナゼプリル	0.5 mg/kg, q12 hr
	エナラプリル	0.5 mg/kg, q24 hr
アンジオテンシンⅡ受容体拮抗薬	テルミサルタン	1～3 mg/kg, q24 hr
カルシウム拮抗薬	アムロジピン	0.1～0.25 mg/kg, q24 hr (0.5 mg/kg, q24 hr まで増量可)
α_1遮断薬	プラゾシン	0.5 mg/kg, q12 hr
	フェノキシベンザミン	2.5 mg/head, q8～12 hr
β遮断薬	プロプラノロール	2.5～5 mg/head, q8 hr
	アテノロール	6.25～12.5 mg/head, q12 hr
直接血管拡張薬	ヒドララジン	2.5 mg/head, q12～24 hr
カリウム保持性利尿薬	スピロノラクトン	10～20 mg/kg, q12 hr
サイアザイド系利尿薬	ヒドロクロロチアジド	2～4 mg/kg, q12～24 hr
ループ利尿薬	フロセミド	1～4 mg/kg, q8～24 hr

表11　蛋白尿の治療薬

分類	代表薬	薬用量
アンジオテンシン変換酵素阻害薬	ベナゼプリル	0.25～0.5 mg/kg, q12～24 hr
	エナラプリル	0.25～0.5 mg/kg, q12～24 hr
アンジオテンシンⅡ受容体拮抗薬	テルミサルタン	1 mg/kg, q24 hr

のガイドラインでは，0.5 mg/dL以下のCre増加であれば問題はないとされている。

3. 蛋白尿の治療

基本的な尿蛋白の治療は食事療法と薬物療法である。薬物療法には，表11に挙げる薬剤を使用する。ACE阻害薬やARBは輸出細動脈の拡張作用により糸球体内圧を低下させることで蛋白の漏出を抑制する。

4. 高リン血症の治療

GFRが低下するとリン排泄量が減少し，血清リン濃度が上昇する。リンの蓄積は副甲状腺ホルモン（PTH）の過剰な分泌を招き，二次性副甲状腺機能亢進症につながる。持続的な二次性副甲状腺機能亢進症は腎性骨異栄養症，異所性石灰化を引き起こし，生命予後に大きな影響を及ぼす。このため，血清リン濃度の管理は重要である。IRISは病期ごとに血清リン濃度管理の目標値を設定している（表12）。

管理は輸液療法（リンの利尿促進），食事療法（リン摂取制限），リン吸着剤の投与（リンの吸収抑制）が主体となる。まず輸液療法や食事療法を行い，改善がなければリン吸着剤を投与する（表13）。

表12　IRISステージ別のリン濃度目標値

ステージ	リン濃度の目標値（mg/dL）
Ⅱ	2.7～4.5
Ⅲ	2.7～5.0
Ⅳ	2.7～6.0

5. 消化管障害の治療

消化管障害に対しては，表14に挙げる薬剤を使用し，対症療法を行う。

6. 代謝性アシドーシスの治療

IRISステージⅢおよびⅣでは代謝性アシドーシスが認められ，臨床上問題となる。血中重炭酸濃度が16 mmol/Lを下回った場合に治療を開始し，これを16～24 mmol/Lの範囲に維持する[20]。初期治療は食事療法が適切であるが改善が認められない場合は表15に挙げる薬剤を使用しアルカリ化療法を行う。猫は代謝性アシドーシスと低カリウム血症を併発する場合が多いため，両方を同時に治療することができるクエン酸カリウムが有効な治療薬となる。

表13　リン吸着剤

分類	薬剤	用量
アルミニウム系	水酸化アルミニウム	30～90 mg/kg/day
カルシウム系	炭酸カルシウム	90 mg/kg/day
	酢酸カルシウム	60～90 mg/kg/day
非アルミニウム・非カルシウム系	塩酸セベラマー	90～160 mg/kg/day
	炭酸ランタン	30～90 mg/kg/day

表14　制吐薬

分類	代表薬	薬用量
H_2ブロッカー	ファモチジン	0.5～1.0 mg/kg, PO, q12～24 hr
プロトンポンプ阻害薬	オメプラゾール	0.5～1.0 mg/kg, PO, q12～24 hr
セロトニン・タイプ3受容体拮抗薬	オンダンセトロン	0.5～1.0 mg/kg, SC, q6～8 hr
	ドラセトロン	1.0 mg/kg, SC, q24 hr
NK-1受容体拮抗薬	マロピタント	1 mg/kg, SC, q24 hr 2 mg/kg, PO, q24 hr
D_2受容体拮抗薬	メトクロプラミド	0.2～0.4 mg/kg, PO, SC, q8 hr
消化性潰瘍治療薬	スクラルファート	0.25～0.5 g/head, PO, q8～12 hr

表15　アルカリ化療法に用いる薬剤

代表薬	薬用量
重炭酸ナトリウム	8～12 mg/kg, PO, q8～12 hr
クエン酸カリウム	40～60 mg/kg, PO, q12 hr

表16　推奨されるモニタリング

検査	検査間隔（カ月）			
	ステージⅠ	ステージⅡ	ステージⅢ	ステージⅣ
身体検査	6	4～6	3～6	1～3
血液検査	6	4～6	3～6	1～3
尿検査	6	4～6	3～6	1～3
尿培養	6	6	6	3～6
血圧	6	6	6	3～6

表17　IRISステージと生存期間中央値

研究	生存期間中央値（日）		
	ステージⅡ	ステージⅢ	ステージⅣ
Boydら[1]	1151	778	103
Symeら[21]	504	154	57
Geddesら[10]	490	263	20

7．食事療法

CKDによって生じる臨床徴候の多くがエネルギー，リン，ナトリウム，カリウム，蛋白質，酸の負荷に影響を受けることもあり，食事療法はCKD治療の根幹を成している。Elliotらは，腎臓病療法食を与えたCKD症例の中央生存期間は，維持食を与えた症例と比較して2.4倍長かったと報告している[9]。食事療法の目的は，①蛋白質性老廃物の産生抑制による尿毒症徴候の軽減，②体液，電解質，ビタミン，ミネラル，酸塩基平衡の異常を抑制，③栄養状態の改善・維持，④CKDの進行の抑制である。

推奨されるモニタリング

CKDは病態が時間とともに進行し，多くの合併症を併発することから，定期的なモニタリングが必須となる。病期ごとに推奨されるモニタリングの頻度を表16に記載した。しかし実際には，合併症などの治療計画や患者の状態に基づいて，臨機応変に対応するべきである。

予後

予後は診断時にどこまで病態が進行しているかに依存する（表17）。蛋白尿，高リン血症，貧血などがあれば予後は悪くなる[1, 10, 21]。

［山野茂樹］

■参考文献

1) Boyd LM, Langston C, Thompson K, et al. Survival in cats with naturally occurring chronic kidney disease (2000-2002). *J Vet Intern Med*. 22: 1111-1117, 2008. doi: 10.1111/j.1939-1676.2008.0163.x
2) Braff J, Obare E, Yerramilli M, et al. Relationship between serum symmetric dimethylarginine concentration and Glomerular Filtration rate in cats. *J Vet Intern Med*. 28: 1699-1701, 2014. doi: 10.1111/jvim.12446
3) Brenner BM, Lawler EV, Mackenzie HS. The hyperfiltration theory: a paradigm shift in nephrology. *Kidney Int*. 49: 1774-1777, 1996.
4) Brown S, Atkins C, Bagley R, et al. Guideline for the identification, evaluation, and management of systemic hypertension in dogs and cats. *J Vet Intern Med*. 21: 542-558, 2007.
5) Chalhoub S, Langston CE, Farrelly J. The use of darbepoetin to stimulate erythropoiesis in anemia of chronic kidney disease in cats: 25 cases. *J Vet Intern Med*. 26: 363-369, 2012. doi: 10.1111/j.1939-1676.2011.00864.x
6) Cholhoub S, Langston C, Eatroff A. Anemia of renal disease: what it is, what to do and what's new. *J Feline Med Surg*. 13: 629-640, 2011. doi: 10.1016/j.jfms.2011.07.016
7) Cowgill LD, Feldman B, Levy J, et al. Efficacy of recombinant human erythropoietin (r-HuEPO) for anemia in dogs and cats with renal failure. *J Vet Intern Med*. 4: 126, 1990.
8) Cowgill LD, James KM, Levy JK, et al. Use of recombinant human erythropoietin for management of anemia in dogs and cats with renal failure. *J Am Vet Intern Med*. 212: 521-528, 1998.
9) Elliot J, Rawlings JM, Markwell PJ, et al. Survival of cats with naturally occurring chronic renal failure: effect of dietary management. *J Small Anim Pract*. 41: 235-242, 2000.
10) Geddes RF, Elliott J, Syme HM. Relationship between plasma fibroblast growth factor-23 concentration and survival time in cats with chronic kidney disease. *J Vet Intern Med*. 29: 1494-1501, 2015. doi: 10.1111/jvim.13625
11) Goldstein RE, Marks SL, Kass PH, et al. Gastrin concentrations in plasma of cats with chronic renal failure. *J Am Vet Med Assoc*. 213: 826-828, 1998.
12) Grauer GF. Measurement, interpretation, and implications of proteinuria and albuminuria. *Vet Clin North Am Small Anim Pract*. 37: 283-295, 2007.
13) Hall JK, Yerramilli M, Obare E, et al. Comparison of serum concentrations of symmetric dimethylarginine and Creatinine as kidney function biomarkers in cats with chronic kidney disease. *J Vet Intern Med*. 28: 1676-1683, 2014. doi: 10.1111/jvim.12445
14) International Renal Interest Society. IRIS staging of CKD. http://www.iris-kidney.com/guidelines/staging.html (2018年7月現在).
15) Jepson RE, Syme HM, Vallance C, et al. Plasma asymmetric dimethylarginine, symmetric dimethylarginine, l-arginine, and nitrite/nitrate concentrations in cats with chronic kidney disease and hypertention. *J Vet Intern Med*. 22: 317-324, 2008. doi: 10.1111/j.1939-1676.2008.0075.x
16) Langston CE, Reine NJ, Kittrell D. The use of erythropoietin. *Vet Clin North Am Small Anim Pract*. 33: 1245-1260, 2003.
17) Lilich JP, Osbone CA, O'Brien TD, et al. Feline renal failure: questions, answers, questions. *Compen Contin Educ Pract Vet*. 14: 127-152, 1992.
18) O'Neill DG, Church DB, McGreevy PD, et al. Longevity and mortality of cats attending primary care veterinary practices in England. *J feline Med Surg*. 17: 125-133, 2015. doi: 10.1177/1098612X14536176
19) Polzin DJ, Osborne CA, Ross S, et al. Dietary management of feline chronic renal failure: Where are we now? In what direction are we headed?. *J Feline Med Surg*. 2: 75-82, 2000.
20) Sparkes AH, Caney S, Chalhoub S, et al. ISFM consensus guidline on the diagnosis and management of feline chronic kidney disease. *J feline Med Surg*. 18: 219-239, 2016. doi: 10.1177/1098612X16631234
21) Syme HM, Markwell PJ, Pfeiffer D, et al. Survival of cats with naturally occurring chronic renal failure is related to severity of proteinuria. *J Vet Intern Med*. 20: 528-535, 2006.

3.4 多発性囊胞腎

原因および病態

1. 原因

猫の多発性囊胞腎 polycystic kidney disease(PKD)は「両側の腎臓に複数の囊胞を有する疾患」である。囊胞の数は次第に増え，囊胞内には液体が分泌されるために徐々にその大きさを増してゆく(図1, 2)。この病態は，あるタイプの急性腎炎や慢性の腎疾患の結果として発生する囊胞性疾患とは異なり，遺伝子異常に起因することが報告されている[2]。遺伝形式と病態は，人の難病として知られている「常染色体優性多発性囊胞腎 autosomal dominant PKD(ADPKD)」と同様である。

遺伝子異常に起因する PKD は，海外ではペルシャとその近交系の長毛種猫にみられると報告されている[1]。日本においては，それ以外にアメリカン・ショートヘアや雑種の日本猫などほかの種類でも広く認められ[5]，罹患した猫は相当数いるものと思われる(「6.1 多発性囊胞腎」参照)。

最近，ADPKD では，腎囊胞の形成には遺伝子異常だけではなく，生後に尿細管細胞に加わる病的刺激が重要であるという見解(サードヒット説)が示されてきている[6]。ADPKD 患者は，そうでない人と比べて尿路結石の発症が多いとされ，それに対する治療が重要視されている。猫の PKD でも，無徴候の期間を長く保つためにはこのようなほかの因子が腎臓に加わることを極力避ける必要がある。

腎実質に加わる病的刺激という点では，持続する高度な結晶尿の存在も無視できない。近年，シュウ酸カルシウム結晶の尿細管上皮細胞や間質組織に対する侵襲性，この結晶による尿細管閉塞の危険性が明らかになってきており，この点も留意する必要がある。

2. 病態

PKD の猫の腎臓では絶えず尿細管上皮細胞の無秩序な増殖が起き，新しい囊胞が形成される。同時に，形成された囊胞内部に向かって上皮細胞から囊胞液が分泌される。これによって小さな囊胞は次第に大きく成長する(「6.1 多発性囊胞腎」参照)。腎臓は多くのネフロンを有する予備能が高い臓器であるが，囊胞の増加・成長に伴って実質量の減少，圧迫による実質の線維化が進み，最終的には腎機能が低下して高窒素血症が発現する。この年齢は報告によってさまざまであるが，おおよそ4歳から7, 8歳といわれている[1]。しかし，14, 15歳まで臨床徴候が顕在化せずに経過する個体もあり，早期から発症するタイプと，高齢まで腎機能が保たれるタイプがあると思われる。

猫の PKD は人の場合と同様に慢性腎臓病 chronic kidney disease(CKD)として進行する。CKD としては進行が緩徐であるが，尿石症や尿路感染症などのほかの因子が付加された場合には経過が早い。

臨床徴候

腎臓に多数囊胞が形成されていても初期には臨床徴候を示さないため，健康診断や不妊手術のために診察を受けたときに，偶然，囊胞が発見されることも珍しくない。

1歳未満の若齢ですでに両腎に複数の囊胞を有している個体もあり，生後のかなり早期から小さい囊胞が形成されはじめると思われる。しかし，囊胞の数や大きさ，そして明らかな囊胞として臨床検査上で認識されるまでの期間には個体差がみられる。画像検査で両腎に多数の囊胞が認められても高窒素血症がみられないことも多い。

詳細な臨床徴候を表1に示す。

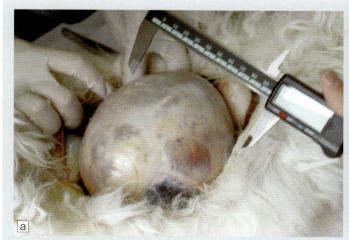
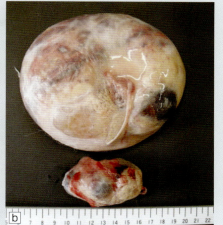

図1　多発性嚢胞腎のペルシャ猫の腎臓
左腎は6×5×5 cm，右腎は14×12×10 cm。左右に多数の嚢胞が認められる。
a：計測している様子，b：左右の腎臓。

検査および診断

1. 画像検査

(1) 腹部X線検査

　進行した症例では腎臓の陰影拡大が観察される。左右のどちらかの腎臓が大きい場合が多い。腎臓の腫大が著明な例では，圧迫による循環不全から腹水を伴うことがあり，その場合は腹腔臓器の詳細が観察できない。腎臓が腫大する疾患は少なくないため，X線検査から得られる情報は少ない。

(2) 腹部超音波検査

　腎臓内部の嚢胞の有無を確認するには，動物への侵襲が少なく手軽な，超音波検査法が最適である。嚢胞形成の状態だけでなく，腎結石や腎実質の石灰化が起きていないかも観察する。

　初期には皮髄の内部構造は保たれているが，場所に関係なく大小不同な複数の嚢胞が，袋状の無エコー像として描出される。嚢胞の数は個体によってさまざまであり，1歳未満から両腎に複数の嚢胞が認められる場合もあるし，1～2個しか認められない場合もある。複数の嚢胞が融合したような不完全な仕切り構造を内部に残したものも観察される（図3）。内部に感染や出血がある場合には，嚢胞内部はやや高エコーとなる。

　病態が進行すると次第に嚢胞の数と大きさは増し，腎臓の皮髄の内部構造も不明瞭となる。末期には嚢胞の成長によって実質はきわめて少なくなり，残存して

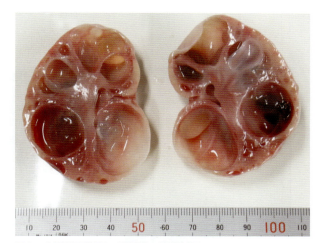

図2　多発性嚢胞腎の雑種猫の腎臓割面
大小多数の嚢胞が認められる。

いる部分は高エコーとなる。カラードプラ法で観察すると，腎実質は血流が少ないが，嚢胞周囲は血流が豊富であることがわかる。

　肝嚢胞を併発する症例もあるため，肝臓や脾臓，膵臓の嚢胞発生の有無についても観察する。肝嚢胞は肝内部から表面に向かって形成されるものや，実質内に限局して観察されるものもある。孤立性に複数カ所に認められる場合と，限局して房状に複数認められる場合があるが，どちらも袋状の無エコー像を呈する。

(3) CT検査

　症例の状態が安定していて造影検査が可能であれば，コンピュータ断層撮影（CT）検査によって嚢胞の数や大きさに関する正確な情報が取得できる。嚢胞は

表1 多発性嚢胞腎の臨床徴候

項目	要素
発育	遺伝子変異陽性でも，健常な子猫と同様に発育することが多い
食欲・活動性	初期は変化がみられない 高窒素血症が発現すると顕著に低下する
多飲・多尿	高窒素血症が現れる前から，次第にみられるようになる 家族が気付かないことも多い
腹部の膨満	初期には気付かれない 嚢胞の大きさが増してくると腎臓自体が腫大し，腹部は膨満してくる 一方の腎臓が極端に大きくなることもある
腹水	腎臓の拡大に伴って末期に現れることがある
血尿	初期に肉眼的血尿はみられない 尿検査では潜血反応陽性となることがある 末期に嚢胞感染を起こすと潜血反応が顕著になる
高窒素血症	両腎に多数の嚢胞が存在してもすぐには現れない 腎実質の減少・線維化が進行すると呈するようになる 末期には尿毒症の徴候を呈する
嚢胞感染	一般臨床徴候の悪化がみられる 感染後の経過は早く，生命予後に影響を及ぼす 感染した嚢胞が破れた場合，腹膜炎と膿性の腹水が生じる
肝嚢胞	嚢胞は肝臓や膵臓などにもできることがある 腎臓以外の臓器に嚢胞を有する割合は高くない 肝嚢胞があっても，臨床所見を示すことはほとんどない

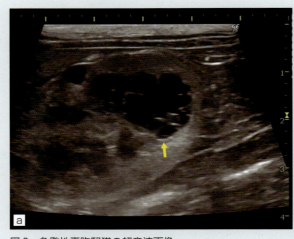 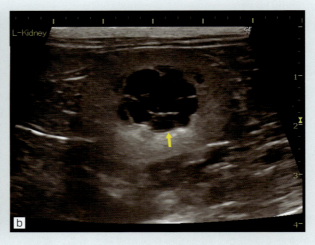

図3 多発性嚢胞腎猫の超音波画像
複数の嚢胞が融合したような大きな嚢胞（矢印）がみられる。
a：縦断面，b：横断面

大小多数の低吸収領域として描出される（図4）。

嚢胞液の性状によってCT値には差がみられる。出血や感染などがあると腎実質と大差ないCT値となり，嚢胞と実質の区別が付きにくい。出血や感染がみられない嚢胞内のCT値は，実質よりも低い値となる。CT検査だけではほかの嚢胞性疾患とPKDを区別できないが，CT検査によって算出する総腎容積（total kidney volume〔TKV〕，左右の腎容積の和）は，PKDの経過を観察するマーカーとして使用できる可能性がある（後述）。ADPKDでは，このTKVが病態悪化のひとつの指標となっている。

2. 腎機能の評価

猫のPKDはCKDとしては緩徐に進行するタイプなので，画像検査で両腎に嚢胞が多数認められても，腎機能の低下が明らかでない場合がある。人のADPKDでも，30代から40代までは無症状であり，糸球体濾過量 glomerular filtration rate（GFR）は40代になってから徐々に低下するといわれている。一方，症状が自覚される以前から尿の濃縮能の低下が認

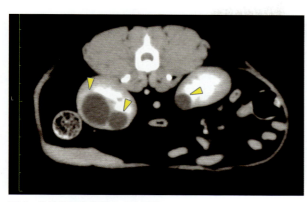

図4　多発性嚢胞腎猫のCT画像
両腎に嚢胞（矢頭）が認められる。

められるともされている。これまでの猫のPKDに関する報告では、発症は4歳から7, 8歳と幅があり、明らかな高窒素血症が観察されるのは末期になってからだった[1]。しかし、症例によっては2, 3歳で高窒素血症が観察される場合もあり、合併症の有無やそのほかの因子が発症に関与しているものと思われる。

日常的な腎機能の評価は血清クレアチニン濃度（Cre）の測定によって行われるが、明瞭な上昇が認められないときには、実際の腎機能の予備能力を評価するためにクレアチニンなどの血漿クリアランス試験やSDMA（symmetric dimethylarginine）などのGFRバイオマーカーによる腎機能の評価を実施する。また、Creの明らかな上昇の前に尿の濃縮能が障害を受ける場合が多いので、尿の比重や浸透圧を測定することによって、残存している尿細管における水の再吸収能を評価する。

3. 腎容積

猫のPKDも人のADPKDも進行性に嚢胞が拡大する疾患であり、両側の腎臓は経時的に大きくなっていく。ADPKDでは、CTや磁気共鳴画像法（MRI）による左右両側の腎臓の容積の総計を、病態進展の指標のひとつとしている。実際、腎機能と腎臓の総容積のあいだには負の相関が観察されている[4]。猫のPKDでもCT検査によって計測された左右の腎臓の容積が経時的に増加していくことが観察されている（未発表データ）。この容積が腎機能低下と関連するかどうかは、今後の精査を待たなければならないが、嚢胞の数と大きさが増加していけば腎実質を圧迫して機能ネフロン数を減少させることは容易に考えられるため、腎容積の観察も経過をモニターするための指標のひとつになる可能性がある。また、腎臓の容積は、CT検査だけでなく、超音波検査にて測定した嚢胞腎の長径と短径から推定することも可能である。

4. 遺伝子検査

「6.1　多発性嚢胞腎」参照

5. 鑑別診断

腎臓に嚢胞を生じる疾患にはさまざまなものがあり、PKDのような遺伝性疾患のほかに、先天性の嚢胞を伴う腎異形成・低形成も存在する。また、後天性の重度の腎疾患によって嚢胞が形成される場合もある。たとえばCKD末期には、尿細管の閉塞に起因する尿細管拡張によって嚢胞が形成されることがある。単嚢胞である場合もあるが、多発性であることも珍しくない。そのため、鑑別診断が必要である。

後天性の嚢胞を有している腎臓は、全体として腫大することはなく、大きさは正常か、むしろ小さい。PKDの腎臓は経過とともに腫大してゆくので、この点は重要な鑑別点である。

後天性の疾患で画像検査の際にとくに鑑別が必要な病態としては、尿管の閉塞や狭窄による腎盂の拡張が挙げられる。広く拡張した腎盂は、超音波検査でときとして無エコーの袋状構造として描出されるため、高度な拡張の場合は大きくなったPKDの嚢胞と区別が付きにくく、注意が必要である。

そのほか、腎周囲偽嚢胞や、腎盂周囲嚢胞などの嚢胞性疾患も鑑別リストに挙げられる。腎周囲偽嚢胞は腎実質と皮膜のあいだにできる線維性の袋状の構造で、CKDの高齢猫で起きやすい。偽嚢胞の内面には、嚢胞腎の嚢胞のような嚢胞内面の上皮細胞による内張りはない。内溶液は細胞数が少なく蛋白濃度も低い。尿素窒素やクレアチニン濃度は末梢血とほぼ同様である。

腎盂周囲嚢胞（発生頻度は低い）には2つのタイプがある。腎盂に隣接する腎実質から発生するものと、腎門部リンパ管拡張により生じるものである。前者は孤立性のことが多く、後者は多発性で片側あるいは両側の腎臓に生じる。

画像検査だけでPKDかどうかを判断できない場合は、*PKD1*遺伝子検査を実施すべきである（「6.1　多発性嚢胞腎」参照）。

鑑別すべき疾患のリストを**表2**に示す。

表2 鑑別疾患リスト

- 先天性嚢胞性異形成
- 後天性腎嚢胞
- 腎盂の拡張（水腎症）
- 腎周囲偽嚢胞
- 腎盂周囲嚢胞

表3 多発性嚢胞腎の治療

- 飲水の励行：給水器の工夫と環境整備（複数の給水器）
- 腎臓に対する負荷の回避：尿石症や結晶尿に対する対処
- 嚢胞感染の回避：不必要な嚢胞液吸引を回避，嚢胞感染が疑われる場合はニューキノロン系（フルオロキノロン系）抗菌薬の投与
- 腎臓病用療養食
- 腎組織保護，降圧：ACE 阻害薬，ARB の投与
- 血尿に対する処置：必要があれば止血薬（トラネキサム酸）投与

治療および予後

ADPKD では，嚢胞細胞が増殖するメカニズムに注目して，細胞増殖をブロックするための分子標的薬が各国で試されている。嚢胞細胞の増殖は尿細管上皮細胞のなかの環状アデノシン一リン酸（cAMP）濃度の増加によって起きるため，これを抑制する分子標的薬が使用される。候補としてはバソプレシン V_2 受容体拮抗薬のトルバプタンや，ソマトスタチンアナログ（オクトレオチド）が挙げられる。このほかに，mTOR 阻害薬（シロニムス，エベロニムス）と漢方薬の成分であるトリプトライドが試されている。日本ではトルバプタンが ADPKD の治療薬として保険収載された。バソプレシン自体は嚢胞細胞の増殖を刺激するとともに，V_2 受容体に結合することにより cAMP を刺激する。バソプレシン V_2 受容体拮抗薬はこれらの作用を抑制するため，ADPKD 患者に対して使用されている[4]。しかし，トルバプタンは猫の PKD では使用できない（人医薬としてだけ使用）。

そのほか，ADPKD の進行を抑制する治療法として，飲水励行（バソプレシン濃度の抑制を期待），降圧療法，低蛋白食（大豆蛋白食・オメガ 3 脂肪酸）などを組み合わせた治療の効果が検討されてきた。その結果，降圧療法は高血圧を伴う ADPKD 症例の腎機能障害進行を抑制する可能性があるため考慮してもよいという結論が得られた[4]。

低蛋白食については，腎機能障害進行の抑制効果に関するエビデンスが不十分であるものの（CKD に対する蛋白制限食の効果は立証されているが，ADPKD では明らかではなかった），考慮してもよいという結論になっている[4]。

オメガ 3 脂肪酸も，腎嚢胞形成，腎機能低下を抑制する効果は認められなかった[4]。ただし，猫の PKD に対するこれらの効果は明らかではないため，今後精査されるべき項目であると思われる。

猫の PKD の治療としては，現時点では CKD に対する治療が支持療法として行われるべきであると思われるが，嚢胞形成を抑制する治療薬はまだない。猫の PKD は人に比べて高血圧の発症頻度と重症度が低いため，降圧療法についても，直接嚢胞形成抑制に関与するというエビデンスはまだない。予後を安定させるためには，腎臓に対する負担の軽減と，嚢胞感染の回避が重要となる。とくに嚢胞感染は影響が大きく，安定した状態を長く維持するためには，嚢胞感染を起こさないように注意する必要がある。不必要な嚢胞穿刺や，無菌操作の徹底が図られない穿刺は感染のリスクを増やす。

猫の PKD に対する治療法を表3に示す（投薬については「3.3 慢性腎臓病」参照）。

薬用量リスト

嚢胞感染

- オルビフロキサシン
  2.5〜5.0 mg/kg，PO，sid
- エンロフロキサシン　5 mg/kg，SC，sid
  （最大 5 mg/kg を超えないこと）

など

血尿

- トラネキサム酸
  5〜25 mg/kg，IM，IV，SC，q12 hr

［佐藤れえ子・小林沙織・内田直宏］

■参考文献

1) Eaton KA, Biller DS, DiBartola SP, et al. Autosomal dominant polycystic kidney disease in Persian and Persian-cross cats. *Vet Pathol*. 34: 117-126, 1997.
2) Lyons LA, Biller DS, Erdman CA, et al. Feline polycystic kidney disease mutation identified in PKD1. *J Am Soc Nephrol*. 15: 2548-2555, 2004. doi: 10.1097/01.ASN.0000141776.38527.BB
3) 厚生労働省進行性腎障害調査研究班. 多発性嚢胞腎診療指針. 日腎会誌. 53：556-583, 2011.
4) 厚生労働省難治性疾患克服研究事業進行性腎障害に関する調査研究班. エビデンスに基づく多発性嚢胞腎診療ガイドライン 2014. 東京医学社, 2014.
5) 佐藤れえ子, 小林沙織, 佐々木一益ほか. PKD1遺伝子変異が認められ長期間観察した多発性嚢胞腎猫の嚢胞液の変化. 日獣会誌. 63：791-796, 2010.
6) 東原英二. 多発性嚢胞腎―進化する治療最前線―. 医薬ジャーナル社. 2015.

泌尿器疾患

3.5 先天性・家族性腎症

腎泌尿器の発生

腎泌尿器は，背側の体節と腹側の側板をつなぐ中間中胚葉（腎節）から発生する。腎節は前腎，中腎，後腎に分けられる。中腎は腎臓と類似した特徴を持ち，尿を生成するが，発生過程で退化し，雄性生殖器の一部になる。最終的に腎臓となるのは後腎である。ウォルフ管の総排泄腔開口部付近から背側に向かって伸びた尿管芽が中胚葉の後腎細胞集団内に入り込み，後腎を作り出す。尿管芽はその周りに間葉細胞を凝集させ，蓋上の構造物になる。凝集した細胞群は，コンマ型，次にS字型へと変化していく。このS字部分の下部が近位尿細管およびヘンレのワナとなり，上部が遠位尿細管となる（図1）。尿管芽は集合管に分化していく。S字部分の間隙に大動脈から分枝した血管が入り込み，糸球体毛細血管と足細胞，およびそれを囲むボーマン嚢が形成される。

総排泄腔の一部である尿生殖洞は直腸となる後腸と分離し，膀胱および尿道に分化する。尿管とウォルフ管は次第に尿生殖洞に取り込まれていき，尿管口および膀胱三角を形成する。ウォルフ管はやや離れた位置に開口し，精管となる。

犬および猫では出生直後にはまだ腎臓の発生が完了していない。猫では詳細は不明だが，犬では生後約2週間で完了する。生後に腎臓を障害するような感染症，低栄養状態などが生じると，発生が正常に進まず，先天性にみえる腎疾患を発症することがある。そのため，後述する腎異形成は，少なくとも犬では完全な先天性疾患ではないと考えられている。なお，生殖器も腎泌尿器系とほぼ同じ細胞群から発生するために，この部分の発生異常は，生殖器の発生異常も引き起こす可能性がある。

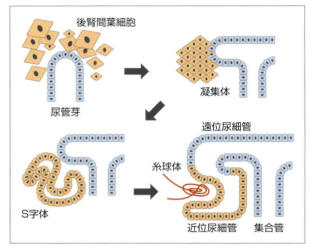

図1 腎臓の発生過程

子猫の腎臓検査の注意点

新生子期の糸球体濾過量 glomerular filtration rate（GFR）は，成猫より低い。GFRは生後9週間にわたって増加し続けるため，新生子期では腎機能検査が利用できない。血漿クリアランス法によるGFR測定は，子猫では細胞外液への指標物質の分布や血漿浸透圧の違いにより正確な値を測定できない可能性がある。

またクレアチニンは筋肉で産生されるため，筋肉量が少ない幼若期は血中クレアチニン濃度（Cre）が成猫よりも低い傾向にある。Creは生後直後は高く，その後低下し，成長に合わせて増加していく。

血中尿素窒素（BUN）は，幼若期では低いが，成長期になると食事内容のために上昇していることがある。

リンは成長期に上昇していくため，若齢の動物では正常でも高値を示している。猫ではリンは8週齢で最も高くなり，その後成長期が終了し，成猫になるまでに徐々に低下していく。

これらのことから，若齢猫の腎機能の評価は注意を要する。

腎泌尿器の先天性・家族性疾患

猫の先天性の腎泌尿器疾患の発生はあまり一般的ではない。先天性疾患よりも家族性または遺伝性疾患としての多発性嚢胞腎，アミロイドーシスがより一般的に認められる。多発性嚢胞腎は3.4，6.1で詳述している。ここでは，それ以外の疾患に関して簡潔に説明する。

1. 腎無形成

(1)原因および病態

腎無形成は，腎節（前腎，中腎）または尿管芽の発生不全，後腎間葉細胞の凝集異常によって生じると考えられている。片側性の場合は生存できるが，両側性の場合は生存できない。そのため，臨床的に遭遇する多くの腎無形成は片側性である。なお，腎臓の発生異常は，腎臓だけでなくほかの泌尿生殖器の発生異常を必ず伴う。

片側性腎無形成の場合は，もう一方の腎臓が正常であればとくに腎機能に影響は出ない。しかし，もう一方の腎臓が腎低形成（後述）や腎異形成である場合には腎機能低下を示し，重度であれば腎不全を発症する。一部の犬種では家族性片側性腎無形成が報告されているが，猫ではそのような報告はない[5, 13]。比較的最近の報告では，244例の健康なラグドールのうち2例で，片側性腎無形成が確認されている[6]。

(2)臨床徴候

片側性腎無形成の場合，もう一方の腎臓が正常であれば臨床徴候を呈することはない。もう一方の腎臓が腎異形成，腎低形成といった問題を抱えている場合には腎機能低下に伴う臨床徴候（多飲多尿，尿毒症）を呈する。

(3)検査および診断

腎無形成は，臨床徴候がなければ偶発的に見つかることが多い。片側性腎無形成を診断するには画像検査が必須である。注意深く腎臓の位置を探索すれば腎臓が欠損していることを明らかにできるため，多くの場合，診断に排泄性尿路造影は必要ない。

(4)治療

通常，治療は不要である。腎機能低下を示す場合には，慢性腎臓病に準じた治療を必要とする（「3.3 慢性腎臓病」参照）。

(5)予後

片側性腎無形成の場合，もう一方の腎臓が正常であれば，予後は良好である。

2. 腎低形成

(1)原因および病態

尿管芽の発生が少ないか，尿管芽からのネフロン形成が少ないと腎低形成となる。腎臓は正常に比べてとても小さい（図2）。腎無形成と同様に片側性であれば，とくに腎機能に影響しない。両側性の場合には腎機能低下の原因となるが，徴候が現れた時点では，後天的な原因によって萎縮したのか，あるいは両側性腎低形成なのかを明らかにすることは難しいと思われる。

(2)臨床徴候

片側性の場合，もう一方の腎臓が正常であれば臨床徴候を呈することはない。もう一方の腎臓が腎異形成，腎低形成といった問題を抱えている場合には腎機能低下に伴う臨床徴候（多飲多尿，尿毒症）を呈する。

(3)検査および診断

腎低形成も臨床徴候がなければ偶発的に見つかることが多い。片側性腎低形成を診断するには画像検査が必須である。しかし，多くの場合，腎低形成なのか，あるいは後天的な原因による腎萎縮なのかを鑑別することは難しい。ただし，低形成の場合は腎萎縮と異なり，超音波検査において三層構造の消失は顕著でないと思われる（図3）。確定診断には，腎生検を含めた病理組織学的検査が必要となるが，それを行う利点はない。

(4)治療

通常，治療は不要である。腎機能低下を示す場合には，慢性腎臓病に準じた治療を必要とする（「3.3 慢性腎臓病」参照）。

(5)予後

片側性の場合，もう一方の腎臓が正常であれば，予後は良好である。

泌尿器疾患

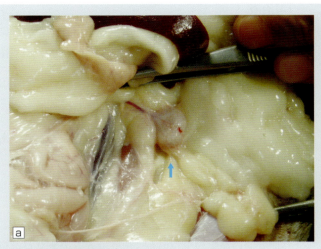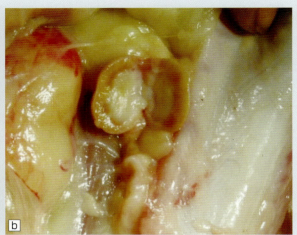

図2 低形成の腎臓
a：外観。腎臓は非常に小さいが，辺縁不整は認められない。
b：割面。正常の腎臓と同様，三層構造が認められる。

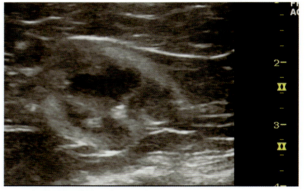

図3 低形成の腎臓の超音波画像
辺縁不整や三層構造の不明瞭化はないが，非常に小さい。

3. 腎異形成

(1)原因および病態

　腎異形成は異常な分化による腎実質の無秩序な発生として定義される。多くは両側性である。異形成という用語は，尿管芽および後腎が正常な相互作用を示さず，異常な分化のために正常に腎形成が行われないことを意味している。いくつかの犬種では，腎異形成の家族性発症が報告されているが，猫ではそのような報告はない。猫での報告は非常に少なく，ノルウェージャン・フォレスト・キャットの1例のみである[12]。また，猫の腎異形成は猫汎白血球減少症ウイルス感染に伴って生じることが報告されている[11]。ほかの泌尿生殖器の発生異常の併発は報告されていない。

　腎異形成は人および犬と同様に遺伝的な要因によって生じると考えられるが，「腎泌尿器の発生」で述べ

たとおり，腎臓は出生後も発生を継続するため，必ずしも先天的な原因によってのみ生じるとは限らない。

(2)臨床徴候

　発生異常の程度によって腎機能低下の程度は変動する。猫では，多飲多尿と重度の高窒素血症による食欲不振が報告されている。

(3)検査および診断

　臨床診断することは難しい。若齢で診断され，腎機能低下およびそれに伴う高窒素血症を示す場合には腎異形成が疑われる。しかし，確定診断には病理組織学的検査を必要とする。血液化学検査では，高窒素血症，高リン血症，尿比重の低下といった慢性腎臓病で現れる所見が認められる。画像検査では，三層構造の不明瞭化，辺縁不整が認められる。猫の1例の報告では両腎ともにわずかに腫大していた（左腎4.8 cm，右腎5.1 cm）[12]。

　腎異形成と診断する病理所見は，ネフロンの非同期性分化，つまり未熟な糸球体および尿細管の存在である（図4）。人では狭義の腎異形成は，後腎管（原始集合管）が間葉組織に囲まれていること，つまり円柱上皮に裏打ちされている膨張した集合管（後腎管遺残）の存在によって診断される。ただし，腎生検によって生前に腎異形成と診断することは，臨床的にはあまり価値がない。

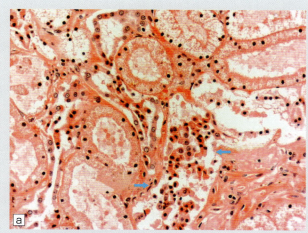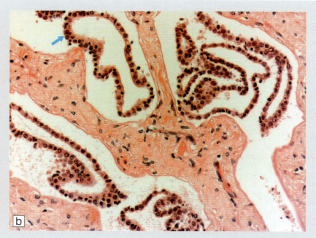

図4　腎異形成の組織像
矢印は未熟な（胎子性）糸球体を示している。H-E染色，400倍。

表1　アミロイドーシスの原因となるアミロイド蛋白の種類と特徴

アミロイド蛋白	前駆蛋白	特徴
ALアミロイド	免疫グロブリンL鎖	人では多発性骨髄腫などに併発することがある
AAアミロイド	血清アミロイドA	慢性炎症に併発する。動物では家族性アミロイドーシスもこれに含まれる
$A\beta_2M$アミロイド	β_2ミクログロブリン	人では長期透析患者で認められる
ATTRアミロイド	トランスサイレチン	高齢の男性で認められる

動物ではAAアミロイドが主体である

(4) 治療

慢性腎臓病に準じた治療を必要とする（「3.3　慢性腎臓病」参照）。

(5) 予後

慢性腎臓病に準じた予後となる。発生異常の程度によって生存期間は異なる。

4. アミロイドーシス

(1) 原因および病態

アミロイドーシスは，アミロイド蛋白がさまざまな組織の細胞外に沈着することで生じる疾患である。局所的に沈着する限局性アミロイドーシスと全身の臓器に沈着する全身性アミロイドーシスに分けられる。沈着するアミロイドのタイプでも分類される（表1）が，動物では，AAアミロイド蛋白沈着以外のタイプは報告されていない。AAアミロイドは，肝臓で産生されるアミロイドA蛋白から産生される。血清アミロイドA（Serum amyloid A：SAA）は猫では炎症に伴って増加するため，炎症マーカーとしても利用されているが，慢性炎症によるSAAの増加がアミロイドーシスを発症させることはほとんどない。猫免疫不全ウイルスに感染した猫の35％（35例中12例）で腎臓のアミロイド沈着が認められたことが報告されている[4, 8]。

シャム，オリエンタル・ショートヘア，アビシニアンでアミロイドーシスの発生が多い。シャムおよびオリエンタル・ショートヘアを対象とした研究では，アミロイド蛋白の沈着が肝臓，膵臓，胃，小腸，甲状腺，腎髄質および心臓に認められた[2, 3]。これらの猫種ではアミロイドーシスの家族性発症が確認されている（「6.3　家族性アミロイドーシス」参照）。アビシニアンも全身性アミロイドーシスを発症するが，中心となるアミロイド蛋白沈着部位は腎髄質および糸球体である[1, 7, 10]。アビシニアンでは常染色体優性遺伝であると考えられている。シャムとアビシニアンとではAAアミロイド蛋白のアミノ鎖配列が異なり，このことがアミロイド蛋白の沈着好発部位の違いにつながっていると考えられている。アビシニアンでは，生後9〜24カ月齢でアミロイド沈着がはじまり，多くが3歳までに慢性腎臓病を生じる。シャムおよびオリエン

タル・ショートヘアは2～6歳で発症するが，臨床徴候の程度，進行の速度はさまざまである。

(2)臨床徴候

シャムおよびオリエンタル・ショートヘアでは，肝障害，肝破裂および腎不全が主要な臨床所見である。沈うつ，食欲不振，削痩，黄疸，可視粘膜蒼白，血腹といった徴候を示す。

アビシニアンでは，腎臓へのアミロイド沈着が主体であり，ほかの臓器障害は生じにくい。慢性腎臓病と同様の臨床徴候を示すが，その重症度や進行の早さは沈着の程度によって異なる。

(3)検査および診断

診断は容易ではない。多くは剖検によって診断される。全身性にアミロイドが沈着するシャムおよびオリエンタル・ショートヘアでは肝生検によってアミロイドーシスを診断できるが，腎髄質が主病変であるために腎生検では診断が難しい。アビシニアンでは，腎生検により糸球体および髄質のアミロイド沈着および尿細管間質性腎炎が認められる。糸球体へのアミロイド沈着は蛋白尿を引き起こすが，その程度はさまざまで，早期では明らかでないことも多い。そのため，尿蛋白／クレアチニン比の測定はアミロイドーシスの診断または腎生検の実施の決定に必ずしも有用でない。

(4)治療

猫で有効とされた特異的な治療法はない。腎不全および肝不全に対する対症療法が主体となる（「3.3 慢性腎臓病」参照）。

(5)予後

肝アミロイドーシスが主体の病態では，肝破裂を起こしたとしても，その予後はさまざまである。急激に病状が悪化し，安楽死される症例もいれば，診断から34カ月経過しても臨床徴候を示さず，生存している症例も報告されている[3]。アビシニアンでは，沈着の程度によって病態が大きく異なるために一定した予後は報告されていない。

[宮川優一]

■参考文献
1) Aresu L, Zanatta R, Pregel P, et al. Bilateral juvenile renal dysplasia in a Norwegian Forest Cat. *J Feline Med Surg* 11: 326-329, 2009. doi: 10.1016/j.jfms.2008.08.004
2) Asproni P, Abramo F, Millanta F, Lorenzi D, et al. Amyloidosis in association with spontaneous feline immunodeficiency virus infection. *J Feline Med Surg.* 15: 300-306, 2013. doi: 10.1177/1098612X12467997
3) Beatty JA, Barrs VR, Martin PA, et al. Spontaneous hepatic rupture in six cats with systemic amyloidosis. *J Small Anim Pract.* 43: 355-363, 2002. doi: 10.1111/j.1748-5827.2002.tb00086.x
4) Chew DJ, DiBartola SP, Boyce JT, et al. Renal amyloidosis in related Abyssinian cats. *J Am Vet Med Assoc.* 181: 139-142, 1982.
5) DiBartola SP, Hill RL, Fechheimer NS, et al. Pedigree analysis of Abyssinian cats with familial amyloidosis. *Am J Vet Res.* 47: 2666-2668, 1986.
6) Godfrey DR, Day MJ. Generalised amyloidosis in two Siamese cats: spontaneous liver haemorrhage and chronic renal failure. *J Small Anim Pract.* 39: 442-427, 1998. doi: 10.1111/j.1748-5827.1998.tb03753.x
7) Greco DS. Congenital and inherited renal disease of small animals. *Vet Clin North Am Small Anim Pract.* 31: 393-399, 2001.
8) Mack CO, McGlothlin JH. Renal agenesis in the female cat. *Anat Rec.* 105: 445-450, 1949.
9) Paepe D, Saunders JH, Bavegems V, et al. Screening of ragdoll cats for kidney disease: a retrospective evaluation. *J Small Anim Pract.* 53: 572-527, 2012. doi: 10.1111/j.1748-5827.2012.01254.x
10) Paltrinieri S, Sironi G, Giori L, et al. Changes in serum and urine SAA concentrations and qualitative and quantitative proteinuria in Abyssinian cats with familial amyloidosis: a five-year longitudinal study (2009-2014). *J Vet Intern Med.* 29: 505-512, 2015. doi: 10.1111/jvim.12561
11) Poli A, Tozon N, Guidi G, et al. Renal alterations in feline immunodeficiency virus (FIV)-infected cats: a natural model of lentivirus-induced renal disease changes. *Viruses.* 4: 1372-1389, 2012. doi: 10.3390/v4091372
12) Reis RH. Renal aplasia, ectopic ureter and vascular anomalies in a domestic cat (Felis domestica). *Anat Rec.* 135: 105-107, 1959.
13) van der Linde-Sipman JS, Niewold TA, Tooten PC, et al. Generalized AA-amyloidosis in Siamese and Oriental cats. *Vet Immunol Immunopathol.* 56: 1-10, 1997.

3.6 高血圧症

原因

　全身性高血圧は，収縮期および／または拡張期血圧の上昇として定義され，猫では比較的一般的に認められる疾患である。全身性高血圧は，特発性高血圧と二次性高血圧に分類される(表1)。

1. 特発性高血圧(本態性高血圧)

　人の本態性高血圧は，二次性要因となる疾患が認められない場合に診断される高血圧である。人では，本態性高血圧の原因としてさまざまな要因・メカニズムが想定されているが，遺伝的素因，食塩，交感神経系，レニン・アンジオテンシン系の活性化といった腎外性要因と腎臓でのナトリウムイオン(Na^+)再吸収能異常といった腎性要因によって生じると考えられている。犬および猫では明確に「本態性高血圧」と診断された例はなく，米国獣医内科学会(ACVIM)によって作成された血圧測定・治療のガイドラインでは「本態性」ではなく，「特発性」高血圧とするのが適切であるとされている[4]。犬および猫では高血圧の多くが二次性高血圧であると考えられているが，猫の高血圧のある研究では，特発性高血圧は18％で認められており[10]，猫でも特発性高血圧は珍しくない疾患であると思われる[5]。

2. 二次性高血圧

　二次性高血圧は，ほかの疾患に続発して生じる高血圧である。二次性高血圧の罹患率に関しては，猫では十分な疫学調査が行われてはいない。今までに行われた研究では，二次性高血圧は，慢性腎臓病の猫の19.4％で認められ[12]，甲状腺機能亢進症の猫の87％で認められた[9]。犬では，高血圧の原因疾患のひとつに副腎皮質機能亢進症が含まれるが，この疾患は猫ではまれである。猫の下垂体性副腎皮質機能亢進症の1例で重度の高血圧が併発したことが報告されている[3]。高齢の猫では，高血圧の罹患率が高まり，慢性腎臓病の猫でも高齢になるにつれて高血圧の発生率がさらに上昇していく[2]。

表1　猫の高血圧の原因

特発性(本態性)高血圧
二次性高血圧
　慢性腎臓病
　甲状腺機能亢進症
　原発性高アルドステロン症(まれ)
　クロム親和性細胞腫(まれ)
　下垂体性副腎皮質機能亢進症(まれ)

病態

1. 機序

　猫では，特発性高血圧および二次性高血圧の詳細な機序は知られていない。腎臓は全身血圧を調節する機能を持っている。Na^+の排泄，体液量の調節能によって細胞外液量を調節することで血圧を調節している。Guytonは腎臓の圧利尿曲線が異常を来した場合でのみ高血圧が生じると提唱した。慢性腎臓病でネフロンが減少していくと，Na^+排泄能が低下し，それによって圧ナトリウム利尿が障害を受けるとされている。ナトリウム利尿にはレニン・アンジオテンシン系が重要な役割を担っている。レニン・アンジオテンシン系の活性化はNa^+の再吸収を増加させ，循環血液量の増加から高血圧が生じる。腎外性要因としては，末梢血管抵抗の増大，交感神経系の活性化が高血圧発症の要因と考えられている。動脈硬化，血管傷害による血管リモデリングが末梢血管抵抗を増加させる。血管内皮細胞の傷害は血管拡張物質である一酸化窒素の産生を低下させる。ストレス，遺伝的素因，糖尿病，内分泌疾患，心疾患といった状況が交感神経の活性化を招く

表2 高血圧性臓器障害（標的臓器障害）

器官	高血圧による傷害	臨床所見	診断方法
腎臓	慢性腎臓病の進行	連続的なCreの増加またはGFRの減少、蛋白尿、微量アルブミン尿	CreおよびBUN, GFR測定 UAC, UPC
眼	網膜症 脈絡膜症	急激な失明、滲出性網膜剥離、網膜出血・浮腫、網膜血管蛇行・血管周囲浮腫、乳頭浮腫、硝子体出血、前房出血、二次性緑内障、網膜変性	眼底検査を含む眼の評価
脳	脳症 脳卒中	中枢に限局した神経症候（脳または脊髄）	神経学的検査（磁気共鳴またはほかの画像検査）
心臓 血管	左室肥大 心不全	左室肥大、ギャロップ音、不整脈、収縮期雑音、心不全の徴候、出血（例：鼻出血、脳卒中）	聴診、胸部X線検査、心エコー図検査、心電図検査

Cre：血中クレアチニン濃度、GFR：糸球体濾過量、BUN：血中尿素窒素、UAC：尿アルブミン／クレアチニン比、UPC：尿蛋白／クレアチニン比

と考えられている。しかし、猫ではそのような機序は調査されていない。

2. 合併症

持続的な高血圧は、血管を介してさまざまな臓器に対して障害を与える。このことが高血圧で最も重要な合併症である。高血圧によって影響を受けやすい器官を標的臓器とよぶ。高血圧によって標的臓器がダメージを受けることを標的臓器障害という。高血圧は血圧を測定しなければ診断されないが、標的臓器障害が発生したために高血圧の存在が明らかになることも少なくない。主な標的臓器は腎臓、心臓、脳、眼である（表2）。

(1)腎臓

高血圧性腎障害は、慢性腎臓病の進行の促進、蛋白尿の出現または悪化を引き起こす。しかし、過去の猫の臨床研究では、高血圧は慢性腎臓病の直接的な進行因子、予後悪化因子ではなかった[7]。この研究で蛋白尿が予後と関連し、蛋白尿は血圧と関連することから、高血圧は直接的な進行因子でなくとも、間接的に慢性腎臓病の進行に関与すると思われる。

(2)心臓

高血圧の猫の60～70％で心雑音が認められ、ギャロップ音、頻脈、不整脈といった心臓の異常も認められている[5,6]。心臓への高血圧の影響は後負荷の増大による中隔壁および自由壁の肥厚である[5]。うっ血性心不全への進行はまれであるとされている。とくに心筋症の発症リスクがある猫では、高血圧の有無を必ず評価すべきである。

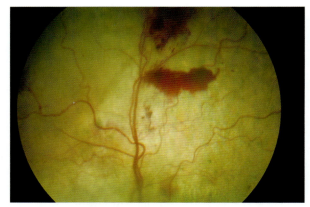

図1 高血圧性網膜症で認められる眼底像
（画像提供：日本獣医生命科学大学　余戸拓也先生）

(3)脳

高血圧に関連した神経異常は高血圧の猫の約14％で認められている[5]。重度の高血圧（収縮期≧180mmHg）の猫で認められることが多いと思われる。発作、前庭徴候、眼振、脳卒中に伴う神経徴候が発現する。

(4)眼

眼病変は高血圧の猫の40～60％で認められる[5,6]。網膜症、脈絡膜症が最も一般的な所見で、前房出血、網膜浮腫、乳頭浮腫、眼底出血、網膜剥離、網膜血管の蛇行が認められる（図1）。重度になると失明するが、このときになって初めて高血圧と診断されることがある。高血圧の是正によりこれらの眼病変は改善するが、視力の回復が認められることは少ないと考えられている。

表3　米国で販売されている血圧測定機器

- Vet dop2(参考：https://www.vmedtechnology.com/Vet-Dop.htm)
- CARDELL® Veterinary Vital Signs Monitors Models 9401 and 9402
  (参考：http://www.vetinst.com/skin1/admin/UserFiles/File/JS%20PDF/CARDELL%20940_1_2.pdf)
- Critikon Dinamap 8300(参考：http://edrflorida.com/8300series.htm)
- VET HDO MD PRO(参考：http://www.vethdo.de/Docs/vethdo/geraete.html)　　(2018年7月現在)

検査および診断

血圧測定は観血的測定法と非観血的測定法があるが、観血的測定法は臨床現場での実施は困難であるため、日常的に用いられる血圧測定法は、非観血的測定法であるオシロメトリック法である。

オシロメトリック法は、四肢に巻いたカフで血管の振動を空気圧の振動としてセンサーで検出する方法である。収縮期圧よりも高くカフを加圧すると末梢動脈での血流が途絶えるが、徐々にカフ圧を低下させると、動脈の拍動による振動が急激に検出される(収縮期血圧)。カフ圧が平均血圧と同等となるとその振動の振幅が最大となり(平均血圧)、その後振幅は低下していく。この振幅の変動から血圧を算出する。カフの振動を血圧として検出するため、パンティング、緊張によるふるえ、鳴く・吠えるといった体動によって正確に測定できないことも多い。カフを巻く部位やカフのサイズによっても測定値は変動するため、測定には常に一定の手順を取る必要がある。

1．測定機器

2007年に発表されたACVIMの血圧測定・治療のガイドラインでは、機器の基準が公表されているが、その基準はかなり厳しく、国内では現在この基準を満たしている血圧測定計は存在しない。米国内で販売されている基準を満たした機器の一部を表3に挙げる。

国内で販売されている機器のうち、その精度が検証されているのはBP100D(フクダエム・イー工業㈱)である。小山らおよび福島らによってこの測定機器の精度が報告されており、観血的測定法との相関性は良好で(収縮期：$r=0.908$、拡張期：$r=0.800$、$p<0.01$)、前肢、後肢、尾で測定値に差はなく、測定部位の被毛の有無は測定に影響しなかったとしている[14, 16]。

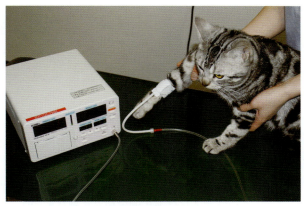

図2　オシロメトリック法による血圧測定
測定部位に適したカフを選択する。この猫は前肢周囲長が7cmだった。室内をやや暗くし、落ち着かせてから測定する。
(使用機器：BP100D II, フクダエム・イー工業㈱)

2．測定手順(図2)

血圧測定の5〜10分前までに、猫を静かで涼しい環境(個室が望ましい)で安静にさせる。ストレスがかかる検査(採血、採尿、画像検査)を行う前に血圧測定を実施することが理想である。可能な限り、猫が嫌がらない姿勢で、理想的には腹臥位または横臥位で保定する。

カフの装着部位は四肢または尾のいずれでもよいが、猫があまり嫌がらない部位を選択する。カフの幅がカフを巻く部位の周囲長の30〜40％になるようにカフを選択する。装着したカフは、できる限り猫の心臓と同じ高さに保持する。

血圧を測定しているあいだは、なるべく猫を落ち着かせ、動かないようにする(キャリー内で測定するのも有効である)。3回以上安定した血圧データが得られるまで繰り返す(収縮期血圧の変動が20％未満)。良好な結果が得られない場合、カフの巻き直し、測定部位の変更を行う。

測定値は、3回以上の結果の平均値として算出する。カフ部位やカフサイズが変わると結果が変動するため、血圧測定の環境、使用したカフサイズ、カフの装着部位を記録し、以後は常にその条件で測定を行うようにする。

表4 米国獣医内科学会(ACVIM)ガイドライン提唱の高血圧のリスク

収縮期血圧(mmHg)	拡張期血圧(mmHg)	動脈圧のステージング
＜150	＜95	1：最小限のリスク
150〜159	95〜99	2：低いリスク
160〜179	100〜119	3：中程度のリスク
≧180	≧120	4：高いリスク

サブステージ
標的臓器障害／合併症　なし：nc
標的臓器障害／合併症　あり：c
血圧測定を行っていない：rnd

ACVIMで提唱されている血圧測定値と高血圧のリスクである。たとえば、血圧が155で、標的臓器障害があれば、「血圧ステージ2，c」と表記する。

3. 解釈

(1)治療対象と経過観察

高血圧を診断するには血圧測定値を単純に解釈すべきではない。古くから、収縮期血圧が≧160 mmHgであれば高血圧と診断されてきたが、測定結果はさまざまな要因(機器，測定環境，白衣高血圧〔後述〕)に影響されるため、単回の結果では十分に診断できないことも多い。ACVIMのガイドライン(表4)では、高血圧の診断・治療手順が示されている。それを要約すると、以下のようになる。

高血圧の治療をはじめる対象となる場合
- 標的臓器障害がある
- 間隔を空けた2回の検査結果で収縮期／拡張期血圧が≧180 mmHg/≧120 mmHg
- 二次性高血圧の原因となる疾患を持ち、収縮期／拡張期血圧が≧160 mmHg/≧105 mmHg

経過観察とする場合
- 収縮期／拡張期血圧が150〜179 mmHg/95〜119 mmHgで、標的臓器障害がない
  → 1〜3カ月後に再測定
- 収縮期／拡張期血圧が＜150 mmHg/＜95 mmHg
  → 3〜6カ月後に再測定

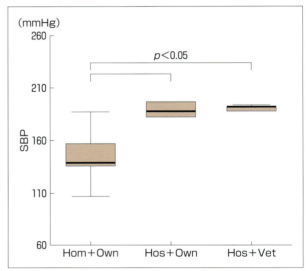

図3　白衣高血圧の確認

猫は、院内では白衣高血圧が生じていた。Hos＋Vet：獣医師が診察室内で測定、Hos＋Own：獣医師同席で、家族が診察室内で測定、Hom＋Own：測定器を貸し出し、家族が自宅で測定。
(文献17をもとに作成)

(2)白衣高血圧

白衣高血圧は人で知られている高血圧の一種で、自宅での血圧(家庭血圧)は正常範囲内だが、病院内での測定値が高値を示すことである。興奮、ストレスによる交感神経の活性化によって生じる。猫でも白衣高血圧の存在は確認されており、病院に来院することによって収縮期血圧が約17 mmHg上昇したことが報告されている[1]。そのため、院内での結果は多くの場合で日常的な血圧値よりも高いことを理解しておくべきである(図3)。安価で家族が購入しやすいハンディタイプの血圧計がないため、残念ながら家庭内血圧を測定することは難しい。

治療

1. 原因疾患の治療

とくに甲状腺機能亢進症といった疾患は高血圧の原因として一般的である。そのため、まず高血圧を引き起こしている原因疾患を治療する。慢性腎臓病では、原因疾患を治療しても高血圧の改善にはつながらないため、降圧薬を必要とする。

2. 降圧薬の使用

(1) 第一選択薬：アムロジピン

カルシウムチャネル拮抗薬であるアムロジピンは、猫では高血圧に対する第一選択薬である[4]。犬では、第一選択薬はアンジオテンシン変換酵素(ACE)阻害薬であるが、猫ではアムロジピンが十分な降圧効果を持ち、ACE阻害薬は十分な降圧効果を示さない。アムロジピンは、猫の研究では収縮期血圧を約40 mmHg低下させた[6]。犬では、アムロジピンの投与はレニン・アンジオテンシン系の活性化を引き起こすことが知られており、ACE阻害薬の併用が推奨されている。筆者の研究室では、猫でもアムロジピンの投与がレニン・アンジオテンシン系を活性化させることを明らかにした(図4)。そのため、猫でもアムロジピンとACE阻害薬は併用すべきかもしれない。犬ではアムロジピンの持続的な投与が歯肉過形成を引き起こすという有害反応が報告されているが、猫ではその報告はない。

(2) 第二選択薬：アンジオテンシン変換酵素阻害薬

猫の二次性高血圧ではレニン・アンジオテンシン系が活性化していることが確認されている[8,13]。また、前述したようにアムロジピンはレニン・アンジオテンシン系を活性化させる可能性があるため、ACE阻害薬を第一選択薬としてもよいと思われる。しかし、ACE阻害薬は猫での降圧効果が十分でない(≦10 mmHgの低下)。近年発売されたアンジオテンシンⅡ受容体拮抗薬であるテルミサルタンも同様に降圧効果があり、人ではアムロジピンと同等の降圧作用を持つとされているが、猫ではその降圧作用に関して報告された研究はまだない。

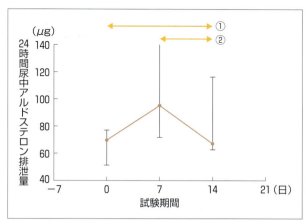

図4 アムロジピンのレニン・アンジオテンシン系の活性化の評価
①アムロジピン 0.5 mg/kg, PO, sid
②ベナゼプリル 0.5 mg/kg, PO, sid
健康な猫に対するアムロジピンのレニン・アンジオテンシン系の活性化を評価した研究結果である。アムロジピンを投与した7日後でアルドステロン排泄量が有意に増加し($p<0.05$)、ベナゼプリルの追加により低下した。
(文献15, 18をもとに作成)

(3) その他の降圧薬：ヒドララジン, β遮断薬, 利尿薬

筆者は、前述した薬剤の併用でも十分な降圧効果が得られなかった場合、次にヒドララジンを選択し、併用投与することが多い。ヒドララジンは直接的な血管拡張薬で、平滑筋の細胞内カルシウム代謝を変化させると考えられているが、正確な作用機序は不明である。非常に強い降圧効果が期待されるため、過剰投与による低血圧が最も注意すべき有害反応である。低血圧の発生を防ぐため、規定の投与量の半量から開始する。有害反応が認められなければ、徐々に増量していく。

利尿薬(サイアザイド系利尿薬)、β遮断薬は人では降圧薬として使用されるが、動物ではその効果を確認した研究はほとんどない。

3. 食事療法

塩分の過剰摂取は血圧を上昇させると信じられている。塩分摂取によって高血圧が生じることを人では、食塩感受性高血圧という。しかし、猫では食塩感受性高血圧は確認されておらず、健康な高齢の猫に対して長期的に高塩分食を与えても血圧は上昇しなかったという研究もある[11]。そのため、高血圧に対する低塩分食給与の有効性は議論されている。

モニタリング

降圧療法の開始1週間後に血圧を再測定する．標的臓器障害がある場合にはその再評価も行う．治療目標は，収縮期血圧が160 mmHg未満，拡張期血圧が105 mmHg未満で，低血圧（収縮期血圧120 mmHg未満，拡張期血圧80 mmHg未満）でないことである．この目標に達していない場合，投与量および回数の増加，ほかの薬剤の追加を行う．目標に達した場合，1～3カ月間隔で再評価を行っていく．

［宮川優一］

■参考文献

1) Belew AM, Barlett T, Brown SA. Evaluation of the white-coat effect in cats. *J Vet Intern Med*. 13: 134-142, 1999.
2) Bijsmans ES, Jepson RE, Chang YM, et al. Changes in systolic blood pressure over time in healthy cats and cats with chronic kidney disease. *J Vet Intern Med*. 29: 855-861, 2015. doi: 10.1111/jvim.12600
3) Brown AL, Beatty JA, Lindsay SA, et al. Severe systemic hypertension in a cat with pituitary-dependent hyperadrenocorticism. *J Small Anim Pract*. 53: 132-135, 2012.
4) Brown S, Atkins C, Bagley R, et al. Guidelines for the identification, evaluation, and management of systemic hypertension in dogs and cats. *J Vet Intern Med*. 21: 542-558, 2007.
5) Chetboul V, Lefebvre HP, Pinhas C, et al. Spontaneous feline hypertension: clinical and echocardiographic abnormalities, and survival rate. *J Vet Intern Med*. 17: 89-95, 2003.
6) Elliott J, Barber PJ, Syme HM, et al. Feline hypertension: clinical findings and response to antihypertensive treatment in 30 cases. *J Small Anim Pract*. 42: 122-129, 2001.
7) Jepson RE, Elliott J, Brodbelt D, et al. Effect of control of systolic blood pressure on survival in cats with systemic hypertension. *J Vet Intern Med*. 21: 402-409, 2007.
8) Jepson RE, Syme HM, Elliott J. Plasma renin activity and aldosterone concentrations in hypertensive cats with and without azotemia and in response to treatment with amlodipine besylate. *J Vet Intern Med*. 28: 144-153, 2014. doi: 10.1111/jvim.12240
9) Kobayashi DL, Peterson ME, Graves TK, et al. Hypertension in cats with chronic renal failure or hyperthyroidism. *J Vet Intern Med*. 4: 58-62, 1990.
10) Maggio F, DeFrancesco TC, Atkins CE, et al. Ocular lesions associated with systemic hypertension in cats: 69 cases(1985-1998). *J Am Vet Med Assoc*. 217: 695-702, 2000.
11) Reynolds BS, Chetboul V, Nguyen P, et al. Effects of dietary salt intake on renal function: a 2-year study in healthy aged cats. *J Vet Intern Med*. 27: 507-515, 2013. doi: 10.1111/jvim.12074
12) Syme HM, Barber PJ, Markwell PJ, et al. Prevalence of systolic hypertension in cats with chronic renal failure at initial evaluation. *J Am Vet Med Assoc*. 220: 1799-1804, 2002.
13) Williams TL, Elliott J, Syme HM. Renin-angiotensin-aldosterone system activity in hyperthyroid cats with and without concurrent hypertension. *J Vet Intern Med*. 27: 522-529, 2013. doi: 10.1111/jvim.12062
14) 小山秀一，福島隆治，良井久ほか．新しい自動血圧測定システムによるイヌの血圧測定．動物の循環器．35：41-47，2002.
15) 谷康平，宮川優一，竹村直行．健康ネコのレニン・アンジオテンシン・アルドステロン系に対するアムロジピンの影響およびベナゼプリルの併用効果の検討．日本獣医循環器学会2016抄録集．2016, p324.
16) 福島隆治，市川和世，平林美紀ほか．イヌにおけるオシロメトリック法を用いた血圧測定条件の検討．動物の循環器．35：32-40，2002.
17) 増田杏菜，宮川優一，冨永芳昇ほか．イヌおよびネコにおける環境の変化に対する血圧測定値に関する検討．第6回日本獣医腎泌尿器学会学術集会．2013.
18) 宮川優一．慢性腎臓病の病態生理に基づく診断と治療：伴侶動物治療指針Vol.7〜臓器・疾患別 最新の治療法33〜．石田卓夫監修．緑書房．2016, pp120-128.

3.7 尿管閉塞および水腎症

はじめに

猫の尿管閉塞は十数年前まで，日本では比較的まれな疾患だった。しかし，米国では1990年代から，日本では2005～2010年から，尿管結石を主因とする尿管閉塞の猫が増えはじめ，現在は，下部尿路疾患と同程度に問題となっている。尿管閉塞の原因としては，結石，炎症，先天性奇形（大静脈後尿管または下大静脈後尿管）などが報告されているが[12]，尿管結石が多数を占めるため，本稿では，尿管結石による尿管閉塞ならびに水腎症を中心に解説する。

原因および病態

1. 原因

猫の尿管閉塞は80～90％程度が尿管結石によって発生し，そのほかには何らかの原因による尿管狭窄，先天性奇形などが原因になっていると報告されている[4, 7, 13]。結石の種類は90％以上がシュウ酸カルシウムと報告されている[4, 7, 13]。

シュウ酸カルシウムを主体とする尿管結石が生じる猫は，米国では1990年代から，日本では2000年代から増加傾向にある。このことから，ストルバイト結石の予防に配慮したキャットフードの影響，純血種の飼育頭数の増加などが症例の増加に関与している可能性が考えられる。しかし，明確な証拠はなく，原因ははっきりとしない。

シュウ酸カルシウム結石以外では，dried solidified blood（DSB，乾燥し凝固した血液）とよばれる塞栓子の報告が比較的多い。

2. 病態

閉塞によって尿管圧が上昇する。尿管圧は閉塞してから5時間後にピークを迎え，その後12～24時間は高い状態が続く。腎血流量は閉塞後24時間で40％程度減少し，その後2週間程度は，20％減少した状態が続く。尿管閉塞による尿管圧および腎盂圧の上昇と腎血流量の減少が，糸球体濾過量 glomerular filtration rate（GFR）の低下と関連していると考えられる[11]。

尿管が閉塞した後は，腎臓にマクロファージおよびTリンパ球が浸潤する。これらの細胞から放出されるサイトカインは線維芽細胞を活性化する。これが糸球体硬化ならびに腎臓の線維化につながっていると考えられている[11]。

健康な犬の尿管を実験的に7日間完全閉塞させ，その後閉塞を解除したところ，解除後約5週間で正常の65％程度までGFRが回復したという報告がある[5]。これは猫のデータではないため，直接的に外挿することはできないが，筆者は経験的にも，ある程度長期間，完全閉塞が持続した猫においても，腎機能の回復は見込めるのではないかと考えている。

臨床徴候

尿管結石は中年齢から高齢で診断されることが多い（中央値は約7歳）。しかし，1歳未満の若齢で，結石による尿管閉塞を生じた症例も報告されている[4, 7, 13]。雌雄差は認められていない。

好発猫種としてアメリカン・ショートヘアやスコティッシュ・フォールドが挙げられることがある。しかし，地域ごとに人気の猫種（飼育頭数）の変化などに左右されるため，現状ではそれらが明確な好発猫種であるとはいえない。

閉塞の程度や，併発疾患あるいは潜在疾患の有無，その重症度などによって多様な臨床徴候（元気消失，

食欲不振，体重減少，嘔吐，攻撃的になるなどの性格の変化，腹部痛，血尿など）を呈する．Wormserらが尿管結石を生じた猫117例を調査したところ，最も多くの症例にみられた臨床徴候は食欲不振（38％）だったという[13]．それ以外にみられたのは，多い順に沈うつ（27％），血尿・頻尿など下部尿路関連の臨床徴候（23％），嘔吐（15％），体重減少（15％），その他（4％）で，臨床徴候のないの症例が8％存在したとも報告されている[13]．血尿が比較的多いと記載されていることがあるが，筆者の経験では，それほど多くの症例で血尿が認められるわけではない．

比較的高齢での発症が多いため，慢性腎臓病が潜在している場合がある．そのような猫に完全尿管閉塞が起きると，仮に片側性であっても，重篤な腎不全に関連した臨床徴候を呈することがある．

診断

腹部X線検査あるいは超音波検査によって比較的容易に結石の存在を確認することができる．ただし，結石が小さい場合，結腸に糞塊が多い場合，結石がX線透過性であった場合などには探査的X線検査で発見できないことがある．尿管結石の診断率は腹部単純X線検査単独では77％，超音波検査との組み合わせでは90％であり，両方の検査を実施することが診断には有効となる[9]．

尿管結石が発見された場合に重要となるのは，尿管結石が尿管閉塞に関連しているかどうか明らかにすることと，潜在疾患についても注意深く評価することである（高齢での発症が多いため）．そのため，画像診断とともに，身体検査，尿検査，尿培養，血液検査を実施する必要がある．さらに，心疾患や呼吸器疾患が疑われる場合には，胸部の画像診断も同時に実施する．

尿管閉塞の程度，両側性か片側性か，潜在的な慢性腎臓病の程度，閉塞してからの時間経過などが症例ごとに異なるため，各種検査において，ある程度これらを評価することが重要である．動物病院に定期的に通っている患者の場合は，過去の検査結果がいざというときに役に立つため，とくに尿検査を日常的に実施しておくことが重要であると考えられる．

尿管結石が存在しても，尿管閉塞に関連していなければ，早急な外科的治療の対象とはならない．尿管結石が尿管閉塞に関与しているかどうか見きわめる方法について，検査の項で詳細に解説する．

検査

1. 身体検査

片側の尿管閉塞で，生体としての腎機能が保存されている場合は，特異的な身体検査所見を示さないことがある．水腎の程度が重度であれば，罹患側の拡大した腎臓が触知されることがある．脱水は多くの症例で認められる．腎後性腎不全に関連する高カリウム血症がある場合には，聴診において，徐脈あるいは頻脈が検出されることがある．

腎臓痛を示す症例がいるようであるが，筆者は触診にて腎臓周囲の明瞭な疼痛反応を確認できたことがない．繰り返しになるが，高齢の尿管閉塞症例では，心疾患，慢性腎臓病，特発性膀胱炎，腫瘍など潜在疾患を持っていることが十分に考えられる．そのため，ていねいな身体検査を実施することが，病態の正確な評価および効果的な治療プランの立案のために重要である．

2. 血液検査

両側性の尿管閉塞症例を除いて，血液検査において特異的な異常所見が認められることは少ない．しかし，症例の状態を把握するためには重要な検査となる．尿管結石が生じた猫163例を対象にした調査では，83％（163例中134例）で高窒素血症が，54％（156例中84例）で高リン血症が認められ，高カルシウム血症も14％（152例中22例）で認められたと報告されている[7]．両側性の尿管閉塞，あるいは片側性でも対側の腎機能が低下していた場合は，重度の高窒素血症，高カリウム血症，代謝性アシドーシス，高リン血症を呈する．

3. 尿検査

結石により尿管が不完全閉塞している症例（とくに腎結石が併発している症例）では，血尿が認められることがある．また，尿管閉塞症例の32％で尿から細菌が検出されること，62％で尿比重が低下（<1.012）していることが報告されている[13]．

4. 腹部X線検査（図1, 2）

尿管結石は，腹部単純X線検査によって比較的容易に診断できる．高窒素血症を呈していた片側性尿管閉塞の猫70例中39例において，対側の腎臓のサイズが小さくなっていたことが報告されている[12]ことか

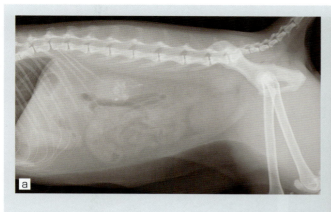
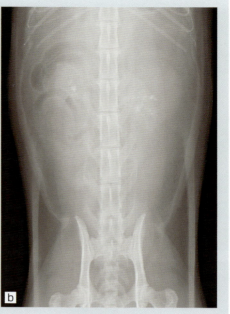

図1　尿管結石症例の腹部X線画像
3歳6カ月，去勢雄，スコティッシュ・フォールド。両側腎結石および左側尿管結石が認められる。
a：側方像，b：腹背像

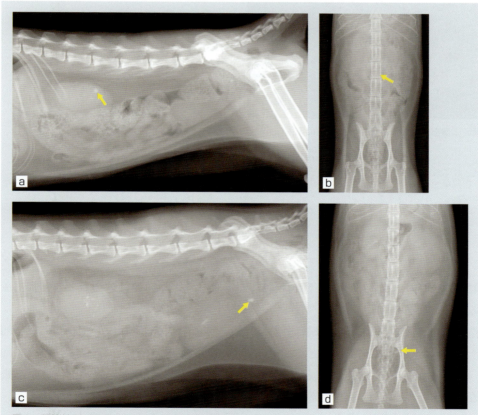

図2　尿管結石が移動した症例の腹部X線画像
4歳5カ月，雌，アメリカン・ショートヘア。
a, b：初診時の腹部X線画像。左側尿管結石が腎臓の近くに認められた（矢印）。
c, d：第48病日の腹部X線画像。輸液を中心とした内科的治療により膀胱の近傍まで尿管結石は移動した（矢印）が，この後，膀胱内には移動せずに水尿管，水腎を呈したため，尿管膀胱新吻合術により結石を摘出した。

泌尿器疾患

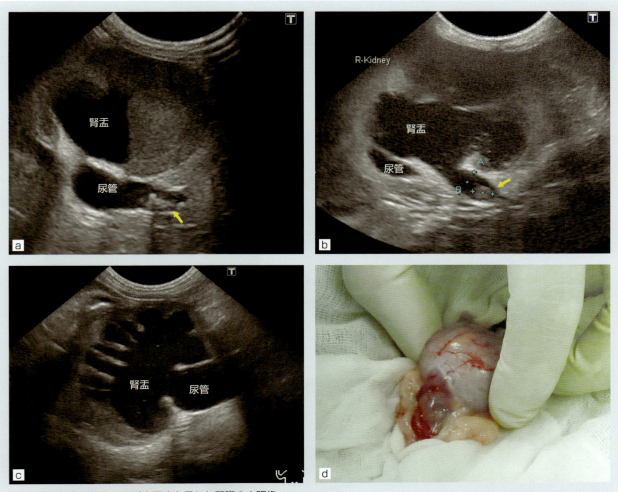

図3　腹部超音波画像および水腎症を呈した腎臓の肉眼像
腎盂の拡大が無エコー領域として確認される。また，腎盂から近位尿細管へ移行する部位の漏斗状拡張，閉塞部の近位尿管の拡張が認められる。拡張した尿管を遠位まで観察すると，閉塞している原因（結石や狭窄など）を特定できることが多い。結石は，音響陰影を伴う高エコー領域として観察される（矢印）。
a：比較的早期（閉塞後2〜4日後と推定）に発見された尿管結石症例の超音波画像。この症例は，食欲不振を主訴に来院した際に尿管結石を指摘された。
b，c：ある程度長期間経過したと推測される症例の超音波画像。aと比較すると腎盂が大きく拡大している。
d：水腎症を呈した猫の腎臓外観。

ら，罹患側と対側の腎臓のサイズも同時に評価することが重要である。

　排泄性尿路造影検査が尿管結石あるいは尿管閉塞の診断に有用なケースもあるが，尿管閉塞，とくに完全尿管閉塞に陥っている場合には，罹患側の尿管に造影剤が排泄されないことが多いため，尿管閉塞の診断には有用ではないことが多い。造影剤投与による副作用を勘案すると，実施する必要はないと考えられる。

5．超音波検査

　尿管結石，とくに尿管閉塞の診断において，腹部超音波検査はきわめて有用である。前述のように，腹部X線検査と併用することで診断率が高くなるため，必ず実施する。通常，尿管結石は尿管内の音響陰影を伴う高エコー源性の物質として描出される（図3a, b）。

　2016年に発表された米国獣医内科学会（ACVIM）の尿路結石の治療と予防に関するConsensus Statement[10]では「尿管閉塞部近位の尿管拡張（水尿管）および腎盂拡張（水腎）所見が得られれば，尿管閉塞と診断するのに十分である」とされている。また，腎臓短軸で描出した場合の腎盂径が13 mm以上であれば尿管閉塞に関連しており，7 mm以上であれば関連している可能性が高く，たとえ7 mm以下であっても尿管閉塞に関連している可能性があるとされている。したがって，閉塞部近位の腎盂，尿管が拡張している場合は尿管閉塞と診断してよいが，腎盂・尿管拡張が軽度，あるいはなくても，ほかの検査結果から尿管閉塞

の可能性が考慮される場合には，尿管閉塞を完全に除外せずに，鑑別診断リストに（優先順位を下げても）挙げておくことが重要と考えられる。

腎盂，尿管拡張が存在する場合でも，超音波検査のみでは閉塞の原因を特定できないことがある。その場合，多くは尿管狭窄の可能性がある。尿管狭窄の診断には，排泄性尿路造影検査あるいは腎瘻チューブを挿入した後に実施する順向性腎盂尿管造影検査の実施を考慮する。

6. CT検査

どうしても診断に苦慮する尿管閉塞を疑う猫に対しては有用な場合があるが，一般的には，コンピュータ断層撮影（CT）検査が必要となる症例は少ない。

治療

一般状態，閉塞の程度，潜在（併発）疾患の有無などを総合的に判断して，治療プランを立案する。症例の救急的安定化（「3.8 尿道閉塞」参照），（経皮的）腎瘻チューブの設置（図4），内科的治療，外科的治療（図5～8）をそれぞれ単独，あるいは組み合わせて治療を実施する。

1. 内科的治療

10～25％程度の症例で，輸液などの内科的治療によって尿管結石が膀胱に移動したという報告がある[7,13]。筆者の経験した症例のなかにも，尿管結石が経過観察期間中に膀胱に移動したものが全体の30％程度存在する（図2）。とはいえ輸液や利尿薬の投与によって尿管結石が移動するかどうかを事前に把握することは難しく，これは試験的治療にならざるを得ない。尿管結石が移動しない場合は，速やかに外科的な閉塞の解除ができるように準備しておく必要がある。

尿管結石の内科的治療として，プラゾシン（α遮断薬），カルシウム拮抗薬，グルカゴンおよび三環系抗うつ薬（アミトリプチリン）などが試用されてきた。これらのなかでアミトリプチリン（10 mg/head，PO，q24 hr）のみ，尿管結石の猫4例中，すべてにおいて結石が膀胱に移動したと記載されている[11]。しかし症例数が少ないため，有効であるという確証は得られていない。総じて，尿管結石の猫に対する内科的治療の効果は限定的あるいはないと考えられる。

尿管結石を有する猫153例を対象にした調査では，52例が内科的治療のみで管理され，そのうち，経時的にX線検査を実施できた14例中9例において，尿管結石が膀胱に移動したと報告されている[8]。残りの101例は内科的治療で結石が移動しなかったため，外科的介入が必要となったという[8]。内科的治療のみで維持された52例中，7例のみ高窒素血症が改善し，16例では高窒素血症の程度に変化がなく，17例は安楽死あるいは死亡し，12例は経過を追うことができなかったと報告されている[8]。そのほか，内科的治療のみで維持された猫の1年生存率は66％であり，外科的治療を実施した猫では91％であったという報告もある[9]。これら過去の報告からも，尿管閉塞の猫に内科的治療を実施した場合，効果がないと判断されれば，速やかに外科的治療に移行する必要があると考えられる。

2. 経皮的腎瘻チューブの設置

術前の安定化，両側の腎機能低下が予想される場合の残存腎機能の評価，術後の腹腔内への尿漏出予防などを目的として実施する。現在，筆者は経皮的に設置する場合，図4に示す方法を実施している。経皮的腎瘻チューブを抜去した後の孔からも尿が腹腔内に漏れることが報告されているが[10]，現在，筆者が使用している2.5 Frの細いチューブを用いた場合には，このリスクは減少していると思われる。筆者が経験した症例では，腎瘻チューブ抜去後に抜去後の孔から尿が腹腔内に漏出した症例はないことから，安全性は比較的高いと考えられるが，症例数が限られているため，今後，症例を蓄積し検討する必要がある。

3. 外科的治療

(1) 外科手術による治療法

外科的に尿管閉塞を解除する方法としては，尿管切開術（図5）および尿管を切除した後に膀胱に吻合する尿管膀胱新吻合術（図6）が挙げられる。

これらの手術を実施する場合は，合併症のリスクを十分に考慮しなければならない。尿管切開あるいは尿管膀新吻合術を実施した際に最も発生頻度の高い合併症は腹腔内への尿漏出で，手術をほどこした症例のおよそ16％で発症したと2005年に報告されている[7]。しかし，より新しい2016年の報告では合併症の発生率が8％に減少していることから[13]，顕微鏡下手術を実施するなどの技術の向上により，合併症を減少させることができる可能性がある。外科的に尿管結石を摘

泌尿器疾患

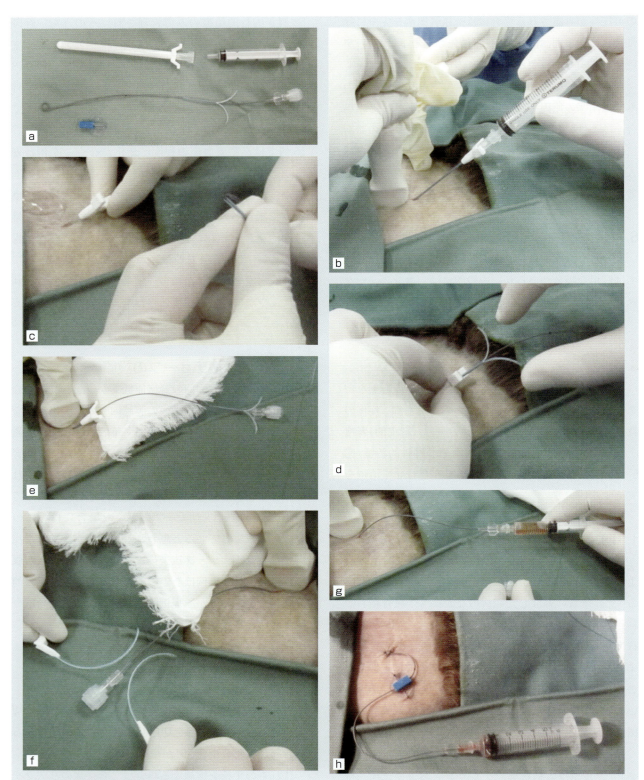

図4　経皮的腎瘻チューブの設置法

a：筆者の使用している経皮的腎瘻カテーテル（㈲オーキッド製，2.5 Fr ウレタン製カテーテル）。

b：鎮静あるいは全身麻酔下の猫を横臥位に保定し，腎臓の直上の皮膚を数 mm 切皮する。超音波にて腎臓を確認し，切皮した部位から超音波ガイド下にて穿刺針を腎盂に刺入する。

c, d：穿刺針から尿が帰ってくることを確認したら，ピッグテールカテーテルを挿入したピールオフイントロデューサーを穿刺針の内腔を通して，腎盂まで挿入する。

e：ピールオフイントロデューサーを少し引き抜くと，カテーテルがピッグテールを形成する。超音波あるいは X 線透視にて，確実に腎盂内でピッグテールが形成されていることを確認するとともに，尿が抜去できることを確認する。ピールオフイントロデューサーをゆっくり引き抜いて，左右に引きはがして抜去する。

f：穿刺針ゆっくり引き抜きながら左右に引きはがして抜去する。

g, h：写真のようにカテーテルを固定する。尿バッグに接続する。

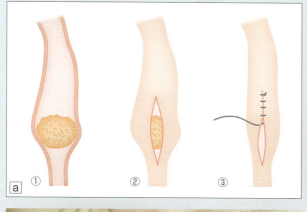
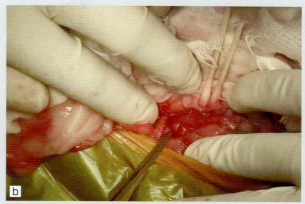
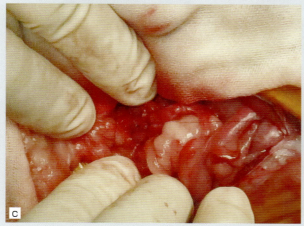

図5　尿管切開術
8〜10倍の手術用顕微鏡下での実施が推奨される。
a：手術法の模式図。①②結石の直上をメスにて縦切開する。③6-0〜8-0の合成吸収糸を用いて単純結節縫合あるいは単純連続縫合にて閉鎖する。
b：拡張した尿管を露出させたところ。
c：尿管切開を実施し，結石を摘出した後，尿管を縫合しているところ。

出した症例の周術期致死率は8〜18%程度と報告されている[7, 13]。尿管の手術を実施する場合には，十分なトレーニングを積んでいること，およびマイクロサージェリーが実施できることが条件となる。

(2) 尿管ステント

2007年以来，猫のさまざまな原因による尿管閉塞に対して，尿管ステントが設置されるようになっている（図7）。現在は猫用にデザインされた両端がピッグテイル形状となっている2.5 Frのステントが一般的に用いられている。尿管ステントを設置すると，数日から数週間で尿管が正常よりも拡張（受動的尿管拡張）し，尿流が維持される。

Berentらが2006年10月から2010年12月までに尿管閉塞で来院し，尿管ステントを挿入した猫69例を対象に行った回顧的研究では，尿管ステント設置に関連した合併症の発生率は8.7%（6例）だった[2]。そのうち2例は尿管切開部から，2例はステント設置時のガイドワイヤによる尿管損傷部から，1例が膀胱に支持糸をかけた部分からそれぞれ尿漏出が認められ，手技に関連した合併症と考えられた。術後1週間以内に排尿困難と頻尿が4.5%の症例で認められた。長期的（＞30日）な合併症は33%の症例で認められた。19例において，ステントの閉塞（尿管狭窄の再発），ステントの移動，ステントの膀胱刺激による排尿障害あるいは腎盂腎炎などによってステントの交換あるいは皮下尿管バイパス subcutaneous ureteral bypass（SUB）デバイスへの変更が必要になった。これらのなかでは，尿管狭窄の再発による尿管ステントの交換が必要になった症例が13例と最も多かった[2]。この報告などから，尿管ステントは外科的治療に比べ合併症の発症率と周術期致死率が低い一方で効果は同程度であると判断され，有用な治療選択と考えられている。

(3) SUBデバイス

近年，SUBデバイスが猫の尿管閉塞治療のために開発され，欧米，アジア，オセアニア地域を中心に使用されている。

SUBデバイスの特徴は，腎臓および膀胱にそれぞれカテーテルを設置し，それらをいったん腹腔外に出して，皮下で結合させることにある（図8）。これにより，尿管の状態にかかわらず閉塞部を完全にバイパス

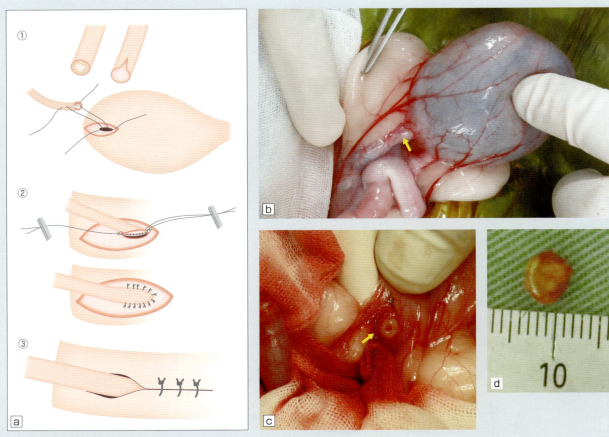

図6 尿管膀胱新吻合術

put on法あるいは膀胱外法。少なくとも外科用ルーペの使用が推奨される。
a：手術法の模式図。①膀胱漿膜および筋層に1cm程度の切開を加えた後、同様に粘膜に3〜4mmの切開を加える。②6-0〜8-0のナイロン糸もしくは合成吸収糸を用いて膀胱外から、図のように膀胱粘膜と尿管を縫合する。③膀胱漿膜の切開創を4-0〜5-0合成吸収糸を用いて縫合する。
b：図3と同一症例。本症例は膀胱の近位まで結石は移動した（矢印）が、水尿管、水腎となったため、外科的に摘出することとなった。写真は術中の肉眼像。
c：尿管膀胱新吻合術を実施するために、閉塞部（矢印）近位にて尿管を切断したところ。
d：摘出した結石。分析の結果、シュウ酸カルシウム結石であった。

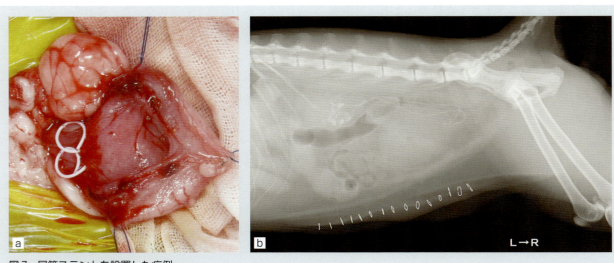

図7 尿管ステントを設置した症例

a：術中の肉眼像。膀胱内に両側性の尿管ステントが設置されている。
b：術後の腹部X線画像。

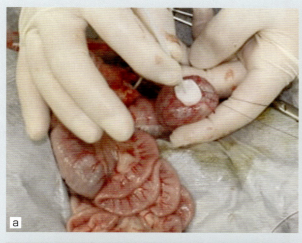
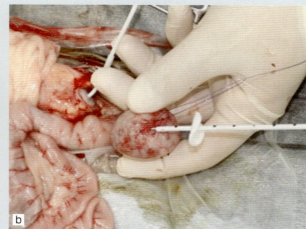
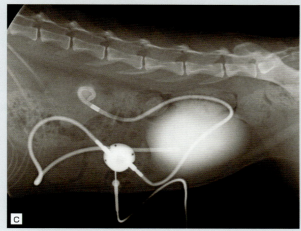

図8 SUBデバイスを設置した症例
a：術中の肉眼像。腎臓にカテーテルを設置。
b：術中の肉眼像。膀胱にチューブを設置。
c：術後のSUB造影X線画像。
（画像提供：北海道大学　高木 哲先生）

し，腎臓から膀胱まで尿の流れを維持することができる。比較的新しい治療法のため，長期的な予後は不明であるが，Horowitzらが2013年に発表した論文では，尿管ステントよりもよい治療成績が得られる可能性があると述べられている[6]。

4．治療法の選択
(1)外科的治療法の評価

ここまで，尿管閉塞に関する外科的治療について，方法，合併症，治療成績などについて簡潔に解説してきたが，筆者は猫の尿管閉塞に対する治療法に関して，未だ完全な方法は確立されていないと考えている。

先述のACVIMのConsensus Statement[10]では，尿管閉塞の治療に関して「尿路閉塞に対する内科的治療は，奏功することはまれである」，「内科的治療がうまくいかない場合は，速やかに尿路閉塞を解除する」，「外科的治療としては尿管ステントあるいはSUBデバイスを用いることが推奨される」と発表している。これらのうち，前半の2つについては，筆者もまったく同様に考えている。しかし，尿管ステントとSUBデバイスが推奨されるという点については，若干の疑問を持っている。十分なトレーニングを積んだ外科医が顕微鏡下で実施すれば，外科手術の治療成績が改善する可能性があると考えているためである。

外科手術は，高度なトレーニングおよびマイクロサージェリーの技術が必要なこと，合併症の発症率が低下したとはいえ，10%程度起こりえることなどがデメリットして考えられるものの，特殊なデバイスが不要で生体内に異物を残さなくてよいことが大きなメリットと考えられる。

尿管ステントは開腹下での挿入が一般的であるが，それでも挿入の難易度は比較的高い。また，術後の合併症（再閉塞，重度の尿管炎など）の発症率が，これまでの報告以上に高い可能性がある。そのため，筆者は万能な治療法とは考えていない。SUBにしても同様に，特殊なデバイスが必要なこと，挿入の手技が必ずしも簡便ではないこと，閉塞のリスクがあること，長期予後についてステント以上に不明なこと，コストが

かかることから，完全とは考えていない．

(2)治療方針

猫の尿管閉塞の治療は今後も変化していくと予想しているが，筆者は，過去の報告および自身の経験にもとづき，次のように実施している．

比較的状態が安定している症例に対しては，入院あるいは通院にて，輸液療法を中心とした内科的治療を2～4日間行う．このあいだに水腎・水尿管の悪化が認められた場合は，速やかに外科的結石摘出術を実施する．術後は，尿管縫合部に圧がかかるのを防ぐために，腎瘻チューブを3～4日間留置することが多い．また，腎瘻チューブ抜去後に腹腔内への尿漏れが早期に発見できるよう，腹腔内にドレーンチューブを留置する．

重度の高窒素血症を呈していて，罹患腎が重度の水腎症であり，加えて対側の腎臓が小さい場合は，安定化後に経皮的腎瘻チューブを設置し，高窒素血症が多少なりとも改善するかどうか評価している．改善しない場合は，外科的に尿管閉塞を解除しても腎機能が戻らず予後不良となる可能性があるため，家族と慎重に相談する．高窒素血症が改善するようであれば，尿管切開により閉塞解除を行う．

尿管切開術によって尿管結石を摘出できることが多いが，尿管の損傷が激しい場合などは，やむを得ず尿管切除を行う必要が生じる．その場合は，膀胱に吻合するようにし，極力，尿管の端々吻合は回避する．膀胱に尿管を吻合する場合は，術後の尿管拡張の程度が軽減される膀胱外法(図6)が推奨される．膀胱に吻合できれば尿漏出のリスクが比較的小さくなるため，腎瘻チューブは設置せず，腹腔ドレーンのみ設置することが多い．これらの方法でどうしても術後の尿漏出が改善できなかった場合には，SUBによる治療を実施する．

いずれの方法も高度な手技ならびに周術期管理を要求するため，猫の尿管閉塞に対する外科的治療に関しては，高度動物医療が提供できる二次診療施設での実施が望ましいと考えられる．

予後

片側性の尿管結石による尿管閉塞が原因で，閉塞後早期(2～7日以内)に解除されれば，患側の腎機能も温存されることが多く予後は良好である．片側性の尿管閉塞であっても，対側の腎臓が萎縮している場合で，罹患腎の機能が喪失している場合，あるいは潜在的に重度の慢性腎臓病がある場合，両側性の重度の水腎症で，腎機能が不可逆的な障害を受けている場合は予後不良である．

高齢猫に対する注意点

前述したように，尿管閉塞を発症する猫は高齢であることも少なくない．高齢猫の場合は尿管閉塞以外に潜在疾患が存在する可能性が高くなるため，より注意深く身体検査を実施する必要があるとともに，尿検査，血液検査も必ず実施する．

■謝辞
本稿を執筆するにあたり，貴重な写真をご提供くださいました，北海道大学大学院 附属動物医療センターの高木 哲先生に深謝いたします．

[秋吉秀保]

■参考文献
1) Aronson LR. Kidney and ureter. *In* Langley-Hobbs SJ, Demetriou JL, Ladlow JF, (eds): Feline Soft Tissue and General Surgery. Elsevier, Saunders. St. Louis. 2014, pp401-422.
2) Berent AC, Weisse CW, Todd K, et al. Technical and clinical outcomes of ureteral stenting in cats with benign ureteral obstruction: 69 cases (2006-2010). *J Am Vet Med Assoc.* 244: 559-576. 2014. doi: 10.2460/javma.244.5.559
3) Berent AC. Interventional radiology of the urinary tract. *Vet Clin North Am Small Anim Pract.* 46: 567-596, 2016. doi: 10.1016/j.cvsm.2015.12.011
4) Bua AS, Dunn ME, Pey P. Respective associations between ureteral obstruction and renomegaly, urine specific gravity, and serum creatinine concentration in cats: 29 cases (2006-2013). *J Am Vet Med Assoc.* 247: 518-524, 2015. doi: 10.2460/javma.247.5.518
5) Fink RL, Caradis DT, Chmiel R, et al. Renal impairment and its reversibility following variable periods of complete ureteric obstruction. *Aust N Z J Surg* 50: 77-83, 1980.
6) Horowitz C, Berent A, Weisse C, et al. Predictors of outcome for cats with ureteral obstructions after interventional management using ureteral stents or a subcutaneous ureteral bypass device. *J Feline Med Surg.* 15: 1052-1062, 2013. doi: 10.1177/1098612X13489055
7) Kyles AE, Hardie EM, Wooden BG, et al. Clinical, clinicopathologic, radiographic, and ultrasonographic abnormalities in cats with ureteral calculi: 163 cases (1984-2002). *J Am Vet Med Assoc.* 226: 932-936, 2005.
8) Kyles AE, Hardie EM, Wooden BG, et al. Management and

outcome of cats with ureteral calculi: 153 cases (1984-2002). *J Am Vet Med Assoc*. 226: 937-944, 2005.

9) Kyles AE, Westropp CA. Urinary diseases: Management of Feline Ureteroliths. *In* Bonagura JD, Twedt DC (eds): Kirk's Current Veterinary Therapy, 14th ed. Elsevier, Saunders, St. Louis. 2008, pp931-935.

10) Lulich JP, Berent AC, Adams LG, et al. ACVIM Small animal consensus recommendations on the treatment and prevention of uroliths in dogs and cats. *J Vet Intern Med*. 30: 2016, 1564-1574. doi: 10.1111/jvim.14559

11) Mathews K. Ureters. *In* Tobias KM, Johnston SA, (eds): Veterinary Surgery Small Animal. Elsevier, Saunders. St. Louis. 2012, pp1962-1977.

12) Steinhaus J, Berent AC, Weisse C, et al. Clinical presentation and outcome of cats with circumcaval ureters associated with a ureteral obstruction. *J Vet Intern Med*. 29: 63-70, 2015. doi: 10.1111/jvim.12465

13) Wormser C, Clarke DL, Aronson LR. Outcomes of ureteral surgery and ureteral stenting in cats: 117 cases (2006-2014). *J Am Vet Med Assoc*. 201;248: 518-525, 2016. doi: 10.2460/javma.248.5.518

3.8 尿道閉塞

はじめに

猫の尿道閉塞は比較的よく認められる病態である。Lee らは 2003 年に，比較的規模の大きな動物病院の救急部門に来院する猫の 10％が尿道閉塞を起こしていたと報告している[10]。

来院時の状態は安定していることが多いが，約 10％の症例は重度の高カリウム血症および酸塩基平衡の異常を伴っていることがあり，注意が必要である。診療の中で遭遇する機会が多く，かつ緊急性が高いため，迅速な診断および治療が必要となる。再発を予防するためには，解除後の治療や生活指導が重要となる。

原因および病態

解剖学的な理由（尿道が細くて長い）から，雄に発生が多い。

原因は，60％が尿道栓子，10％が尿路結石と報告されている[8]。約 30％の症例では尿道狭窄，尿道腫瘍，機能的尿道閉塞，血餅，異物などが原因となり得る。また，原因が特定できない場合もある。

一般的に，下部尿路感染や特発性膀胱炎に伴う基質産生の増加と，持続的な結晶尿による尿道栓子形成，結石形成が関与していると考えられている[5]（図1）。特発性膀胱炎は，人の間質性膀胱炎と類似した特徴を持つ，無菌性の膀胱炎である。詳細な病理発生は不明であるが，環境ストレス，栄養学的問題，行動学的問題，免疫異常，神経内分泌異常など多因子が関与すると考えられている（「3.9 特発性膀胱炎」参照）。

猫の尿路結石は多くが 1 種類のミネラルからなるが，なかには複数のミネラルからなる結石も存在する（混合型あるいは複合型結石とよばれる）。猫ではリン酸アンモニウムマグネシウム（ストルバイト）およびシュウ酸カルシウム結石が最も一般的に認められる

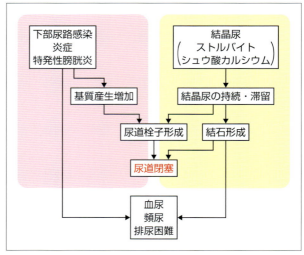

図1　猫の下部尿路疾患の全体像
（文献 5 をもとに作成）

（「3.11 尿石症」参照）。雌はストルバイト結石の発生率が高く，雄はシュウ酸カルシウム結石の発生率が高い。ミネソタ大学附属尿石センターが集計している猫の尿石症に関するデータは結石の種類ごとの発生率を知るうえで有用である。ただし，結石を持っているすべての猫が動物病院を受診し，結石の摘出を受けるわけではないこと，ストルバイト結石は栄養管理によって溶解され，検査センターに提出されていない可能性があることなどから，そのデータが正確に猫に形成される結石の傾向を反映しているわけではなく，注意は必要である。

猫の尿道栓子は，結石とは異なったメカニズムにより形成されると考えられている。典型的な尿道栓子は主に基質（膀胱や尿道の炎症に由来する成分：壊死組織，尿路上皮，ムコ蛋白，炎症細胞，赤血球，微生物など）と結晶からなり，軟らかくもろい構造である（図2）。これらが雄猫の細い尿道に閉塞することで，尿道閉塞の原因となる。尿道栓子に含まれる結晶成分は，ミネソタ大学附属尿石センターの結果によるとストル

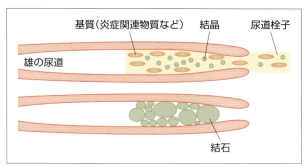

図2 尿道閉塞の模式図

バイトが83.8％と大部分を占め，シュウ酸カルシウムは1％以下と報告されている[5]。尿道栓子に関しては好発品種に関する報告はない。

臨床徴候

閉塞してからの時間や，閉塞の程度によってさまざまな臨床徴候が現れる。最も多くみられるのは排尿時の緊張である。そのほか，陰茎周辺をなめる，排尿時に鳴く，頻尿，血尿，排尿困難，尿滴下，排尿痛などを呈す。閉塞後早期（数時間以内）あるいは部分閉塞の場合，意識レベルは正常であることが多い。完全閉塞後36～48時間以上経過すると，食欲不振，嘔吐，低体温，脱水，虚脱，不整脈を呈すことがある（表1）。

診断

尿道栓子，結石，凝血塊などの異物による閉塞の頻度が高いと考えられるが，そのほか，尿道腫瘍，尿道の攣縮による狭窄，尿道外からの圧迫，下部尿路の奇形，脊髄損傷などの脊髄疾患，排尿筋-尿道協調不全などが考慮される。一般的にはシグナルメント，問診（徴候や病歴の聴取），身体検査によって診断できることが多く，診断自体は比較的容易である。

検査

問診，身体検査，尿検査，血液検査，画像検査を実施する。尿道閉塞の影響で重度の脱水や高カリウム血症，代謝性アシドーシスとなっている場合は迅速な対応が必要となる。このような状態が推測される場合は，問診を取りながら触診，視診などを行い，血液採取と血管確保を同時に実施し生理食塩液を用いた輸液を開始する。血液検査の結果を待っているあいだに心

表1 尿路閉塞の臨床徴候

完全閉塞後早期あるいは部分閉塞の場合
頻尿，血尿，排尿困難，尿滴下，排尿痛，異常な鳴き声，物陰に隠れる，落ち着きがなくなる，触られるのを嫌がる，陰部を舐めるなど

完全閉塞後中期（24時間以上）
上記に加え，意識レベル正常から低下，食欲不振，嘔吐，低体温，脱水など

完全閉塞後後期（48時間以上）
意識レベル低下，不整脈，重度脱水，血圧低下

表2 尿道閉塞が疑われる場合の問診事項

猫の飼育環境とヒストリーについて
- 去勢の有無
- 初発か再発か
- 進行性か
- 室内飼育かそれ以外か
- トイレの形態
- トイレを我慢するような状況の有無
- 同居動物の有無
- 食事の種類
- 食事の回数
- 発症前の食事の変更の有無

排尿状態に関する情報
- 排尿の有無
- 最後に排尿した時間

電図検査と画像検査を行い，膀胱穿刺にて貯留尿の減量と尿サンプルの採取を行う。尿道閉塞が疑われる場合の問診項目を表2に示す。

1. 身体検査

身体検査ではひととおりの検査を実施するが，循環動態（可視粘膜色，毛細血管再充満時間，股動脈圧，心拍数，脱水の程度など）の評価，腹部の触診，会陰部の視診が重要である。救急処置を実施する際の指標となるため，状態が悪い症例の場合は，循環動態の評価がとくに重要となる。

腹部の触診では，膀胱が大きく（尿貯留が高度）緊張度が高い場合や，膀胱あるいは下腹部の触診を嫌がる場合は，尿道閉塞の可能性が高いと考えられる。逆に膀胱が小さい（尿貯留が少ない）場合は，尿道閉塞を疑わせる稟告があっても，膀胱炎による頻尿のことがある。膀胱内に尿の貯留が認められなくても，意識レベルの低下や腹水貯留が認められる場合は，膀胱破裂の危険性があるため注意する。長時間，尿道が閉塞している症例では，膀胱壁が虚血し脆弱となっていることがあるため，膀胱触診時に膀胱破裂させないように注

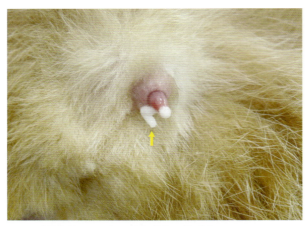

図3　陰茎先端から露出する尿道栓子（矢印）

表3　最低限実施する血液検査項目

血液検査（CBC）
血液化学検査
　　血中尿素窒素（BUN）
　　血中クレアチニン濃度（Cre）
　　血中無機リン濃度（IP）
　　血中カルシウムイオン（Ca^{2+}）濃度
　　電解質
静脈血液ガス

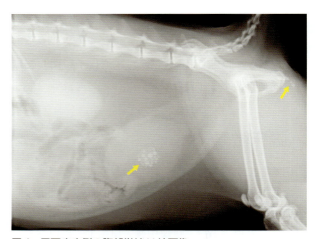

図4　尿石症症例の腹部単純X線画像
膀胱内および尿道に結石が認められる（矢印）。

意する。

　雄では陰茎先端に尿道栓子や小さな結石，血尿が付着していることがある．舐めることによる陰茎のうっ血や充血がみられる場合，尿道口から栓子が出ているのを確認できる場合があるため（図3），陰茎や包皮の観察も重要である．

2．血液検査

　尿道閉塞の診断に対して直接的に有効ではないが，長時間完全閉塞になっていた症例では，高窒素血症，高カリウム血症，高リン血症および代謝性アシドーシスの有無や程度を評価することが重要であるため，血液検査を必ず実施する．症例が血尿であった場合は，貧血が認められることもある．また，カルシウムイオン濃度が低下していることもある．最低限検査すべき項目を表3に示す．

3．心電図検査

　高カリウム血症を呈する症例では心電図の異常が検出されることがあるため，心電図検査を実施する．高カリウム血症症例では，徐脈とともに，Ⅱ誘導においてテント状あるいは大きく陰転したT波，P波の消失，QRS群の幅拡大，サインカーブ様の波形が観察されることがある．しかし，心電図上では異常を認めない症例や頻脈になっている症例も存在するため，心電図の変化のみを根拠に高カリウム血症を判断してはならない．

4．尿検査

　尿の定性試験と，尿沈渣の鏡検による細菌や結晶などの確認を行う．

カテーテルがすぐ挿入できる状況であれば，カテーテルから採尿する．カテーテル挿入が困難な場合は，膀胱穿刺で採尿する．膀胱に尿が十分に貯留している健康な猫であれば，膀胱穿刺は一般的に安全に実施できると考えられる．しかし，尿道閉塞症例では，穿刺後に再度膀胱内圧が上昇し，穿刺孔からの尿漏れや，最悪の場合，膀胱破裂につながる可能性があるため，状態が安定し次第，閉塞を解除する必要がある．

5．画像検査

　腹部単純X線検査によって，膀胱・尿道内の結石の形態，位置，個数，X線透過性などを評価する．同時に腎結石や尿管結石についても評価できる．ストルバイト結石およびシュウ酸カルシウム結石の場合はX線不透過性が高いため，2〜3mm以上の大きさがあれば診断は容易である（図4）．X線透過性が高い尿酸およびシスチン結石や，小さい結石はX線検査で判別が困難なことがある．膀胱内のX線透過性の結石の検出には膀胱の二重造影が有用であり，尿道内では逆行性尿道造影が有用である．

　超音波検査では，膀胱壁・粘膜の状態，砂粒，膀胱

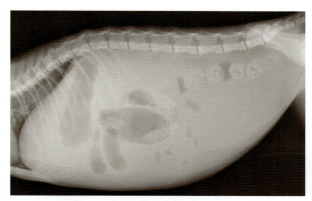

図5 尿道閉塞により腹水貯留が認められた症例
腹部単純X線画像。本症例は尿道閉塞発生から約48時間経過していた。尿路破綻は認められなかった。

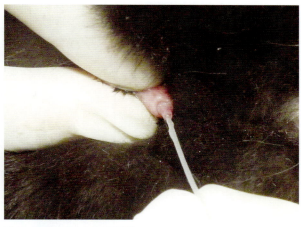

図6 尿道カテーテルの挿入
包皮から陰茎を十分露出し，左手で陰茎をしっかり保持してカテーテルを挿入する。

結石の有無，腹水の有無，尿管・腎盂の拡張の有無などを確認できる。

2015年にHallらは，尿道閉塞を起こした雄猫47例を対象にした回顧的研究のなかで，尿路の明らかな破綻がないにもかかわらず56％の猫で腹水貯留が認められたことを報告している[6]。筆者も経験があるが，尿道閉塞に陥ると膀胱・尿道破裂などがなくても，腹水が貯留することがあるため，短絡的に尿路の破綻と診断しないように注意が必要である（図5）。

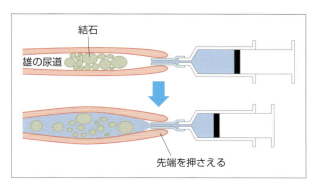

図7 カテーテルを用いた尿道のフラッシュ

治療

1. 救急対応[4]

重度の脱水，高カリウム血症，代謝性アシドーシスに陥っている症例に対しては，救急対応が必要である。このような場合には組織が低酸素になっていることが想定されるため，すみやかにマスクまたはフローバイによる酸素吸入を行う。また，静脈を確保し，輸液を開始する。カリウムが含まれない生理食塩液あるいは0.45％塩化ナトリウム＋0.25％ブドウ糖液を用い20 mL/kg/hr程度ではじめ，循環動態を観察しながら調整する。同時に，膀胱穿刺によって尿を抜去する。血液検査の結果が出たら，それに基づき電解質異常ならびに酸塩基平衡異常の補正を行う。

2. 尿道閉塞解除法[3, 4]

尿道栓子が閉塞している場合は，まれに陰茎尿道のマッサージにより排出させられるが，多くの場合，カテーテルによる解除が必要となる。処置に協力的な猫や状態の悪い猫ならば麻酔や鎮静をかけずに実施できる場合もあるが，基本的には安全を期して鎮静下，麻酔下で処置することが望ましい。処置の前に膀胱穿刺を行い，膀胱内の尿を抜去しておく。

猫を横臥位に保定し，包皮・陰茎を希釈したポビドンヨード液を用いて洗浄・消毒する。術者は手袋を装着し，包皮から陰茎を十分露出する。猫の尿道は腹側に屈曲しているため，できるだけ直線状になるよう陰茎を尾側に牽引する。KYゼリー（ジョンソン・エンド・ジョンソン㈱），あるいはキシロカイン®ゼリー（アストラゼネカ㈱）2％を塗布したカテーテル（栄養チューブ，オープンエンドのトムキャットカテーテルもしくは22〜24ゲージ留置針の外套）を可能な場所まで挿入する（図6）。陰茎先端部をカテーテルごと指でつまんで，尿道とカテーテルの間隙をふさぎ逆流しないように保持する。滅菌生理食塩液（あるいはキシロカイン®ゼリーと滅菌生理食塩液を1：1の割合で混合した液体）をカテーテルから注入して圧力をかける（図7）。まったく注入できない場合は少しカテーテルを戻して再度注入する。この方法を何度か繰り返し，少しずつカテーテルを進めていく。

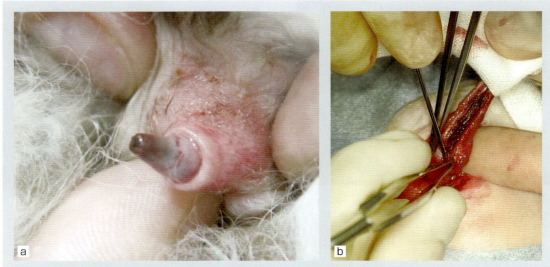

図8　頻回の尿道カテーテル挿入により尿道が腫脹・壊死し，尿道閉塞となった症例
a：陰茎部の肉眼写真。陰茎先端部が黒く変色している。
b：会陰尿道造瘻術の際の術中写真。陰茎尿道内腔は完全に閉塞していた。

尿道閉塞解除後にカテーテルを留置するとその刺激により尿道が攣縮し，抜去後の再閉塞の原因となり得る。Hetrickらは，尿閉解除後にカテーテルを留置した192例の猫のうち，カテーテル抜去後24時間で再発したものが10.94％，30日後に再発したものが23.57％いたと報告している[7]。そのため，留置はどうしても必要な場合（尿閉を解除した後も正常な排尿が認められない，あるいは膀胱アトニーが認められるなど）にとどめる。また，5 Frのカテーテルを留置した症例より，3.5 Frのカテーテルを留置した症例のほうが，24時間後の再発率が有意に低かった（5 Fr：18.97％，3.5 Fr：6.67％）という報告もある[4]。カテーテルを留置する場合は，尿道への刺激を低減するため細くて軟らかいカテーテルを用いたほうがよいと考えられる。また，尿道括約筋の収縮力を低下させるため，α遮断薬（プラゾシン）および鎮痛薬（ブプレノルフィンなど）の投与を考慮する。

閉塞が解除されたら，腎後性腎不全や代謝異常が改善されるまで内科的治療を継続する（「3.2　急性腎不全」参照）。

3. 会陰尿道造瘻術[2, 3]

会陰尿道造瘻術を実施すると，術後尿路感染のリスクが上昇することが知られている。加えて，手術自体にも合併症が存在するため，尿道栓子あるいは結石による尿路閉塞の場合は，内科的治療による管理が優先される。内科的に解決できず再発を繰り返す場合，尿道が狭窄しカテーテルによる解除ができない場合（図8）に適応となる。

一般的な合併症は尿道開口部（ストーマ）の狭窄である。予防には尿道と骨盤をつなぐ坐骨海綿体筋，坐骨尿道筋，陰茎靱帯などをしっかり切除し，骨盤尿道に適切な可動性を与えることが重要である。これにより，張力のかからない広いストーマを作成できる。

理想的にはストーマ周辺の組織が尿に対するバリア機能を有するとよいため，近年は包皮粘膜を利用したさまざまな変法が実施されるようになっている。本稿では，基本的な方法（Willson and Harrison法，図9）ならびに筒状包皮粘膜縫合法について解説する（図10）。

(1) Willson and Harrison法

① 猫を仰臥位*に保定し，去勢した後，包皮と陰嚢を含む領域を楕円形に切開し，包皮粘膜を陰茎より剥離し，陰茎の周辺組織を鈍性に分離する。

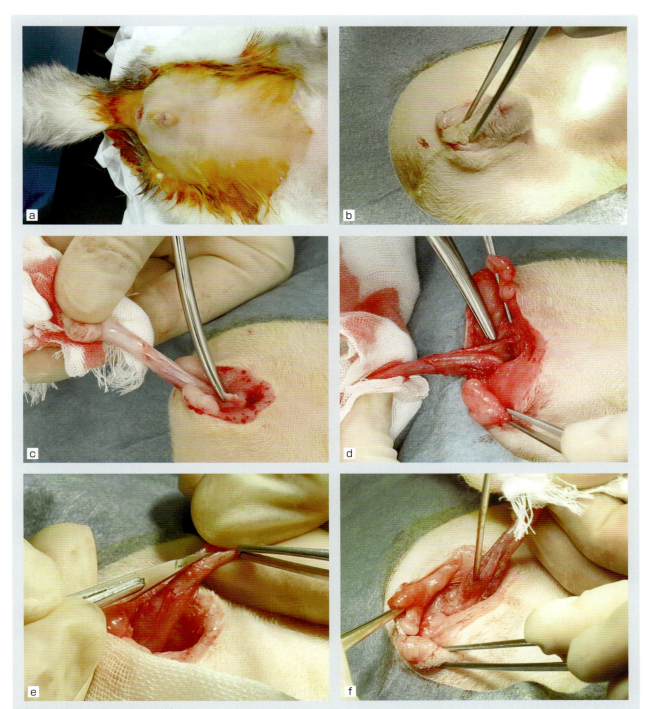

図9 Willson and Harrison 法
a：筆者は猫を仰臥位に保定する。
b：陰囊と包皮を含む領域を楕円形に切開する。
c：陰茎を牽引し，陰茎正中靱帯を切断する。
d：坐骨海綿体筋を切断し，陰茎尿道を坐骨から遊離させる。
e：正中にて陰茎尿道を切開する。
f：狭窄部近位まで尿道を切開した後，ゾンデを挿入し尿道を確保する。

（次ページに続く）

②陰茎靱帯，陰茎後引筋，坐骨海綿体筋および坐骨尿道筋を切断し，陰茎尿道を遊離する。十分に陰茎尿道を遊離させることが肝要である。その後，骨盤部尿道を周辺の結合組織から分離する。

③陰茎尿道および骨盤尿道背側を＃11のメスあるいは虹彩剪刀にて尿道球腺まで縦切開し，モスキート鉗子を尿道の近位に向けて挿入し，スムースに挿入される程度開口していることを確認する。その後，余った陰茎を切除する。

泌尿器疾患

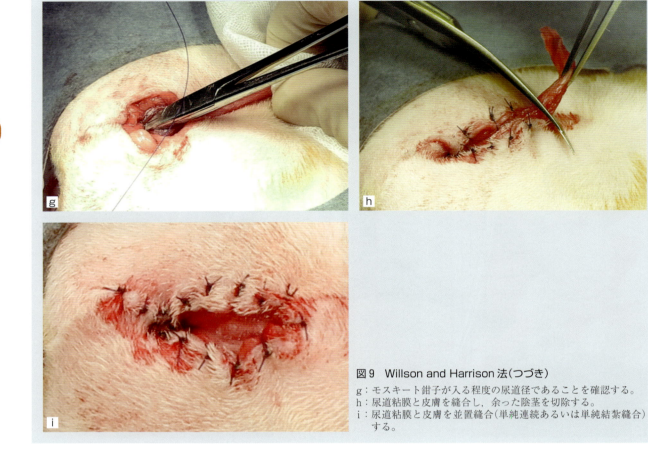

図9 Willson and Harrison 法(つづき)
g：モスキート鉗子が入る程度の尿道径であることを確認する。
h：尿道粘膜と皮膚を縫合し，余った陰茎を切除する。
i：尿道粘膜と皮膚を並置縫合（単純連続あるいは単純結紮縫合）する。

④尿道粘膜と会陰部の皮膚を 4-0 あるいは 5-0 モノフィラメント吸収糸を用いて，単純結節縫合あるいは単純連続縫合する。

⑤ 6〜8 Fr の尿道カテーテルを包皮ならびに尿道に挿入した後，包皮粘膜と尿道の切断端を 5-0 モノフィラメント吸収糸で縫合し吻合する。皮下組織と皮膚を縫合する。

(2) 筒状包皮粘膜縫合法[9]

① 猫を仰臥位*に保定し，去勢した後，図10a 破線の領域を切開し，皮膚を切除する。
② 陰茎を周囲組織から分離し，陰茎の周辺組織を鈍性に分離する。包皮から図10e のように陰茎と包皮粘膜のあいだに切開を加え，包皮を分離しながら，陰茎を引き出す（図10g）。
③ 陰茎靱帯，陰茎後引筋，坐骨海綿体筋および坐骨尿道筋を切断し，陰茎尿道を遊離する。その後，骨盤部尿道を周辺の結合組織から分離する。
④ 尿道切開を実施した後，陰茎をやや斜めに切除する。

＊：伏臥位の方法を紹介している教科書が多いが，筆者は仰臥位で保定して実施することが多いため，本稿では仰臥位としている。

(3) 術後管理

術後，尿道カテーテルの留置は不要である。尿の薬剤感受性試験に基づいた抗菌薬療法ならびに疼痛管理を行い，治癒過程を注意深く観察する。縫合部の離開の原因となる二次感染を予防するため，術創を清潔に保つ（ケージ内のトイレの猫砂を紙の素材に変更する，少なくとも7日間はエリザベスカラーを装着させ患者が術創を舐めないようにするなど）よう注意する。術後の合併症（出血・術部の腫脹，ストーマの狭窄，離開，皮下への尿漏，尿道狭窄，細菌性尿路感染，臨床徴候の再発，尿路結石など）は 25％程度の症例で発生する。

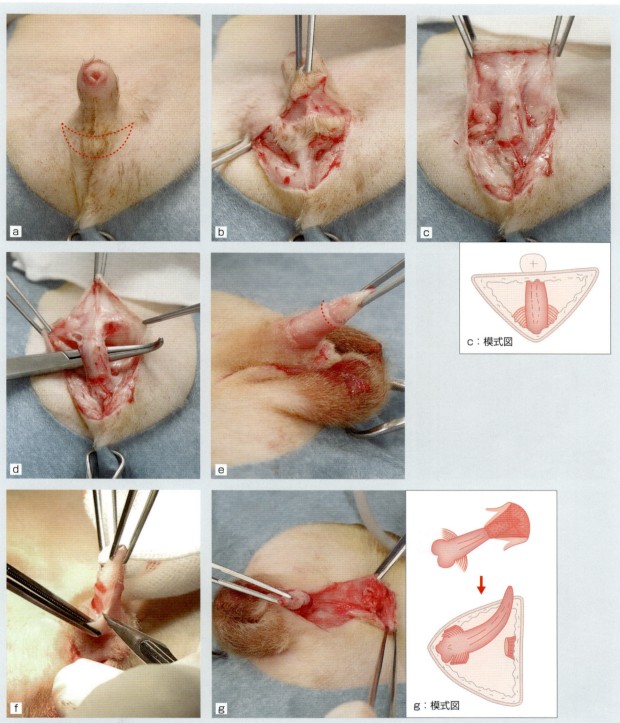

図10 筒状包皮粘膜縫合法
a～d：皮膚を切開し（a：破線），陰茎を周囲組織から分離する。
e～g：陰茎を包皮から分離する（e：破線から剥離）。

（次ページに続く）

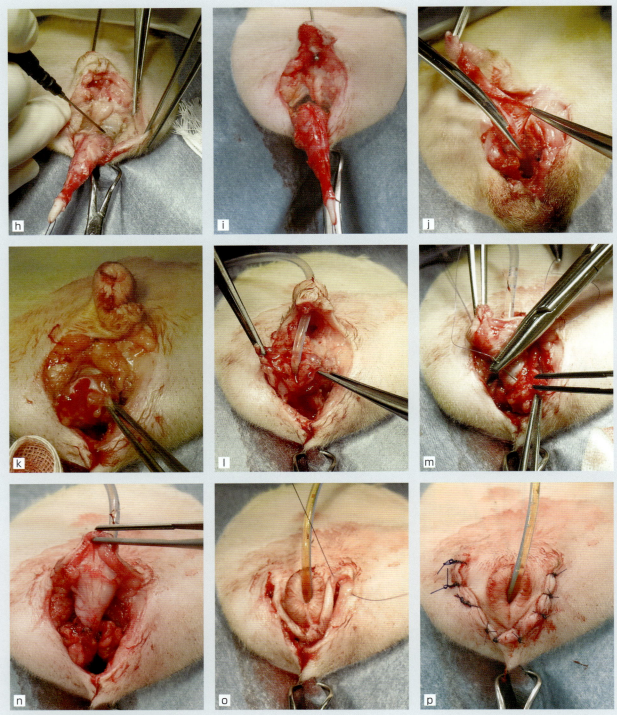

図10 筒状包皮粘膜縫合法（つづき）
h～i：陰茎靱帯，陰茎後引筋，坐骨海綿体筋および坐骨尿道筋を切断し，陰茎尿道を遊離させる。
j～k：尿道を切開した後，陰茎をやや斜めに切除する。
l～n：6～8Frの尿道カテーテルを包皮ならびに尿道に挿入した後，包皮粘膜と尿道の切断端を5-0モノフィラメント吸収糸で縫合する。
o～p：皮下組織と皮膚を縫合する。

予後

閉塞していた時間が短ければ，解除後の予後は良好である。完全閉塞してから長時間経過した症例，高齢で慢性腎臓病が潜在していた症例，膀胱が虚血によって壊死していた症例などは，予後不良となる場合がある。

尿道閉塞は生命に関わる緊急疾患であるため，速やかな解除が重要である。また，解除処置にはときに鎮静や麻酔が必要となること，全身的な合併症が重篤な場合には予断を許さないことを家族に理解してもらう必要がある。

少数の例外(腫瘍など)を除いて，特発性膀胱炎，尿石症，尿路感染症などが基礎疾患として存在し，これらの病態が複合的に関与して，尿道閉塞に至っていると考えられる。そのため，2013年のHetrickらの報告[7]にもあるように解除後の再発率が高く，継続的な内科的治療を主体とした予防がきわめて重要となる。家族から飼育環境に関する情報を十分に聴取すること，また継続的な飼育環境の改善や食事療法が必要になると家族に理解してもらうことが重要である。

高齢猫に対する注意点

高齢の猫は潜在的に慢性腎臓病や心疾患を有する場合があるため，若齢〜中年齢の猫と比較して，尿道閉塞解除処置に伴う鎮静・麻酔のリスクが高いと考えられる。また，慢性腎臓病を有する猫では，尿道閉塞解除後の予後が悪化する可能性がある。心疾患を有する猫は，脱水，高カリウム血症および代謝性アシドーシスに対する耐性が低下していると考えられるため，より，速やかに，慎重にこれらを補正する必要がある。

薬用量リスト

1. 高カリウム血症の補正

- グルコン酸カルシウム(カルチコール8.5％注) 0.5〜1 mL/kg，5分以上かけてIV 約20〜30分効果が持続する。
- ブドウ糖　0.1〜0.5 g/kg，緩徐にIV(内因性インスリンの分泌を促進)
- グルコース・インスリン療法 レギュラーインスリン　0.1〜0.25 U/kg，IV ブドウ糖　2 g/インスリン1 U，IV ※血糖値をモニタリングする。
- 重炭酸ナトリウム　0.5〜2 mEq/kg，15分以上かけてIV ※30分〜1時間後から効果が発現し，約数時間持続する。

これらの治療中は経時的に心電図をモニターすることが望ましい。

重炭酸ナトリウムとグルコン酸カルシウムの混合は不可。

これらの治療はあくまで一時的に血中カリウムイオン濃度を下げる効果しかない。効果があるあいだに，尿道閉塞の解除を行う。

2. 代謝性アシドーシスの補正

- 重炭酸ナトリウム　0.5〜2 mEq/kg，15分以上かけてIV ※30分から1時間後から効果が発現し，約数時間持続する。

3. 猫の鎮静法の例[4]

必ず高カリウム血症および代謝性アシドーシスを改善してから実施する。

パターン1
- ケタミン　5〜10 mg/kg，IV
- ジアゼパム　0.2〜0.5 mg/kg，IVまたは ミダゾラム　0.2〜0.5 mg/kg，IV

パターン2
- ブトルファノール　0.2 mg/kg，IV
- ジアゼパム　0.2〜0.5 mg/kg，IVまたは ミダゾラム　0.2〜0.5 mg/kg，IV
- ケタミン　2 mg/kg，IV

パターン3
- プロポフォール 2〜4 mg/kg，緩徐にIV（効果が出るまで）
  ※呼吸に注意

心疾患が疑われる場合は，ケタミンの使用は推奨されない。

[秋吉秀保]

■参考文献
1) Bleedorm JA, Bjorling DE. Urethra. *In* Tobias KM, Johnston SA, (eds): Veterinary Surgery, Small Animal. Elsevier, Saunders. St. Louis. 2011, pp1993-2010.
2) CM MacPhail. Feline Idiopathic Cystitis. *In* Fossum TW, (ed): Small Animal Surgery, 4th ed. Elsevier, Mosby. St. Louis. 2012, pp777-779.
3) Dibartra SP, Westropp JL. Obstructive and nonobstructive feline idiopathic cystitis. *In* Nelson RW, Couto CG, (eds): Small Animal Internal Medicine, 5th ed. Elsevier, Mosby. St. Louis. 2013, pp698-703.
4) Drobatz KJ. Urethral obstruction in cats. *In* Bonagura JD, Twedt DC, (eds): Kirk's Current Veterinary Therapy, 14th ed. Elsevier Saunders. St. Louis. 2008, pp951-959.
5) Forrester SD, Kruger JM Allen TA. 猫の下部尿路疾患：小動物の臨床栄養学 第5版. 岩崎利郎，辻本 元監訳. インターズー. 日本ヒルズ・コルゲート株式会社内マーク・モーリス研究所日本連絡事務所. 2014, pp1035-1130.
6) Hall J, Hall K, Powell LL, et al. Outcome of male cats managed for urethral obstruction with decompressive cystocentesis and urinary catheterization: 47 cats (2009-2012). *J Vet Emerg Crit Care (San Antonio)*. 25: 256-262, 2015. doi: 10.1111/vec.12254
7) Hetrick PF, Davidow EB. Initial treatment factors associated with feline urethral obstruction recurrence rate: 192 cases (2004-2010). *J Am Vet Med Assoc*. 243: 512-519, 2013. doi: 10.2460/javma.243.4.512
8) Kruger JM, Osborne CA. The role of viruses in feline lower urinary tract disease. *J Vet Intern Med*. 4: 71-78, 1990. doi: 10.1111/j.1939-1676.1990.tb03106.x
9) Ladlow JF. Urethra. *In* Langley-Hobbs SJ, Demetriou JL, Ladlow JF, (eds): Feline Soft Tissue and General Surgery. Elsevier, Saunders. St. Louis. 2013, pp433-447.
10) Lee JA, Drobatz KJ. Characterization of the clinical characteristics, electrolytes, acid-base, and renal parameters in male cats with urethral obstruction. *J Vet Emerg Crit Care*. 13: 227-233, 2003. doi: 10.1111/j.1534-6935.2003.00100.x

3.9 特発性膀胱炎

はじめに

頻尿，血尿，排尿困難，有痛性排尿障害および不適切な場所での排尿といった泌尿器徴候を呈する膀胱および尿道の疾患を総称して，猫の下部尿路疾患 feline lower urinary tract disease（FLUTD）という。FLUTDには，猫の特発性膀胱炎 feline idiopathic cystitis（FIC），尿石症，尿路感染症，尿路腫瘍性疾患といった疾患が含まれる（表1）。米国の一次診療施設に来院した猫の約5％にFLUTDが認められると報告されている[7]。2016年に発表された若齢猫（1～4歳）を対象にした研究では，FLUTDが4～6％で認められた[11]。

FLUTDに含まれる疾患のうち，FICは非常に一般的な疾患である（図1）。とくに10歳未満の猫では，FLUTDの60％を占めると報告されている[6, 7]。しかし，その原因は完全には明らかになっていない。近年，FICは膀胱の器質的な障害だけでなく，行動学的な問題と関連することがわかってきた[5, 15, 16]。そのため，非常に複雑なメカニズムによって発症する多因子性疾患であると考えられている。

1歳未満ではFICの発症リスクは低いが，数カ月齢の猫でも認められることがある。閉塞性と非閉塞性に分けられ，閉塞性FICまたは特発性尿道炎は雄猫で非常に多く発生する。非閉塞性FICの発症には雌雄差はない。

本稿では，主に非閉塞性FICを扱う。

原因および病態

FICの原因は明確にはされていない。過去には，細菌感染症，ウイルス，ストルバイトといった原因が考えられてきたが，いずれもFICを十分に説明できなかった。この疾患は，人の間質性膀胱炎と類似していることが知られており，そこから，いくつかの発症要因が提唱されている。Buffingtonらは，それらの要因がそれぞれ単独でFICを発症させるわけではなく，下部尿路以外の全身的な問題，行動学的な問題もFICと関連し，複雑な発症経路を持つと主張している[4]。以下に，それぞれの要因について詳述する。

表1　猫の下部尿路疾患の臨床徴候と原因疾患

臨床徴候
- 血尿
- 有痛性排尿困難
- 不適切な場所での排尿
- 頻尿
- 尿道閉塞

原因疾患
- 感染症
- 尿石症
- 神経性
- 医原性
- 外傷
- 解剖学的異常
- 尿道栓子
- 腫瘍
- 特発性

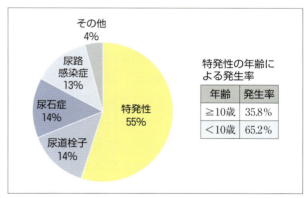

図1　猫の下部尿路疾患の内訳
（文献6, 7をもとに作成）

表2　特発性膀胱炎のリスク因子

```
室内飼育
肥満
同居の猫より臆病，神経質
飲水量が少ない
狩猟行動ができない
運動不足
猫用のトイレを使用している
引っ越しする
```

1. 環境的な要因

さまざまな調査で，身体的，環境的な要因が報告されている(表2)。多くの調査で共通して認められたリスク因子は，完全室内飼育および肥満である。食事内容に関しては結果が一貫していないが，ドライフードのみの食事がFLUTDのリスク因子となることがわかっている。1〜4歳の猫を対象とした研究では，12カ月齢から18カ月齢のあいだに食事内容にかかわらず食事を変更したことがリスクとなった[11]。ノルウェーで行われた調査(対象猫の平均年齢は5.7歳)では，頻繁な食事内容の変更がFICの発症リスクとなっていた[12]。したがって，食事の頻繁な変更も発症リスクとなると考えられる。

2. 内在的な要因

(1) 膀胱粘膜上皮の異常(図2)

尿中に排泄される物質には細胞にとって有害なものもある。膀胱粘膜上皮は，そのような有害物質を透過させないように障壁能を備えている。膀胱粘膜の防御能を担っているのは主にグリコサミノグリカン層である。FICを患う猫では，このグリコサミノグリカンの減少が報告されている[13]。グリコサミノグリカン層の減少が病態に与えている詳細な影響は不明だが，尿中の毒性物質が粘膜下織に浸潤し，炎症を惹起することで，感覚神経線維が刺激され，頻尿，疼痛が生じると考えられている。人の間質性膀胱炎症例では，膀胱上皮細胞の増殖が低下し，尿路上皮の分化および機能の低下が生じている。FIC症例でも病理所見として，尿路上皮の潰瘍化および菲薄化といった異常が認められるが，すべての症例でみられるわけではない。

(2) 神経系・免疫系・内分泌系の関与(図3)

FICを患う猫では神経伝達ペプチドであるサブスタンスPが増加し，サブスタンスPと膀胱上皮にある感覚ニューロンとの親和性も高まっている[2]。尿路上

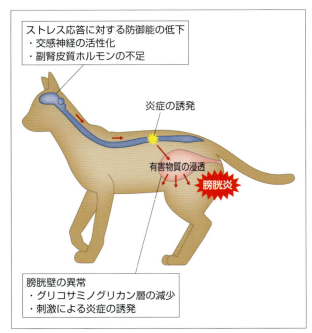

図2　特発性膀胱炎の発症に関連していると想定される要因

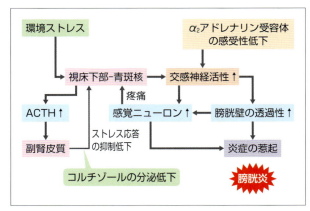

図3　特発性膀胱炎の発症に関連していると想定される神経・免疫・内分泌的要因

α_2アドレナリン受容体の感受性およびグルココルチコイド分泌量低下により，交感神経活性が亢進する。
ACTH：副腎皮質刺激ホルモン

皮の異常により尿中成分が膀胱粘膜下織に浸潤し，求心性感覚ニューロンを刺激し，肥満細胞を活性化させることがFICの発症と関連している可能性がある。

FICに類似している人の間質性膀胱炎では，尿路上皮の異常，毒性物質による傷害，そして免疫細胞が炎症反応を引き起こし，このことがサイトカインおよび増殖因子の過剰産生または低下，肥満細胞の浸潤，感覚神経の上方調節を招き，間質炎の悪化につながっていると仮定され，間質性膀胱炎は「神経・免疫・内分泌」の疾患であると考えられている。

FICでは，ストレスが疾患の悪化，再発と関連する

と考えられている[3,5]。第一の理由は，FIC症例では脳の青斑核においてストレスによるノルアドレナリン作用性ニューロン（交感神経）の興奮が増加していると報告されていることである[14]。交感神経の活性化は炎症メディエーターを増やし，さらに尿路上皮の透過性を亢進させると考えられている。第二の理由は，FIC症例は副腎のサイズが小さく，ACTH刺激による血中グルココルチコイド濃度の上昇も少ないと報告されていることである[4,17]。通常，生体がストレスを受けると視床下部-下垂体-副腎系が活性化してグルココルチコイドの分泌量が増え，それによって青斑核におけるノルアドレナリン作用性ニューロンの興奮が抑制されるが，FIC症例ではこの反応が弱いと考えられる。これらのことから，FIC症例はストレスに対する防御が不十分であるために，ストレスによってFICが悪化，再発すると考えられている。

このような神経内分泌異常は胎子期の母親へのストレス曝露または新生子期のストレス曝露によって引き起こされる可能性が実験動物で報告されている[2]。猫では調査されていないが，胎子期から新生子期のストレス因子がFICの発症に関与している可能性がある。

臨床徴候

FICの徴候は非特異的である。FLUTDでみられる徴候が単独で，または組み合わさって現れる。疼痛が強い場合には，活動性の低下および食欲不振が認められることがある。これらの徴候の発現は，急性，慢性，または再発性に分かれるため，臨床徴候がどのように変化していったのかを詳細に問診する必要がある。

FLUTDの徴候のひとつである不適切な場所での排尿は，行動学的な問題として生じている場合もあるため，注意して鑑別する。行動学的な問題だったとすれば，排尿した場所を隠そうとする，ひとつの場所でまとまった量を排尿している，壁などの垂直部へスプレーするなどの行動が認められる。トイレの形状，置き場所，猫砂の材質などを好んでいないことが原因の場合は，排便もトイレ以外で行うことが多い。

検査および診断

非閉塞性FICの診断は基本的に除外診断である。下部尿路徴候の明らかな原因が見当たらない場合に，FICと診断される。しかし，行動学的な理由によって

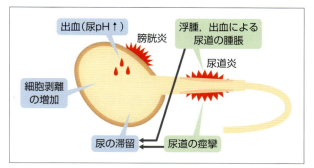

図4　尿道栓の発症機序
尿道栓の多くは特発性膀胱炎と関連する。

類似の徴候が現れることもあるため，慎重な鑑別が必要となる。

雄猫で生じる尿路閉塞の原因の多くはFICである。尿道栓がその原因であった場合でもFICが根底にあることがある（図4）。

1．問診

ストレスとなっている環境的な要因を特定するためには，問診が非常に重要となる。家族自身が猫のストレスとなっている場合もあるため，家族のプライバシーにも踏み込む必要がある。言葉遣いに注意し，ていねいかつ綿密なコミュニケーションを心がける。

FICの発症，悪化，および再発に関与する外的要因を問診によって特定していく。その猫を飼育するまでの経緯（とくに出生前〜若齢期の状況），生活環境（室内・室外飼育，室内の状況，トイレの状況，家族との関係，同居人および同居動物，環境の変化の有無など），食事内容，飲水状況などを聴取する。家庭によって環境は大きく変わるため，詳細に問診しなければ問題の全体像はつかめない。

FICに関連する既往歴や現疾患がないかも確認する。とくにFIC症例でよく確認される胃腸疾患，皮膚疾患，行動異常，心疾患，疼痛（慢性的な関節炎などによる）は，ストレスの原因となり，FICの悪化，再発に関与すると考えられている。

2．臨床検査

すべての臨床検査は，下部尿路徴候の鑑別のために行う。血液検査（CBC），血液化学検査はFICの猫では正常である。

(1) 尿検査

尿試験紙では，潜血および尿蛋白が陽性となることが多い。これは出血および炎症によるものである。尿pHは診断に有用でない。尿比重はほとんどのFICの猫で>1.025であり，高度の濃縮尿を示すことが多い。尿沈渣では，赤血球および白血球，上皮細胞が認められる。尿路結石を伴わない場合は，尿中に結晶が存在しても，それが下部尿路徴候の原因であるわけではなく，ストルバイト結晶が沈渣状に認められているからといって，尿石症であるとは限らない。

細菌性膀胱炎を除外するために，尿培養は必ず行うべきである。

(2) 画像検査

X線検査および超音波検査は尿石症の除外のために行う。膀胱構造の異常は認められない。

治療

慢性および再発性のFICを寛解に導くこと（再発しなくなること）は困難であるため，発症回数の軽減を目標とする。急性FICは治療を必要としないことが多い。

慢性でない場合には，その徴候は1週間以内に消失することをよく理解し，家族にも十分に説明する。発症後のこの時期に抗菌薬，抗炎症薬，止血薬といった薬剤が使用されることが多いが，これらの薬剤は臨床徴候の緩和に関与しない。

1. 多面的環境改善(MEMO)[1] (表3)

推奨されている環境改善の主体はトイレの改善である。猫がトイレを嫌がり，排尿を我慢すると，その分蓄尿時間が長くなり，FICの発症，悪化につながる。FICの発症後に，疼痛から普段使っているトイレの使用を嫌がるようになり，その結果病状を悪化させてしまう猫もいるので注意する。トイレのほかには，プライバシーを確保する（安心できる食事場所，休息場所など），十分に遊ばせる（遊ぶ時間，遊び道具），3次元行動ができるようにする（高いところに登れる），可能であれば室外に出られるようにする（庭，ベランダ）などの環境改善を行う。ほかにもストレス要因となっている問題がある場合には，個々で解決策を家族と考えていく。

表3 多面的環境改善の要点

室内環境のストレス因子を減らす
- 高いところに登れるようにする
- ベランダや庭に出られるようにする
- 静かな隠れ場所を用意する
- 食事場所を静かに保つ（ほかの動物や人が頻繁にこない）
- よく遊ばせる（とくに狩猟本能を満たす玩具の使用）

トイレのストレス因子を減らす
- 静かな場所に設置する
- 1頭につき2つ用意する
- こまめに掃除する。砂は週に一度すべてとりかえる
- 砂の種類やトイレの形状を好みに合わせて変える

水分摂取量を増やす
- ウェットフード中心にする
- 循環式給水器を使う
- 猫が好む飲み方を見つける

2. 食事療法

重要な治療法のひとつとして，食事療法を行う。オメガ3脂肪酸および抗酸化成分を強化した食事(c/dマルチケア：日本ヒルズ・コルゲート㈱など)は，1年間のFICの発症率を89％軽減したと報告されている[10]。これらの食事はマグネシウムを制限し，オメガ3脂肪酸を添加し，尿の酸性化作用，抗酸化作用を持つことを特徴としている。しかし，その成分がどのようにFICに有益な効果をもたらすのかの詳細は不明なままである。

3. 水分摂取

FICを患う猫は濃縮された尿をすることが多く，濃縮尿はFICの発症に関与する。そのため，尿の希釈はFICの抑制につながる。理想的にはウェットフードのみを給与できるとよく，少なくとも食事量の50％以上をウェットフードにすることが推奨される。ナトリウム含有量を多くした食事は飲水量を増やすため，このような食事も試みる価値はある。

4. フェロモン療法

FICの治療に合成フェイシャル・フェロモンの使用を考慮することがある。フェイシャル・フェロモンとは，猫が顔をすりつけるときに放出されるフェロモンのことで，自分にとって安全な対象であると周囲のものに目印をつけるために分泌される。市販されている合成フェイシャル・フェロモン（フェリウェイ®：㈱ビルバック）は，スプレータイプと拡散されるリキッドタイプがあり，これらをとくに猫がストレスを感じると思われる場所に使用する。FICを患う猫を対象に

行われた小規模の研究では，統計学的な有意差はなかったが，臨床徴候を軽減させる傾向が確認されている[8]。

5．薬物療法

重度なFICを患う猫に対しては，三環系抗うつ薬（アミノトリプチン，クロミプラミン）の処方を考慮することがある。これらはFIC徴候の緩和，抑制に有用であることが報告されている[9]。しかし，筆者は，FIC症例に対してこのような抗うつ薬を使用したことはほとんどない。猫の生活の質（QOL）を低下させ，家族との関係を壊す可能性もあるため，安易にこれらの薬剤を使用すべきではない。

急性発症の場合には，鎮痛薬としてブプレノルフィンの投与が臨床徴候の緩和に有効であると推奨されているが，すべての症例に必要であるとは思えない。

予後

FICは閉塞性でなければ，余命が短縮したり，他疾患を誘発したりすることはない。高齢になると，FICよりも尿路感染症の発生が増加するために，FICが隠されることも多い。

［宮川優一］

■参考文献

1) Buffington CA, Westropp JL, Chew DJ, et al. Clinical evaluation of multimodal environmental modification (MEMO) in the management of cats with idiopathic cystitis. *J Feline Med Surg*. 8: 261-268, 2006. doi: 10.1016/j.jfms.2006.02.002
2) Buffington CA, Wolfe SA High affinity binding sites for [3H]substance P in urinary bladders of cats with interstitial cystitis. *J Urol*. 160: 605-611, 1998. doi: 10.1016/S0022-5347(01)62967-7
3) Buffington CA. External and internal influences on disease risk in cats. *J Am Vet Med Assoc*. 220: 994-1002, 2002.
4) Buffington CA. Idiopathic cystitis in domestic cats-beyond the lower urinary tract. *J Vet Intern Med*. 25: 784-796, 2011. doi: 10.1111/j.1939-1676.2011.0732.x
5) Cameron ME, Casey RA, Bradshaw JW, et al. A study of environmental and behavioural factors that may be associated with feline idiopathic cystitis. *J Small Anim Pract*. 45: 144-147, 2004. doi: 10.1111/j.1748-5827.2004.tb00216.x
6) Dru Forrester S, Roudebush P. Evidence-based management of feline lower urinary tract disease. *Vet Clin North Am Small Anim Pract*. 37: 533-558, 2007. doi: 10.1016/j.cvsm.2007.01.009
7) Gerber B, Boretti FS, Kley S, et al. Evaluation of clinical signs and causes of lower urinary tract disease in European cats. *J Small Anim Pract*. 46: 571-577, 2005. doi: 10.1111/j.1748-5827.2005.tb00288.x
8) Gunn-Moore DA, Cameron ME. A pilot study using synthetic feline facial pheromone for the management of feline idiopathic cystitis. *J Feline Med Surg*. 6: 133-138, 2004. doi: 10.1016/j.jfms.2004.01.006
9) Kruger JM, Conway TS, Kaneene JB, et al. Randomized controlled trial of the efficacy of short-term amitriptyline administration for treatment of acute, nonobstructive, idiopathic lower urinary tract disease in cats. *J Am Vet Med Assoc*. 222: 749-758, 2003.
10) Kruger JM, Lulich JP, MacLeay J, et al. Comparison of foods with differing nutritional profiles for long-term management of acute nonobstructive idiopathic cystitis in cats. *J Am Vet Med Assoc*. 247: 508-517, 2015. doi: 10.2460/javma.247.5.508
11) Longstaff L, Gruffydd-Jones TJ, Buffington CT, et al. Owner-reported lower urinary tract signs in a cohort of young cats. *J Feline Med Surg*. 21: Epub ahead of print, 2016. doi: 10.1177/1098612X16643123
12) Lund HS, Sævik BK, Finstad ØW, et al. Risk factors for idiopathic cystitis in Norwegian cats: a matched case-control study. *J Feline Med Surg*. 18: 483-491, 2016. doi: 10.1177/1098612X15587955
13) Press SM, Moldwin R, Kushner L, et al. Decreased expression of GP-51 glycosaminoglycan in cats afflicted with feline interstitial cystitis. *J Urol*. 153: 288A, 1995.
14) Reche Junior A, Buffington CA. Increased tyrosine hydroxylase immunoreactivity in the locus coeruleus of cats with interstitial cystitis. *J Urol*. 159: 1045-1048, 1998.
15) Westropp JL, Tony Buffington CA. Feline idiopathic cystitis: current understanding of pathophysiology and management. *Vet Clin North Am Small Anim Pract*. 34: 1043-1055, 2004. doi: 10.1016/j.cvsm.2004.03.002
16) Westropp JL, Kass PH, Buffington CA. Evaluation of the effects of stress in cats with idiopathic cystitis. *Am J Vet Res*. 67: 731-736, 2006. doi: 10.2460/ajvr.67.4.731
17) Westropp JL, Welk KA, Buffington CA. Small adrenal glands in cats with feline interstitial cystitis. *J Urol*. 170: 2494-2497, 2003. doi: 10.1097/01.ju.0000095566.63870.66

3.10 尿路感染症

はじめに

犬と異なり，猫では尿路感染症の発生はそれほど多くない[2,3]。過去の報告でも，猫の下部尿路疾患feline lower urinary tract disease（FLUTD）を患う猫109例を調べたところ，そのうち細菌感染症だったのはわずか1例だったとされている[1]。しかし，加齢に伴いその罹患率は高くなる（図1）。ある研究では，細菌培養で陽性を示した猫は陰性を示した猫よりも有意に高齢だった[5]。猫の尿路感染症は年齢が上がるにつれ，ほかの疾患との関連によってその重要性を増す。

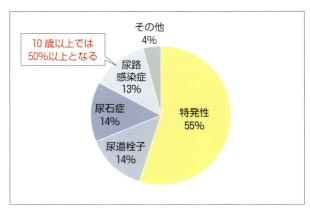

図1　猫の下部尿路疾患の内訳
尿路感染症は全体では少ないが，10歳以上では50%以上になる。

原因および病態

尿路感染症の成立には，猫の防御機構，病原体の性質および病原性，あるいはこれらの組み合わせが関与する。

1. 尿路感染症に対する生体の防御機構（図2）

尿路はさまざまな構造的および機能的機序によって細菌感染を防いでいる。まず，会陰部の皮膚常在菌叢は尿路感染症の病原菌のコロニー形成を抑制する。さらに尿道は長いため，細菌は簡単には膀胱に達しない。尿道内，とくにその中央部は排尿時に高い圧力がかかり，これによって細菌は洗い流される。膀胱近位の尿道粘膜には縦にひだが走っており，上行してきた細菌はここで捕捉される。膀胱の粘膜表層にはグリコサミノグリカン層があり，膀胱内に侵入した細菌の接着を抑制している。猫は尿濃縮能が高く，細胞にとって有害な尿素や有機酸が高濃度で含まれ，浸透圧も高いため，細菌は生育が難しい。膀胱よりも上部の尿路では，尿管の長さ，尿管の蠕動運動，膀胱からの逆流を防ぐ尿管膀胱開口部の構造，そして腎髄質の高浸透圧性が防御機構としてはたらいている。高齢になると

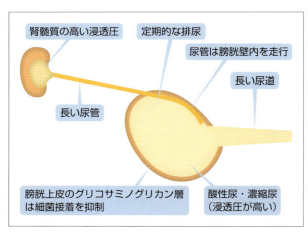

図2　細菌感染に対する尿路の防御機構

尿路感染症が多くなるのは，このような生体防御機構が低下するためと考えられる。高齢の猫では，とくに尿濃縮能が低下し，慢性腎臓病に罹患した場合にはさらに低くなる。慢性腎臓病を患う猫を対象に尿路感染症の有無を調査した研究では，79例のうち18例（22%）が細菌培養で陽性を示した[11]。ロジスティック回帰分析では，雌で年齢が1歳上がるごとに尿路感染症のリスクが2倍になると示されている[11]。

2. 原因菌およびその病原性

猫で認められる尿路感染症の病原菌は，多くが *Escherichia coli* である。近年行われた調査では，*E. coli* が約50％で，*Enterococcus* 属が約20％，*Staphylococcus* 属が約15％だったという[7,8]。これらの細菌が猫の生体防御機構を回避し，コロニーを形成して細菌毒素を産生し，組織へ侵入し組織傷害を引き起こすと，尿路感染症が発現する。一部の細菌（*Proteus* 属，*Corynebacterium* 属）はウレアーゼを産生するため，尿中の尿素がアンモニアに分解されて膀胱粘膜を傷害し，尿pHの上昇やそれに伴うストルバイトなどの結晶の発現を促進する。最もこれらのウレアーゼ産生菌感染は猫では少ない（1〜2％）[11]。猫では *E. coli* のなかでも，腸管外病原性大腸菌が原因となることが多い。猫の尿路感染症で分離された *E. coli* の80％以上がより病原性が強いタイプだったという報告があり，猫の尿路ではより病原性の強いタイプでないと生存できないと考えられている。なお，これらの猫は無徴候だった[5]ことから，猫では，感染が成立していても臨床徴候が現れない場合が多く，診断されることが少ないのではないかと考えられる。

3. 尿路感染症のリスク因子

前述のように，加齢に伴って尿路感染症の発生は増加する。ある調査では，無徴候性の尿路感染症を患う猫の年齢の中央値は14歳（0.8〜26歳），細菌培養が陰性だった猫は12歳（0.5〜18歳）で，前者のほうが有意に年齢が高いことがわかった[5]。年齢以外にもリスク因子が報告されており，別の調査では，多変量ロジスティック回帰分析によって，体重が少ないこと，尿比重が低いこと，尿道カテーテルが設置されていること，尿路の外科手術を受けていること，尿失禁がみられること，胃腸疾患，腎臓病があること，解剖学的異常があることが尿路感染症のリスクに含まれると判明した[9]。尿の細菌培養が陽性だった猫には雌が多く（雄7例に対し雌22例），尿比重が低く（陰性の猫が平均1.030であるのに対し平均1.022），慢性腎臓病の罹患率が高い（陰性の猫が46％であるのに対し68％）ということもわかっている[5]。慢性腎臓病以外では，尿路感染症の猫の10〜15％が甲状腺機能亢進症，糖尿病に罹患していた[5]。

猫では自然排尿時の採尿が難しく，尿道カテーテルによる採尿を行うことが少なくない。若齢の猫で認められる尿路感染症の多くは尿道カテーテルの挿入によって起こる。尿道閉塞の解除のために尿道カテーテルを設置した猫18例を調べたところ，48時間までに7例の猫が尿路感染症を発症し，10例は抜去後のカテーテルの先端から細菌が検出された[4]。若齢の猫では特発性膀胱炎が多いが，治療経過のなかで細菌性膀胱炎が認められた場合はカテーテル設置など医原性の要因を必ず考慮する。

臨床徴候

猫の尿路感染症は多くの場合無徴候である。徴候が現れる場合は，FLUTDでみられる徴候（血尿，頻尿，排尿障害，有痛性排尿困難，不適切な場所での排尿）が単独または組み合わさってみられる。

検査および診断

1. 尿検査

尿沈渣を鏡検し，細菌の存在や多数の白血球の出現が認められた場合は尿路感染症を疑う（図3，4）。正常な尿沈渣でも，400倍で1視野あたり0〜8個は白血球が認められる点に注意する。多量の白血球が出現している状態を膿尿という。膿尿の最も一般的な原因は尿路感染症であるが，尿路感染症でのみ生じるわけではないため，画像検査を組み合わせてほかの原因も調査すべきである。細菌の存在は尿路感染症を示すが，自然排尿やカテーテルによる採尿時，沈渣の作成時に混入する可能性もある。また反対に，尿路感染症に罹患しているが，尿沈渣中に細菌が認められないこともある（図5）。沈渣中の細菌の有無だけで尿路感染症の有無を確定すべきではない。膿尿を伴う細菌尿では，白血球が細菌を貪食している像がみられることもある。尿沈渣のグラム染色は細菌の同定，薬剤の選択には有効でないが，沈渣中の細菌の検出には有効である。

膿尿を伴わない（炎症反応が生じていない），無徴候の細菌尿が認められることもある。尿中の細菌は炎症を引き起こす可能性があるが，臨床的に健康な高齢の猫を対象に行われた調査では，無徴候の細菌尿が10〜13％の猫で認められ，治療しなくとも生存には影響しなかったことが明らかにされた[10]。

尿路感染症の証明には必ず尿培養を行う。膀胱穿刺によって採取された尿を用いるのが最も望ましい。カテーテル採尿でもよいが，細菌の混入が生じることを

図3 尿路感染症の猫から得られた尿沈渣
多量の桿菌および少量の白血球が認められる。

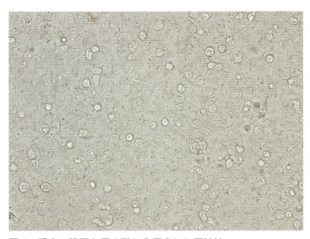
図4 重度の膿尿を呈す猫から得られた尿沈渣
非常に多量の桿菌および多量の白血球が認められる。

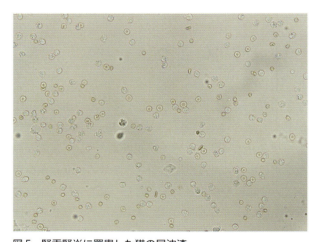
図5 腎盂腎炎に罹患した猫の尿沈渣
多数の白血球および赤血球が認められるが，細菌は確認できない。尿培養で陽性の結果が得られた。

理解しておく。細菌培養は必ず薬剤感受性試験と併せて依頼する。

2. 画像検査

持続性・難治性の尿路感染症がある場合には，必ず画像検査を行う。初回発生の場合には必ずしも必要ないが，時間的，経済的に余裕がある場合には実施する。結石，尿路の構造異常（異所性尿管，尿膜管遺残など），腎盂腎炎（腎盂の拡張），前立腺の異常，膀胱腫瘍（ポリープ，移行上皮癌など）が再発性または難治性の尿路感染症の原因となる。

治療

1. 基礎疾患の治療

糖尿病，甲状腺機能亢進症などの基礎疾患が原因となっている場合にはそれらを治療する。とくに尿糖の出現は尿路感染症のリスクとなる。ただし慢性腎臓病では，尿路感染症の予防に有効な治療手段はない。

2. 抗菌薬

尿路感染症に対する抗菌薬の使用に関して，適切なエビデンスとなる研究はほとんどない。猫の尿路感染症の主要な原因菌である E. coli は，イギリスでは約20％がクラブラン酸アモキシシリンに耐性を持ち，10％がフルオロキノロンに耐性を持っていたと報告されている[5]。ノルウェーで行われた調査では，E. coli の30％がアモキシシリンに耐性を持ち，5％がクラブラン酸アモキシシリンに耐性を持っていたが，エンロフロキサシンに対してはほとんど耐性を示さなかったと報告されている[6]。

耐性菌の増加を抑制するため，抗菌薬は闇雲に使用しないようにする。2016年の米国獣医内科学会 American College of Veterinary Internal Medicine（ACVIM）では，国際伴侶動物感染症学会 International Society For Companion Animal Infectious Diseases（ISCAID）から尿路感染症に対する抗菌薬使用のガイドラインが報告された[9]。尿路感染症に対しては必ず培養結果によって薬剤を選択するが，その結果が出るまでの最初の選択薬はアモキシシリン11〜15 mg/kg，bid，3日間（またはクラブラン酸アモキシシリン12.5〜25 mg/kg，bid）にすべきとした。アン

ピシリンの経口投与は生物学的利用能が低いために推奨されない。ニューキノロン系の抗菌薬は基本的には第一選択薬として使用すべきではないとされている。犬では，トリメトプリム・スルホンアミドまたは高用量のエンロフロキサシンの3日間の投与が尿路感染症の治療に有効で，βラクタム系の抗菌薬の2週間の投与と同等の効果を示したことが報告されている。しかし，猫ではエンロフロキサシンの高用量投与は網膜毒性を示すため，このような使用法は推奨されない。

無徴候の細菌尿に対する抗菌薬の使用の是非は議論されている。前述のように，無徴候で炎症を伴わない細菌尿は治療しなくとも生存には影響しなかった[10]。そのため，無徴候の細菌尿が認められた場合には，経過観察（膿尿，膀胱炎に移行しないかどうか）にするか，あるいは尿培養の結果が出てからのみ治療を開始すべきだろう。

3. 止血薬・抗炎症薬

尿路感染症，とくに細菌性膀胱炎に対するトラネキサム酸などの止血薬やプレドニゾロンの投与は，治療にはほとんど効果がないため行うべきではない。トラネキサム酸は線溶系であるプラスミンを抑制するため，線溶系亢進が関与する出血でしか効果がない。さらに膀胱内で凝血を起こしやすく，血餅から尿道閉塞を引き起こす可能性もある。

4. 食事・飲水

尿路感染症に効果のある療法食はない。細菌感染により尿pHが上昇し，ストルバイト結晶が出現していたとしても，尿石症用の療法食に変更する必要はない。

排尿量および排尿回数の増加は尿路に存在する細菌の物理的な洗い出しになるため，飲水量を増加させることは有効である。猫で飲水量を増やすには，理想的にはウェットフードのみを給与するとよいが，少なくとも摂取の50％以上をウェットフードにすることが推奨される。ナトリウム含有量を増加した食事は飲水量を増やすため，このような食事も試みる価値はある。

予後

再発性，難治性の尿路感染症の場合には，再度リスク因子の評価，尿培養の実施（必要とあらば真菌培養も）が必要になる。人では，クランベリーが膀胱壁への E. coli の接着を抑制し，尿路感染症の発生を減少させることがわかっている。筆者らが少数の猫で行った研究では，クランベリーサプリメントの投与によって，43％で細菌尿の改善が認められ，尿pHを中性化させた[12]。

[宮川優一]

■参考文献

1) Buffington CA, Chew DJ, Kendall MS, et al. Clinical evaluation of cats with nonobstructive urinary tract diseases. *J Am Vet Med Assoc*. 210: 46-50, 1999.
2) Dru Forrester S, Roudebush P. Evidence-based management of feline lower urinary tract disease. *Vet Clin North Am Small Anim Pract*. 37: 533-558, 2007. doi: 10.1016/j.cvsm.2007.01.009
3) Gerber B, Boretti FS, Kley S, et al. Evaluation of clinical signs and causes of lower urinary tract disease in European cats. *J Small Anim Pract*. 46: 571-577, 2005. doi: 10.1111/j.1748-5827.2005.tb00288.x
4) Hugonnard M, Chalvet-Monfray K, Dernis J, et al. Occurrence of bacteriuria in 18 catheterised cats with obstructive lower urinary tract disease: a pilot study. *J Feline Med Surg*. 15: 843-848, 2013. doi: 10.1177/1098612X13477414
5) Litster A, Moss S, Platell J, et al. Occult bacterial lower urinary tract infections in cats-urinalysis and culture findings. *Vet Microbiol*. 136: 130-134, 2009. doi: 10.1016/j.vetmic.2008.10.019
6) Lund HS, Skogtun G, Sørum H, et al. Antimicrobial susceptibility in bacterial isolates from Norwegian cats with lower urinary tract disease. *J Feline Med Surg*. 17: 507-515, 2015. doi: 10.1177/1098612X14550171
7) Martinez-Ruzafa I, Kruger JM, Miller R, et al. Clinical features and risk factors for development of urinary tract infections in cats. *J Feline Med Surg*. 14: 729-740, 2012. doi: 10.1177/1098612X12451372
8) Puchot ML, Cook AK, Pohlit C. Subclinical bacteriuria in cats: prevalence, findings on contemporaneous urinalyses and clinical risk factors. *J Feline Med Surg*. Epub ahead of print, 2017. doi: 10.1177/1098612X16688806
9) Weese JS, Giguère S, Guardabassi L, et al. ACVIM consensus statement on therapeutic antimicrobial use in animals and antimicrobial resistance. *J Vet Intern Med*. 29: 487-498, 2015. doi: 10.1111/jvim.12562
10) White JD, Cave NJ, Grinberg A, et al. Subclinical Bacteriuria in Older Cats and its Association with Survival. *J Vet Intern Med*. 30: 1824-1829, 2016. doi: 10.1111/jvim.14598
11) White JD, Stevenson M, Malik R, et al. Urinary tract infections in cats with chronic kidney disease. *J Feline Med Surg*. 15: 459-465, 2013. doi: 10.1177/1098612X12469522
12) 高橋真理，宮川優一，遠藤博明ほか. 猫におけるクランベリーエキス含有サプリメントの有効性に関する検討. 第2回日本獣医腎泌尿器学会学術総会2009抄録集. 2009, pp37-38.

泌尿器疾患

3.11 尿石症

発生疫学

猫の結石症は，90％以上をストルバイト結石，シュウ酸カルシウム結石が占める。ほかにシスチン結石，尿酸塩結石，プリン結石，混合結石などがある。

猫の上部尿路結石の症例数はここ20年で増加しており[26, 32]，尿管結石のうち98％以上がシュウ酸カルシウム結石であったと報告されている[14, 32, 33, 34, 42]。

下部尿路結石の割合は，ストルバイト結石，シュウ酸カルシウム結石ともにほぼ40％程度，またはシュウ酸カルシウム結石のほうがやや多い傾向となっている[25, 29, 70]（図1，表）。年齢によって結石の種類は変遷し，8歳まではストルバイト結石が優勢であるが，10歳以降はシュウ酸カルシウム結石が優勢となる傾向がある[68]。

ストルバイト結石には非感染性と感染性があり，猫はほとんどが前者である[59]。非感染性は1〜10歳，感染性は1歳未満〜10歳以上と広い年齢層で発生する[22]。非感染性の好発年齢は6〜8歳である[59, 64]。雌での発生が多いとされるが[14, 28]，雌雄ほぼ同程度との報告もある[59]。ペルシャ，ロシアンブルー，アビシニアン，シャム，ヒマラヤンなどに好発するとされ，雑種での発生も多い。ストルバイト結石と診断された猫の尿pHは平均6.9±0.4との報告があり[53, 63]，尿pHが高いと発生しやすい。

シュウ酸カルシウム結石は高齢での発生が多いといわれてきたが[40, 41]，1歳未満での発生も増えている。アメリカン・ショートヘアや，ペルシャ，ノルウェージャン・フォレスト・キャットなどの長毛種に好発するとされ，雑種での発生も多い。尿pHが低いと発生しやすい。

これら2つ以外の結石に関する情報は少ない。シスチン結石は近位尿細管での再吸収障害と腸管輸送の変化が原因であると考えられており[18, 50]，遺伝的要因

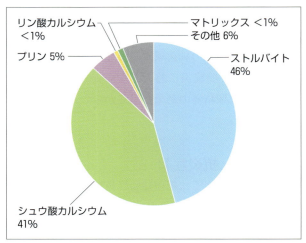

図1　猫の尿路結石のミネラル組成
（文献29をもとに作成）

も関与しているようである[48]。尿酸塩結石は4〜7歳，避妊・去勢猫の膀胱または尿道内に発生しやすく[4]，好発猫種としてエジプシャン・マウ，バーマン，オシキャットが挙げられる[28]。ほかの結石と違い，アメリカン・ショートヘア，ペルシャ，アビシニアンでの発生は少ないといわれている[4]。プリン結石の猫における発生は比較的少ない。

いずれも，食事の成分，尿pH，食事回数などが複雑に関与して発生する。

臨床徴候

膀胱結石や尿道結石では，しぶり，頻尿，血尿が認められる。悪化すると食欲不振や元気減退などを呈す。完全な両側尿管閉塞や尿道閉塞では，腎後性腎障害の臨床徴候が急激に発現する。尿毒症に陥ると，嘔吐，下痢，脱水，沈うつ，口臭，腹痛，乏尿（<0.27 mL/kg/hr），無尿（<0.07 mL/kg/hr）を呈し，さらに進行すると虚脱，ショック，痙攣，徐脈や不整脈

表 日本における猫の尿石の組成別発生率の割合

結石の種類	症例数(件)	割合(%)[5]
シュウ酸カルシウム(一水和物および二水和物)[1]	1,148	42.8
リン酸アンモニウムマグネシウム(ストルバイト)[1]	1,089	40.6
複合[2]	188	7.0
尿酸塩[1]	121	4.5
混合[3]	23	0.9
リン酸カルシウムハイドロキシアパタイト[1]	9	0.3
キサンチン[1]	8	0.3
ピロリン酸カリウムマグネシウム[1]	7	0.3
リン酸カルシウム炭酸アパタイト[1]	6	0.2
シリカ[1]	5	0.2
シスチン[1]	2	<0.1
リン酸水素カルシウム[1]	1	<0.1
その他[4]	77	2.9
計	2,684	100

[1]：主成分の70%以上が表中のミネラル成分で構成される尿石．
[2]：識別可能な内層を持ち，複数の異なるミネラルタイプの層を持つ尿石．
[3]：層状構造が認められず，尿石中のどのミネラル成分も70%に満たない尿石．
[4]：異物が混入している尿石，細胞成分が主体，解析不能であった検体も含む．
[5]：小数点以下第2位を四捨五入しており，合計しても必ずしも100%とはならない．
(文献70をもとに作成)

などがみられる[34, 35]。

片側性の尿管閉塞では特徴的な臨床徴候がみられないため，間欠的な食欲や元気の減退，尿管炎による腰痛または腹部痛や発熱など，閉塞に関連する徴候が実は存在していたにもかかわらず見過ごされてしまうことがある．発見時には，尿管閉塞のある側の腎機能が落ちている可能性が高いので注意する．

検査および診断

どのような全身状態で来院するかによって検査の手順を考える．血尿などの軽度な臨床徴候のみであれば尿検査から開始するのが一般的であるが，排尿障害がある場合は，腎後性腎障害によって臨床徴候が急速に進行し重篤となるため，身体検査と同時に血液検査を先行させ，緊急対応の必要性を確認する．

1．身体検査

臨床徴候の開始時期，排尿回数，一回排尿量，尿の色やにおいの変化の詳細な聴取は，その後の検査や治療の方針を決めるうえで重要である．

片側性の尿管閉塞の場合，体重が緩徐に減少している場合もあるため，これまでの体重がわかっているならば変化を確認する．両側尿管閉塞や尿道閉塞が疑われ，とくに虚脱状態の場合，可視粘膜色，毛細血管再充満時間(CRT)，股動脈の触知(血圧60 mmHg以下では触知不可)により，簡易的に血圧を把握する．陰部や包皮周囲の尿汚れや異臭の有無，膀胱や腎臓の大きさ，形状，硬さの異常を触診により調べる．無尿状態にもかかわらず尿貯留が少なく，膀胱が柔らかい場合は，尿管閉塞が疑われる．一方，膀胱が拡張して硬い場合は，尿道閉塞の可能性が高い．片側性の尿管閉塞の場合，片側腎のみが腫大または萎縮していることもある．猫が触診を嫌がるときは，痛みを伴っている可能性もある．また，慢性の尿管炎の場合には，炎症に関連すると考えられる軽度の貧血を伴っていることがあるため，可視粘膜も確認する．

2．尿検査

採尿は経皮的穿刺法が最も望ましい．とくに薬剤感受性試験や細菌同定を実施する場合には，コンタミネーションを防ぐため，できる限りこの方法で採尿する．ただし，膀胱内に腫瘍を疑う病変が存在し，穿刺により腫瘍を播種させる可能性がある場合や，猫が暴れるなどのリスクがある場合は，自然排尿法，カテーテル法などを用いる．穿刺法では，穿刺時に血液が混入するなど，アーティファクトが生じる可能性に留意しておく．

採尿後はできる限り早急に，遅くとも30分以内には検査に供する[36]．それ以上経過した尿の値は参考値

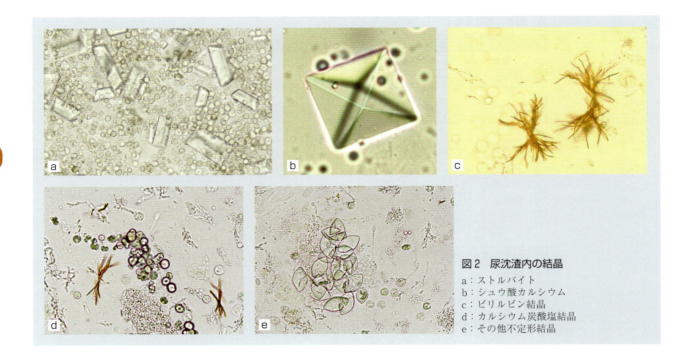

図2　尿沈渣内の結晶
a：ストルバイト
b：シュウ酸カルシウム
c：ビリルビン結晶
d：カルシウム炭酸塩結晶
e：その他不定形結晶

としたほうがよい場合もある。長時間経過した尿では，本来なかった結晶が析出する可能性，細菌によりpHが変化する可能性を考慮に入れる[51, 60]。家族が自宅で採った尿を検査する際には，採尿時の状況，採尿後の経過時間，来院時までの保存法などを聴取しておく。

　色やにおい，混濁の有無などを観察したのち，尿比重，尿蛋白，尿糖，pHを調べる。尿試験紙を用いる際は，経過時間を正確に守って判定する。結晶成分の濃度が高いと結晶や結石の形成を助長するため，尿比重にも気を配る。とくにシュウ酸カルシウムの場合は，患者が腎機能障害などほかの疾患を併発していない限り，尿比重は1.040以上であるといわれている[7]。尿路結石のある症例は尿中のシリコン濃度が高く，猫の尿路結石のバイオマーカーになる可能性を示唆した報告がなされたが，尿中シリコン濃度をルーチンに測定できる状況ではない[62]。尿沈渣においては，結晶（図2），血球，細胞，細菌の有無や形態学的な判定をする。結晶はいくつかの種類が混在していることもある。尿路に結石が存在していても尿検査では結晶が認められない場合も，その逆の場合もある。結石が存在する猫の50％以下でしか結晶が観察されなかったという報告もある[7]。感染誘発性結石が疑われる場合には，必ず薬剤感受性試験を実施する[55]。

3．血液検査

　血液検査（CBC）と血液化学検査を実施する。排尿がほとんど認められず，血中尿素窒素（BUN）や血中クレアチニン濃度（Cre），血中カリウムイオン（K^+）濃度が上昇していたら，完全な尿路閉塞（両側尿管閉塞や完全な尿道閉塞）を疑う。閉塞後の経過時間によるが，高カリウム血症は致死的な状態に陥いる可能性があるため，早急な対応をとる。

　片側性の尿管閉塞，膀胱内結石，尿道内の不完全閉塞では，腎機能に問題がなければBUN，Creに変化は認められない。尿路の感染や炎症により白血球数は上昇することがあるが，下部尿路の感染においては大きな変化を示さないことも多い。慢性的な炎症（重度の尿管炎や膀胱炎）が存在する場合には，再生像の乏しい貧血が認められることもある。

　尿検査でカルシウム結石や結晶が多く認められる場合，まれに高カルシウム血症が存在することがある。高カルシウム血症を引き起こす基礎疾患が存在する場合にはその治療が必要である[24, 47]。

4．X線検査

　ミネラル成分の密度により透過性が変化するため，単純X線検査では描出されない結石も存在する。シュウ酸カルシウム結石は透過性が低く，結石が小さくても比較的描出しやすい（図3）。ストルバイトの透過性は中程度，尿酸塩結石は高い。

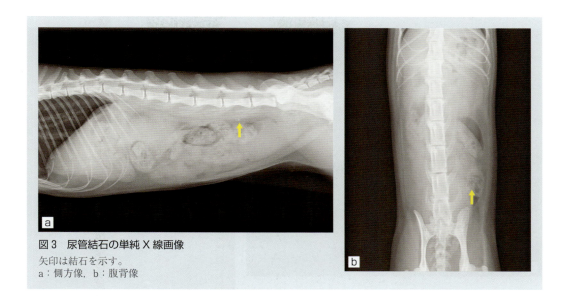

図3　尿管結石の単純X線画像
矢印は結石を示す。
a：側方像，b：腹背像

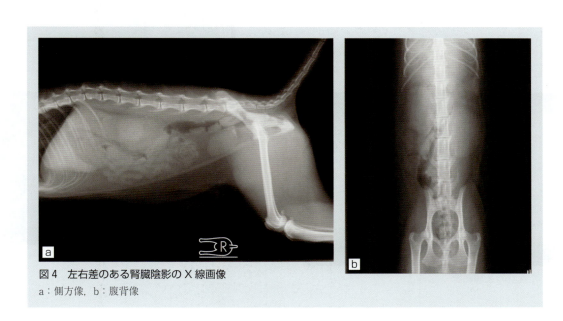

図4　左右差のある腎臓陰影のX線画像
a：側方像，b：腹背像

　閉塞性病変による水腎症や，代償性肥大がある場合には，腎臓の陰影は正常よりも大きくなっているか，左右差が認められる（図4）。片側性尿管結石で，閉塞から長期間経過した腎臓は萎縮していることが多い。

　尿道閉塞（図5）が存在する場合には，膀胱は大きく拡張している（図6）。

　X線不透過性が高いシュウ酸カルシウム結石でも，1mm以下の尿管結石は単純X線検査では描出されないことがほとんどである。その場合は，排泄性尿路造影検査や経皮的腎盂造影検査などを実施して閉塞部位を確定する[3, 57]。排泄性尿路造影検査には，腎臓への影響が少ないイオヘキソールを用いるとよい。イオヘキソールは尿への排泄が遅れると胆汁へ排泄されるため，閉塞性病変がある症例や腎機能が低下している症例には用いやすい。ただし，腎機能に加え肝機能も低下している症例には，排泄性尿路造影は禁忌である。経皮的腎盂造影検査は腎臓へのダメージを最小限にできるが，鎮静や麻酔が必要なため，緊急的に腎瘻チューブを入れた場合以外，状態が悪い症例に実施することはほとんどない。

　膀胱内の結石が単純X線検査で明瞭に描出されない場合は，逆行性尿路造影検査（陽性または陰性造影，二重造影）を実施する場合もある。しかし，猫は陰性造影検査によって，尿管の空気塞栓のリスクが高まるといわれている。超音波検査が進歩していることもあり，膀胱結石に対して造影検査を行う機会は減っ

泌尿器疾患

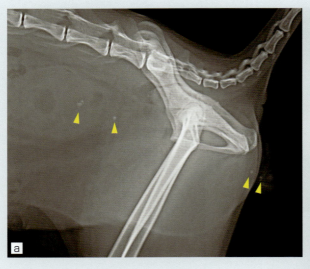
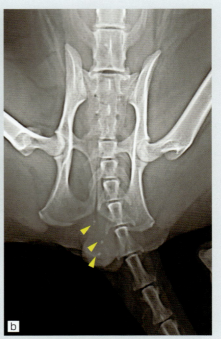

図5　尿道結石のX線画像
膀胱および尿道に結石(矢頭)が認められる。
a：側方像，b：腹背像

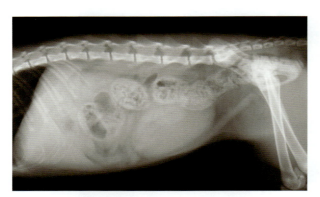

図6　拡張した膀胱のX線画像

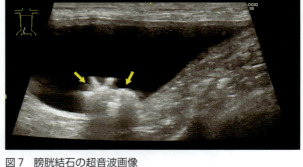

図7　膀胱結石の超音波画像
膀胱内に結石(矢印)が認められる。

ている。

5. 超音波検査

　超音波検査は，泌尿器の構造的変化，結石などの描出に最も適している。膀胱内の結石や腫瘤，尿，膀胱壁などがとても明瞭に描出される(図7)。場合によっては，X線検査でも発見できない小さな尿管結石が発見されることもある(図8)。
　経皮的穿刺法による採尿も超音波ガイド下で安全に実施することができる。

6. その他

　尿管結石や尿管の肉芽腫性病変において，尿管が拡張している部位は超音波検査で確定可能である。しかし，その閉塞部位よりもさらに尾側に，小さな結石が

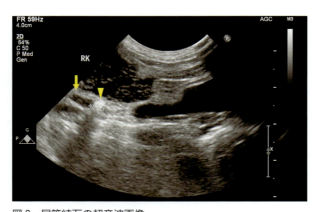

図8　尿管結石の超音波画像
尿管の拡張(矢印)と尿管結石(矢頭)が認められる。

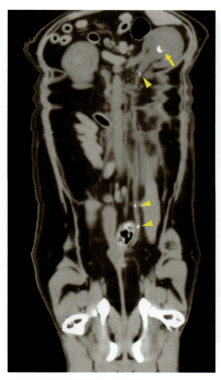

図9　尿管結石症例のCT画像
尿管内に結石（矢頭）が認められる。腎盂にも結石がある（矢印）。

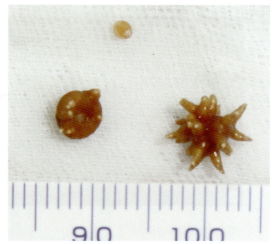

図10　摘出したシュウ酸カルシウム結石
摘出した結石は成分の鑑定に出す。

存在していることもあり，見落とす危険性が高い。そのような見落としを減らし，手術時の取り残しを予防するために，筆者はコンピュータ断層撮影（CT）検査を推奨している（図9）。放置された結石はたとえ小さくても尿管を損傷し，ほとんどが慢性肉芽形成の原因となるためである[26, 37]。近年は，猫の尿管結石のほとんどがカルシウム結石であるため[14, 32, 33, 34, 42]，造影剤なしで描出ができる場合が多い。

治療

1. 外科的治療

シュウ酸カルシウム結石のような溶解不可能な結石に対しては外科的治療が優先される。いずれの場合も，摘出した結石は成分鑑定に出す（図10）。

(1) 腎結石

腎結石を摘出する方法として，腎切開と腎盂切開がある。腎切開は，腎盂内の結石が巨大な場合，複数の結石が存在する場合などに行う。腎盂切開は小さな切開でも取り出せるような大きさの結石の場合に行う（図11, 12）。

腎臓へのダメージは，切開だけでなく，腎動静脈のクランプによる虚血からも生じる。ダメージを最小限にするためには，事前に結石の位置や数をある程度確定しておく必要がある。クランプは5分以内とし，結石の除去に時間を要する場合には5分ごとに一度クランプをはずして軽く再還流する。クランプの装着と抜去の順番も重要で，装着する際には動脈を先，静脈を後に，はずす際には，静脈からはずす。これによって，腎臓実質へ加わる血流による圧負荷を最小限にすることができる。実質の切開，虚血，圧負荷，麻酔などの影響によって腎臓機能は一時的に低下し，回復までには4週間程度かかるといわれている[23, 30]。そのため，腎切開は片側ずつ行い，先に切開した腎臓の機能がある程度残存していることを確認してからもう一方に実施する。

筆者らは左右それぞれの腎機能を腎シンチグラフィにて測定することがある。しかし，現状では一般的にできる検査ではない。イオヘキソールやイヌリンのクリアランスから左右の腎臓を合わせた糸球体濾過量を算出することはできるが，腎切開や腎摘出する際に，対側の腎機能が残存しているかどうかを知りたい場合には，そのような検査は不向きである。暫定的に腎機能を反映する検査として，静脈尿路造影検査を行うこともある。造影剤投与後から規定された時間ごとに撮影し，造影剤の排泄度合いを正常と比較する（図13）。しかし，この方法は定量的ではないため，機能低下（造影剤排泄遅延）があるかどうかを示唆するのみである。超音波検査では構造や血流が正常にみえる場合でも，排泄性尿路造影検査で排泄の遅延がみられる

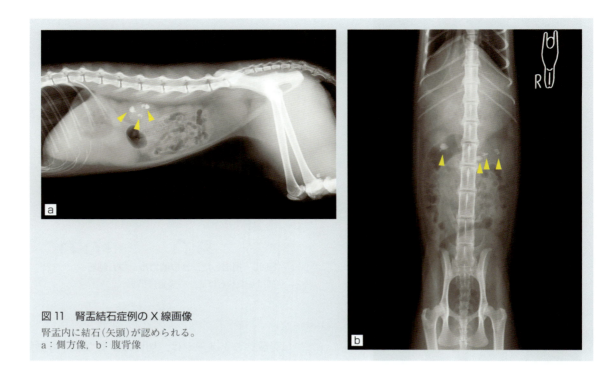

図11 腎盂結石症例のX線画像
腎盂内に結石(矢頭)が認められる。
a：側方像，b：腹背像

症例は存在する。

(2)尿管結石

尿管結石を摘出する方法として，おおまかに，尿管切開術，尿管尿管吻合(部分切除)術，尿管膀胱吻合術がある。対側の腎機能が残存しているならば腎摘出術も選択肢のひとつとされているが[30]，尿管結石は再発率が高いため，残された側の尿管が閉塞した場合に致命的となるおそれがある。若齢で発生し，尿管結石が存在する側の腎機能が少しでも残っているのであれば避けるべきである。また，猫では，相当に尿管が拡張していない限り，結石を腎盂に押し戻して腎盂切開で摘出することも難しい。

猫の尿管は犬と比較して非常に細く，線維化しやすい。尿管炎のみで線維化や肉芽がなければ尿管切開で結石を摘出することができる(図14a)。切開部位は，ナイロンやプロリンなどの非吸収性モノフィラメント糸で縫合する。縦に切開したものをそのまま縫合するか，あるいは横に展開して縫合する(図14b)。後者のほうが，内腔を広く形成できる。筆者は尿管の拡張や尿管炎による肥厚の程度にあわせ，非吸収性モノフィラメント糸の9-0または8-0を使用することが多い。結石が通過した後に尿管が慢性肉芽を形成し，閉塞していることも多く，その場合には，その部位を切除して端々吻合する必要がある。わずかに内腔が開存していたとしても，尿管が硬く線維化がはじまっているよ

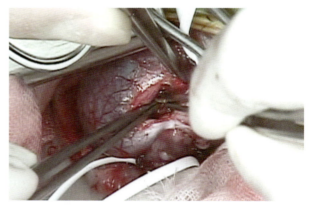

図12 腎切開にて結石を摘出している様子

うな場合は，将来的に閉塞することが多いため，切除しておいたほうがよい(図15)。

切除部位が膀胱に近ければ，尿管膀胱新吻合術(図16)を行うと術後の閉塞の可能性が低くなる[10]。

猫では2〜3cmであれば尿管を切除可能である。それ以上切除が必要な場合は，腎臓を剥離して尾側へ固定(腎臓腹壁固定)する方法(図17)や，膀胱弁を形成してその先端に尿管を吻合する方法(図18)を同時に実施する。

猫の尿管は，結石による痛み，肉芽の形成，手術などによって，蠕動運動が停止する。犬の尿管は蠕動が停止しないことも多く，尿管結石が存在しても尿を膀胱へ運搬できるが，猫の尿管は蠕動運動が止まると運搬できなくなることが多い。これにより腎臓への腎後

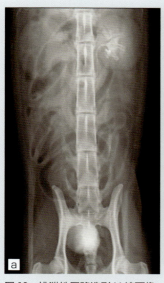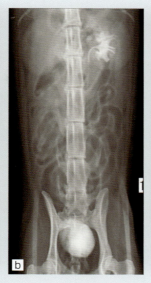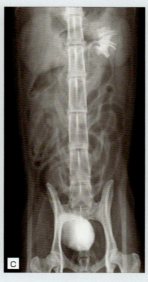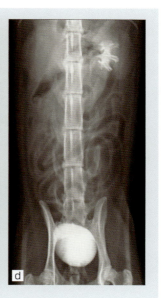

図13 排泄性尿路造影X線画像
左腎は排泄時間が遅延していることに加え，右腎はまったく描出されず，機能がほぼないことを表している。
a：5分後，b：10分後，c：15分後，d：30分後

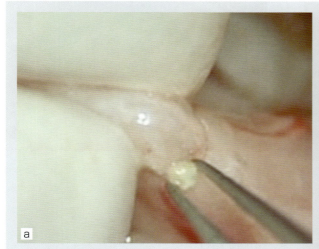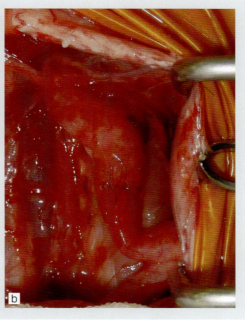

図14 尿管切開術
a：尿管切開により結石を摘出。
b：縦切開した部位を横に縫合して，内腔を拡張させた尿管。尿管炎が重度である。

性障害も助長されると考えられるため，尿管の手術時には，腎瘻チューブを設置するべきである[56]。術後7～10日で，尿管の蠕動運動は再開する。自然排尿が認められた段階で，筆者は腎瘻チューブを抜去している。抜去する前に腎瘻チューブから造影剤をごく少量注入し，透視または単純X線撮影により尿管の開存性や尿管の蠕動運動の再開を確認している（図19）。腎盂や尿管の拡張は疼痛を伴うため，造影剤は滅菌生理食塩液で倍に希釈し，体温と同程度まで温め，少量のみ投与する。実際の投与量は1mL未満であることが多い。尿管手術や腎瘻チューブの詳細な手技に関しては『伴侶動物治療指針 Vol.5』「尿管閉塞に対する外科治療」[67]を参照されたい。

そのほかの方法として，尿管ステントや皮下尿管バイパス subcutaneous ureteral bypass（SUB）などのデバイスも多く用いられるようになってきた[9, 46]。簡便に行える方法であるが，これらによる再閉塞，上行性感染による腎盂腎炎，尿管の石灰化などの報告もされている[46, 65]。ある程度の高齢の猫であれば適応になると考えるが，1～2歳の症例に対しては，何度も抜

泌尿器疾患

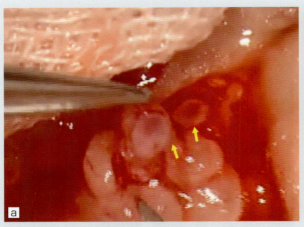
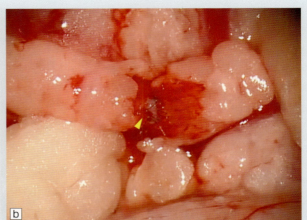

図15　尿管切除術
a：尿管切除後の断端（矢印），b：吻合後（矢頭）。

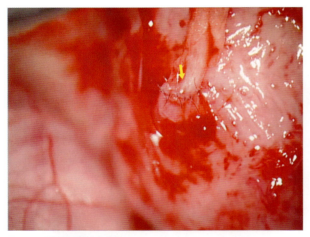

図16　尿管膀胱新吻合術
尿管と膀胱粘膜を吻合したところ（矢印）。

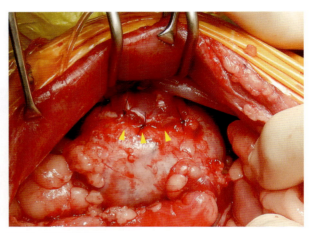

図17　腎臓腹壁固定
腎臓を腹壁に縫合している（矢頭）。

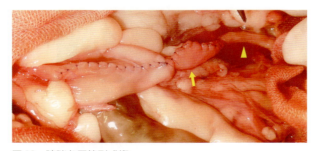

図18　膀胱弁尿管形成術
膀胱弁（矢印）を形成し，そこに尿管（矢頭）を吻合する。

去，再設置といった対応が必要なこともあるので，できる限り前述のような解剖学的整復を実施することをお勧めする。体外衝撃波砕石術による尿管結石の破砕は，猫では推奨されていない[2]。

(3) 膀胱結石

膀胱背側頸部には尿管や神経，血管など重要な組織が集中しているため，この部位を避けて切開し，膀胱結石を摘出する。筆者は膀胱尖部付近の血管が比較的少ない部位を用いている。2〜4点の支持糸をおき，そのあいだを結石の大きさにあわせて切開する。膀胱は膨張するため，それほど大きく切開しなくても結石を摘出できることが多い。切開部の縫合には層別二層縫合法を実施するため，先に漿膜と筋層を切開し，粘膜だけ別に分離しながら切開する（図20）。これにより縫合時に的確な縫合が可能となり，縫合部位もきれいに，治癒も早くなる。粘膜は連続縫合で，筋層と漿膜は一緒に単純結節縫合する。縫合には吸収性モノフィラメント糸を用いる。糸の太さは，粘膜の厚さや炎症の程度にもよるが，筆者は粘膜に4-0または5-0を，筋層と漿膜に4-0を用いることが多い。膀胱カ

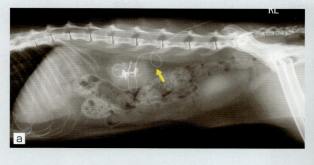

図19 腎瘻チューブからの腎盂造影X線画像
抜去前に腎瘻チューブ（矢印）から造影剤を投与し，膀胱へ流れることを確認。
a：側方像，b：腹背像

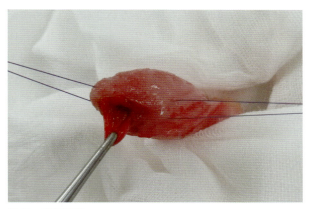

図20 膀胱切開
鑷子で把持しているところが膀胱粘膜である。

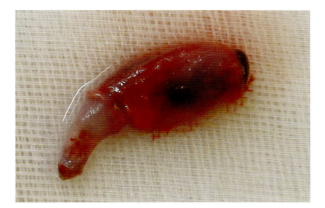

図21 尿道損傷により摘出した陰茎
壊死が認められる。

テーテルの設置に関しては諸説あるが，筆者は2～3日間は設置して，人肌に温めた滅菌生理食塩液で1日1回程度，膀胱洗浄している。

(4)尿道結石

結石による尿道閉塞は一般的に雄に発生する。

閉塞を解除するには，尿路水圧推進法によって塞栓子を膀胱へ押し戻し，膀胱切開する方法が最も簡単であるが，無理に押し戻そうとすると，尿道を損傷させる可能性があるため注意する（図21）。細径内視鏡による摘出は猫では適応とならない。猫では砂粒状物や炎症産物が塊状となった塞栓子が多いため，塞栓子を膀胱へ戻し，カテーテルを留置して尿道の腫脹が治まるまで内科的治療を続けることで解消することもある。塞栓子を除去した後に，閉塞していた部位が線維化により狭窄することもある。

狭窄が生じた症例や閉塞を繰り返す症例では会陰尿道造瘻術を実施する。筆者は包皮粘膜を利用した方法を用いている[68]。手順は以下のとおりである。

①陰茎背側の包皮と皮膚を同時に切開し，陰茎を露出させる。

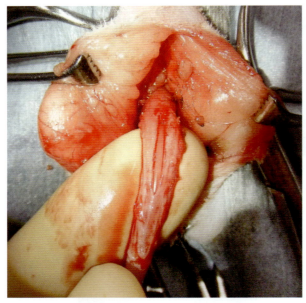

図22　尿道切開
塞栓部位の背側を切開する。

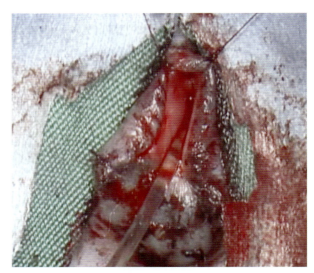

図23　会陰尿道造瘻術後

②包皮と陰茎接合部で，包皮を全周性に切離する。
③陰茎靱帯や坐骨海綿体筋を剥離して骨盤から陰茎をフリーにし，尿道球腺が確認できる位置まで陰茎を尾側へ牽引する。
④陰茎後引筋を剥離して，カテーテルを挿入していればそのカテーテルを視認できるまで切開し，カテーテルが設置できなかった場合には，塞栓子のある部位の背側を尖刃のメスにて鋭性に切開することで，尿道粘膜まで切開できていることを確認する（図22）。
⑤鋭利なよく切れる鋏で尿道球腺まで切開を拡げる。
⑥陰茎先端を結紮して切除し，陰茎を包皮粘膜の内側基部に固定する。
⑦包皮粘膜の中央に切り込みを入れV字に形成し，これを左右にわけて，内側を尿道粘膜と包皮粘膜，外側を包皮粘膜と皮膚でそれぞれ連続縫合する。

縫合面のあいだに皮下脂肪が挟まると炎症が起こり狭窄の原因となることがあるようなので，⑦の過程では脂肪を挟まないよう，粘膜同士，または包皮粘膜と皮膚を確実に視認して縫合を進める（図23）。縫い合わせた包皮の上端のあいだに幅がある場合には，1糸または2糸ほど単純結節埋没縫合を入れることもある。筆者は5-0または6-0の吸収性モノフィラメント糸のポリジオキサノンを用いている（「3.8　尿道閉塞」も参照）。

2. 内科的治療

(1) 尿管結石

尿管閉塞の場合，癒着していない2mm以下の塞栓子は，輸液や利尿薬で押し流すことができるといわれている[17]。さらに，猫ではグルカゴン（0.1 mg/head, IV, bid）の投与によって尿管平滑筋が弛緩して，結石の移動が促進されると報告されている[21]。α遮断薬（プラゾシン，タムスロシン）[65]，アミトリプチリン[1]，マンニトールなどが同様の効果を期待して用いられることもある。ただし，内科的治療を行った完全または不完全尿管閉塞の猫のうち，1カ月後に尿毒症が改善したのは30%のみで，残りの70%は変化しなかったか，悪化したとの報告がある[34]。この報告では，内科的治療のみが行われた場合の生存率（52例）は，治療開始1カ月で44%，1年で29%（1カ月間生存した症例のうちの66%）であったのに対して，外科的治療を実施した場合（89例）は，治療後1カ月で80%，1年で73%（1カ月生存した症例のうち91%）だった[34]。さらに，完全閉塞の猫で内科的治療から開始し，尿毒症徴候の悪化後に外科的治療を行った場合での致死率は20%に達することが報告されている[34]。尿管結石を除去すると，腎機能の維持が可能であったとの報告もあり[34]，内科的治療の導入とその期間，外科的治療開始の適切な時期を把握することが非常に重要である。

(2) 尿毒症

尿管閉塞や尿道閉塞により高カリウム血症となった場合は，レギュラーインスリン0.5～1 U/Kgと50％ブドウ糖液1～2 mL/kgを静脈投与し（GI療法），ブドウ糖と一緒にK^+を細胞内に取り込ませ，一時的に血中K^+濃度を低下させる。血中K^+濃度が高いほど低血糖になる危険性が高まるため，K^+濃度と一緒に血糖値をこまめに測定する。さらに，K^+に拮抗させるため，8.5％グルコン酸カルシウムを0.5～1 mL/kgで緩徐に静脈内投与する。過剰投与により不整脈が出る恐れがあるため，心電図などでモニタリングする。血中K^+濃度が少しでも低下したら，腎瘻チューブの設置や尿道閉塞の解除などの回避策を実施し，閉塞を解除したのちに集中して内科的治療を開始する。尿毒症物質や電解質の不均衡による合併症が起きないように，はじめは短い間隔でBUN，Cre，電解質などを測定し適切な輸液を行う。感染がある場合には薬剤感受性試験や細菌同定を行い，適切な抗菌薬を投与する。一般的に低いpHの尿では，細菌感染の可能性は低い。

(3) 食事管理

ストルバイト結石やシスチン結石，尿酸塩結石のように，尿pHの適正な管理によって溶解する結石に関しては，結石が巨大，または結石に伴う重度の膀胱炎がない限り，食事管理などで溶解を試みる。シュウ酸カルシウム結石など溶解しない結石は外科的治療後に食事療法を開始する。

①ストルバイト結石

ストルバイト結石は尿中のマグネシウム，アンモニア，リンの量と尿pHとの兼ね合いで形成されやすくなる[11, 12]。そのため，マグネシウムやリン，アンモニアの尿中排泄量を制限し，尿を酸性化させる療法食を与える[8, 12, 53, 66]。頻回に分けて食事を与えるほうが，尿が酸性化しやすい[20]。感染性のストルバイト結石では，細菌同定，薬剤感受性試験を実施し，的確な感染制御を実施することから開始する。

②シスチン結石

シスチン結石の治療には，尿中シスチン濃度を低下させること，食事中のアミノ酸含量を低下させること，pHを高く（>7.2）維持することが必要とされている。猫では腎臓病用療法食の給与により再発が予防できたといわれている。

③シュウ酸カルシウム結石

シュウ酸カルシウム結石の最大のリスク因子は高カルシウム尿である。尿の酸性化は，尿中へのカルシウムの排泄を促進し，高カルシウム尿の要因となる[8]。尿pHの低下は結晶化を阻害するクエン酸などの機能と濃度を減少させるため，尿pHを下げる作用のある塩化アンモニウムや動物性蛋白質の過剰摂取に注意する[15]。猫では，酸化マグネシウムを食事に加えるとカルシウム排泄量を低下させ，尿をアルカリ化させるが，塩化マグネシウムでは尿の酸性化を促進するので注意する[12]。また，リンの摂取不足はビタミンDを活性化させ，消化管からのカルシウム吸収によって高カルシウム尿を招来するため，シュウ酸カルシウム結石を生じる猫では，食事中のリンを制限すべきではない[38, 39, 59, 64]。なお，過剰なリンの投与はリン酸カルシウム結石の原因となる可能性がある。クエン酸は尿中でカルシウムと水溶性化合物となり，イオン化カルシウム濃度を減少させ，カルシウムとシュウ酸の結晶化も直接的に阻害するため[31]，クエン酸カリウムを添加するとよい。猫においては，高カリウム血症でない限り，食物繊維の摂取によるシュウ酸カルシウムの再発予防効果は証明されていない。シュウ酸の前駆物質であるビタミンCの過剰摂取，ビタミンB_6不足によるシュウ酸生成の増加なども関連するといわれているため，ビタミンの補助は必要最低限とする[15, 60, 64]。猫のシュウ酸カルシウム結石の予防として市販されている食事は，これらの要素を満たす組成となっている[58, 59]。

④飲水の促進

尿量が増えると尿中の原因基質が希釈され，さらに結石が形成されにくくなるため[60]，療法食は塩分濃度が高く（塩化ナトリウム含有量が1％以上）[49, 53]，飲水を促すようになっている。しかし，尿管結石や再発を繰り返す尿道閉塞の症例では，血液検査では正常値でも腎機能が低下していることも多く，そのような症例に塩分濃度が高い食事を与えると，さらに腎機能を悪化させる危険性があるので注意する[31, 49]。飲水量を増やすには，ウェットフードへの変更や，ドライフードに水を含ませたり，水ににおいをつけたりする方法もある。このようにして尿を希釈し，尿比重を1.040以下とする[31, 44]。

⑤サプリメント

腎機能が低下している症例で尿石の再発を予防したい場合には，筆者は腎臓病療法食とサプリメント（ウロアクト®：日本全薬工業㈱）を併用している。ウロアクト®は尿管蠕動促進効果もあるため，術後の尿管蠕動再開にも役立つ。利尿効果もあるため，蓄尿時間も短縮できる。また，腎臓病療法食との組み合わせでは，尿pHを適度に安定化させてくれるため，シュウ酸カルシウム結石も再発しにくいようである。このように，結石の種類，残存する腎機能などによって，自宅での食事療法も適宜選択するべきである。

予後

猫では，尿管結石を除去した後の合併症の発生率は30％で，周術期の外科処置による致死率は19％といわれている[32]。尿管壁の線維化は閉塞の発生や手術から数カ月（6週〜5カ月）後に発生する[5]。これは結石による炎症や手術手技が原因である。

以前は術後の再発率が高いといわれていたが，取り残した結石を再発と判断していた可能性もあり[51]，詳細な報告はなされていない。とはいえ，再発するリスクは常にある。内科的管理の目標は，食事や飲水量の管理によって①結晶や結石の原因となる物質やミネラルの尿中排泄自体を減らすこと，②尿を希釈してそれらの濃度を下げること，③尿量を増やして排尿頻度を上げ，尿が膀胱に貯留している時間を短縮することである。これらが達成されているかを評価するために，以下の検査を行う。

- 尿試験紙による一般的検査
- 尿比重
- 尿pH
- 尿沈渣の鏡検（結晶の有無の確認）
- X線や超音波などの画像検査（結石の有無，泌尿器系臓器の構造学的変化の確認）

治療開始から2〜4週目に初回の検査を行い，治療内容や経過の安定度などから3カ月ごと，6カ月ごとと検査間隔を延ばしていく[24]。

報告によると，非感染性ストルバイト結石の溶解に要した期間は，平均36.2±26.6日（14〜141日間）であった。さらに，ストルバイトの溶解用療法食と予防用療法食を比較した最近の報告は，結石が50％の大きさまで溶解する期間は，溶解用療法食のほうが有意に短かったとしている[43]。これは，溶解用療法食のほうが，予防用療法食よりも，尿pHを低下させるためである（pH6.083±0.105 vs 6.430±0.109）。食事療法を開始したら，2〜4週間はしっかり経過観察し，結石が溶解した時点で予防用療法食に移行する。pHの低い状態が続くと，シュウ酸カルシウム結石が発生する可能性が高まるためである。

高齢猫に対する注意点

腎機能が低下している症例が多いため，腎機能をできる限り温存する方法を考える。麻酔下での処置では，その後に腎機能がさらに悪化する可能性を家族にインフォームしておく必要がある。また，このような症例において，片側の腎摘出術を実施すると，残った腎臓がほぼ機能を失っていた場合には致命的となる可能性がある。したがって，そのような治療法を選択せざる得ない場合は，排泄性尿路造影検査などによって，暫定的に左右の腎機能を確認しておくことをお勧めする。

薬用量リスト

1. 高カリウム血症に対する処置

- 8.5％グルコン酸カルシウム　0.5〜1 mL/kg
- レギュラーインスリン　0.5〜1 U/kg＋50％ブドウ糖液1〜2 mL/kg（GI療法）

2. 麻酔例

- アトロピン　0.05 mg/kg, SC
- フェンタニル　5 mg/kg, IV（ボーラス）
- プロポフォール　10 mg/kgで用意し，to effectにて使用
- イソフルランにて維持麻酔
- フェンタニル　5〜15 μg/kg/hr, CRI
- フェニレフリン　1〜3 μg/kg/min, CRI
- 硬膜外麻酔　適宜併用

［岩井聡美］

■参考文献

1) Achar E, Achar RA, Paiva TB, et al. Amitriptyline eliminates calculi through urinary tract smooth muscle relaxation. *Kidney Int.* 64: 1356-1364, 2003. doi: 10.1046/j.1523-1755.2003.00222.x
2) Adams LG, Senior DF. Electrohydraulic and extracorporeal shock-wave lithotripsy. *Vet Clin North Am Small Anim Pract.* 29: 293-302, 1999.
3) Adin CA, Herrgesell EJ, Nyland TG, et al. Antegrade pyelography for suspected ureteral obstruction in cats: 11 cases (1995-2001). *J Am Vet Med Assoc.* 222: 1576-1581, 2003.
4) Albasan H, Osborne CA, Lulich JP, et al. Risk factors for urate uroliths in cats. *J Am Vet Med Assoc.* 240: 842-847, 2012. doi: 10.2460/javma.240.7.842
5) Aronson LR. Retroperitoneal fibrosis in four cats following renal transplantation. *J Am Vet Med Assoc.* 221: 984-989, 2002.
6) Aumann M, Worth LT, Drobatz KJ. Uroperitoneum in cats: 26 cases (1986-1995). *J Am Anim Hosp Assoc.* 34: 315-324, 1998. doi: 10.5326/15473317-34-4-315
7) Bartges JW, Kirk CA, Lane IF. Update: Management of calcium oxalate uroliths in dogs and cats. *Vet Clin North Am Small Anim Pract.* 34: 969-987, 2004. doi: 10.1016/j.cvsm.2004.03.011
8) Bartges JW, Kirk CA, Cox SK, et al. Influence of acidifying or alkalinizing diets on bone mineral density and urine relative supersaturation with calcium oxalate and struvite in healthy cats. *Am J Vet Res.* 74: 1347-1352, 2013. doi: 10.2460/ajvr.74.10.1347
9) Berent AC, Weisse CW, Todd KL, et al. Use of locking-loop pigtail nephrostomy catheters in dogs and cats: 20 cases (2004-2009). *J Am Vet Med Assoc.* 241: 348-357, 2012. doi: 10.2460/javma.241.3.348
10) Bernsteen L, Gregory CR, Kyles AE, et al. Renal transplantation in cats. *Clin Tech Small Anim Pract.* 15: 40-45, 2000. doi: 10.1053/svms.2000.7303
11) Buffington CA, Blaisdell JL, Sako T. Effects of Tamm-Horsfall glycoprotein and albumin on struvite crystal growth in urine of cats. *Am J Vet Res.* 55: 965-971, 1994.
12) Buffington CA, Rogers QR, Morris JG. Effect of diet on struvite activity product in feline urine. *Am J Vet Res.* 51: 2025-2030, 1990.
13) Buffington T. Struvite urolithiasis in cats. *J Am Vet Med Assoc.* 194: 7-8, 1989.
14) Cannon AB, Westropp JL, Ruby AL, et al. Evaluation of trends in urolith composition in cats: 5,230 cases (1985-2004). *J Am Ver Med Assoc.* 231: 570-576, 2007. doi: 10.2460/javma.231.4.570
15) Ching SV, Fettman MJ, Harmar DW, et al. The effect of chronic dietary acidification using ammonium chloride on acid-base and mineral metabolism in the adult cat. *J Nutr.* 119: 902-915, 1989.
16) Christie BA. Anatomy of the urinary tract. In Slatter D, (ed): Textbook of Small Animal Surgery, 3rd ed. Elsevier, Saunders. St. Louis. 2003, pp1558-1578.
17) Defarges A, Dunn M, Berent A. New alternatives for minimally invasive management of uroliths: lower urinary tract uroliths. *Compend Contin Educ Vet.* 35: E1-7, 2013.
18) DiBartola SP, Chew DJ, Horton ML. Cystinuria in a cat. *J Am Vet Med Assoc.* 198: 102-104, 1991.
19) Finco DR, Barsanti JA, Crowell WA. Characterization of magnesium-induced urinary disease in the cat and comparison with feline urologic syndrome. *Am J Vet Res.* 46: 391-400, 1985.
20) Finke MD, Litzenberger BA. Effect of food intake on urine pH in cats. *J Small Anim Pract.* 33: 261-265, 1992. doi: 10.1111/j.1748-5827.1992.tb01135.x
21) Forman MA, Francey T, Cowgill LD. Use of glucagon in the management of acute ureteral obstruction in 25 cats (abstract). Proceedings of the 22nd Annual ACVIM Forum. 2004.
22) Forrester SD, Kruger JM, Allen TA. Feline lower urinary tract diseases. In Hand MS, Thatcher CD, Remillard RL, et al, (eds): Small Animal Clinical Nutrition, 5th ed. Mark Morris Institute. Topeka, KS. 2010, pp925-976.
23) Gahbring DR, Crowe DT, Powers JD, et al. Comparative renal function studies of nephrotomy closure without sutures in dogs. *J Am Vet Med Assoc.* 171: 537-541, 1977.
24) Gisselman K, Langston C, Palma D, et al. Calcium oxalate urolithiasis. *Compend Contin Educ Vet.* 31: 496-502, 2009.
25) Global Urolith Statistics. Minnesota Urolith Center. https://www.vetmed.umn.edu/centers-programs/minnesota-urolith-center/publications(2018年7月現在)
26) Hardie EM, Kyles AE. Management of ureteral obstruction. *Vet Clin North Am Small Anim Pract.* 34: 989-1010, 2004. doi: 10.1016/j.cvsm.2004.03.008
27) Houston DM, Moore AE. Canine and feline urolithiasis: examination of over 50,000 urolith submissions to the Canadian veterinary urolith centre from 1998 to 2008. *Can Vet J.* 50: 1263-1268, 2009.
28) Houston DM, Vanstone NP, Moore AE, et al. Evaluation of 21 426 feline bladder urolith submissions to the Canadian Veterinary Urolith Centre (1998-2014). *Can Vet J.* 57: 196-201, 2016.
29) Hunprasit V, Lulich JP, Osborne CA, er al. Canine and feline urolith epidemiology: 1981-2013. Minnesota Urolith Center. http://veterinarynews.dvm360.com/canine-and-feline-urolith-epidemiology-1981-2013(2018年7月現在)
30) King MD, Waldron DR, Barber DL, et al. Effect of nephrotomy on renal function and morphology in normal cats. *Vet Surg.* 35: 749-758, 2006. doi: 10.1111/j.1532-950X.2006.00219.x
31) Kirk CA, Ling GV, Osborne CA, et al. Clinical guidelines for managing calcium oxalate uroliths in cats medical therapy, hydration, and dietary therapy. In Hill's Pet Nutrition Inc, (ed): Managing urolithiasis in cats: recent updates and practice guidelines. Thomson Veterinary Healthcare Communications. Lenexa. 2003, pp10-19.
32) Kyles AE, Hardie EM, Wooden BG, et al. Clinical, clinicopathologic, radiographic, and ultrasonographic abnormalities in cats with ureteral calculi: 163 cases (1984-2002). *J Am Vet Med Assoc.* 226: 932-936, 2005.
33) Kyles AE, Hardie EM, Wooden BG, et al. Management and outcome of cats with ureteral calculi: 153 cases (1984-2002). *J Am Vet Med Assoc.* 226: 937-944, 2005.
34) Kyles AE, Stone EA, Gookin J, et al. Diagnosis and surgical management of obstructive ureteral calculi in cats: 11 cases (1993-1996). *J Am Vet Med Assoc.* 213: 1150-1156, 1998.
35) Lane IF. Urinary system. In August JR,(ed): Consultations in Feline Internal Medicine, 6th ed. Elsevier, Saunders. St. Louis. 2009, pp467-532.
36) Langston C, Gisselman K, Palma D, et al. Diagnosis of urolithiasis. *Compend Contin Educ Vet.* 30: 447-450, 452-455, 2008.
37) Langston C, Gisselman K, Palma D, et al. Methods of urolith removal. *Compend Contin Educ Vet.* 32: E1-7, 2010.
38) Lekcharoensuk C, Lulich JP, Osborne CA, et al. Association between patient-related factors and risk of calcium oxalate and magnesium ammonium phosphate urolithiasis in cats. *J Am Vet Med Assoc.* 217: 520-525, 2000.
39) Lekcharoensuk C, Osborne CA, Lulich JP, et al. Association between dietary factors and calcium oxalate and magnesium ammonium phosphate urolithiasis in cats. *J Am Vet Med Assoc.* 219: 1228-1237, 2001.
40) Lekcharoensuk C, Osborne CA, Lulich JP, et al. Trends in the frequency of calcium oxalate uroliths in the upper urinary tract of cats. *J Am Anim Hosp Assoc.* 41: 39-46, 2005.

doi: 10.5326/0410039

41) Lotan Y, Gettman MT, Roehrborn CG, et al. Management of ureteral calculi: a cost comparison and decision making analysis. *J Urol*. 167: 1621-1629, 2002. doi: 10.1016/S0022-5347(05)65166-X

42) Low WW, Uhl JM, Kass PH, et al. Evaluation of trends in urolith composition and characteristics of dogs with urolithiasis: 25,499 cases (1985-2006). *J Am Vet Med Assoc*. 236: 193-200, 2010. doi: 10.2460/javma.236.2.193

43) Lulich JP, Kruger JM, Macleay JM, et al. Efficacy of two commercially abailable, low-magnesium, urine-acidifying dry foods for the dissolution of struvite uroliths in cats. *J Am Vet Med Assoc*. 243: 1147-1153, 2013. doi: 10.2460/javma.243.8.1147

44) Lulich JP, Osborne CA, Albasan H. Canine and feline urolithiasis: diagnosis, treatment, and prevention. In Bartges J, Polzin DJ, (eds): Nephrology and urology of small animals. Wiley-Blackwell. Hoboken. 2011, pp685-706. doi: 10.1002/9781118785546

45) Lulich JP, Osborne CA, Lekcharoensuk C, et al. Effects of diet on urine composition of cats with calcium oxalate urolithiasis. *J Am Anim Hosp Assoc*. 40: 185-191, 2004.

46) Manassero M, Decambron A, Viateau V, et al. Indwelling double pigtail ureteral stent combined or not with surgery for feline ureterolithiasis: complications and outcome in 15 cases. *J Feline Med Surg*. 16: 623-630, 2014. doi: 10.1177/1098612X13514423

47) McClain HM, Barsanti JA, Bartges JW. Hypercalcemia and calcium oxalate urolithiasis in cats: a report of five cases. *J Am Anim Hosp Assoc*. 35: 297-301, 1999.

48) Mizukami K, Raj K, Giger U. Feline cystinuria caused by a missense mutation in the SLC3A1 gene. *J Vet Intern Med*. 29: 120-125, 2015. doi: 10.1111/jvim.12501

49) Nguyen P, Reynolds B, Zentek J, et al. Sodium in feline nutrition. *J Am Physiol Anim Nutr*. Epub ahead of print, 2016. doi: 10.1111/jpn.12548

50) Osborne CA, Lulich JP, Bartges JW, et al. Metabolic uroliths in cats. In Kirk RW, Bonagura JD, eds. Current veterinary therapy XI. Elsevier Saunders. St. Louis. 1992, pp909-910.

51) Osborne CA, Lulich JP, Forrester D, et al. Paradigm changes in the role of nutrition for the management of canine and feline urolithiasis. *Vet Clin North Am Small Anim Pract*. 39: 127-141, 2009. doi: 10.1016/j.cvsm.2008.10.001

52) Osborne CA, Lulich JP, Kruger JM, et al. Analysis of 451,891 canine uroliths, feline uroliths, and feline urethral plugs from 1981 to 2007: perspectives from the Minnesota Urolith Center. *Vet Clin North Am Small Anim Pract*. 39: 183-197, 2009. doi: 10.1016/j.cvsm.2008.09.011

53) Osborne CA, Lulich JP, Kruger JM, et al. Medical dissolution of feline struvite urocystoliths. *J Am Vet Med Assoc*. 196: 1053-1063, 1990.

54) Osborne CA, Polzin DJ, Abdullahi SU, et al. Struvite urolithiasis in animals and man: formation, detection, and dissolution. *Adv Vet Sci Comp Med*. 29: 1-101, 1985.

55) Perry LA, Kass PH, Johnson DL, et al. Evaluation of culture techniques and bacterial cultures from uroliths. *J Vet Diagn Invest*. 25: 199-202, 2013. doi: 10.1177/1040638713476866

56) Rawlings CA, Bjorling DE, Christie BA. Kidneys. In Slatter D, (ed): Textbook of Small Animal Surgery. 3rd ed. Elsevier, Saunders. St. Louis. 2003, pp1606-1619.

57) Rivers BJ, Walter PA, Polzin DJ. Ultrasonographic-guided, percutaneous antegrade pyelography: technique and clinical application in the dog and cat. *J Am Anim Hosp Assoc*. 33: 61-68, 1997.

58) Roudebush P, Forrester SD, Padgelek T. What is the evidence? Therapeutic foods to treat struvite uroliths in cats instead of surgery. *J Am Vet Med Assoc*. 236: 965-966, 2010. doi: 10.2460/javma.236.9.965

59) Smith BH, Moodie SJ, Wensley S, et al. Differences in urinary pH and relative supersaturation values between senior and young adult cats. Proceedings of the 15th ACVIM Forum. 1997, p674

60) Smith BH, Stevenson AE, Markwell PJ. Urinary relative supersaturations of calcium oxalate and struvite in cats are influenced by diet. *J Nutr*. 128: 2763S-2764S, 1998.

61) Sturgess CP, Hesford A, Owen H, et al. An investigation into the effects of storage on the diagnosis of crystalluria in cats. *J Feline Med Surg*. 3: 81-85, 2001. doi: 10.1053/jfms.2001.0118

62) Takahashi F, Mochizuki M, Yogo T, et al. The silicon concentration in cat urine and its relationship with other elements. *J Vet Med Sci*. 76: 569-72, 2014. doi: 10.1292/jvms.13-0356

63) Tarttelin MF. Feline struvite urolithiasis: factors affecting urine pH may be more important than magnesium levels in food. *Vet Rec*. 121: 227-230, 1987.

64) Thumchai R, Lulich J, Osborne CA, et al. Epizootiologic evaluation of urolithiasis in cats: 3,498 cases (1982-1992). *J Am Vet Med Assoc*. 208: 547-551, 1996.

65) Wanajo I, Tomiyama Y, Tadachi M, et al. The potency of KUL-7211, a selective ureteral relaxant, in isolated canine ureter: comparison with various spasmolytics. *Urol Res*. 33: 409-414, 2005. doi: 10.1007/s00240-005-0475-5

66) Zaid MS, Berent AC, Weisse C, et al. Feline ureteral strictures: 10 cases (2007-2009). *J Vet Intern Med*. 25: 222-229, 2011. doi: 10.1111/j.1939-1676.2011.0679.x

67) 岩井聡美．尿管閉塞に対する外科的治療：伴侶動物治療指針 Vol.5 〜臓器・疾患別　最新の治療法 33〜．石田卓夫監修．緑書房．2014，pp272-289．

68) 岩井聡美．尿道閉塞：犬と猫の救急医療プラクティス．岡野昇三監修．緑書房．2015，pp137-150．

69) 岩井聡美．尿道損傷：犬と猫の救急医療プラクティス．岡野昇三監修．緑書房．2015，pp151-161．

70) 德本一義．日本国内のイヌとネコの尿石症の疫学的考察．日本獣医腎泌尿器学会誌．3：36-45，2010．

第4章
呼吸器疾患

1 解剖生理
2 猫の気管支疾患・喘息
3 肺炎
4 縦隔気腫
5 鼻炎・鼻腔内腫瘍
6 鼻咽頭狭窄
7 喉頭炎・喉頭腫瘍
8 膿胸

4.1 解剖生理

はじめに

呼吸器系は呼吸運動によりガス交換を行う器官の集まりであり，ガス交換が行われる肺と，それ以外，すなわち鼻孔から肺までの空気の通り道である気道からなる。気道は鼻に開いた外鼻孔から鼻腔，咽頭，喉頭，気管，気管支と続く。気道粘膜の大部分に線毛という細い毛を持った細胞が並んでおり（偽重層線毛上皮，図1a），杯細胞や粘膜下組織に存在する分泌腺からの粘液が捉えた埃や細菌などを波状運動・線毛運動によって気道の出口（外鼻孔）へ送り出すことでこれらの侵入を防いでいる（図1b）。また，気道は空気の加温，加湿を行い，冷たく乾いた空気の流入を防いでいる。

鼻（外鼻）および鼻腔

1. 外鼻

鼻は基本的に毛を持たず，硬い皮膚に覆われている。鼻に開いた2つの穴（外鼻孔）のあいだには上唇から伸びる溝（上唇溝）がみられる。短頭種犬ほどではないが，ペルシャやヒマラヤンなどの鼻の低い猫では外鼻孔の狭窄が認められることがある[3,4]。

2. 鼻腔

鼻腔は外鼻孔の奥に広がる空間で，鼻中隔により左右に分けられている。とくに臨床徴候を呈していない猫であっても，この中隔が弯曲して，左右の鼻腔の大きさが異なることがある[11]。鼻腔は，さらに背壁や外側壁から鼻中隔に向かって伸びる鼻甲介によって，背鼻道，中鼻道，腹鼻道，さらに3つの鼻道が鼻中隔に沿って合流している総鼻道に分けられる。しかし，実際には鼻甲介が複雑に伸びているので，各鼻道の識別は困難である。鼻腔の背壁の一部には匂いを感じる嗅粘膜が存在する。腹鼻道は後方では鋤骨と硬口蓋に挟まれた鼻咽道[*1]となり，後鼻孔を介して咽頭鼻部に続いている（図2）。鼻腔には盲状に終わる空洞，すなわち副鼻腔が連結している。猫においては前頭洞，上顎陥凹，蝶形骨洞が認められる。上顎陥凹には外側鼻腺が存在しており，犬では鼻に湿り気を与えるという重要な役割を果たしている。猫の外側鼻腺は犬よりも小さく，分泌量も少量で，粘稠性が高い。

*1：臨床的にはしばしば鼻咽頭と表記されている。

咽頭

咽頭は空気の通り道と食べ物の通り道が交差する部分である。咽頭は鼻腔からの連続である咽頭鼻部[*2]，口腔からの連続である咽頭口部，さらに両者が合流した咽頭喉頭部からなる（図2）。咽頭鼻部は軟口蓋によって咽頭口部と仕切られており，咽頭内口を通り咽頭喉頭部となる。短頭の猫では鼻甲介が咽頭鼻部まで伸び，気道を狭窄させることがある[3]。咽頭鼻部には耳管の開口部（耳管咽頭口）が存在し，中耳と連結している。

*2：臨床的には咽頭鼻部も含めて鼻咽頭と表記されている。

喉頭

喉頭は気管の入り口に位置し，軟骨（喉頭蓋軟骨，甲状軟骨，輪状軟骨，披裂軟骨）とそれに付着する靱帯や筋から構成される。喉頭の主な機能は誤嚥防止と発声である。喉頭は舌骨装置を介して舌と連動しており，食物を飲み込む（嚥下）ときには前方に移動すると同時に，喉頭蓋によって入り口が塞がれる。これによって，食物の気道への侵入（誤嚥）を防いでいる。猫の喉頭蓋の付け根付近には集合リンパ小節（喉頭蓋傍扁桃）が認められる。

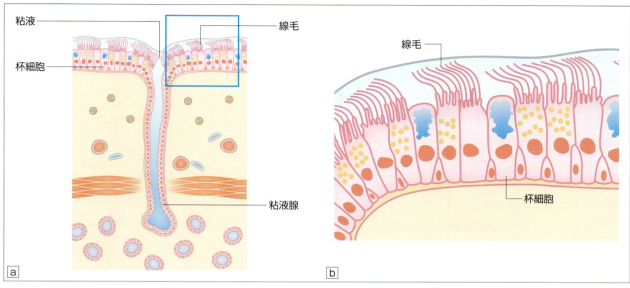

図1 気道の粘膜の特徴
a：気道の粘膜は線毛を持つ細胞が並ぶ（偽重層線毛上皮）。
b：青線で囲った部分の拡大図。線毛は周期的に動いている（波状運動・線毛運動）。
（文献16をもとに作成）

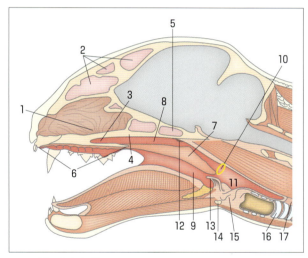

図2 猫の上部気道
1：鼻甲介，2：前頭洞，3：鼻咽頭，4：鋤骨，5：蝶形骨洞，6：硬口蓋，7：軟口蓋，8：咽頭鼻部，9：咽頭口部，10：咽頭内口，11：咽頭喉頭部，12：耳管咽頭口，13：喉頭蓋，14：舌骨，15：喉頭，16：気管，17：食道
（文献5をもとに作成）

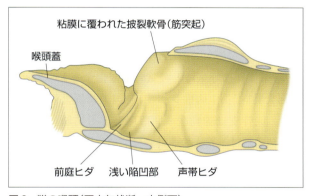

図3 猫の喉頭（正中矢状断，内側面）
（文献10をもとに作成）

　声は，喉頭内側に存在する声帯ヒダに空気があたることによって作られる。猫の声帯ヒダは厚く丸みをおびている。前庭ヒダは発達していない。両ヒダのあいだには喉頭室[*3]は存在せず，わずかに凹んでいるのみである（図3）。声帯ヒダは喉頭の入り口を閉じることができるため，誤嚥防止にも役立っている。挿管時には舌の奥に喉頭蓋や披裂軟骨の突起などが確認できる。猫の披裂軟骨には筋突起と声帯突起は認められるが，楔状突起，小角（状）突起は存在しないため，喉頭の入り口は犬と比較して単純である。喉頭蓋は喉頭の入り口を下から塞ぐように存在している。猫がゴロゴロと喉を鳴らす音は，吸気時，呼気時の両方における喉頭筋の素早く規則正しい収縮によってつくり出され，さらに横隔膜が攣縮することによって補強される。これらの作用によって1秒間に約25回音が出る[1]。猫が喉を鳴らす理由はわかっていないが，満足しているときだけではなく，ストレスを受けているとき，病気のときにも鳴らすことがある[2]。

＊3：短頭種の犬では吸気努力が強いられる結果，しばしばこの部位が嚢状になることから喉頭（小）嚢と表記されている。

気管・気管支

1. 気管

　気管は喉頭に続く部位である。背側が開いたＣ字型の硬い気管軟骨(38～43個)が筒状の形を維持し，呼吸時に発生する内圧の変化によって気管が潰れるのを防いでいる。首の腹側を触ると気管を容易に識別することができる。気管の背側の軟骨がない部位に発達した気管筋(平滑筋)は，気管の太さを調節している。頸部気管の頭側端は食道の腹側に位置しているが，胸腔に向かって徐々に食道の右側に移動する。気管(もしくは食道)の背外側には総頸動脈，内頸静脈，迷走交感神経幹などがまとまった頸動脈鞘や，反回神経などが並走しており，腹側面は胸骨頭筋，胸骨甲状筋，胸骨舌骨筋によって覆われている。また，気管の近位端の側面には甲状腺，副甲状腺(上皮小体)が位置している。気管切開の際にはこれらの構造に気を配る必要がある。

2. 気管支

　気管は胸郭内に入ると再び食道の腹側に戻り，心臓の背側で左右の気管支に分かれる。気管(第1胸椎レベル)の直径は呼気時と吸気時で変化するものの，ほぼ胸大動脈(第7胸椎レベル)や後大静脈と同じである[15]。気管支は肺動脈・肺静脈とともに肺に進入する。肺動脈は気管支の頭外側に，肺静脈は尾内側に位置していることを覚えておくと(図4)，X線画像の読影時に有用である。肺内で気管支は分岐を繰り返し，次第に内径が小さくなり細気管支(終末細気管支)になる。終末細気管支まではガス交換の場となる肺胞は認められないが，これよりも先になると細気管支の脇に肺胞を備えるようになり(呼吸細気管支)，さらに分岐を繰り返しながら最終的には肺胞へとつながる(図5)。細気管支にも気管支軟骨や平滑筋が存在しているが，ガス交換の障壁になるため，肺胞では軟骨や平滑筋などは消失する。

肺

1. 解剖

　肺は胸腔内に左右1対存在し，右肺は前葉，中葉，後葉，副葉の4つ，左肺は前葉前部，前葉後部，後葉の3つ，合わせて7つの肺葉に分かれる[*4](図6)。猫では各葉のあいだに隙(葉間裂)が深く入り込んでいるため，肺葉の切除は葉間裂の浅い動物に比べて容易で

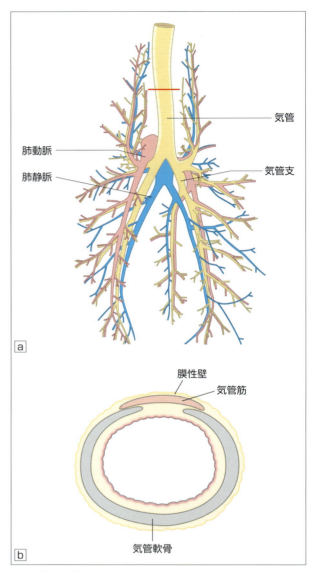

図4　猫の気管支
a：気管支樹と肺動脈，肺静脈の分岐，b：aの赤線部の断面。
(文献12をもとに作成)

ある。左右の後葉は肺間膜によって縦隔に固定されている。右肺副葉は，後大静脈から腹側に伸びる大静脈ヒダと縦隔のあいだに形成される縦隔陥凹に収まっている。気管支，肺動脈，肺静脈が肺に進入する部位を肺門とよび，近くには肺門リンパ節(気管気管支リンパ節)が存在する。

　肺胞は呼吸器系の末端部にあり，2種類の肺胞上皮細胞(扁平肺胞上皮細胞[*5]，大肺胞上皮細胞[*6])や毛細血管などで構成される(図7)。扁平肺胞上皮細胞はガス交換に関係している。大肺胞上皮細胞は界面活性物質(サーファクタント)を分泌し，肺胞表面の乾燥を防ぐために存在している液体と空気とのあいだに発生する強い表面張力を下げ，肺胞が吸気時に広がりやすいようにする役割を担っている。さらにサーファクタ

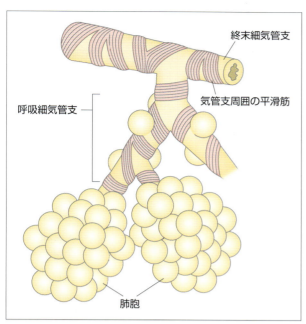

図5 気管支樹の末端部

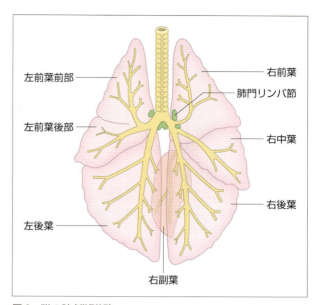

図6 猫の肺（背側観）
（文献8をもとに作成）

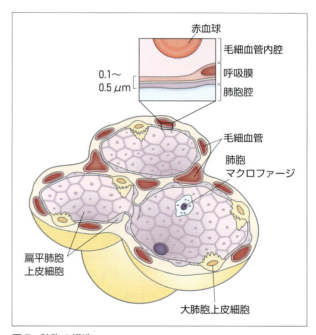

図7 肺胞の構造
（文献13より改変）

ントはブドウ球菌や数種のグラム陰性菌に対する抗菌作用も有しているなど防御機構にも関与している。肺線維症などで肺胞が収縮して広がらなくなると，大肺胞上皮細胞が増加して，サーファクタントの分泌も盛んになる場合もある。また，肺胞表面を覆う液体層には肺胞マクロファージ（塵埃細胞）が存在する。これは健康な猫の気管支・肺胞洗浄液中にも認められることがある。この細胞は生体防御に関係し，外気から生体内に侵入する異物を取り込む。また，猫は犬と比較して好酸球が多く認められる[9]。

*4：画像診断学では左前葉前部と後部をひとつの葉（前葉）とみなし，犬および猫の肺葉は6葉であるとしている。この点については解剖学との調整が必要と考える。
*5：扁平肺胞上皮細胞はⅠ型肺胞上皮細胞ともよばれる。
*6：大肺胞上皮細胞はⅡ型肺胞上皮細胞ともよばれる。

2. 肺の血液循環

(1)肺の血管系

肺の血管系には，ガス交換に関係する機能血管（肺動脈，肺静脈）と肺組織の維持に関係する栄養血管（気管支動脈・静脈系）の2系統が存在する。右室から出た肺動脈が気管支に沿って走り，肺毛細血管網に静脈血を送る。毛細血管を構成する細胞（血管内皮細胞）はガス交換に関与するだけではなく，血圧の調節に関係するアンジオテンシンⅠをアンジオテンシンⅡに変える変換酵素を産生し，放出する役割もある。毛細血管からの血液を回収した肺静脈は酸素の豊富な動脈血を左房に戻す。気管支動脈は胸大動脈，肋間動脈に由来する気管支食道動脈の枝であり，気管支に沿って肺組織に分布する。気管支動脈からの血液は肺胞周囲の毛細血管網で肺動脈からの血液と合流して肺静脈に流入する。残りは気管支静脈から奇静脈などを介して体循環に戻る。

(2)水分の移動

肺循環と肺組織における水分の出入りは，血管内外の静水圧と膠質浸透圧の差に影響を受ける（図8）。肺

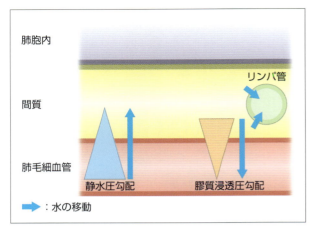

図8　肺の毛細血管と間質の水の出入り
血管内と間質との静水圧の差によって間質に水が移動する。逆に膠質浸透圧の差によって間質から血管内に水が移動する。間質に余った水はリンパ管から回収される。
（文献18をもとに作成）

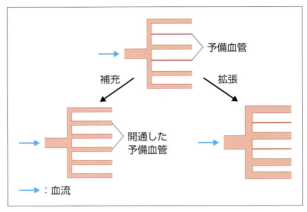

図9　肺血管の補充と拡張
肺動脈圧や肺血流量が増加した際には，閉鎖していた予備血管を開通させたり，血管を拡張させたりすることで血管抵抗を低下させる。
（文献17をもとに作成）

動脈末端の静水圧は肺の間質の静水圧よりも高いため，血管内から血管外へ水を押し出す力がはたらく。一方，血漿の膠質浸透圧（水を引きつける力）は間質よりも高いため，水を血管外から血管内へ移動させる力がはたらいている。これら2つの力がバランスをとることによって，水分の出入りは適切に保たれている。血管外に移動した水分は主にリンパ系を介して排出される。過剰な輸液や心疾患は血管内の静水圧や膠質浸透圧を変化させ，肺組織における水分バランスを崩壊させる。

(3)肺循環の特徴

肺循環は支配している領域が体循環より小さいにもかかわらず，ほぼ同程度の心拍出量を受け止める。そのため，体循環とは異なった特徴を持つ。肺動脈の壁は薄く，収縮性に乏しい代わりに伸展性に富む。毛細血管は密な網目構造（毛細血管床）を形成している。これにより，肺循環の動脈圧，血管抵抗は体循環と比較して低くなっている。加えて，安静時には血流のない，もしくは少ない予備の血管床が豊富に存在し，肺動脈圧や肺血流が増加した場合には，血管径を拡張させたり，閉鎖していた血管を開通させ，流路を補充することで，血管抵抗を低下させることができる（図9）。

また，肺は低酸素状態に反応して筋型肺動脈を収縮させ，換気が不十分な領域から十分な領域へ血液を移動させて，換気と血流の不均等を調整している（低酸素性肺血管収縮反応）。しかしこの反応は，肺全体が低酸素状態にあるときには全域で血管収縮を誘発するため，肺高血圧を引き起こすひとつの要因となる。

3. 換気のしくみと呼吸のリズム

(1)換気のしくみ

胸腔は胸壁と横隔膜に囲まれた閉じた空間であるが，肺は気道によって外界（大気）とつながっている。そのため，横隔膜や外肋間筋などが収縮して胸腔が拡張した際，引っ張られるように肺も拡張しようとして肺内の圧が大気圧よりも低くなり，空気が肺に流入する（図10）。

呼気時には，広がった胸郭や肺（弾性線維）が収縮する力によって肺内の空気が吐き出される。胸や肺に穴が開くと，胸郭が拡張しても穴を介して胸腔内に空気が侵入してしまい，肺が拡張しないため正常な換気（呼吸）が困難となる。

気管は頸部と胸部によって呼吸運動の影響が異なるので注意が必要となる[15]。吸気時には，胸部気管は胸郭の動きに合わせて広がろうとするが，頸部気管は内側に引かれて縮む。呼気時には逆に，胸部気管は肺と同様に周囲から圧を受けて縮み，頸部気管は内側から外側に向かって広がることになる（図10）。

肺はほぼ胸腔全体に広がっており，胸郭と肺のあいだに隙間が認められるときは，胸水の貯留や気胸が疑われるが，正常でも猫の肺尖部は胸腔の腰椎部と横隔膜のあいだの陥凹に入り込むまで拡張しないことが多い[7]。

(2)換気の調整

換気（広義の呼吸）を調節している呼吸中枢は延髄に存在し，呼吸のリズムを生み出している。また延髄の前方の橋も呼吸パターンに影響を与えるといわれる。

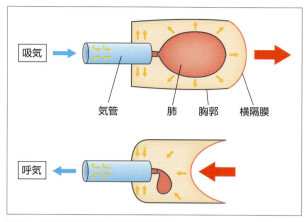

図10 呼吸時の胸郭と横隔膜の動き
横隔膜が下がると胸郭に陰圧がかかって肺が拡張し，横隔膜が上がると縮小する。
（文献13より改変）

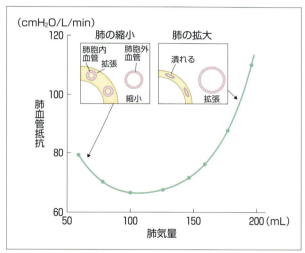

図12 肺気量と肺血管抵抗
肺毛細血管壁圧差が一定と仮定している。肺の容積（肺気量）が増加すると，肺胞壁が伸展して壁内の毛細血管が圧迫されて血管抵抗が増加する。一方，肺容積が減少すると，肺胞以外に存在する血管が狭くなり，やはり血管抵抗が増加する。
（文献17をもとに作成）

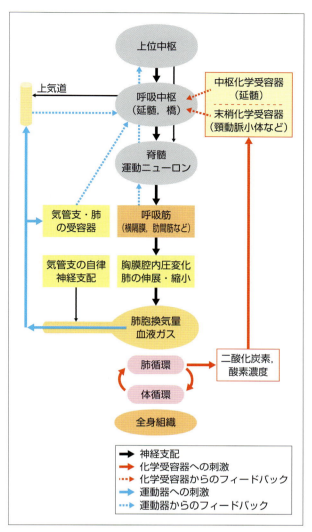

図11 呼吸の調節機構
（文献17をもとに作成）

呼吸パターンは延髄や，大動脈周囲に存在する血液中の二酸化炭素の濃度（分圧）を感知する受容器（頸動脈小体，大動脈小体）からの刺激によって変化する（図11）。すなわち，血中の二酸化炭素濃度（分圧）が上昇すると呼吸が早くなる。正常な換気の調整にはあまり重要でないが，肺疾患などのときには酸素の濃度（分圧）の低下や肺の膨張（膨張伸展反射）などの刺激も呼吸パターンに影響を与える。

換気の際に，ガス交換が行われない部分を死腔とよぶ。気道のうち，肺胞に至る手前のガス交換が行われない部位は解剖学的死腔とよばれる。1回の換気量は死腔と肺胞両者の換気量の和となる。死腔が増加したときには，1回換気量や呼吸数を調節することで肺胞換気量を一定に保とうとするが，代償機構には限界もある。また，1回換気量を極度に増加させると，肺の容積（肺気量）の増加に伴い，伸展した肺胞壁にある毛細血管が圧迫されて血管抵抗が増加することで，血流が減少する（図12）。気管チューブや麻酔回路は死腔増加の要因となるので，とくに小型の動物の吸入麻酔時には注意が必要である。

4．ガス交換（狭義の呼吸）

肺における酸素や二酸化炭素などのガス交換は，肺胞内の空気と肺動脈が分岐して細くなった肺毛細血管内の血液のあいだで行われる。ガスの移動はエネルギーを使わない拡散とよばれる移動形式をとる。

正常時，肺胞内の酸素濃度（分圧）は肺動脈から流れ

込んできた血液内(静脈血)に比べて高いので，酸素は肺胞内から血液内に移動する(図13)。逆に二酸化炭素濃度(分圧)は血液内のほうが高いので，肺胞内へと移動する。血液が肺毛細血管を通過する時間は1秒未満であるが，血液の酸素化はそれより短い時間で行われる。このガスの一瞬の移動を容易にするために肺胞内の空気と血液の境界は肺胞上皮と毛細血管の細胞，両者のあいだにある薄い基底膜の3層のみという最小限の構造(血液‐空気関門)になっており，厚さはわずか0.5μm以下である(図7)。肺疾患では，ガス交換がうまくできないことがあるが，そのひとつの要因として，肺胞壁の肥厚によるガスの移動距離の延長が挙げられる(拡散障害)。

[大石元治]

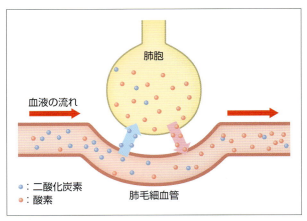

図13　肺胞と肺毛細血管のあいだのガス交換
静脈血の二酸化炭素分圧は肺胞内に比べて高いため，二酸化炭素は血中から肺胞内へ移動する。一方，酸素分圧は肺胞内のほうが高いため，酸素は肺胞内から血中へ移動する。
(文献13より改変)

(編集部注：厳密な解剖学用語と臨床現場で用いられる用語が異なる部位について，以降の章では後者を使用して解説する)

■参考文献
1) Fogle B. ブルース・フォーグル博士のわかりやすい「猫学」. 浅利昌男監訳. インターズー. 2005.
2) Ginn JA, Kumar MS, McKiernan BC, et al. Nasopharyngeal turbinates in brachycephalic dogs and cats. *J Am Anim Hosp Assoc*. 44: 243-249, 2008. doi: 10.5326/0440243
3) Henderson SM, Bradley K, Day MJ, et al. Investigation of nasal disease in the cat-a retrospective study of 77 cases. *J Feline Med Surg*. 6: 245-257, 2004. doi: 10.1016/j.jfms.2003.08.005
4) Hudson LC, Hamilton WP. Atlas of feline anatomy for veterinarians, 2nd ed. Teton NewMedia. Jackson. 2010.
5) Dukes HH. 生理学，上巻. 今道友則訳. 学窓社. 1990.
6) Kahle W, Platzer W, Leonhardt H. 解剖学アトラス，第3版. 越智淳三訳. 文光堂. 1990.
7) Kealy JK, McAllister H. 犬猫のX線および超音波診断学，第5版. 中山智宏監訳. インターズー. 2014.
8) König HE, Liebich HG. カラーアトラス獣医解剖学，増補改訂第2版，上巻. カラーアトラス獣医解剖学編集委員会監訳. 緑書房. 2016.
9) Nelson RW, Couto CG. スモールアニマル・インターナルメディシン，第4版，上巻. 長谷川篤彦, 辻本元監訳. インターズー. 2011.
10) Nickel R, Schummer A, Seifevle E. The Viscera of the Domestic Mammals. -Textbook of the anatomy of the domestic animals Vol 2-. Verlag Paul Parey. Berlin. 1979.
11) Reetz JA, Maï W, Muravnick KB, et al. Computed tomographic evaluation of anatomic and pathologic variations in the feline nasal septum and paranasal sinuses. *Vet Radiol Ultrasound*. 47: 321-327, 2006. doi: 10.1111/j.1740-8261.2006.00147.x
12) 岩﨑光男, 松永実. 猫の気管支並びに肺動静脈分岐の鋳型解剖学的研究. 東京慈恵会医科大学解剖学教室業績集, 24：1-16, 1957.
13) 大石元治. 呼吸器系：ビジュアルで学ぶ伴侶動物解剖生理学. 浅利昌男, 大石元治監修. 緑書房. 2015, pp96-103.
14) 標準生理学，第8版. 小澤瀞司, 福田康一郎監修. 医学書院. 2014.
15) 木村浩和, 菅沼常徳, 小方宗次ほか. 日本猫のX線解剖学. 日獣会誌. 47：123-127, 1994. doi: 10.12935/jvma1951.47.123
16) 菅沼常徳. 呼吸器系疾患に対するX線診断. 動物の循環器. 17：41-52, 1984. doi: 10.11276/jsvc1984.17.41
17) しくみと病気がわかるからだの事典. 田沼久美子, 益田律子, 三枝英人監修. 成美堂出版. 2006.
18) 藤井洋子. 呼吸器症状を伴う心疾患. CAP. 255：36-43, 2010.

4.2 猫の気管支疾患・喘息

原因および病態

1. 由来

「喘息 asthma」という語は，人の気管支喘息に由来する。人の喘息予防ガイドライン（2012年度版）[37]では，成人喘息を「気道の慢性炎症，可逆性のある種々の程度の気道狭窄と気道過敏性の亢進，そして臨床的には，繰り返し起こる咳，喘鳴，呼吸困難で特徴づけられる閉塞性呼吸器疾患」と定義している。1906年にHill[12]が，気道分泌物の亢進，気道の炎症，努力呼吸や喘鳴といった人の喘息と共通する臨床徴候のみられる猫の存在を報告したことから，猫喘息 feline asthma（FA）という語が獣医療でも使用されるようになった[5]。

2. 基本的な病態

人の喘息では好酸球と活性化Tリンパ球の相互作用によって気道に器質的変化（慢性炎症）が生じる。慢性炎症によって気道が傷害されると平滑筋の肥大や過形成，上皮下基底膜の肥厚と線維化，気管支腺の過形成，杯細胞の過形成，上皮の肥厚などの組織再構築（気道リモデリング）が起こり（図1），不可逆的気道閉塞に移行する。猫でもFAモデル（豚回虫抗原やハウスダスト抗原など，特定の抗原を猫に反復的に吸入させることで人為的に喘息の臨床徴候を再現可能にしたモデル動物）[21, 22]において，同様の病態が確認された[21]。この疾患は人の気管支喘息と同様に，はじめは可逆性の気道閉塞と気道過敏としてはじまり，慢性的な気道炎症が進行すると不可逆的気道閉塞に移行する[23]。

3. 分類

自然発症例とFAモデルでは，主要な臨床徴候や主体となる炎症細胞が異なっている（表1）。そのため，臨床研究では自然発症例を「猫の気管支疾患 feline bronchial disease（FBD）」と表現し，FAと限定してよんではいない[8, 9]。しかし，臨床上明確な区別が困難なので，現時点では大まかにFBD/FAと診断されることがある。本稿では，近年の報告に基づき，FBDは発作性咳や喘鳴などを呈し好中球または好酸球が炎症に関与する，可逆性の慢性末梢気道性疾患，FAは発作性咳を主な臨床徴候とする可逆性の好酸球性慢性気管支疾患，と定義し両者を区別する（表1）。

なお，筆者は後で説明する気管支肺胞洗浄液 bronchoalveolar lavage fluid（BALF）解析の結果とその後の治療経過の経験から，図2のような分類を提案している。BALF中の好中球の比率と臨床徴候から，FBDと慢性気管支炎 chronic bronchitis（CB），閉塞性細気管支炎 bronchiolitis obliterans（BO）とをさらに区別するものである。

猫の細気管支や肺胞壁には咳受容体はなく，代わりにC線維受容体があると考えられている。C線維受容体は化学刺激に反応して過換気を起こし，咳を抑制する。猫ではこの抑制作用がとくに強い[31]。したがって，細気管支および肺胞領域に炎症病変が存在するBOでは，咳はなく努力呼吸のみが生じる。

FBD/FAはすべての猫種に生じ，性差は明らかではない。年齢や性別，種類と重症度に関連は認められなかったと報告されている[8]。

4. 病態の進行

FBD/FAでは過量の分泌物と気道壁の肥厚により気流制限が生じる。気道リモデリングが慢性化すると気道抵抗が増大し，エアートラッピングが起こるようになる。それにより実質の破壊が進行すると肺気腫が生じ，これも気流制限に関与するようになる。この時点で肺実質の構造は不可逆的に変化している。こうなると病態が質的に変わってくるため，FBDやFAで

呼吸器疾患

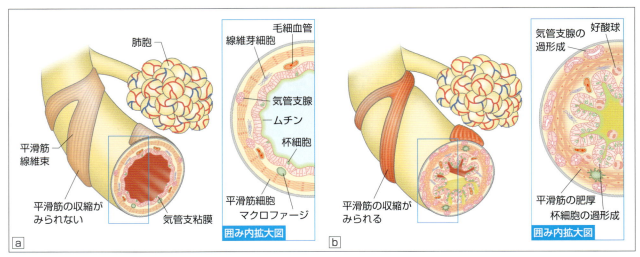

図1　猫喘息の病態
a：正常な気管支．気管支平滑筋は収縮しておらず，気管支内径は広く保たれている．右は気管支の断面拡大図．
b：猫喘息の気管支．気管支平滑筋は収縮して，気道壁が肥厚し気管支内径は狭くなる．粘稠な分泌物が産生される．右の気管支断面拡大図では，粘膜，気道内に多数の好中球がみられ，平滑筋の肥厚，気管支腺の過形成，杯細胞の過形成が確認される．
（文献33をもとに作成）

表1　各喘息性疾患の特徴

		主症状	BALF細胞診	気道過敏性	吸入グルココルチコイド	全身性グルココルチコイド
人の気管支喘息		喘鳴	好酸球増加	上昇	有効	有効
猫喘息モデル		発作性咳	好酸球増加	上昇	有効	有効
自然発症の猫の気管支疾患	好酸球性	発作性咳	好酸球増加	上昇	有効	有効
	非好酸球性	喘鳴	好中球増加	なし	効果なし	有効

BALF：気管支肺胞洗浄液

はなく，猫の気管支肺疾患 feline bronchopulmonary disease（FBPD，筆者の分類ではFBDから進行したもの）や慢性閉塞性肺疾患 chronic obstructive pulmonary disease（COPD，筆者の分類ではBO，CBから進行したもの）とよばれる（図3）．この状態はⅡ型呼吸不全と分類される慢性呼吸不全であり，長期的な緩和治療を考慮する．

臨床徴候

1. 喘鳴

伏臥，頸伸展，開口，努力呼吸が認められる（図4）．運動，緊張，興奮や刺激物吸入を契機に発現する．呼気性高調異常呼吸音（wheezing，「ヒューヒュー」，「スースー」），呼気努力が認められ，呼吸数は40〜80回／分になる．

2. 発作性咳

顎を前方に伸ばし軽く舌を出す．強い咳では床に頸部腹面をすりつけるような体勢になる（図5）．咳の後は舌なめずりをして口腔内に喀出された喀痰を嚥下する仕草がみられる．この動作が繰り返される．

検査

1. 問診および身体検査

2カ月以上の慢性経過を辿る発作性咳，運動後喘鳴，運動不耐性が特徴であるため[5, 8]，これらの徴候が繰り返されているかを確認する．聴診では，末梢気道域の気管支肺胞呼吸音化や流速の増大によって生じる呼吸音増大が聴取される．重症例では呼気性高張異常呼吸音が認められるかもしれない．ほとんどの症例は，努力呼吸か浅速呼吸を呈す．喘息の徴候を呈す猫の25％が上気道感染の臨床徴候を有していたと報告されているため，鼻汁やくしゃみなどを伴っていない

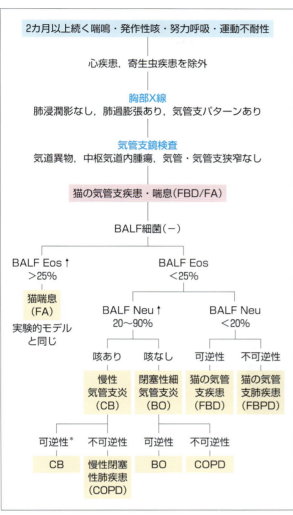

図2　猫の気管支疾患・喘息の診断の過程
筆者が用いている診断手順である．まずピンク色の部分まで検査を進めFBD/FAを診断する．肺過膨張や努力呼吸がグルココルチコイドによって完全に消失すれば可逆性，消失しなければ不可逆性と分類する．
BALF：気管支肺胞洗浄液，Eos：好酸球，Neu：好中球
＊：慢性気管支炎と診断した例ではほとんど不可逆性の経過をたどり，可逆性の疾患となることはほとんどない．

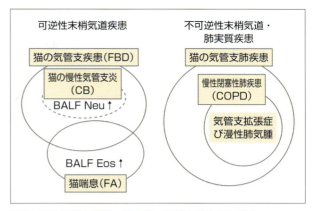

図3　猫の気管支疾患，猫喘息，気管支肺疾患の概念
可逆性か不可逆性か，肺実質疾患を含むか否か，BALF中で優勢となる炎症細胞の種類は何か，によって分類される．
BALF：気管支肺胞洗浄液，Eos：好酸球，Neu：好中球

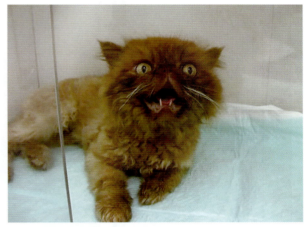

図4　猫の喘鳴
び漫性肺気腫と診断された，10歳，雄，ペルシャ．胸部X線検査後に開口，頸部伸展，努力呼吸がみられた．

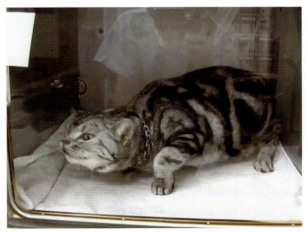

図5　猫の咳
猫喘息と診断された4歳，雄，アメリカン・ショートヘア．発作性咳のたびに，顎を前方に伸ばす姿勢を繰り返した．

かも確認する[7]．急性増悪時には，エアートラッピングで肺容積が拡大し，胸郭が樽状に拡大していることが触知される．

　喘鳴は上気道や中枢気道閉塞疾患でも生じるため，鑑別が必要である．喉頭腫瘍などの上気道性喘鳴では，吸気性高調異常呼吸音(stridor，「カーカー」，「ガーガー」)，異常呼吸音と同調した頸部の胸骨舌骨筋の収縮，胸式の吸気努力，呼吸数減少(重症例では20回／分未満)がみられる．気管内腫瘍や気管の管外性圧迫などの中枢気道閉塞では，開口は明瞭でなく，両相性に弱い高調異常呼吸音が聞こえ，呼吸数は20～40回／分程度となる．明らかな喘鳴がなくても，努力呼吸や浅速呼吸が常に認められる．

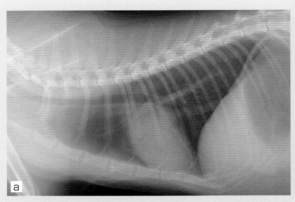
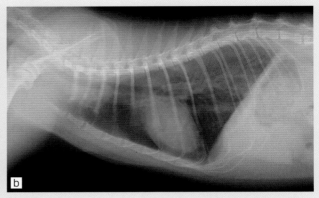

図6　猫の気管支肺疾患症例の急性増悪時の胸部X線画像（側方像）
a：正常な猫
b：症例。後肺野のすりガラス様陰影を伴い，横隔膜の平坦化，後肺野の拡大など肺過膨張所見を示している。

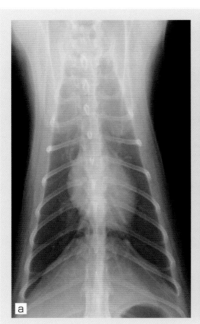
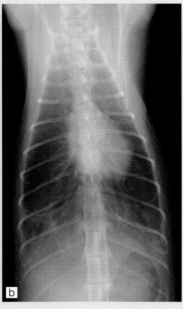

図7　猫の気管支肺疾患症例の急性増悪時の胸部X線画像（背腹像）
a：正常な猫
b：症例。横隔膜ラインが不鮮鋭であり，胸郭の外方への拡大，心陰影の相対的縮小などの肺過膨張所見を示している。

2．糞便検査

気道の寄生虫感染症を除外する。肺吸虫と毛頭虫属の虫卵は遠心分離で，猫円虫第一段階幼虫の検出は浮遊法で行う。

3．血液検査および血液化学検査

気管支疾患を持つ猫の約20％に末梢血好酸球数増加症が認められる[5, 7, 16]。疾患の重症度に伴い，末梢血好酸球増加がみられる傾向がある[7]。グルココルチコイド投薬中は血糖値や肝酵素活性のモニタリングが必要となる。

4．動脈血ガス分析

FBDと診断された症例の急性増悪時には，重度の低酸素血症（$PaO_2 < 60$ mmHg）および重度の高二酸化炭素血症（$PaCO_2 > 50$ mmHg）がみられる。FAと診断された症例では，高二酸化炭素血症はまれである。

5．胸部X線検査

安定時は明らかな異常を示すことは少ない。29例のFBD/FAの画像所見は，気管支パターン21％，間質パターン29％，混合パターン50％であった[5]。FBDの急性増悪時には，エアートラッピングにより肺過膨張（図6, 7），肺野のX線透過性の亢進，横隔膜の平坦化，横隔膜の尾方変位，呼気時肺縮小不全が

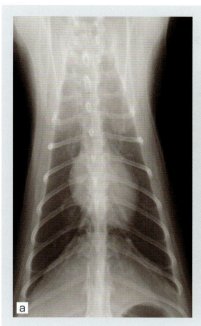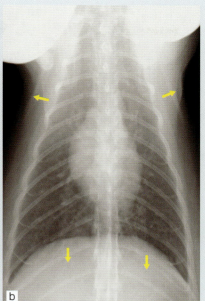

図8 猫喘息症例の初診時の胸部X線画像（背腹像）
a：正常な猫
b：症例。小輪状影（ドーナツサイン）の多発，肺過膨張（aと比較して肺野が矢印方向に伸展している）が認められる。

みられる。重症例では，小輪状影（ドーナツサイン）や粒状影の多発，線状影の増加，肺過膨張が認められることがある（図8）。

6. 気管支鏡検査

主気管支の下部である葉気管支入口部において粘膜肥厚がよく認められる。気管支から鋳型状の棒状小粘液塊が認められたり（図9），気道内に白色小粘液塊が散在したりすることもある。

BALF解析では，優勢的に好酸球比率が増加（>25%）したり（図10a），好中球比率が増加（20～90%）したり（図10b），好酸球と好中球の両者が増加したりすることがある（図10c）[2, 5, 8]。好酸球の増加は好酸球型のFBD（あるいはFA），好中球の増加は非好酸球型のFBD（あるいはCB），両方の増加は，混合型とよばれる。まだ症例数は少ないが，筆者の経験では，BOでは好中球が圧倒的に優勢であった。BALF中の好酸球や好中球比率の増加の程度は，疾患の重症度[7]や，気道閉塞および過敏性の程度[2]とよく相関する。

7. 胸部CT検査

FAモデルの胸部コンピュータ断層撮影（CT）検査にて，不整形の浸潤陰影やすりガラス状陰影，気管支壁の軽度肥厚が認められたが，特異的ではなく，ほぼ異常が認められない猫もいた[30]。FBDの胸部CT検査に関する文献は見当たらなかった。

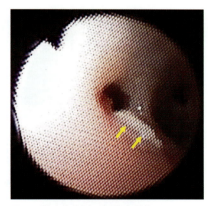

図9 猫喘息症例の気管支鏡像
LB1D1（左前葉気管支から生じる1番目の背側区域気管支）入口部に鋳型状小粘液塊（矢印）が認められる。粘膜肥厚も認められる。

8. その他

慢性気管支疾患を患う猫の一回換気フロー・ボリューム曲線[15]を健康な猫と比べると，吸気時間に対する呼気時間の比率の増加，呼気カーブ側の面積と呼気流速の減少，一回換気の呼気流量の低下，平均肺抵抗の上昇が認められた。また，呼吸機能検査（全身プレスチモグラフ）[2, 6, 7, 9, 13, 18]にて気道閉塞や気道過敏性の上昇が認められた。

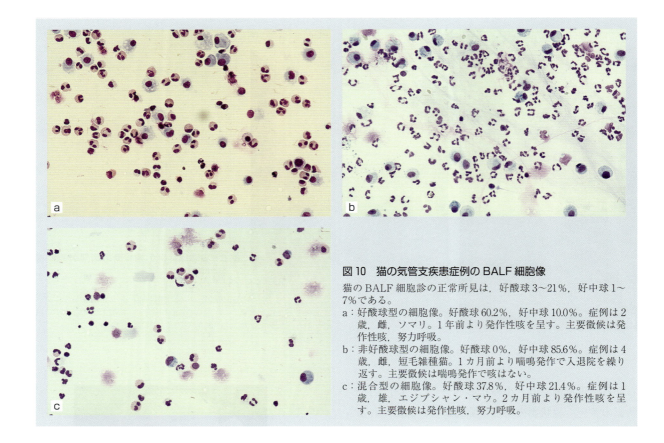

図10　猫の気管支疾患症例のBALF細胞像

猫のBALF細胞診の正常所見は，好酸球3～21％，好中球1～7％である。

a：好酸球型の細胞像。好酸球60.2％，好中球10.0％。症例は2歳，雌，ソマリ。1年前より発作性咳を呈す。主要徴候は発作性咳，努力呼吸。

b：非好酸球型の細胞像。好酸球0％，好中球85.6％。症例は4歳，雌，短毛雑種猫。1カ月前より喘鳴発作で入退院を繰り返す。主要徴候は喘鳴発作で咳はない。

c：混合型の細胞像。好酸球37.8％，好中球21.4％。症例は1歳，雄，エジプシャン・マウ。2カ月前より発作性咳を呈す。主要徴候は発作性咳，努力呼吸。

表2　猫の喘鳴や持続性咳を示す鑑別疾患

上気道閉塞疾患：咽頭腫瘍（舌根腫瘍，扁桃の扁平上皮癌など），急性喉頭炎，喉頭腫瘍
中枢気道閉塞疾患：気管狭窄，気管内異物，胸部気管離断（tracheal transection），肺および気管支内腫瘍
末梢気道・肺実質疾患：慢性肺気腫の急性増悪，好酸球性肺炎*，犬糸状虫感染症

＊：気管支肺胞洗浄液（BALF）の好酸球比率は増加するが，咳はなく肺浸潤影を示す。

診断

積極的な診断基準は定められていないが，2カ月以上続く運動後喘鳴，発作性咳，努力呼吸，運動不耐性などが認められることが条件である。まず，心疾患や気道感染，寄生虫性疾患などを除外する。主な鑑別疾患リストを表2に示す。

その上で，末梢血好酸球数が増加していること，胸部X線検査で肺浸潤がないこと，気管支鏡検査で異物や気管・気管支内腫瘍が認められないこと，BALF解析で起炎菌が検出されないこと，細胞診で好酸球（＞25％）または好中球（20～90％）が増加していることをもって診断する。筆者はさらに，図2に従って鑑別を進めている。

後述のように病態によって治療への反応や予後が異なるため，治療方針や予後説明にはこのような分類が必要と考えている。

治療

主な薬剤の用量については薬用量リスト参照のこと。

1. 急性期の初期治療

まずICUケージで初期安定化を試みる。室温23～25℃，酸素濃度25～30％に設定し様子を観察する。Ⅱ型呼吸不全の可能性もあるため吸入気酸素濃度は低く設定する。Ⅱ型呼吸不全とは高二酸化炭素血症を伴った低酸素血症を示す状態をいい，猫ではPaO_2 60 mmHg以下かつ$PaCO_2$ 42 mmHg以上が該当する。酸素濃度を高くすると，高二酸化炭素血症が急激に悪化し，呼吸困難や意識消失，呼吸停止を引き起こす可能性がある。したがって，フェイスマスクでの

酸素投与は絶対禁忌である。同時にプレドニゾロンを皮下注射する。

呼気努力が強ければ，テルブタリン（ブリカニール®）を皮下注射する。アミノフィリン系薬剤は気管支拡張作用が弱いので，緊急時の第一選択薬としては推奨できない。

30～45分経過観察し，努力呼吸が改善されなければ，デキサメサゾンを筋肉内注射する。

猫の気管支疾患による喘鳴であればほぼこれで回復する。もし呼吸困難が改善しない場合は，ほかの原因が考えられるので，胸部X線検査，循環器評価にて，胸水，気胸，心原性肺水腫などを確認する。

肺気腫などの慢性の末梢気道閉塞疾患の急性増悪で生じた呼吸困難に対し，安易に気管挿管下で陽圧換気治療を行ってはならない。すでに強い気流制限を有する場合，数回の陽圧換気で不可逆性の肺過膨張が起こり（dynamic hyperinflationの増幅），回復不能となる。ICUケージ管理を続け，12時間ごとにプレドニゾロンを，30分ごとにテルブタリンを皮下注射し，自発呼吸下での回復に努める。

2. 維持期の治療

(1) アレルゲン・刺激物への暴露の減少

環境アレルゲンや非特異的刺激物は喘鳴や発作性咳を引き起こし，増悪因子となり得る。ほこり，香水，揮発性の化学物質，たばこの煙など，刺激物を可能な限り排除する。

(2) グルココルチコイド

治療管理の主体となる。プレドニゾロンが推奨され，治療に反応したら2～3カ月かけて漸減する。経口投与が困難な場合，持続作用型のグルココルチコイドである酢酸メチルプレドニゾロン（Depo-Medrol®）を2～4週間おきに皮下注射または筋肉内注射する。長期投与では血糖値上昇や肝障害が生じやすい[35]ため，血糖値や肝酵素を月1回程度の頻度でモニタリングする必要がある。とくに酢酸メチルプレドニゾロンの使用時は要注意である。

(3) 気管支拡張薬

FBD/FAは気管支収縮が発作の主体と考えられるので，気管支拡張薬は有用と考えられる。エビデンスに欠けるが，β_2作動薬を気管支鏡検査の周術期管理に用いると合併症が減少するとの報告があり[13]，この薬剤の気管支収縮抑制効果が示唆される。グルココルチコイドの投与量も減量できるかもしれない。選択的β_2作動薬は循環器への影響が少ないため好まれる。テルブタリンやツロブテロール（ベラチン錠®1mg）などが使用される。潜在的な副作用は，弱いβ_1作用による頻脈，興奮および低血圧である[3]。メチルキサンチン誘導体（テオフィリンやアミノフィリン）は，ホスホジエステラーゼアイソザイムを阻害し，環状アデノシン一リン酸（cAMP）濃度を増加させて気管支拡張を引き起こすとされる。汎用されるジプロフィリンは猫には4mg/kg，SC，bidで使用する。

(4) シプロヘプタジン

in vitro 研究において，肥満細胞から放出されるセロトニンが気道平滑筋収縮に寄与し，シプロヘプタジンはセロトニン拮抗薬としてこの反応をかなり抑制することが認められている。しかし，猫喘息モデルに投与してもBALF好酸球，気道感受性，特異的IgEともに減少させることはなかった[27]。さらにこの薬剤は，薬物濃度が定常状態に達するまで2.5日以上かかり，臨床反応の発現はさらにそれより多くの日数を要する[3]。

(5) シクロスポリン

喘息の病態生理における活性化T細胞の役割からいえば，シクロスポリン（T細胞活性化の強力な阻害薬）が喘息治療に有効であるかもしれない。FAモデルでは，気道の構造的障害を減少させ，気道反応を減少させた[24]。シクロスポリン濃度が治療濃度（最低レベルが500～1,000 ng/mL，全血）に安定するまでは毎週モニタリングし，安定した後も毎月検査する。経口投与による吸収性は予測できないので，血中濃度の継続的な監視は重要である。腎移植を受けた猫の経験から，シクロスポリンが免疫抑制作用を示す最低血中濃度は250～500 ng/mLである[10]。投与時に高脂肪食を与えると，経口投与による生物学的利用能が増大するかもしれない。

(6) 吸入療法

人の気管支喘息では，加圧式定量噴霧式吸入器（pressurized metered dose inhaler：pMDI）を用いたグルココルチコイドと気管支拡張薬の吸入療法が標準治療である。吸入グルココルチコイド薬は吸入量の約30％が気道に到達し，残りは咽頭に付着したり，嚥下

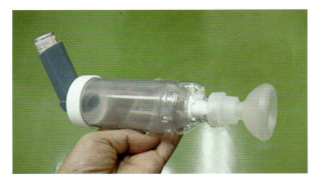

図11　pMDIと猫専用の吸入療法用のスペーサー

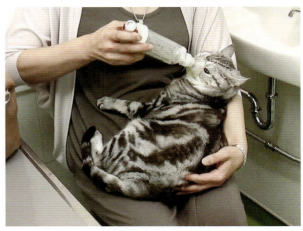

図12　猫喘息と診断した猫のグルココルチコイド吸入
本症例はすでに5年間グルココルチコイド吸入を続けている。

されたりする。したがって消化管から吸収される可能性があるが，フルチカゾン（フルタイド®）は吸入グルココルチコイドのなかで最も消化管から吸収されにくいので[23]，長期継続しても全身性副作用がほとんどない[4,27]。吸入グルココルチコイドはFAモデルのBALF中好酸球比率を有意に減少させる[27]。フルチカゾン44μg，bid吸入でBALF中好酸球比率を74％減少させ気道内炎症をコントロールできた[4]。日本では，フルチカゾン50μg/回噴射の規格（フルタイド®50μgエアゾール120吸入用）が維持治療の標準とされる。気管支拡張薬は，$β_2$作動薬のサルブタモール（サルタノール®インヘラー）とプロカテロール（メプチン®エアー）が使用されている。猫に対する吸入療法は，これらpMDIと猫専用のスペーサー（Aero-Kat®，Trudell Medical International）を用いて行う[23]（図11）。pMDIをスペーサーに装着し，1回スプレー分をスペーサー内に噴射し，すぐにマスクを猫のマズルに密着するよう押し当てる。スペーサーのマスク側に薬剤の流れを示す弁があり，この弁が7～10回動くようにして1回の吸入療法を終える[23]（図12）。これをbidで行う。効果が安定するまでの2～3週間はグルココルチコイドの内服を併用する[23]。

なお，細気管支および肺胞領域は間質に接し，間質での免疫反応の影響を受けやすいと考えられる。このため気道の好酸球性炎症を抑制する吸入グルココルチコイド薬は効果がない。したがってBOタイプの治療には，全身性のグルココルチコイド投与が必要となる。

(7) ネブライザー療法

吸入薬剤をネブライザーでエアロゾル化し，経口および経鼻的に上気道から末梢気道に到達させる。主に上気道や下気道の炎症や感染，粘液停滞を治療するために使用される。吸入療法と異なり，拘束が不要で動物のストレスが最小限ですむため投与の確実性が増す。

ブデソニド（パルミコート®）が唯一ネブライザー療法で認可されている吸入グルココルチコイド薬である。動物では長時間マスクを当てることは困難なので，ネブライザー室を用いる。その場合，薬剤のほとんどが吸入されずに拡散してしまうため，有効な投与量を決めることは難しく，基準を示す文献はない。しかし，携帯型ネブライザー（NE-U22，オムロン㈱）を用いて，健康な猫とFAモデルにリドカイン吸入を試みた研究によれば，猫はネブライザー吸入によく耐えたという[18]。リドカイン吸入は，健康な猫には刺激がなく，猫喘息モデルではBALF好酸球を減少させなかったが，気道過敏性を下げた[18]。ただ，リドカイン吸入はあくまで補助療法と考えるべきである。パルミコート®は懸濁液であり，原則ジェットネブライザーでの吸入が指示されている。小児の投与量を参考に，生理食塩液で希釈せずに使用し，ほかの薬剤とも混合しないのが安全と思われる。

(8) IPV療法

気流制限には平滑筋収縮のみならず，気管支腺増生に伴う粘液増加が関わっている。発作性咳や喘鳴は末梢気道内分泌物過剰も関与しているかもしれない。FAの末期には末梢気道全体に粘液栓が充満し，呼吸不全により死亡することが報告されている[25]。肺内パーカッション換気 intrapulmonary percussive ventilation（IPV）療法は，肺を昇圧せずに高頻度の陽圧換気により肺内を直接パーカッションし，排痰を促進させ，気道の閉塞を抑制する。通常の酸素マスクを介して実施可能である。60～400サイクル／分の高速かつ

高流量のジェット噴流と噴流ごとの大気開放機構によって，末梢気道内分泌物に対するエアーハンマー効果による気道開通と，気道内反転流による排痰効果が迅速に発現する。さらに，呼吸ヘッドの装置内にはネブライザーも組み込まれ，気道内乾燥防止と効果的なエアロゾール療法も同時に実施できる。

人医療では，COPDの在宅治療を中心に導入されており，グルココルチコイドや気管支拡張薬，陽圧呼吸管理でも改善しなかった難治性喘息患者の喘鳴発作が，IPV療法にて速やかに改善したとの報告がある[16, 33]。筆者も，3年の有症期間ののちにFAと診断し，グルココルチコイド吸入で十分にコントロールできなかった猫にIPV療法を導入し，発作性咳や活動性の改善が認められたことを経験した[35]。その際は，操作圧を20 psiに設定し，はじめの5分間はネブライゼーション，次の10分間はレベルをEasyから中程度まで上げながらマスクを当ててパーカッションを行った(図13)。実施中wedge圧を20～30 psiに維持し，30秒間程度は継続可能であった。薬剤には生理食塩液10 mL＋アドレナリン0.1 mL (0.1 mg)＋ゲンタマイシン0.1 mL (5 mg)＋デキサメサゾン0.1 mL (0.1 mg)を混じて噴霧した。処置後数日間は仰臥時の発作は消失し元気になった。IPV療法は週1回で4回実施し，その後月1回で行った。この症例は高血糖傾向(176～197 mg/dL)があり，内服のプレドニゾロンを週1回に減量したが効果は持続した。

予後

気管支疾患の猫の多くは適切な治療に反応するが，一生その治療が必要となるかもしれない。グルココルチコイド吸入にて良好に発作性咳を管理しているFAの自然発症例のBALF中には有意な好酸球の増加が報告されている。人ではグルココルチコイド吸入療法前の罹病期間が1年を過ぎると喘息症状の改善効果は低く，逆に6カ月以内では著明な改善がみられたという臨床研究データがある[26, 28]。気道リモデリングの進展度がその理由と考えられている。猫も未治療期間が数年に及ぶと吸入グルココルチコイド治療に対する反応は低下する[35]。また，猫のFBD/FAにはさまざまなタイプの疾患が含まれており，一概に予後を述べることが難しい。表3のように分類すると，各グループの予後はおおよそ同様の傾向がある。

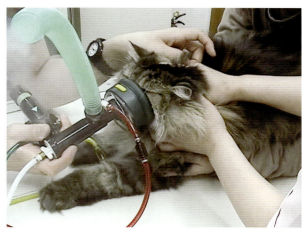

図13　難治性の猫喘息症例に対するIPV療法
マスクを介した高頻度の陽圧換気療法にジェットネブライザーが組み込まれている。この症例では，ネブライザー薬剤に去痰薬，気管支拡張薬，グルココルチコイドを配合し，1回15分，週1回～月1回で処置を行い，発作性咳の減少や活動性の改善が認められた。

高齢猫に対する注意点

FBD/FAは若齢から中年齢で発症する疾患で，高齢猫で発症する疾患ではない。現時点で，猫におけるグルココルチコイド吸入療法の長期継続のリスクは報告がない。よって，若齢期にFAと診断されグルココルチコイド吸入療法を5～6年以上継続して高齢期に至っても特別な注意点はない。筆者の経験でも，5年以上の継続症例が4例ほどあるが高齢期にいたってもbid吸入のペースは変えていない。

筆者は，高齢になって腺癌を発症したFA症例を経験したことがある。高齢期に入って湿性咳が増加した場合，胸部X線検査を行い，腫瘍などの高齢期疾患が生じていないか確認する必要がある。

薬用量リスト

1. 急性期の治療

グルココルチコイド
- プレドニゾロン　1～2 mg/kg, SC, IM, bid
- デキサメサゾン　0.25～2.0 mg/kg, IM, IV, 30分おきに4時間

表3 筆者の診断分類(図2)による治療方法と予後(参考)

分類	治療法	予後
猫喘息	グルココルチコイド吸入 導入初期のみグルココルチコイド内服併用	治療前有症期間が短いほどよい。少なくとも5年以上治療継続可能
慢性気管支炎	グルココルチコイド内服 ＋気管支拡張薬吸入／内服	原因が特定できなければ慢性閉塞性肺疾患に移行する可能性が大きい
慢性閉塞性肺疾患(咳あり)	グルココルチコイド内服 ＋気管支拡張薬吸入／内服 ＋在宅酸素療法(FIo_2 25%，出入り自由)	肺過膨張や努力呼吸は持続し，緩やかに進行する
慢性閉塞性肺疾患(咳なし)	グルココルチコイド内服 ＋気管支拡張薬内服 ＋在宅酸素療法(FIo_2 25%，出入り自由)	治療は必須だが，咳ありのタイプより緩やかに進行することが多い
閉塞性細気管支炎	グルココルチコイド内服 プレドニゾロン 2.0 mg/kg, PO, bid よりはじめ漸減するが中止しない	グルココルチコイドに反応良好だが，減量や中断で喘鳴発作が生じる
猫の気管支疾患	グルココルチコイド内服	不明。要注意
猫の気管支肺疾患	グルココルチコイド内服 ＋気管支拡張薬吸入／内服 ＋在宅酸素療法(状況に応じて初期設定)	肺野浸潤陰影への進行で予後不良

気管支拡張薬
- テルブタリン 0.01 mg/kg, SC, 30分おきに4時間

2. 維持期の治療

グルココルチコイド
- プレドニゾロン 0.25〜2.0 mg/kg PO, sid〜bid, 7〜10日間
- 酢酸メチルプレドニゾロン 4〜10 mg/kg, SC, IM, q2〜4 week

気管支拡張薬
- テルブタリン 0.01 mg/kg, SC, q30〜60 min または 0.625 mg/kg, PO, bid
- ツロブテール 0.05 mg/kg, PO, bid
- ジプロフィリン 4 mg/kg, SC, bid

免疫抑制薬
- シクロスポリン(オリーブ油基剤のSandimmume®) 10 mg/kg, PO, bid
  (Neoral®) 3 mg/kg, PO, bid

3. 吸入療法

グルココルチコイド
- フルチカゾン(フルタイド®100 μg エアゾール60吸入用) 1スプレーずつ, bid(初期)
  (フルタイド®50 μg エアゾール120吸入用)
  1スプレーずつ, bid(安定期)

気管支拡張薬
- サルブタモール(サルタノール® インヘラー)
  1スプレーずつ(発作時)，1日4回まで
- プロカテロール(メプチン® エアー)
  1スプレーずつ(発作時)，1日4回まで

4. ネブライザー

- ブデソニド：パルミコート® 吸入液
  0.25 mg, bid または 0.5 mg, sid(ジェットネブライザー使用)

[城下幸仁]

■参考文献

1) Adamama-Moraitou KK, Patsikas MN, Koutinas AF. Feline lower airway disease: a retrospective study of 22 naturally occurring cases from Greece. *J Feline Med Surg*. 6: 227-233, 2004.
2) Allerton FJ, Leemans J, Tual C, et al. Correlation of bronchoalveolar eosinophilic percentage with airway responsiveness in cats with chronic bronchial disease. *J Small Anim Pract*. 54: 258-264, 2013. doi: 10.1111/jsap.12070
3) Bay JD, Johnson LR. Feline Bronchial Diseases/Asthma In: King LG, (ed). Textbook of Respiratory Diseases in Dogs and Cats. Elsevier, Saunders. St. Louis. 2004. pp388-396.
4) Cohn LA, DeClue AE, Cohen RL, et al. Effects of fluticasone propionate dosage in an experimental model of feline asthma. *J Feline Med Surg*. 12: 91-96, 2010. doi: 10.1016/j.jfms.2009.05.024
5) Corcoran BM, Foster DJ, Fuentes VL. Feline asthma syndrome: a retrospective study of the clinical presentation in 29 cats. *J Small Anim Pract*. 36: 481-488, 1995.
6) Dear JD, Johnson LR. Lower respiratory tract endoscopy in the cat: diagnostic approach to bronchial disease. *J Feline Med Surg*. 15: 1019-1027, 2013. doi: 10.1177/1098612X13508253
7) Dye JA, McKiernan BC, Rozanski EA, et al. Bronchopulmonary disease in the cat: historical, physical, radiographic, clinicopathologic, and pulmonary functional evaluation of 24 affected and 15 healthy cats. *J Vet Intern Med*. 10: 385-400, 1996.
8) Foster SF, Allan GS, Martin P, et al. Twenty-five cases of feline bronchial disease (1995-2000). *J Feline Med Surg*. 6: 181-188, 2004.
9) Galler A, Shibly S, Bilek A, et al. Inhaled budesonide therapy in cats with naturally occurring chronic bronchial disease (feline asthma and chronic bronchitis). *J Small Anim Pract*. 54: 531-536, 2013. doi: 10.1111/jsap.12133
10) Gregory CR. Immunosuppressive agents. In: Bonagura JD (ed). Kirk's current veterinary therapy: Small animal practice, vol13. WB Saunders, Philadelphia. 2000.
11) Hawkins EC, DeNicola DB, Kuehn NF. Bronchoalveolar lavage in the evaluation of pulmonary disease in the dog and cat. State of the art. *J Vet Intern Med*. 4: 267-274, 1990.
12) Hill JW. Diseases of the respiratory organs In: Jenkins WR, (ed). The Diseases of the Cat. New York. 1906, pp11-21.
13) Hoffman AM, Dhupa N, Cimetti L. Airway reactivity measured by barometric whole-body plethysmography in healthy cats. *Am J Vet Res*. 60: 1487-1492, 1999.
14) Johnson LR, Drazenovich TL. Flexible bronchoscopy and bronchoalveolar lavage in 68 cats (2001-2006). *J Vet Intern Med*. 21: 219-225, 2007.
15) McKiernan BC, Dye JA, Rozanski EA. Tidal breathing flow-volume loops in healthy and bronchitic cats. *J Vet Intern Med*. 7: 388-393, 1993.
16) Moise NS, Wiedenkeller D, Yeager AE, et al. Clinical, radiographic, and bronchial cytologic features of cats with bronchial disease: 65 cases (1980-1986). *J Am Vet Med Assoc*. 194: 1467-1473, 1989.
17) Morita M, Kondo T, Takahashi T. A pediatric case of life-threatening asthma managed with sevoflurane, intrapulmonary percussive ventilation and prone positioning (セボフルランと肺内パーカッションベンチレーションおよび腹臥位により治療した命に関わる喘息の一小児例). 日本集中治療医学会雑誌. 22: 199-201. 2015. doi.org/10.3918/jsicm.22.199
18) Nafe LA, DeClue AE, Lee-Fowler TM, et al. Evaluation of biomarkers in bronchoalveolar lavage fluid for discrimination between asthma and chronic bronchitis in cats. *Am J Vet Res*. 71: 583-591, 2010. doi: 10.2460/ajvr.71.5.583
19) Nafe LA, Guntur VP, Dodam JR, et al. Nebulized lidocaine blunts airway hyper-responsiveness in experimental feline asthma. *J Feline Med Surg*. 15: 712-716, 2013. doi: 10.1177/1098612X13476705
20) Norris CR, Griffey SM, Samii VF, et al. Thoracic radiography, bronchoalveolar lavage cytopathology, and pulmonary parenchymal histopathology: a comparison of diagnostic results in 11 cats. *J Am Anim Hosp Assoc*. 38: 337-345, 2002.
21) Norris Reinero CR, Decile KC, Berghaus RD, et al. An experimental model of allergic asthma in cats sensitized to house dust mite or bermuda grass allergen. *Int Arch Allergy Immunol*. 135: 117-131, 2004.
22) Padrid P, Snook S, Finucane T, et al. Persistent airway hyperresponsiveness and histologic alterations after chronic antigen challenge in cats. *Am J Respir Crit Care Med*. 151: 184-193, 1995.
23) Padrid P. Feline asthma. Diagnosis and treatment. *Vet Clin North Am Small Anim Pract*. 30: 1279-1293, 2000.
24) Padrid P. Use of inhaled medications to treat respiratory diseases in dogs and cats. *J Am Anim Hosp Assoc*. 42: 165-169, 2006.
25) Padrid PA, Cozzi P, Leff AR. Cyclosporine A inhibits airway reactivity and remodeling after chronic antigen challenge in cats. *Am J Respir Crit Care Med*. 154: 1812-1818, 1996.
26) Padrid PA, McKiernan BC. Tracheobronchoscopy of the Dog and Cat In: Tams TR, (ed). Small Animal Endoscopy, 2nd ed. Mosby. St. Louis. 1999, pp377-396.
27) Panhuysen CI, Vonk JM, Koeter GH, et al. Adult patients may outgrow their asthma: a 25-year follow-up study. *Am J Respir Crit Care Med*. 155: 1267-1272, 1997.
28) Reinero CR, Decile KC, Byerly JR, et al. Effects of drug treatment on inflammation and hyperreactivity of airways and on immune variables in cats with experimentally induced asthma. *Am J Vet Res*. 66: 1121-1127, 2005.
29) Selroos O, Pietinalho A, Lofroos AB, et al. Effect of early vs late intervention with inhaled corticosteroids in asthma. *Chest*. 108: 1228-1234, 1995.
30) Trzil JE, Masseau I, Webb TL, et al. Long-term evaluation of mesenchymal stem cell therapy in a feline model of chronic allergic asthma. *Clin Exp Allergy*. 44: 1546-1557, 2014. doi: 10.1111/cea.12411
31) Widdicombe JG. Neurophysiology of the cough reflex. *Eur Respir J*. 8: 1193-1202, 1995.
32) 大田 健. 成人喘息ガイドライン最新版 どこがどう変わったのか. 臨床雑誌内科. 105：559-565, 2010.
33) 小方宗次. カラーアトラス 最新くわしい猫の病気大図典. 誠文堂新光社. 2009. pp36-37.
34) 櫻井章吾, 笠松紀雄, 小笠原隆ほか. IPV (Intrapulmonary Percussive Ventilator) が著効した重症気管支喘息の1例. 県西部浜松医療センター学術誌. 4：84-86, 2010.
35) 城下幸仁, 松田岳人. 気管支鏡検査により猫喘息と診断し, グルココルチコイド吸入療法で管理した1例. 第6回日本臨床獣医学フォーラム年次大会2004. 6-1：6-46-47, 2004.
36) 城下幸仁. 猫の気管支喘息をどうコントロールするか 猫の気管支喘息と診断した3例. 動物臨床医学会年次大会プロシーディング. 2007. 28：279-285.
37) 日本アレルギー学会喘息ガイドライン専門部会：喘息予防・管理ガイドライン2012. 協和企画. 2012.

呼吸器疾患

4.3 肺炎

はじめに

　肺炎とは通常，肺胞実質（肺胞壁）すなわちガス交換領域で起こる炎症をさす。主に細菌やウイルス，真菌などの感染や，吸引などによって，肺胞内に好中球やマクロファージなどの炎症性細胞と，フィブリンなどの炎症性滲出物が出現する[9, 22]。気管支内にも炎症を伴っていることが多い。免疫力の弱い幼齢猫や高齢猫，何らかの原因で免疫不全に陥っている猫では二次的に発生する場合もある。

　ときとして小葉間結合組織や気管支周囲結合組織（間質領域）に限局した肺炎が起こることもある。これは間質性肺炎とよばれ，通常の肺炎（肺胞性肺炎）とは区別される。

　人では，サイトメガロウイルス，インフルエンザウイルスなどのウイルス感染や膠原病，カビやキノコなどへの長期曝露，放射線や薬剤への曝露，パラコート中毒，あるいは特発性などさまざまな原因によって間質性肺炎が発生し，難病指定されるなど重視されているが，犬や猫では肺胞性肺炎から二次的に引き起こされることがほとんどであるため，本稿では肺胞性肺炎について解説する。ただし，両方が混合した病態もある[1, 3, 9, 15, 19, 22]。

　なお，犬に比べると，猫では肺炎の発生は明らかに少ない。

臨床徴候

　肺炎の第一の徴候は湿性の発咳であるが，特異的な徴候ではないため，ほかの呼吸器疾患との鑑別が必要である[9, 22]。また，猫は犬に比較して明らかに発咳が少なく目立ちにくい。発咳のほかには，膿性鼻汁，浅速呼吸や頻呼吸などの呼吸器徴候と，発熱，運動不耐性，食欲減退などの全身徴候を呈する。重度になると，努力呼吸や呼吸困難がみられるようになる[9, 15, 22]。誤嚥性肺炎では，突然の発咳の後に急激な呼吸困難がみられ，続いて発熱，元気消失，運動不耐性などがみられる。しかし，慢性期になると多くの場合で呼吸困難は消失し，湿性の咳のみとなる。

原因および病態

1. 細菌性肺炎

　猫の細菌性肺炎は非常に珍しく[5]，その発生は炎症性気管支疾患よりもまれである[4, 13]。したがって，その多くは下部気道炎症から波及したと考えるのが自然である。多くは複数の常在細菌によって引き起こされているため，細菌培養検査の結果の解釈は難しい。一次性の感染はごく一部で，大部分は誤嚥，異物，ウイルス感染，腫瘍，真菌感染，寄生虫感染，免疫異常などほかの基礎的な疾患に起因する二次性細菌性肺炎である。そのことを念頭において病原体を検索する必要がある。

　一次性細菌性肺炎の起因菌としては，*Bordetella*属，*Streptococcus*属が挙げられる。細菌ではないが，便宜的に*Mycoplasma*属もここに含める[3, 9, 22]。誤嚥，ウイルス感染，腫瘍，免疫異常などほかの肺疾患に続発する二次性細菌性肺炎の原因としては，大腸菌*Escherichia coli*，*Pasteurella*属，*Streptococcus*属，*Staphylococcus*属，*Pseudomonas*属，*Bordetella*属，*Mycoplasma*属，さらにいくつかの嫌気性細菌が挙げられる[16, 17]。このうち，*Mycoplasma*属は健康な猫の下部気道からは分離されないため，これが認められた場合には病的な感染と判断し積極的に治療を行う[20]。

2. ウイルス性肺炎

ウイルス性肺炎の原因は，猫ヘルペスウイルス1型 feline herpesvirus-1(FHV-1)，猫カリシウイルス feline calicivirus(FCV)などが一般的である[10,12,15]。これらのウイルスは通常，上部気道に感染するが，病態が悪化し肺胞へ吸引されると，上皮細胞を破壊して間質に侵入し，炎症を引き起こす。ただ，一次性ウイルス性肺炎は軽度かつ限局的なことがほとんどであり，自然治癒が期待できる。

病態が悪化するのは，破壊された肺胞への二次的な細菌感染や，猫免疫不全ウイルス(FIV)，猫白血病ウイルス(FeLV)の混合感染がみられた場合である。これらのウイルスは直接的，間接的に肺の防御機構に障害を与え，お互いに相乗効果をもたらすという報告もある[10〜12]。ウイルス感染によって気道の線毛上皮が障害されて気道線毛クリアランス機構が損なわれ，剝離した細胞と滲出した蛋白が蓄積することで，肺胞内が細菌増殖に適した環境となる。さらにウイルスによる気道の細菌防御機構の減弱により，細菌のコロニー形成が起こりやすくなるとともに，肺の感染防御機構のひとつであるサーファクタント(表面活性物質)の産生低下，肺胞マクロファージの走化性，細菌貪食能および殺菌作用の低下が起こる。その結果，二次性細菌性肺炎が主となる病態が形成される。臨床的には二次性細菌性肺炎との合併が罹患率や致死率を上昇させている。

3. 真菌性肺炎

真菌性肺炎は，*Histoplasma capsulatum*, *Blastomyces dermatitidis*, *Cryptococcus immitis*, *Coccidioides immitis* などが直接の原因(一次性真菌性肺炎)となって発症する[9,19,23]。そのほか，*Aspergillus* 属や *Candida* 属などの侵襲性の低い真菌が，宿主側の免疫能低下によって日和見感染し，肺炎を起こすこともある(二次性真菌性肺炎)。筆者(藤田)は，日本では二次性真菌性肺炎のほうが一般的であると考えている。感染経路，病態発生および対処法などにはまだまだ未知の部分が多い[19,23]。

4. 誤嚥(吸引)性肺炎

誤嚥性肺炎は異物や食事などの誤嚥により，肺に細菌などの病原体が侵入することによって発生する。エアロゾルやガスなどを吸入することで起こる肺炎は吸入性肺炎とよんで区別する。

主な原因は正常な防御メカニズムの喪失と医原性とに分類できる。前者には巨大食道症，口蓋裂，気管支食道瘻，鎮静，衰弱，嚥下機能不全などがある。後者には咽頭造瘻チューブや経鼻カテーテルの誤挿入などがある。

病態は主に3相に分けることができる。第1相(気道反応)は誤嚥後ただちにはじまる肺障害で，気管支上皮の変性，肺水腫，出血，無気肺やⅠ型肺胞上皮細胞(ガス交換に関与する細胞)の壊死などが特徴である。続く第2相(炎症反応)は誤嚥後4〜6時間ではじまる。主に毛細血管の透過性亢進が特徴である。そして12〜24時間で肺気管支の閉塞，細気管支炎が生じ，肺胞や細気管支周囲の炎症反応が間質まで波及して重大かつ致命的な炎症を引き起こす[9,19,23]。最後の第3相では細菌の二次感染が起こり，細菌性肺炎，肺膿瘍あるいは膿胸などを起こす。大腸菌をはじめとしたさまざまな細菌が関与しており，症例からは複数の菌が検出される[23]。

検査

1. 検査時の注意

検査は，動物の状態と検査の侵襲度を把握しながら進めることが重要である。重度の呼吸困難のためにチアノーゼを呈している症例や非常に興奮してる症例では，無理な保定をしたり無理な体位をとらせたりすることによって急激に状態が悪化することも予想される。症例の状態をしっかりと観察しながら，慎重に検査を進めるべきである。検査を安全に進めるためにも，視診，聴診，触診および打診による一般状態，呼吸状態などの把握をおろそかにしてはいけない。状態を十分に把握したうえで，血液検査(CBC)，血液化学検査，FeLVおよびFIVの感染の有無などを確認し，画像診断を行う。

2. 画像検査

一般的に臨床の現場において第一選択となる画像診断法はX線検査である(図1)。肺内および気道内のガスが陰性造影剤としてはたらき，肺および気管支のX線不透過性病変が詳細に描出されるため，重症度の評価やほかの疾患との鑑別も可能である。撮影は，体位ごとの陰影像の特徴をふまえて行う。通常，撮影の右側方像で主に左肺を，背腹像では背側の肺を読影する。右肺を観察したい場合には左側方像を，腹側の

呼吸器疾患

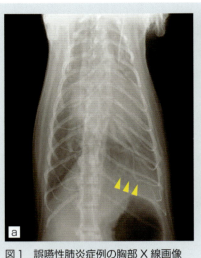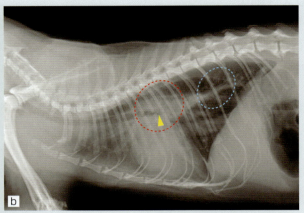

図1　誤嚥性肺炎症例の胸部 X 線画像
6歳，雌，スコティッシュ・フォールド。呼吸困難を呈していたため，正しい保定での X 線撮影は困難であった。
a：胸部 X 線背腹像。左肺後葉領域の X 線不透過性亢進と同側横隔膜ラインの不鮮明化（矢頭）が認められる。そのほか気管支パターンも散見される。
b：胸部 X 線右側方像。心基底部周囲の浸潤影（赤囲み内），後葉血管の浸潤影（青囲み内），分岐部から後葉への主気管支の狭小化（矢頭），心陰影の不鮮明化などが認められる。モーション・アーティファクトの影響も否定できない。
（画像提供：日本獣医生命科学大学　藤原亜紀先生）

肺を観察したい場合には腹背像を追加して撮影する。無麻酔で行うため侵襲は少ないが，前述のように重篤な症例では横臥姿勢にしただけで呼吸停止することもあるので，十分に注意する。

　撮影後に画像の拡大縮小やコントラストの調整ができるデジタル X 線撮影機器であればより細かな判断が可能だが，さらなる精査が必要な場合はコンピュータ断層撮影（CT）が有効である。解像度が非常に高いため X 線検査では判定できない微細な病変も描出でき，また断層画像であるため脊椎や肋骨などが重複することもない。ただし，不動化が必須なため，一般的には全身麻酔が必要となり，呼吸状態が悪い場合は実施が困難となる。しかし，近年は多列 CT 装置が普及し，無麻酔下での肺 CT 検査が可能となりつつある。（図2）

3．微生物学的検査

　病原体を調べるためには，気道内分泌物の微生物学的検査が有効である。排出された痰を用いることもできるが，病巣近くから採材したほうが正確な結果が得られる。麻酔下で気管支鏡を用いて粘膜面の観察を行い，同時に病変部位からブラシにて直接採材するのが理想的である。さらに気管支肺胞洗浄 bronchoalveolar lavage（BAL）を行うと，鑑別の一助となる[1,3,8,15,19]。しかし，呼吸困難を呈するなど重篤な状態で麻酔をかけるのは非常にリスクが高いので一般的には敬遠される。これらが必要とされるのは，一般的な治療を行っても思うような効果がなく慢性化傾向を示す症例であろう。

4．血液ガス分析

　呼吸不全をきたしていて，呼吸状態の正確な評価が求められる場合には，血液ガス分析がきわめて有用となる。正確な評価のためには動脈血を用いることが基本であり，静脈血ではその意味をなさない。

　動脈血酸素分圧（PaO_2）が 80 mmHg 未満（60 で重度），動脈血二酸化炭素分圧（$PaCO_2$）が 45 mmHg 以上（60 で重度），さらに肺胞気動脈血酸素分圧較差（$AaDO_2$）が 20 mmHg 以上で呼吸不全と診断される[7]。非侵襲的に呼吸の状態を把握するためにはパルスオキシメーターによる動脈血酸素飽和度（SpO_2）の測定が有効である。正常では 98％前後を示し，95％を下回る場合は低酸素血症，90％以下であれば呼吸不全と判断する。通常は 93％まで低下すると酸素療法の適応となる。

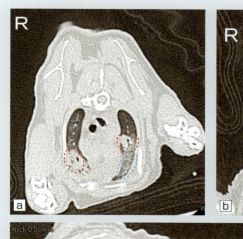
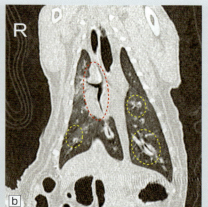
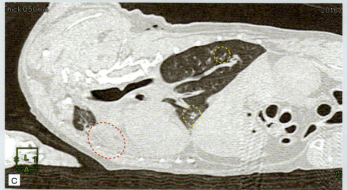

図2 誤嚥性肺炎症例の胸部CT画像
図1と同症例。無麻酔下での撮影だが、X線画像より詳細な情報が得られた。肺胞パターン（赤囲み内）、間質パターン（青囲み内）、気管支パターン（黄囲み内）が認められる。
a：前胸部横断面，b：水平断面，c：左矢状面
（画像提供：日本獣医生命科学大学　藤原亜紀先生）

診断

1. 細菌性肺炎

　細菌性肺炎の診断は臨床徴候，X線画像，細胞診および細菌培養検査の結果などをもとに総合的に行う。二次性細菌性肺炎については前に述べた診断法でよいが，一次性細菌性肺炎についてはほかの鑑別疾患を除外することが重要である。多くの場合，CBCにおいて白血球は正常である。しかし，中程度から重度な状態では好中球および単球の増加を含む白血球増加症がしばしば認められる。血液化学検査の結果は一般に非特異的である。画像検査では典型的な肺胞パターンがみられる。

　肺炎が広範囲にわたる場合は，炎症性滲出液の貯留により肺胞のX線不透過性が亢進し，含気した気管支を除いて肺葉が均一なすりガラス様陰影を呈するエアーブロンコグラムが観察される。局在性の肺炎および気管支肺炎では，含気した肺胞としていない肺胞が入り交じって肺野の不透過性が不均一に亢進したエアーアルベオグラムが観察される（図3）。猫ではこれらの典型的な陰影像のほかに，気管支間質性肺胞パターンやび漫性結節パターンなどがみられる[3, 21, 22]。

（図4，5）。

　気管支鏡を用いた気道内の観察，ブラシ法やBALによる病変部からの採材と菌分離同定および薬剤感受性試験を行えば，明確な治療方針の決定が可能となる[3, 8, 22]。

2. ウイルス性肺炎

　FHV-1やFCVなどによるウイルス性疾患は，肺に限局していることは少なく，鼻咽頭部および口腔内に典型的な炎症像がみられるはずである。両者ともより重症化した結果として肺炎へと移行することがあるため，基礎疾患を重視すべきである[9, 15, 22]。感染があるかどうかはワクチン歴や臨床徴候からある程度の推測が可能であるが，確実に診断するためにはPCR検査を行いウイルスのRNAを検出する。FHV-1では鼻汁や結膜のぬぐい液，FCVでは口腔のぬぐい液を用いるが，鼻咽頭や口腔内病変からウイルスが検出されたとしても，肺実質の病変がそのウイルスによるものかどうかは判定できない。正確性を期すためには肺病変からの採材が必要である。感染初期のX線画像では間質パターンがみられることが多いが，二次的な細菌感染を起こすと肺胞パターンおよび気管支パター

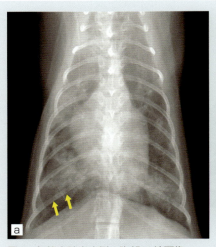
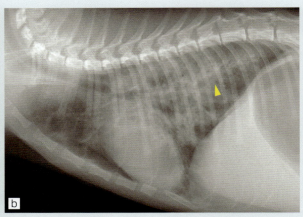

図3 気管支肺炎症例の胸部X線画像
エアーブロンコグラム(矢印)とエアーアルベオグラム(矢頭)が混在している。
a：背腹像，b：側方像

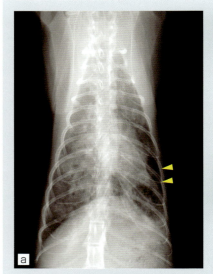
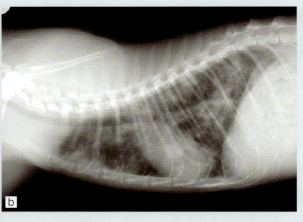

図4 二次性細菌性気管支肺炎症例の胸部X線画像
背腹像，右側方像とも肺野全域に気管支パターン，間質パターンおよび肺胞パターンを含む混合パターンがみられる。背腹像のX線透過性亢進部(矢頭)は気胸によるものと考えられる。
a：腹背像，b：右側方像

ンや間質パターンを含む混合パターンへと変化する。

3. 真菌性肺炎

CBCでは特異的変化が認められないことが多い。血液化学検査では，低アルブミン血症，高グロブリン血症，高カルシウム血症が認められることがある[19]。胸部X線画像では間質パターン，肺胞パターン，気管支パターンあるいはこれらの混合パターン，肺葉の硬化，結節性病変あるいは空洞病変，肺門リンパ節の腫大，胸水貯留，胸膜の肥厚，気胸などさまざまな変化が観察される。最も典型的なのは，粟粒性の結節が認められる播種性結節性間質性パターンである。

血清学的検査は，クリプトコックス症やコクシジオイデス症の診断には有効のようである。そのほか，気管洗浄，気管支肺胞洗浄，肺実質の穿刺吸引などによる細胞診標本から真菌を検出することも可能だが，現実的には検出率は高くない。現在，確定診断を下せる可能性が最も高いのは，真菌培養検査あるいはPCRによる遺伝子検査である。

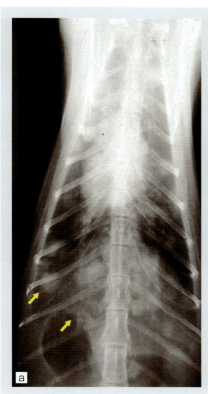
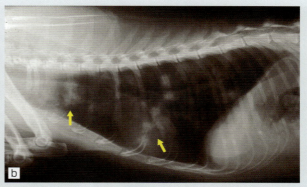

図5 細菌性肺炎が疑われる症例の胸部X線画像
11歳, 雑種。境界不明瞭なび漫性結節性間質パターン(一部を矢印で示す)が多数認められる。
a：背腹像, b：右側方像

4. 誤嚥(吸引)性肺炎

　誤嚥性肺炎は問診, 臨床徴候, 身体検査, CBC検査および画像検査から推測することができる。急性期には突然の呼吸困難や咳などの臨床徴候, 発熱や, 核の左方移動と中毒性好中球の出現を伴う白血球増加症, CRP増加などの急性炎症反応がしばしば認められる。聴診では患側肺葉において断続性ラ音や喘鳴音が聴取される。誤嚥性肺炎は, 患者が腹臥位の場合には右中葉に発生することが最も多いため, 胸部X線検査で右中葉のみの無気肺が認められれば臨床徴候と併せて本疾患を強く疑うことができる。なお, 右中葉に次ぐ好発部位は左右の前葉である(図6)。ただし, 吸引物によっては誤嚥直後に画像上の変化が現れず, 6時間以上経過しないと描出されないことがあるとされているので注意する。直後の画像で異常が認められない場合, 半日後に再度画像検査を行うべきである。多くの場合, 慢性期には呼吸困難は消失し, 臨床徴候としては湿性の咳のみがみられ, CBC所見も慢性炎症反応となる。

治療

1. 基本的な治療

　肺炎に対する基本的な治療は, 栄養補給, 輸液, ネブライゼーション, 抗菌薬の投与および酸素療法である。消耗性疾患であるため, 栄養補給や輸液などの補助療法がきわめて重要となる。また, 運動の制限を心がける。ネブライゼーションによる気道内の加湿と, 薬剤の直接的な吸引が有効なことが多い。噴霧方式にはいくつかあるが, 肺までの到達能力を考慮すると超音波式がよい。呼吸困難をきたしている場合には, 酸素療法が必要となる。そのほか, 気管支拡張薬, 去痰薬, 状況に応じた鎮咳薬投与などが行われる[3, 9, 22, 23]。

2. 細菌性肺炎

　病原細菌を同定し薬剤感受性試験を行ったうえで, 適切な抗菌薬を用いるのが理想的である。しかし, とくに重篤な症例には麻酔下での気管支鏡検査やBALを行いにくい。その場合は呼吸器への分布が良好で抗菌スペクトルの広い抗菌薬を試験的に投与する。β-ラクタム系, テトラサイクリン系, マクロライド系, ニューキノロン系, ペニシリン系およびアミノグリコシド系の薬剤を単用あるいは併用する[3, 9, 23]。ただし

呼吸器疾患

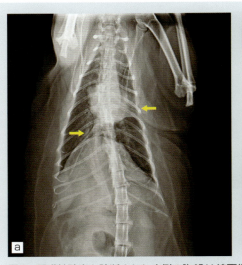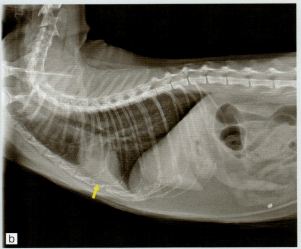

図6　誤嚥性肺炎と診断された症例の胸部X線画像
12歳，避妊雌，雑種。右中葉領域および左前葉後部領域に無気肺が認められる（矢印）。
a：背腹像，b：右側方像
（画像提供：イイヅカ動物病院　飯塚義之先生）

乱用は厳禁である。エンロフロキサシンなどのニューキノロン系抗菌薬は，気管支分泌への移行がよいため多用される傾向にあると思われるが，筆者（米澤）が行っている犬の気管内細菌の調査では，とくにニューキノロン系抗菌薬に耐性を持つ細菌が多く見つかる傾向があった[18]。猫においても同様のことが起きている可能性を考慮し，多剤耐性菌の増加を防ぐ意味でも，合理的な投与を行うようにする。本当に細菌感染なのか，原因菌は何か，その菌が感受性を有する抗菌薬は何かをできるだけ正確に把握し，投与計画を立てる。

3．ウイルス性肺炎

ネコインターフェロン（組換え型）は，FCVおよびFHV-1の感染初期には十分な効果を発揮するが，肺炎まで進行した重篤な症例に対して有効かどうかは検討されていない。細菌の二次感染によって重篤化することが多く[9, 15, 23]，また原因となるウイルスの精査が困難でもあるため，抗菌薬の投与が必須となる。経験的にドキシサイクリン，アジスロマイシン，またはニューキノロン系の抗菌薬を選択することが多い。

4．真菌性肺炎

真菌性肺炎は特異的な徴候に乏しいため，慢性的に経過してから発見されることが多い[9, 19]。薬剤感受性試験により適切な抗真菌薬を選択するべきであるが，真菌性肺炎に対して十分な効果が得られるかどうかは不透明である。再発性で特定の肺葉に限局する場合には肺葉切除も視野に入れる。

5．誤嚥（吸引）性肺炎

誤嚥性肺炎では，内容物によっては致死的な経過をたどることも十分に考えられる[1, 9, 22, 23]。異物自体や気道内分泌物による気道閉塞，急性肺障害や重篤な肺水腫など不可逆的な肺損傷をきたすことがあるため，集中的な管理が必要となる。誤嚥直後であれば気道からの異物の除去に努め，肺の炎症反応を最小限にし，酸素吸入，輸液や気管支拡張薬などの支持療法を行う。誤嚥直後から肺の障害がはじまるまでのあいだの処置が，その後に起きる重篤な肺障害を防ぐ鍵であり，急性呼吸促迫症候群 acute respiratory distress syndrome（ARDS）が惹起されてからでは救命率は著しく低下する[1, 6, 9, 18, 22]。このため抗菌薬は薬剤感受性試験の結果を待たず先制的に投与し，結果が出た後で最善の薬剤に切り替えるようにする。

予後

二次的な細菌性肺炎の合併が重度でなければ，ウイルス性肺炎の予後は比較的よい[3, 9, 22]。FHV-1およびFCVは感染が成立すると生涯ウイルスを保有することになるため注意は必要であるが，ウイルスによる慢性的な下部呼吸器疾患は報告されていない[3]。

細菌性肺炎では，障害された肺の範囲や程度，抗菌薬選択の適否，補助療法の適否に予後が大きく左右さ

表 薬用量リスト

分類		薬剤名	用量	投与経路	投与頻度
抗菌薬	ニューキノロン系	エンロフロキサシン	5 mg/kg	SC	sid
		オルビフロキサシン	5 mg/kg	PO, SC	sid
		モキシフロキサシン	5〜10 mg/kg	PO	bid
		オフロキサシン	2.5〜5 mg/kg	PO	sid〜bid
	マクロライド系	クラリスロマイシン	7〜10 mg/kg	PO	sid〜bid
		アジスロマイシン	5〜10 mg/kg	PO	sid
	β-ラクタム系	アモキシシリン	10〜20 mg/kg	PO	bid〜tid
		アンピシリン	10〜21 mg/kg	IV, IM, SC, PO	bid〜tid
	セフェム系	セファクロル	10〜20 mg/kg	PO	bid
		セファゾリンナトリウム	10〜30 mg/kg	IV, IM, SC	bid〜tid
		セファドロキシル	22 mg/kg	PO	bid
	テトラサイクリン系	オキシテトラサイクリン	初回 10 mg/kg, 以降 7.5 mg/kg	IV	tid
		テトラサイクリン	20 mg/kg	PO	bid〜tid
		ドキシサイクリン	5〜10 mg/kg	PO	bid
		ミノサイクリン	5〜10 mg/kg	PO	bid
	アミノ配糖体	ゲンタマイシン	6 mg/kg	IV	sid
抗真菌薬		グリセオフルビン	50 mg/kg	PO	sid
		イトラコナゾール	5〜10 mg/kg	PO	sid
抗ウイルス薬		ネコインターフェロン	2.5〜5 MU/kg	IV, SC	eod
副腎皮質ホルモン		コハク酸メチルプレドニゾロン	20〜30 mg/kg	IV	sid〜bid
気管支拡張薬		アミノフィリン	6.6 mg/kg	PO	tid
		テオフィリン	7 mg/kg	PO	bid

れる[3, 9, 22, 23]。とくに二次感染や誤嚥性肺炎など重度の感染が合併する場合は予後が悪く，ARDS に移行した症例では致死率がきわめて高い[3, 6, 18]。

誤嚥性肺炎も，吸引物の種類や侵される肺野の割合などによって予後は大きく変わる。

真菌性肺炎では，発咳など特化した呼吸器徴候に乏しいため慢性的に経過してから発見されることが多い[19]。免疫機能の低下による二次感染の結果として発症した場合には他臓器への波及も十分に予想され，その予後はきわめて悪いと考えられる[19, 23]。

高齢猫に対する注意点

高齢猫においては，基礎疾患の精査が重要である。とくにウイルス性，真菌性の肺炎は腫瘍や FIV などによる免疫機能の低下に起因している可能性がある

し，誤嚥性肺炎は，喉頭疾患や食道拡張症などによる喉頭機能の低下が原因となっている場合がある。ちなみに毛球防止用のミネラルオイルは，うまく飲み込めず誤嚥することがあり，慢性の炎症反応を起こす[9]。このような基礎疾患をコントロールできなければ治療の効果は出にくく，慢性化したり，一度治癒しても再発したりする可能性が高い。また，猫は薬物代謝経路が独特で，薬物の半減期や蓄積効果の高いものを用いると過剰投与になることがあるので十分気を使うべきである。

薬用量リスト

表を参照。

[米澤 覚・藤田道郎]

■参考文献

1) Barton L. 誤嚥性肺炎：犬と猫の呼吸器疾患. 多川政弘, 局 博一監訳. インターズー. 2007, pp506-517.
2) Both DM. Drug therapy of the respiratory tract. *Comp Contin Ed Suppl*. 22: 6-17, 2000.
3) Brady CA. 犬と猫における細菌性肺炎：犬と猫の呼吸器疾患. 多川政弘, 局 博一監訳. インターズー. 2007, pp494-505.
4) Dear JD. Bacterial pneumonia in dogs and cats. *Vet Clin North Am Small Anim Pract*. 44: 143-159, 2014. doi: 10.1016/j.cvsm.2013.09.003
5) Ettinger SJ. 呼吸器系の疾患：小動物内科学全書, 第4版. 松原哲舟監訳. LLL Publisher. 1994, pp933-1116.
6) Folkesson HG, Matthay MA, Hebert CA, et ai. Asid aspiration induced lung injury in rabbits is mediated by interleukin-8 dependent mechanisms. *J Clin Invest*. 96: 107-116, 1995. doi: 10.1172/JCI118009
7) Haskins SC. 血液ガス測定値の解釈：犬と猫の呼吸器疾患. 多川政弘, 局 博一監訳. インターズー. 2007, pp216-230.
8) Hawkins EC. 下部気道の検査：スモールアニマル・インターナルメディスン. 長谷川篤彦, 辻本 元監訳. インターズー. 2005, pp264-295.
9) Hawkins EC. 肺実質の疾患：スモールアニマル・インターナルメディスン. 長谷川篤彦, 辻本 元監訳. インターズー. 2005, pp307-325.
10) Jakab GJ. Warr GA. The participation of antiviral immune mechanisms in alveolar macrophage dysfunction during viral pneumonia. *Bull Eur Physiopathol Respir*. 19: 173-178, 1983.
11) Jakab GJ: Sequential virus infections, bacterial superinfections, and fibrogenesis. *Am Rev Respir Dis*. 142: 374-379, 1990. doi: 10.1164/ajrccm/142.2.374
12) Jakab GJ. Viral-bacterial interactions in pulmonary infection. *Adv Vet Sci Comp Med*. 26: 155-171. 1982.
13) Johnson LR: Clinical Canine and Feline Respiratory Medicine. Wiley-Blackwell. Hoboken, 2010.
14) Kahn DE, Hoover EA. Infectious respiratory diseases of cats. *Vet Cain North Am*. 6: 399-413, 1976.
15) Mellema SM. ウイルス性肺炎：犬と猫の呼吸器疾患. 多川政弘, 局 博一監訳. インターズー. 2007, pp517-534.
16) Moise NS, Wiedenkeller D, Yeager A et al. Clinical, radiographic, and bronchial cytologic features of cats with bronchial disease: 65 cases (1980-1986). *J Am Vet Med Assoc*. 194: 1467-1473, 1989.
17) Moses BL, Spaulding FL. Chronic bronchial disease of the cat. *Vet Clin North Am Small Anim Pract*. 15: 929-948, 1985.
18) Negase T, Oiga E, Sudo E, et al. Intercellular adhesion molecule 1 mediated acid aspiration-induced lung injury. *Am J Respir Crit Care Med*. 154: 504-510, 1996. doi: 10.1164/ajrccm.154.2.8756829
19) Norris CR. 真菌性肺炎：犬と猫の呼吸器疾患. 多川政弘, 局 博一監訳. インターズー. 2007, pp535-547.
20) Randolph JR, Moise NS, Scarlett JM et al. Prevalence of mycoplasmal and ureaplasmal recovery from tracheobronchial lavages and of mycoplasmal recovery from pharyngeal swab specimens in cats with or without pulmonary disease. *Am J Vet Res*. 54: 897-900, 1993.
21) Texeira LR, Villarino MA. Antibiotic treatment of patients with pneumonia and pleural effusion. *Curr Opin Pulm Med*. 4: 230-234, 1998.
22) 藤田道郎. 肺の疾患：獣医内科学, 小動物編, 第2版. 岩崎利郎, 滝口満喜, 辻本 元ほか監修. 文永堂出版. 2014. pp121-126.
23) 山谷吉樹. 肺炎（ウイルス性, 細菌性, 真菌性, 誤嚥性）：犬と猫の治療ガイド2015～私はこうしている～. 辻本 元, 小山秀一, 大草 潔ほか監修. インターズー. 2015, pp223-226.

4.4 縦隔気腫

原因および病態

縦隔気腫は穿刺や裂傷などによって気道にできた孔から空気が流出し，縦隔洞に貯留する現象で(図1)，原発性と続発性に分類される。発生はまれで，大学病院に来院した猫のうち，縦隔気腫による受診は0.0006％である[4]。そのうち69％は続発性で，原因としては気管チューブ挿管を用いた麻酔管理が最も多く，次いで外傷(事故，咬傷，気管裂傷など)[3]，気管内異物，食道穿孔(食道炎，異物，外傷など)[1]の順となる。肺腫瘍に伴う発生も報告されている[2]。残り31％は明らかな原因が認められない原発性縦隔気腫だが，誘発の可能性のある要因として咳，喀血，肺実質疾患，咽喉頭炎，嘔吐，頸部採血，薬剤の経口投与などが考えられている[4]。原因の部位によっては皮下気腫や気胸を伴う。大動脈裂孔などを通じて縦隔から空気が流入し，後腹膜気腫を併発することもある。

臨床徴候

縦隔気腫に由来する臨床徴候は，呼吸回数の増加，皮下気腫，努力呼吸が最も多く，無気力，疼痛，食欲不振，咳なども認められる。続発性縦隔気腫であればその原因のある部位周辺に皮下気腫が認められ，原因に伴うほかの臨床徴候が認められることがある。家族が皮下気腫を発見して受診する場合もあり，その部位は頸部のみ，頸部から胸部にかけて，あるいは全身である[4]。

検査および診断

縦隔気腫はX線検査によって確定診断することができるため，頭頸部，胸部，腹部のX線検査を実施する。加えて問診，身体検査を行い，呼吸状態の把握のために可能であれば血中の酸素飽和度も測定する。続発性縦隔気腫の原因となる疾患を探索するために，必要に応じて追加検査を実施する。

1. 問診および身体検査

縦隔気腫の原因となり得る麻酔，事故，異物，咬傷などの既往歴を聴取する。頻呼吸，努力呼吸を認めることが多いため，同時に酸素処置などを行う。

2. X線検査

胸部X線側方像において縦隔気腫に特異的な画像が得られる(図2)。縦隔内に空気が貯留することで縦隔部位のX線透過性が亢進し，縦隔内構造物が明瞭化する。正常では描出されない気管壁や前大動脈，奇静脈，食道などが確認できる。頸部〜胸背部の皮下気腫や気胸を伴うこともある。続発性縦隔気腫の場合，原疾患に応じた変化も認められることがある(異物や骨折など)。縦隔気腫と診断された猫45例のX線画像を調べた報告では，気胸(47％)，後腹膜気腫(47％)，胸水貯留(22％)の併発が確認されている[4]。

治療

基本的には酸素室での安静が第一選択の治療となり，自然に孔が塞がり空気が吸収されるのを待つ。続発性縦隔気腫の場合は原疾患に対する治療も実施する。皮下気腫や気胸が併発している場合は，貯留の程度によるが穿刺により貯留した空気を抜去することがある。酸素療法下の安静状態であっても空気の貯留が進行する場合，外科的に修復可能な裂傷などが明らかな原因であれば，外科手術により孔を塞ぐこともある。

呼吸器疾患

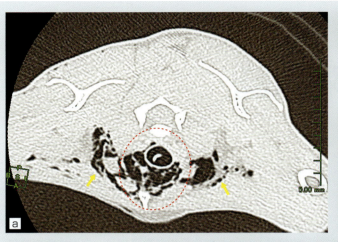
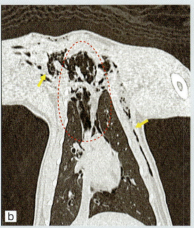
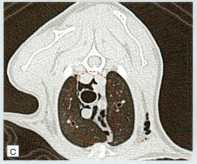
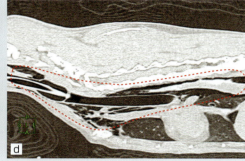

図1 麻酔処置後に縦隔気腫を生じた猫のCT画像

本症例は気管チューブのカフの過拡張によって発生したと考えられる。頸部において顕著な皮下気腫が認められる（矢印）。原因と思われるカフが存在する頸部から前縦隔にかけて縦隔気腫が顕著に認められる（囲み内）。
a：頸部横断像，b：同背断像，
c：前縦隔部横断像，d：同矢状断像

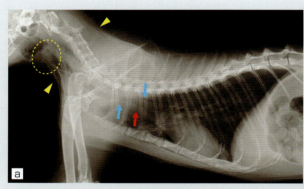
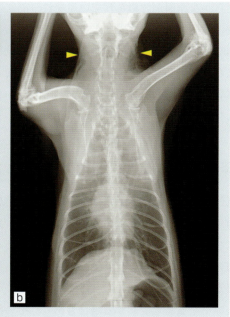
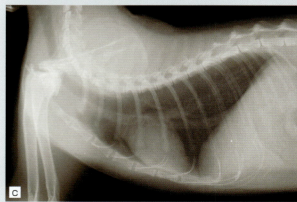

図2 縦隔気腫を認めた猫の胸部X線画像

本症例は喉頭に腫瘤（囲み内）が存在し，縦隔気腫が生じたと考えられる。気管壁（青矢印），前大静脈（赤矢印）が確認でき，皮下気腫（矢頭）も認められる。
a：側方像，b：腹背像，c：健康な猫の側方像（比較のため掲載）。

予後

原疾患によるが，生存率は87％とされ予後は悪くない[4]。入院期間の中央値は2日とされる。ただし，重度な外傷に伴う縦隔気腫の場合は安楽死が選択されることがある。原疾患が明らかな場合はその治療が必要となり，奏功しない場合は再発する可能性を考慮しなければならない。

高齢猫に対する注意点

発生年齢の中央値は7歳とされている。咬傷などに伴う縦隔気腫は若齢においても発生する可能性はあるが，高齢になるとさまざまな疾患に伴う縦隔気腫の発生確率がより上昇すると考えられる。

［藤原亜紀］

■参考文献
1) Adami C, Di Palma S, Gendron K, et al. Severe esophageal injuries occurring after general anesthesia in two cats: case report and literature review. *J Am Anim Hosp Assoc*. 47: 436-442, 2011. doi: 10.5326/JAAHA-MS-5690
2) Greci V, Baio A, Bibbiani L, et al. Pneumopericardium, pneumomediastinum, pneumothorax and pneumoretroperitoneum complicating pulmonary metastatic carcinoma in a cat. *J Small Anim Pract*. 56: 679-683, 2015. doi: 10.1111/jsap.12366
3) Mitchell SL, McCarthy R, Rudloff E, et al. Tracheal rupture associated with intubation in cats: 20 cases (1996-1998). *J Am Vet Med Assoc*. 216: 1592-1595, 2000.
4) Thomas EK, Syring RS. Pneumomediastinum in cats: 45 cases (2000-2010). *J Vet Emerg Crit Care (San Antonio)*. 23: 429-435, 2013. doi: 10.1111/vec.12069

呼吸器疾患

4.5 鼻炎・鼻腔内腫瘍

鼻炎

1. 原因および病態

鼻腔・副鼻腔の疾患のうち，鼻炎・副鼻腔炎は腫瘍についで多いと報告されているが[4, 8]，これらは大学病院に来院した猫に限ったデータであるため，実際にはさらに多いと考えられる。原因としてはウイルス感染（猫カリシウイルス〔FCV〕，猫ヘルペスウイルス1型〔FHV-1〕）や細菌感染（*Bordetella* 属），*Mycoplasma* 属感染などが一般的であるが，多くの場合，基礎疾患に加え種々の細菌による二次感染が起こっている。コントロール不良となると慢性鼻副鼻腔炎に進行することがあり，その場合は完治が難しくなる。ほかには，歯牙疾患・異物に由来する場合がある。アレルギー性鼻炎の存在も示唆されているが，明らかなアレルゲンは不明なことが多い。真菌感染はまれであるが，免疫抑制状態の猫に発生することが多い。*Cryptococcus* 属が最も一般的であるが，*Aspergillus* 属も報告がある[18]。

2. 臨床徴候

臨床徴候は非特異的であり，ほかの鼻腔疾患との鑑別が難しいことが多い。ウイルス性・細菌性鼻炎の多くは両側性の鼻汁，くしゃみ，逆くしゃみ，眼脂・流涙，いびき，吸気努力などの上部気道徴候を呈す。また鼻汁により嗅覚が低下し，食欲不振となることがある。鼻汁の性状は進行状況により漿液〜膿汁となり，重度慢性鼻副鼻腔炎に進行すると粘稠性が高まり排泄ができなくなる場合もある。鼻粘膜の炎症により鼻汁に出血が混じることはあるが，一般的に著しい鼻出血は認められないことが多い[18]。クリプトコックス性鼻炎では鼻梁部周囲の皮膚に肉芽腫様の腫瘤が形成されることが多いが，一般的なウイルス・細菌に由来する鼻炎で著しい顔貌変形を認めることはまれである。歯牙疾患・異物に由来する鼻炎は原因の部位によっては片側性の鼻汁が認められることがある。

3. 検査および診断

鑑別診断としては異物，腫瘍，鼻咽頭ポリープ，鼻咽頭狭窄が挙げられる。

(1) 問診および身体検査

聴診，体温測定，体重測定を行い，呼吸音の異常や体重の減少がないかどうか確認する。さらに鼻の通気性に左右差がないか，鼻汁や鼻出血がないか，口腔内に異常はないか，体表リンパ節腫大はないか，顔貌変形はないかを確認する。鼻炎が重度になると一般状態の悪化や体重減少が認められる。ウイルス・細菌性鼻炎の多くは両側性に認められ，著しい鼻出血はまれである。真菌性鼻炎においては鼻梁部周囲に肉芽腫様腫瘤を認めることがある。下顎リンパ節が腫大することがあるが，全身性に腫大することはほとんどない。

(2) 血液検査

血液検査（CBC），血液化学検査，血清アミロイドA（SAA）濃度測定，猫免疫不全ウイルス（FIV）抗体および猫白血病ウイルス（FeLV）抗原検査を行う。急性期には白血球やSAAの上昇が認められることがあるが，特異的ではない。FIVおよびFeLV感染により重篤化することがあるが，感染陰性の猫においても鼻炎は認められる。真菌性鼻炎はウイルス感染や免疫抑制薬投与など免疫抑制に関連してより発症しやすくなると考えられている。

(3) 頭部X線検査

ウイルス・細菌に由来する場合，X線画像上での鼻腔・前頭洞の変化は両側性の透過性低下〜ほぼ正常までさまざまである。左右差は認められないことが多

いが，片側性の透過性低下であっても鼻炎は除外できない。明らかな骨破壊や鼻中隔の変位などの腫瘍を示唆する変化が認められない場合，X線画像のみでの診断は難しいことが多い。歯牙疾患に関連している場合は鼻腔の左右差や，歯根周囲のプラーク形成が認められることがある。

(4)腹部超音波検査

鼻腔内リンパ腫の腹腔内臓器への転移など，別の疾患を除外するために実施する。

(5)CTまたはMRI検査

コンピュータ断層撮影(CT)や磁気共鳴画像法(MRI)検査では，鼻汁貯留のみを認めることが多いが，重度に進行した場合は鼻甲介の破壊を伴うことがある。真菌性鼻炎の場合は骨破壊が認められることがある。MRIを用いると鼻炎と腫瘍の鑑別が容易であり，さらに鼻汁の分布や粘稠性も推測できるため，難治性鼻副鼻腔炎の診断補助となる。

(6)鼻汁培養検査

抗菌薬の選択のために実施するが，多くは細菌およびウイルスが混合感染しているため，原因菌・原因ウイルスの同定は困難である。真菌培養は陰性のこともあるため病理組織検査が必要になる。

(7)病理組織検査

通常は実施しないが，真菌性鼻炎が疑われる場合は確定診断に必要となる。

4. 治療

ウイルス性・細菌性鼻炎に対しては抗菌薬が中心となる。抗菌薬は広域スペクトラムの薬剤を用いるが，可能であれば薬剤感受性試験の結果に基づいて選択する。ウイルス性鼻炎の場合，すでに二次感染を生じていることが多いが，さらなる感染を成立させないようにするために抗菌薬を用いる。抗ウイルス薬として，ファムシクロビル，L-リジン，インターフェロンなどを用いることがあるが，その効果は証明されていないものも多い。抗炎症目的として，またアレルギー性鼻炎に対しグルココルチコイドを短期的に使用することもある。鼻炎により全身状態が低下している場合は支持療法として点滴，ネブライザー，チューブフィーディングなども併用することがある。内服が難しい場合，抗菌薬を含む点眼・点鼻薬も有効である。慢性鼻副鼻腔炎に進行した場合は通常の治療では反応が乏しいため，麻酔・鎮静下での外科的な鼻腔掻把や，前頭洞洗浄も考慮する。真菌性鼻炎に対しては抗真菌薬を内服させ，基本的に臨床徴候が消失した後も1カ月以上投与を継続する。

5. 予後

一般的にウイルス性・細菌性鼻炎の予後は良好であるが，潜伏感染をするFHV-1による場合は繰り返すことが多い。コントロールが不良となると慢性鼻副鼻腔炎に進行する可能性がある。慢性鼻副鼻腔炎は完治が難しいため，生活の質(QOL)を維持することが治療目標となる。若齢期に重度に感染し，適切に治療されない場合は死亡する可能性もある。真菌性鼻炎については，薬剤に反応する確率は24〜100％と幅広く報告されている。長期間にわたり単剤もしくは複数薬剤の併用が必要になることが多いが，一般的に予後は良好である。

鼻腔内腫瘍

1. 原因および病態

鼻腔・副鼻腔に発生する腫瘍は猫の腫瘍全体の約1〜8.4％とされ，ほとんどが悪性である[3, 11]。リンパ腫が最も多く(26〜49％)，腺癌，扁平上皮癌などの上皮系腫瘍が続く[1, 4, 5, 17]。鼻腔腫瘍には鼻咽頭部に発生した腫瘍も含まれる。多くは局所浸潤性であり，診断時に遠隔転移が認められることは少ない。腫瘍の種類によって治療法や予後が異なることが多いため，リンパ腫と非リンパ腫で分けて検討する必要がある。

(1)リンパ腫

鼻腔内リンパ腫は，消化器型に続き，現在2番目に多いタイプのリンパ腫である[10]。発生年齢の中央値は8〜11歳と報告されているが，2〜3歳での発生も比較的多く認められる[5, 7, 9, 19]。品種別では雑種での発生が最も多い。FeLV感染との関連は少ないとされている[25]。

(2)非リンパ腫

腺癌，扁平上皮癌，未分化癌といった上皮系腫瘍が多いが，骨肉腫，軟骨肉腫などの非上皮系腫瘍の発生も少ないながら認められる。発生年齢の中央値は12

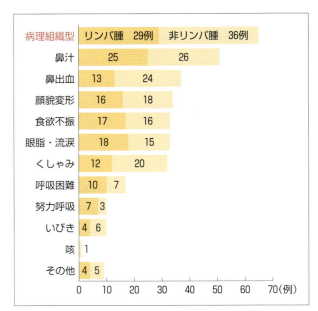

図1 鼻腔内腫瘍の猫に認められる臨床徴候
病理組織診断に基づいてリンパ腫・非リンパ腫で分類した。
(文献5をもとに作成)

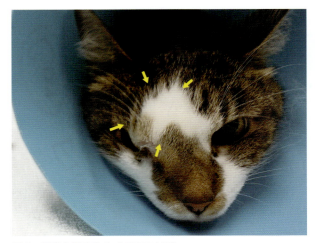

図2 鼻腔内腫瘍を有する猫の外貌
右側に明らかな顔貌変形が認められる(矢印)。

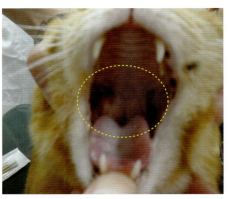

図3 鼻咽頭部に発生した腫瘍による口蓋下垂
(囲み内)
本症例は顔貌にはまったく異常は認められなかった。

歳で中高齢に多く,リンパ腫のように若齢における発生はまれである。日本獣医生命科学大学(以下,日獣大)においては純血種に比較的多く認められている(42%)[5]。臨床徴候はリンパ腫と類似するため,鑑別には病理組織検査が必須となる。

2. 臨床徴候

臨床徴候は非特異的であり,それだけではほかの鼻腔疾患との鑑別は難しいことが多い。日獣大において最も多く認められる鼻腔内腫瘍の臨床徴候は鼻汁,鼻出血,顔貌変形,食欲不振,眼脂・流涙,くしゃみなどである[5](図1)。これらの臨床徴候は抗菌薬,グルココルチコイド薬,非ステロイド系抗炎症薬(NSAIDs)の使用で一過性に改善することがあるため,投薬に反応するからといって腫瘍を除外すべきではない。幼少期から感染性の鼻炎を認める場合は腫瘍の診断が遅れることがある。また鼻咽頭に限局した腫瘍の場合は,鼻腔内疾患を疑うような明らかな臨床徴候(鼻汁など)を呈さず食欲不振や呼吸困難のみがみられる場合がある。中高齢で数カ月にわたり持続する臨床徴候が認められた(もしくは幼少期より認められるが,食欲不振や呼吸困難などの新たな臨床徴候が加わる)場合,また片側性の臨床徴候や顔貌変形などが認められた場合は腫瘍を考慮すべきである。明らかな顔貌変形は,真菌感染でも認められるが,多くの場合は腫瘍が疑われる(図2)。鼻咽頭の病変においては口蓋下垂が認められることもあるため,口腔内の視診も重要となる(図3)。

3. 検査および診断

鑑別診断としては鼻炎,歯牙疾患,異物,鼻咽頭ポリープ,鼻咽頭狭窄が挙げられる。確定診断は病理組織検査によって行う。

(1)身体検査

臨床徴候が進行すると一般状態の悪化や食欲低下・体重減少が認められる。鼻汁や鼻出血は片側性の場合も両側性の場合もある。著しい顔貌変形や口蓋下垂がみられることもある(図1~3)。下顎リンパ節が腫大することがあり,転移の確認のために細胞診を実施する。

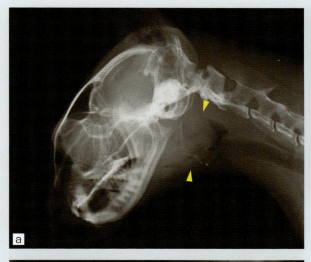
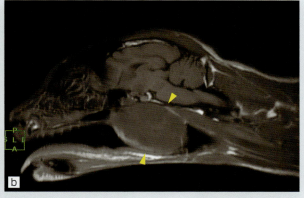
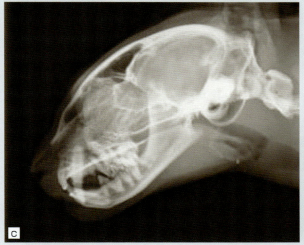

図4 鼻咽頭部腫瘍の猫の頭部X線画像およびMR画像
鼻咽頭部に軟部組織陰影が認められる（矢頭）。
a：X線側方像，b：MR画像，T1強調矢状断像，
c：正常な猫の頭部X線画像。

(2)血液検査

鼻炎と同様，CBC，血液化学検査，SAA濃度測定，FIV抗体およびFeLV抗原検査を行う。

白血球数，SAA濃度が上昇していることもあるが，多くは正常である。麻酔下で生検する際は，必ず凝固系検査を実施する。鼻腔内リンパ腫の場合，末梢血塗抹中の腫瘍細胞の有無を確認する。リンパ腫が腎臓に転移している場合，腎数値の若干の上昇が認められることがある。FIV，FeLV感染と鼻腔内リンパ腫の明らかな関係性は認められていない。非リンパ腫においても明らかな関係性はないと考えられている。

(3)頭部X線検査

片側性もしくは両側性の鼻腔内や前頭洞内の透過性の低下，ときに鼻中隔の偏位や骨破壊などが認められるが，明らかに腫瘍を示唆する変化が認められないことも多い。鼻咽頭部に発生した腫瘍の場合は鼻咽頭と口腔咽頭の走行異常が認められる（図4a）。転移の有無を調査するために胸部X線検査を実施するが，異常がないことが多い。

(4)腹部超音波検査

リンパ腫の場合，腹腔内臓器（とくに腎臓），リンパ節への浸潤の有無を確認する。

(5)CTまたはMRI検査

腫瘍の周囲組織への浸潤程度を把握するために，CTやMRI検査は重要である。骨破壊の確認や歯牙疾患の除外にはCTが有用だが，軟部組織への浸潤を評価する際はMR画像のほうがわかりやすいため，日獣大では鼻腔の画像検査を実施する全症例にMRIを用いている（図5）。嗅球・眼窩・前頭洞への浸潤の程度や，腫瘍と鼻汁の分布などを確認する。同時に下顎リンパ節，内側咽頭後リンパ節の腫大を確認する。またCTを用いて胸部（肺やリンパ節）への浸潤，リンパ腫の場合は全身のリンパ節や腹腔内臓器（とくに腎

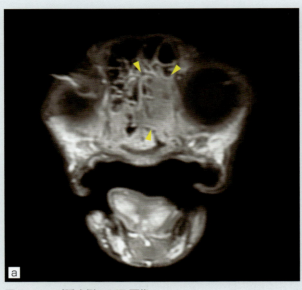
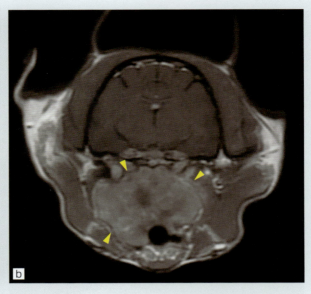

図5　リンパ腫症例のMR画像
いずれも造影T1強調横断像。造影剤によって不均一に増強される軟部組織が確認される（矢頭）。
a：鼻腔内リンパ腫，b：鼻咽頭リンパ腫

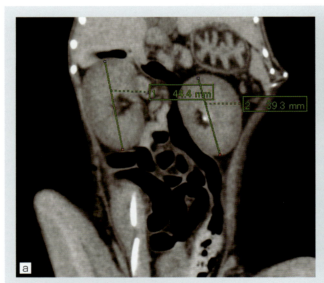
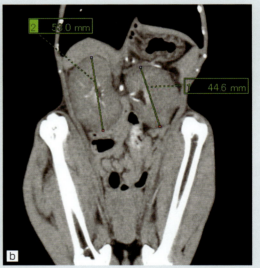

図6　放射線治療終了直後に腎臓に転移が認められた鼻腔内リンパ腫の症例
鼻腔から急速に転移する症例が存在するため，診断から1年間は鼻腔の病変が寛解していても1カ月おきに転移のモニタリング検査を実施している。
a：放射線治療前の腹部CT画像背断像。
b：放射線治療終了直後（初診から6週後）の腹部CT画像背断像。両側の腎臓が明らかに腫大している。細胞診により腎臓への転移が確認された。

臓）への浸潤をくまなく確認する必要がある（図6）。

（6）細胞診

画像検査で明らかに骨破壊が認められる場合や，顔貌変形により腫瘍が皮膚表面に出現している場合は，細胞診が可能なこともある。しかし炎症細胞の浸潤も著しく，細胞診の結果が病理組織診断と異なることがあるため，確定診断には必ず生検を実施すべきである。細胞診は下顎リンパ節への転移の確認や，形態異常を認めた腎臓への転移評価に有用である。

（7）組織生検

日獣大ではCT・MRI検査と同時に麻酔下で生検を実施している。画像検査より腫瘍の部位を確認し，留

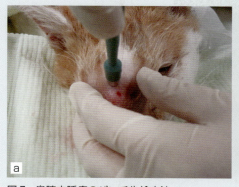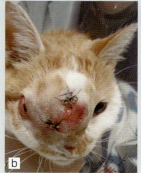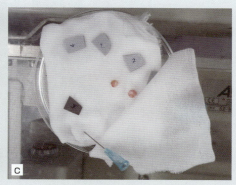

図7　鼻腔内腫瘍のパンチ生検方法
a：撮影したMRまたはCT画像で腫瘍の場所を確認し，脳・眼との位置に注意して，毛刈りおよび消毒後にパンチ生検を実施する。
b：生検後は止血を確認し，縫合する。ストロー生検に比べて生検後の猫の顔貌は劣るが，圧迫止血が実施でき，比較的多くの組織が採取できるという利点がある。
c：パンチ生検で採取された腫瘍。著しい顔貌変形を有する場合，腫瘍周囲に膿汁や壊死組織も多いためMR画像で腫瘍の位置を確認する。確実に腫瘍組織を採取するために，初回のパンチ生検による皮膚の孔から何方向かにわたり生検を実施する。

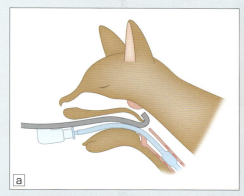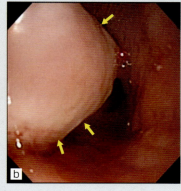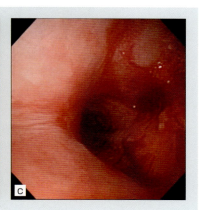

図8　内視鏡を用いた反転挿入法による鼻咽頭の観察
a：反転挿入法の模式図。内視鏡スコープの先端は曲げた状態で口腔内に挿入するほうが，鼻咽頭の観察が容易である。鼻咽頭部腫瘤の位置の例も示す。
b：鼻咽頭にポリープ状の腫瘤（矢印）を認めた症例の鼻咽頭画像。
c：bと同一症例における，鉗子によるポリープ切除生検後の鼻咽頭画像。

置針の外筒やストローを注射筒に装着し組織生検を行う。眼球の位置を確認し，その部位を超えないようにする。皮膚表面に腫瘍が出現している場合は，皮膚からパンチ生検を実施する（図7）。画像所見から，眼と脳の位置関係に注意して実施する。口蓋下垂を認める場合は口腔内より生検，また鼻咽頭部の腫瘍に対しては内視鏡による反転挿入法を用いて生検を行う（図8）。口腔内を大きく開けながらアプローチする場合，猫は開口器などを用いて強制的に開口させると眼に向かう血管が一過性に遮断され，それが長時間にわたると失明するおそれがあると報告されているため[2,12,20]，行う際は小さめに口を開ける，またはこまめに口を閉じるなどの注意が必要である。リンパ腫の場合，免疫組織化学を用いて免疫表現型（B細胞性，T細胞性）を知ることもできるが，鼻腔内リンパ腫は多くがB細胞性であり，免疫表現型による予後の差は認められていない。

(8) PARR検査

PCR for antigen receptor rearrangement（PARR）検査は，リンパ腫の補助検査である[14,15,26]。一般的にクロナリティ検査ともよばれている。*IgH*遺伝子，*TCR*遺伝子再構成を利用して腫瘍細胞のクローン性を評価する。生検した腫瘍の一部を用いて実施できる。鼻腔型の場合の多くは*IgH*遺伝子再構成にクローン性が認められる。

表1　放射線治療，化学療法の利点と欠点

	放射線治療	化学療法
利点	迅速な局所反応が得られやすい 局所にしか影響を与えない 化学療法よりも通院回数が少ない*	全身療法 1回の費用が安い 全身麻酔が不要 治療回数に制限なし
欠点	1回の費用が高い 全身麻酔が必要 局所にしか作用しない 治療回数が限られる	全身的な副作用 迅速な反応が得られない場合もある 治療を終了するポイントが不明瞭 頻繁な通院が必要

＊：寛解目的の場合，通常は週5回4週行うが週1回4～6週で寛解する例もある。

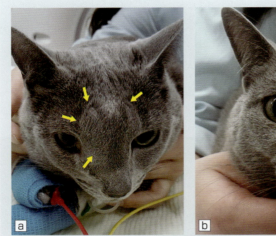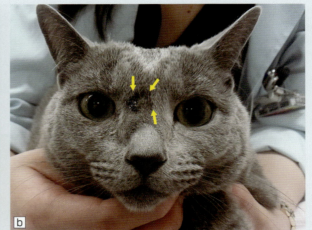

図9　鼻腔内リンパ腫の猫の放射線治療前後の顔貌変化
化学療法に比べ，1回の治療効果が高いことが多い。
a：放射線治療実施前。鼻部の腫大がみられる（矢印）。
b：放射線治療1回終了後。腫大が軽減している（矢印）。

4．治療

(1) リンパ腫

　診断時の臨床ステージ評価が重要となる[16]。鼻腔限局型のステージ1であれば，一般的に放射線治療の適応となる。ステージ1の鼻腔内リンパ腫では，放射線治療，化学療法，両者の併用療法のあいだで予後に差は認められていない[7]。よって，まずは放射線治療と化学療法の利点と欠点を家族に伝え，患者の状態と家族の希望も考慮して総合的に治療法を決定する。それぞれの治療法の利点と欠点は表1に示す。化学療法と比較して放射線治療のほうが迅速な効果が得られやすいことから（図9），鼻腔以外にも浸潤が認められたステージ2～5のリンパ腫に対しても，鼻腔閉塞による臨床徴候の緩和を目的とした放射線治療を数回にわたり実施する場合もある。ただしその治療期間は鼻以外の病変に対しては放射線治療の効果は認められないので，放射線治療が終了したら直ちに化学療法を開始するべきである。表2に筆者が治療法を選択する際の基準を示す。

①放射線治療

　これまで多分割照射や低分割照射プロトコールが報告されている[5, 21]。猫の鼻腔は小さいため，オルソボルテージX線照射装置を用いた場合も腫瘍に十分な線量が到達すると考えられている。しかし鼻腔に照射する場合は眼や脳といった重要臓器が近くに存在すること，オルソボルテージX線装置から発生するX線は皮膚・骨への吸収率が高く，皮膚への急性障害が強く発生する可能性があることから，CT画像をもとに照射計画を立てメガボルテージX線照射装置を用いることが推奨されている。

　予後の項目で後述するが，鼻腔内リンパ腫は比較的若齢で発生し長期にわたり寛解する症例が存在するため，骨壊死や二次誘発新規腫瘍形成といった晩発障害

表2 鼻腔内リンパ腫に対する初期治療の選択基準

		臨床徴候	
		強い	おだやか
他臓器への浸潤	あり	放射線治療（数回行う） ↓ 化学療法	化学療法
	なし	放射線治療	放射線治療 または 化学療法

について十分に検討し，家族にインフォームする必要がある。オルソボルテージX線装置を用いる場合はメガボルテージX線を用いる場合よりもその発生確率が上昇することを知っておかねばならない。

②化学療法

猫では鼻腔内リンパ腫のみに対する化学療法の大規模報告がないため，ほかの解剖学的分類のリンパ腫に対する治療法や犬における治療法を外挿して実施されているのが現状である。多くの場合，犬の多中心型リンパ腫に対する第一選択であるCHOP療法を用いたUW-25プロトコール[6]に基づいて治療される。しかし，鼻腔型は化学療法の作用が臨床徴候に直接影響するため，プロトコールどおり実施できないことも多い。臨床徴候が悪化する薬剤は次回から効果の確認されている別の薬剤に変更する。レスキュー療法についても猫における報告は少なく，犬において報告のある薬剤を使用している。化学療法に用いる薬剤については薬用量リストに示す。薬用量については，骨髄抑制の発現に個体差があるため個別に調整する必要があり，とくに初回投与時はどの程度影響が生じるかわからないため注意するべきである。

③モニタリング

早期に再発・転移する症例も存在するため，治療中・治療後は治療効果および転移浸潤の有無を必ずモニタリングする。身体検査（とくに体表リンパ節の触診），腹腔内臓器に対する超音波検査，血液塗抹の細胞診などを行い，臨床徴候が改善しているか，転移の徴候がみられないかを確認する。麻酔が必要となるが，CT・MRIは病変部の精査および全身への浸潤の評価に有用である。図10に追加治療選択およびモニタリングに関するフローチャートを示す。これらの結果に加え，家族の意向も考慮して症例個々にプロトコールの変更や追加治療を提案する。

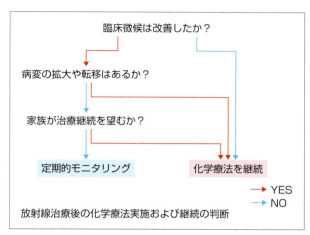

図10 鼻腔内リンパ腫に対するモニタリングに関する指針

(2)非リンパ腫

多くは局所浸潤性であり，初診時には下顎リンパ節転移や肺転移が認められないため，WHO分類ではT1～3N0M0となる。そのため治療法としてはメガボルテージX線を用いた放射線治療単独での治療が推奨されているが，報告は多くはない[5, 13, 24]。猫では化学療法に関する報告も限定的であり，単独または放射線治療と併用したときの効果は明らかになっていない。筆者は，家族が希望した場合には犬で有効性が報告されているドキソルビシンやカルボプラチンを放射線治療終了後の追加療法として使用している。これらの化学療法では副作用が発現すること，また明らかに治療効果があるという報告がないことを理解して慎重に行うべきである。鼻病変の存在によって嗅覚が低下し，食欲低下を伴うことが多いため，胃瘻チューブの設置を早い段階で提案することが多い。

5. 予後

(1)リンパ腫

メガボルテージX線を用いた放射線治療を用いた場合，80～90％の症例で臨床徴候の改善が認められている。生存期間の中央値は410～570日である[5, 21]。多剤併用化学療法を用いた場合の生存期間中央値は98～358日[8, 22, 23]，併用療法では955日[19]と報告されているが，現在それぞれの治療法のあいだに有意な差は認められていない[7]。鼻腔内リンパ腫はさまざまな治療を実施するも十分な効果が継続せず急速に転移し死亡する症例と，放射線治療単独で数年にわたり寛解が継続する症例が存在する。前者の場合はモニタリングが重要となり，別部位（下顎・浅頸リンパ節，腎臓，末梢血）への浸潤を迅速に診断し，化学療法を継

続する必要がある。予後は転移スピードにより大きく異なる。

(2)非リンパ腫

　メガボルテージX線を用いた放射線治療によって，80〜90％の症例において臨床徴候の改善が認められ，生存期間の中央値が382〜450日，1年生存率が43〜63％になったと報告されているが[5, 13, 24]，大規模な治療報告は少ない。病理組織型間（上皮系と非上皮系）での予後の差も不明である。報告が少ないため，放射線治療後に実施できる有効な治療法の確立が期待される。

高齢猫に対する注意点

1. 鼻炎

　鼻炎は多くの場合，生命に直結する疾患ではないが，重度に進行・持続すると食欲低下を引き起こす。高齢猫において基礎疾患が存在している場合，鼻炎による食欲不振により急激に基礎疾患を悪化させる可能性がある。また若齢のうちから散発的な鼻炎徴候が認められる猫の場合，高齢になってからも同様の徴候が鼻炎と診断され，腫瘍の発見が遅くなることがある。高齢猫においては腫瘍の可能性を常に考慮する必要がある。

2. 鼻腔内腫瘍

　鼻腔内腫瘍が進行すると嗅覚が低下するため食欲不振が認められることが多い。また局所浸潤性のため全身への転移よりも，食欲不振に伴う栄養不良のリスクが高い。そのため診断後には，状況に応じて早期に食道チューブや胃瘻チューブの設置を推奨する。

　また高齢猫に放射線治療を実施する場合は，麻酔の負担を減らすためにメガボルテージX線を用いた低分割照射のプロトコールを採用することが多い。鼻腔内腫瘍を有する高齢猫に対する低分割照射によって重篤な晩発障害が生じた例はこれまで認められていない。

薬用量リスト

1. 鼻炎

抗菌薬
- 各薬用量に順ずる

抗ウイルス薬
- ファムシクロビル　90 mg/kg，PO，tid
- L-リジン　250 mg/head，PO，bid
- ネコインターフェロン　1 MU/kg，SC，sid

抗真菌薬
フルコナゾールの使用報告が多い
- フルコナゾール　50 mg/kg，PO，bid
- イトラコナゾール　5〜20 mg/kg，PO，sid
  （副作用：食欲不振）
- ケトコナゾール　5〜10 mg/kg，PO，bid
  （副作用：嘔吐，食欲不振，肝毒性）
- アンホテンシンB　0.25〜0.30 mg/kg，SC，週3回（副作用：腎毒性）

2. 鼻腔内腫瘍（リンパ腫）

　放射線治療単独実施の場合も，基本的にはプレドニゾロンを併用する。骨髄抑制が強く発現する症例では減量して実施し，抗菌薬を必ず併用する。

(1)UW-25 プロトコール

　化学療法はまずCHOP療法を用いたUW-25プロトコールを第一選択として実施する[6]。各薬剤に効果を認めない場合は，該当薬剤を別薬剤に変更する。

- プレドニゾロン　0.25〜2.0 mg/kg，PO，sid　導入より次第に漸減
- ビンクリスチン　0.5〜0.7 mg/m^2，IV
- シクロホスファミド　200〜250 mg/m^2，IV
- ドキソルビシン　25 mg/m^2，IV

(2) レスキュー療法の第一選択薬

- L-アスパラギナーゼ　400 IU/kg，SC
- ニムスチン　20～25 mg/m^2，IV，3週間以上の間隔

※猫において明確な用量設定はまだなされていないため，骨髄抑制の強く発現する症例においては少ない用量から開始する。必ず毎週白血球の数を測定する。

(3) レスキュー療法に用いるその他の薬剤

猫鼻腔内リンパ腫に対するレスキュー療法としての報告はほとんどないが，筆者は使用経験がある。

- アクチノマイシンD　0.5 mg/m^2，IV，q2～3 week
- シトシンアラビノシド　200 mg/m^2，SC
- メルファラン　2 mg/m^2，PO，eod

［藤原亜紀］

■参考文献

1) Allen HS, Broussard J, Noone K. Nasopharyngeal diseases in cats: a retrospective study of 53 cases (1991-1998). *J Am Anim Hosp Assoc*. 35: 457-461, 1999. doi: 10.5326/15473317-35-6-457
2) Barton-Lamb AL, Martin-Flores M, Scrivani PV, et al. Evaluation of maxillary arterial blood flow in anesthetized cats with the mouth closed and open. *Vet J*. 196: 325-331, 2013. doi: 10.1016/j.tvjl.2012.12.018
3) Cox NR, Brawner WR, Powers RD, et al. Tumors of the nose and paranasal sinuses in cats: 32 cases with comparison to a national database (1977-1987). *J Am Anim Hosp Assoc*. 27: 339-347, 1991.
4) Demko JL, Cohn LA. Chronic nasal discharge in cats: 75 cases (1993-2004). *J Am Vet Med Assoc*. 230: 1032-1037, 2007. doi: 10.2460/javma.230.7.1032
5) Fujiwara-Igarashi A, Fujimori T, Oka M, et al. Evaluation of outcomes and radiation complications in 65 cats with nasal tumours treated with palliative hypofractionated radiotherapy. *Vet J*. 202: 455-461, 2014. doi: 10.1016/j.tvjl.2014.09.016
6) Garrett LD, Thamm DH, Chun R, et al. Evaluation of a 6-month chemotherapy protocol with no maintenance therapy for dogs with lymphoma. *J Vet Intern Med*. 16: 704-709, 2002. doi: 10.1111/j.1939-1676.2002.tb02411.x
7) Haney SM, Beaver L, Turrel J, et al. Survival analysis of 97 cats with nasal lymphoma: a multi-institutional retrospective study (1986-2006). *J Vet Intern Med*. 23: 287-294, 2009. doi: 10.1111/j.1939-1676.2008.0243.x
8) Henderson SM, Bradley K, Day MJ, et al. Investigation of nasal disease in the cat-a retrospective study of 77 cases. *J Feline Med Surg*. 6: 245-257, 2004. doi: 10.1016/j.jfms.2003.08.005
9) Little L, Patel R, Goldschmidt M. Nasal and nasopharyngeal lymphoma in cats: 50 cases (1989-2005). *Vet Pathol*. 44: 885-892, 2007. doi: 10.1354/vp.44-6-885
10) Louwerens M, London CA, Pedersen NC, et al. Feline lymphoma in the post-feline leukemia virus era. *J Vet Intern Med*. 19: 329-335, 2005. doi: 10.1111/j.1939-1676.2005.tb02703.x
11) Madewell BR, Priester WA, Gillette EL, et al. Neoplasms of the nasal passages and paranasal sinuses in domesticated animals as reported by 13 veterinary colleges. *Am J Vet Res*. 37: 851-856, 1976.
12) Martin-Flores M, Scrivani PV, Loew E, et al. Maximal and submaximal mouth opening with mouth gags in cats: implications for maxillary artery blood flow. *Vet J*. 200: 60-64, 2014. doi: 10.1016/j.tvjl.2014.02.001
13) Mellanby RJ, Herrtage ME, Dobson JM. Long-term outcome of eight cats with non-lymphoproliferative nasal tumours treated by megavoltage radiotherapy. *J Feline Med Surg*. 4: 77-81, 2002. doi: 10.1053/jfms.2001.0159
14) Mochizuki H, Nakamura K, Sato H, et al. GeneScan analysis to detect clonality of T-cell receptor gamma gene rearrangement in feline lymphoid neoplasms. *Vet Immunol Immunopathol*. 145: 402-409, 2012. doi: 10.1016/j.vetimm.2011.12.015
15) Mochizuki H, Nakamura K, Sato H, et al. Multiplex PCR and Genescan analysis to detect immunoglobulin heavy chain gene rearrangement in feline B-cell neoplasms. *Vet Immunol Immunopathol*. 143: 38-45, 2012. doi: 10.1016/j.vetimm.2011.05.030
16) Mooney SC, Hayes AA. Lymphoma in the cat: an approach to diagnosis and management. *Semin Vet Med Surg (Small Anim)*. 1: 51-57, 1986.
17) Mukaratirwa S, van der Linde-Sipman JS, Gruys E. Feline nasal and paranasal sinus tumours: clinicopathological study, histomorphological description and diagnostic immunohistochemistry of 123 cases. *J Feline Med Surg*. 3: 235-245, 2001. doi: 10.1053/jfms.2001.0141
18) Reed N, Gunn-Moore D. Nasopharyngeal disease in cats: 1. Diagnostic investigation. *J Feline Med Surg*. 14: 306-315, 2012. doi: 10.1177/1098612X12444997
19) Sfiligoi G, Theon AP, Kent MS. Response of nineteen cats with nasal lymphoma to radiation therapy and chemotherapy. *Vet Radiol Ultrasound*. 48: 388-393, 2007. doi: 10.1111/j.1740-8261.2007.00262.x
20) Stiles J, Weil AB, Packer RA, et al. Post-anesthetic cortical blindness in cats: twenty cases. *Vet J*. 193: 367-373, 2012. doi: 10.1016/j.tvjl.2012.01.028
21) Straw RC, Withrow SJ, Gillette EL, et al. Use of radiotherapy for the treatment of intranasal tumors in cats: six cases (1980-1985). *J Am Vet Med Assoc*. 189: 927-929, 1986.
22) Taylor SS, Goodfellow MR, Browne WJ, et al. Feline extranodal lymphoma: response to chemotherapy and survival in 110 cats. *J Small Anim Pract*. 50: 584-592, 2009. doi: 10.1111/j.1748-5827.2009.00813.x
23) Teske E, van Straten G, van Noort R, et al. Chemotherapy with cyclophosphamide, vincristine, and prednisolone (COP) in cats with malignant lymphoma: new results with an old protocol. *J Vet Intern Med*. 16: 179-186, 2002. doi: 10.1111/j.1939-1676.2002.tb02352.x
24) Theon AP, Peaston AE, Madewell BR, et al. Irradiation of nonlymphoproliferative neoplasms of the nasal cavity and paranasal sinuses in 16 cats. *J Am Vet Med Assoc*. 204: 78-83, 1994.
25) Vail DM, Moore AS, Ogilvie GK, et al. Feline lymphoma (145 cases): proliferation indices, cluster of differentiation 3 immunoreactivity, and their association with prognosis in 90 cats. *J Vet Intern Med*. 12: 349-354, 1998. doi: 10.1111/j.1939-1676.1998.tb02134.x
26) Werner JA, Woo JC, Vernau W, et al. Characterization of feline immunoglobulin heavy chain variable region genes for the molecular diagnosis of B-cell neoplasia. *Vet Pathol*. 42: 596-607, 2005. doi: 10.1354/vp.42-5-596

4.6 鼻咽頭狭窄

原因および病態

鼻咽頭とは，後鼻孔と中咽頭のあいだの上咽頭の部位である（図1）。鼻咽頭狭窄は，鼻咽頭粘膜が瘢痕組織形成によって内腔を閉塞することで生じる。発生はまれであり，鼻腔・鼻咽頭疾患の0～6.5％と報告されている[1, 4, 7]。感染などによる上部呼吸器疾患や，鼻咽頭への嘔吐物の吸引，外傷などによって発生すると考えられている[9]。Lorenziらによる15例を対象にした調査では発生年齢平均値は4歳（0.5～13）歳であった[3]。1歳未満での発生もみられるが，多くは若～中年齢で発生する。

臨床徴候

鼻咽頭狭窄に由来する臨床徴候としては鼻閉音，いびき，くしゃみ，逆くしゃみ，鼻汁，吸気困難，開口呼吸，嚥下困難，体重減少，運動不耐性などがある。原因疾患によっては吐出・嘔吐が認められることもある。顔貌に明らかな異常は現れない。一般的に非特異的であるため，臨床徴候のみではほかの鼻腔疾患との鑑別は難しいが，鼻汁を呈さないことも多い。臨床徴候は中央値として4カ月にわたり継続し，抗菌薬にはほとんど反応しない。グルココルチコイドには一過性に反応する場合もあるが，経過とともに臨床徴候が再発することが多い。

検査および診断

鑑別診断としては鼻炎，鼻咽頭腫瘍，ポリープ，異物が挙げられる。これらの疾患を除外するために，以下の検査を実施する。

1. 問診および身体検査

一般状態の問診，聴診，体温測定，体重減少の確認，鼻通気性および左右差の確認，鼻汁・鼻出血の確認，口腔内の視診，体表リンパ節腫大の確認，顔貌変形の確認を行う。

幼少期に鼻炎，嘔吐，吐出の既往歴があったり，現在もそれらの臨床徴候が認められたりする場合がある。呼吸時に鼻閉音が聴取されることがある。

2. 血液検査

血液検査（CBC），血液化学検査，血清アミロイドA（SAA）濃度測定，猫免疫不全ウイルス（FIV）抗体および猫白血病ウイルス（FeLV）抗原検査を行う。血液検査では明らかな異常はないことが多い。FIVおよびFeLV感染との関連は報告されていない。

3. 頭部X線検査

鼻腔・副鼻腔は正常なことが多い。側方像において，鼻咽頭部位の狭小化が認められることがあるが（図2），確認できない場合も本疾患の除外はできない。

4. 腹部超音波検査

鼻腔内リンパ腫の腹腔内臓器への転移など，別の疾患を除外するために実施する。

5. CTまたはMRI検査

鼻咽頭部の狭小化が確認できる。鼻咽頭の狭窄後には粘膜に進行性の炎症を伴わないことが多いので，造影剤を投与しても強く増強されない（図3）。コンピュータ断層撮影（CT）もしくは磁気共鳴画像法（MRI）検査により鼻炎，異物，鼻咽頭周囲の腫瘤と鑑別が可能である。

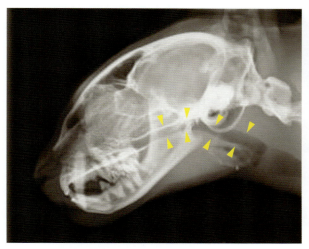

図1 頭部X線側方像における鼻咽頭の部位
矢頭の部位が鼻咽頭。背腹像では頭蓋骨に重なるため確認できない。

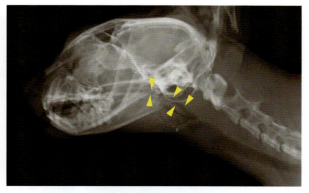

図2 鼻咽頭狭窄のある猫の頭部X線側方像
鼻咽頭部位の若干の狭小化が認められるが（矢頭），X線画像では確認できないことも多い。

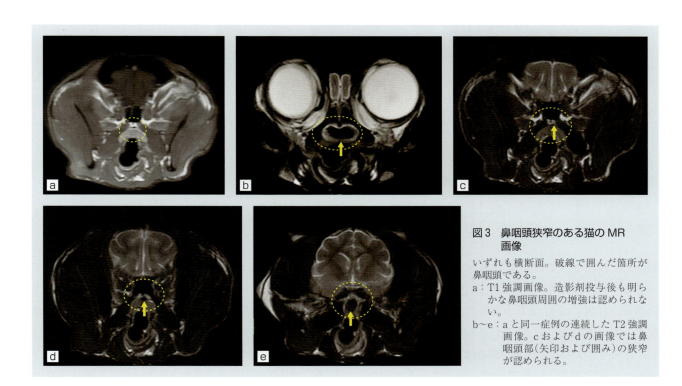

図3 鼻咽頭狭窄のある猫のMR画像
いずれも横断面。破線で囲んだ箇所が鼻咽頭である。
a：T1強調画像。造影剤投与後も明らかな鼻咽頭周囲の増強は認められない。
b〜e：aと同一症例の連続したT2強調画像。cおよびdの画像では鼻咽頭部（矢印および囲み）の狭窄が認められる。

6. 鼻咽頭内視鏡検査

全身麻酔下で内視鏡を用いて反転挿入法により鼻咽頭を観察する（「4.5　鼻炎・鼻腔内腫瘍」参照）。鼻咽頭の狭小化が確認でき（図4a），鼻汁を認めることがある。粘膜に進行形の炎症は生じていないため，浮腫や発赤は認めないことが多い。狭小化部位の径が呼吸時も不変であることから，呼吸時に径が変化する咽頭虚脱（図5）と区別ができる[10]。

治療

対症療法として抗菌薬やグルココルチコイド薬を用いても，その効果は限定的である。直接狭窄部位を拡張する方法がこれまでいくつか報告されている。

狭窄した粘膜の切除後に鼻咽頭にステントを設置した猫では，19週間後に肉芽組織の増殖による再狭窄が認められたと報告されている[8]。そのほか，狭窄部の粘膜切除後に，鼻咽頭腹側欠損部への粘膜フラップ形成を行った猫では，28カ月後も再発せず良好に経

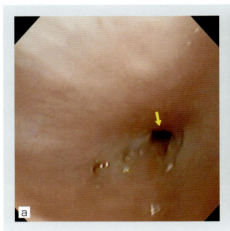
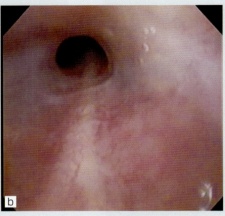

図4 鼻咽頭狭窄のある猫の鼻咽頭内視鏡像
a：鼻咽頭の狭小化（矢印）および若干の鼻汁貯留が認められるが，明らかな粘膜異常は認めない。
b：aと同一症例。6回のバルーン拡張後439病日の鼻咽頭内視鏡像。治療前に比較して，鼻咽頭の明らかな再拡張が確認できる。

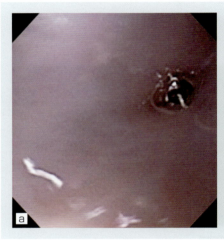
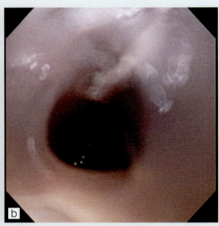

図5 咽頭虚脱の猫の鼻咽頭内視鏡像
呼吸や内視鏡による送気によって，鼻咽頭内径の動的な変化が確認される。鼻咽頭狭窄では呼吸時の動的変化はみられない。
a：虚脱時，b：拡張時

過したと報告されている[6]。バルーンカテーテルによる拡張では，2回繰り返した症例では6カ月，3回繰り返した症例では17カ月のあいだ臨床徴候が再発しなかったとされる[2,5]。最近，バルーンカテーテルもしくは鉗子により鼻咽頭を拡張させた後に，シリコンステントを設置し，一定期間後に抜去する方法が15例の猫において検討された[3]。シリコンステントは3～4週間後に抜去され，10カ月後に1例のみで臨床徴候の再発が認められた。外科的な粘膜切除のみではいずれ再狭窄するため，フラップ形成などとの併用が必要であると考えられるが，報告症例数が少ないこと，また侵襲が大きいことから多くは用いられていない。

バルーンカテーテルによる拡張は侵襲が少ないため，第一選択として用いられることが多い。全身麻酔下で鼻咽頭内視鏡を行い，鼻咽頭を観察しながら外鼻孔よりカテーテルを挿入する。狭窄部位にバルーンを位置させ，バルーンを拡張させる。日本獣医生命科学大学（以下，日獣大）では10分の拡張を2回実施している。バルーンを縮小させた後に，実際に狭窄部位の拡張の程度を内視鏡下で確認する（図6）。バルーンは8～10 mm径のものを用いている。拡張術と併用して，臨床徴候によりグルココルチコイド薬の内服・点鼻，抗菌薬の内服も実施することがある。拡張術は，治療開始後は1カ月に1回実施し，臨床徴候を確認しながら同治療の継続の有無を検討する。

予後

バルーンカテーテルによる拡張術を実施後に臨床徴候は改善するが，多くの症例で再狭窄を生じるため，繰り返しの拡張が必要となる。拡張術の回数には個体差があるが，早期治療のほうが治療反応はよい傾向にある。投薬のみの治療には限界があること，またバルーン拡張術には時間と費用がかかる可能性を診断時に家族に伝える必要がある。図4aの症例に対しバ

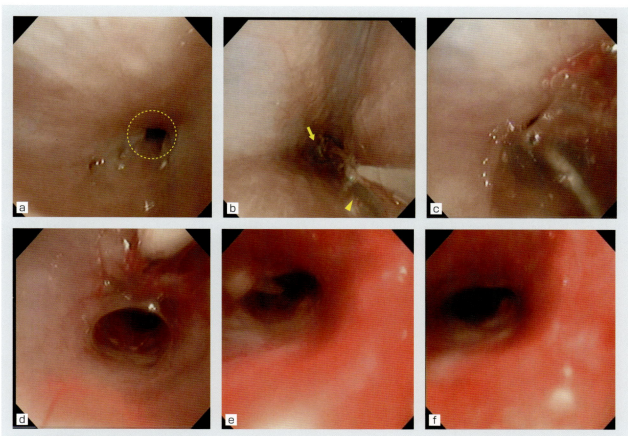

図6 鼻咽頭狭窄に対するバルーン拡張術
a：内視鏡下で狭窄部位（囲み内）を確認する。
b：外鼻孔よりカテーテル（矢頭）を挿入し，バルーン（矢印）が狭窄部位に位置するように調節する。
c：バルーンを拡張させる。
d：一定時間経過後にバルーンを縮小させ，鼻咽頭が拡張しているか確認する。
e：カテーテルを外鼻孔より抜去する。
f：抜去後の拡張した鼻咽頭像。粘膜に圧力が加えられるため，拡張後の粘膜には発赤が認められる。

ルーン拡張を6回実施し，439病日経過した際の鼻咽頭内視鏡像を図4bに示す。

高齢猫に対する注意点

鼻咽頭狭窄の多くは若～中年齢にて発生するが，13歳で発生したという報告もある[3]。高齢という理由で疾患を除外せずに，発生の可能性を考慮しなければならない。また積極的な治療には複数回の麻酔が必要となるため，高齢猫には麻酔前後に十分な輸液などのケアを行う。

薬用量リスト

- プレドニゾロン　0.25～2.0 mg/kg，PO，sid～bid（内科的治療，バルーン拡張と併用）
- メチルプレドニゾロンコハク酸エステルナトリウム　5～10 mg/kg，IV（バルーン拡張時の炎症予防で1回のみ，または緊急時に使用）
- フルオロメトロン点鼻，sid～bid
  （臨床徴候悪化時，内服が難しいとき）
- 抗菌薬　推奨量に応じて

［藤原亜紀］

■参考文献

1) Allen HS, Broussard J, Noone K. Nasopharyngeal diseases in cats: a retrospective study of 53 cases (1991-1998). *J Am Anim Hosp Assoc*. 35: 457-461, 1999. doi: 10.5326/15473317-35-6-457
2) Boswood A, Lamb CR, Brockman DJ, et al. Balloon dilatation of nasopharyngeal stenosis in a cat. *Vet Radiol Ultrasound*. 44: 53-55, 2003. doi: 10.1111/j.1740-8261.2003.tb01449.x
3) De Lorenzi D, Bertoncello D, Comastri S, et al. Treatment of acquired nasopharyngeal stenosis using a removable *silicone stent. J* Feline Me Surg. 17: 117-124, 2016. doi: 10.1177/1098612X14533692
4) Demko JL, Cohn LA. Chronic nasal discharge in cats: 75 cases (1993-2004). *J Am Vet Med Assoc*. 230: 1032-1037, 2007. doi: 10.2460/javma.230.7.1032
5) Glaus TM, Tomsa K, Reusch CE. Balloon dilation for the treatment of chronic recurrent nasopharyngeal stenosis in a cat. *J Small Anim Pract*. 43: 88-90, 200. doi: 10.1111/j.1748-5827.2002.tb00036.x
6) Griffon DJ, Tasker S. Use of a mucosal advancement flap for the treatment of nasopharyngeal stenosis in a cat. *J Small Anim Pract*. 41: 71-73, 2000. doi: 10.1111/j.1748-5827.2000.tb03166.x
7) Henderson SM, Bradley K, Day MJ, et al. Investigation of nasal disease in the cat-a retrospective study of 77 cases. *J Feline Med Surg*. 6: 245-257, 2004. doi: 10.1016/j.jfms.2003.08.005
8) Novo RE, Kramek B. Surgical repair of nasopharyngeal stenosis in a cat using a stent. *J Am Anim Hosp Assoc*. 35: 251-256, 1-99. doi: 10.5326/15473317-35-3-251
9) Reed N, Gunn-Moore D. Nasopharyngeal disease in cats: 2. Specific conditions and their management. *J Feline Med Surg*. 14: 317-326, 2012. doi: 10.1177/1098612X12444998
10) Zaid MS, Porat-Mosenco Y, Mosenco AS. Dynamic collapse of the common pharynx in a cat. *J Vet Intern Med*. 25: 1458-1460, 2011. doi: 10.1111/j.1939-1676.2011.00815.x

4.7 喉頭炎・喉頭腫瘍

原因および病態

猫の喉頭疾患の報告は多くないが，これまでにまとまった報告が2報ある[4, 6]。その報告では喉頭麻痺が最も多く認められ(40〜42%)，腫瘍(29〜35%)，炎症(17〜20%)と続いた。腫瘍の病理組織型は，リンパ腫および扁平上皮癌が最も多く，腺癌や未分化癌などの上皮系腫瘍も認められた。喉頭炎の病理組織像はさまざまであり，リンパ球プラズマ細胞性[5]，リンパ組織過形成[3]，肉芽腫性炎症[5]，好中球・リンパ球・プラズマ細胞などのさまざまな炎症細胞浸潤[1]，炎症性ポリープ[6]などが報告されている。

喉頭に形成された腫瘤には，腫瘍だけでなく炎症によるものも含まれていたとする報告がある[3]。喉頭炎は喉頭粘膜の浮腫を呈する場合や腫瘤病変を形成する場合があり，一方で，明らかなX線画像上の異常や腫瘤病変を伴わずに喉頭周囲粘膜の不整・浮腫のみを呈する喉頭腫瘍もまれに認められる。このように喉頭の疾患を肉眼的特徴(図1)やX線画像(図2)のみで診断することは困難であるため，必ず病理組織検査を実施する。炎症に伴う腫瘤形成の発生原因は明らかにはなっていない。

臨床徴候

喉頭炎・喉頭腫瘍に由来する臨床徴候は，呼吸困難，喘鳴，発声困難，声質の変化，吸気努力，吐き気・えづき，咳，嚥下困難，食欲不振，体重減少などである[3〜6]。いずれも喉頭疾患において一般的にみられるため，臨床徴候のみでは喉頭炎と喉頭腫瘍の区別，またほかの喉頭疾患との鑑別は難しい。呼吸困難などの臨床徴候を呈するまで進行している場合は，病変が喉頭を閉塞することで窒息し，救急対応が必要となることもある[1]。別の主訴で来院した場合も，数カ月前からの声質の変化を伴う場合は喉頭の疾患を考慮するべきである。

喉頭部の異常を示唆する臨床徴候がみられる場合は，ほかにも多発性筋炎，重症筋無力症，甲状腺機能低下症なども鑑別リストに入るため，必要に応じてこれらに対する検査も検討する。

検査および診断

喉頭炎・喉頭腫瘍に，共通して以下の検査を実施する。

1. 問診および身体検査

臨床徴候の項目にて述べた徴候が認められるか検査する。とくに声質の変化については，家族が以前から気付いていても病気ではないと考え，獣医師に伝えていない場合があるため，喉頭疾患が疑われる場合には，問診時に声質の変化の有無について確認するべきである。

2. X線検査

頭部および頸部側方像において，喉頭部の透過性低下が認められることがある。喉頭部に明らかな腫瘤様の軟部組織陰影を認めることもあれば，ほぼ正常な場合もある(図2)。X線画像のみで喉頭炎・喉頭腫瘍を区別することは難しい。胸部画像においては，臨床徴候の原因となるほかの異常がないか確認する。喉頭部の閉塞による強い吸気努力のため，軟口蓋過長や頸部気管虚脱が認められることもある(図3)。喉頭腫瘍の場合，多くは局所浸潤性で診断時に肺などへの遠隔転移は認められないことが多い。

呼吸器疾患

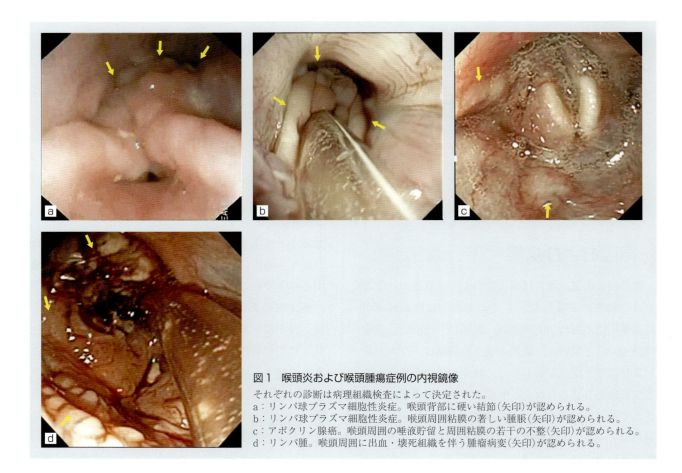

図1 喉頭炎および喉頭腫瘍症例の内視鏡像
それぞれの診断は病理組織検査によって決定された。
a：リンパ球プラズマ細胞性炎症。喉頭背部に硬い結節(矢印)が認められる。
b：リンパ球プラズマ細胞性炎症。喉頭周囲粘膜の著しい腫脹(矢印)が認められる。
c：アポクリン腺癌。喉頭周囲の唾液貯留と周囲粘膜の若干の不整(矢印)が認められる。
d：リンパ腫。喉頭周囲に出血・壊死組織を伴う腫瘤病変(矢印)が認められる。

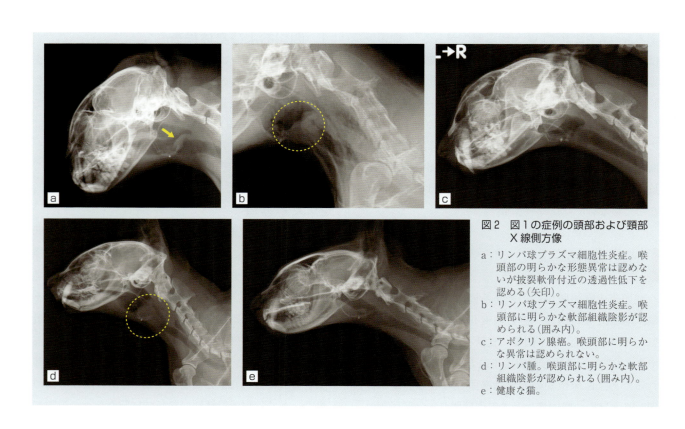

図2 図1の症例の頭部および頸部X線側方像

a：リンパ球プラズマ細胞性炎症。喉頭部の明らかな形態異常は認めないが披裂軟骨付近の透過性低下を認める(矢印)。
b：リンパ球プラズマ細胞性炎症。喉頭部に明らかな軟部組織陰影が認められる(囲み内)。
c：アポクリン腺癌。喉頭部に明らかな異常は認められない。
d：リンパ腫。喉頭部に明らかな軟部組織陰影が認められる(囲み内)。
e：健康な猫。

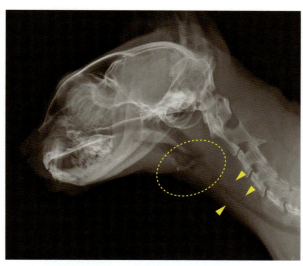

図3 喉頭炎と診断された症例の頭頸部X線画像
喉頭腫瘤（囲み内）および気管虚脱（矢頭）が認められた。診断は病理組織検査によって決定された。猫の気管虚脱ではしばしば虚脱部位よりも上位に主病変が存在している。

3. 血液検査

二次感染によって白血球数や血清アミロイドA（SAA）濃度が上昇していることもあるが，明らかな異常を呈さないことが多い。また猫免疫不全ウイルス（FIV）および猫白血病ウイルス（FeLV）感染との関連は報告されていない。血液検査では喉頭疾患に特異的な変化は認められない。

4. 喉頭内視鏡検査

全身麻酔下で喉頭周囲を観察するが，麻酔には注意が必要である。喉頭粘膜が著しく腫脹している，もしくは腫瘍によって占拠されている場合，スムーズに挿管・抜管できない可能性がある。そのため検査時は，状況に応じて一時的気管切開や，切除生検も考慮する。喉頭炎であっても喉頭周囲が腫大し，腫瘤病変を形成することがある（図1）。一方，腫瘍であっても，喉頭粘膜の若干の不整・浮腫のみという場合もあるため，同時に病理組織検査が必須となる。

5. 病理組織検査

原因および病態の項目で述べたように，肉眼的には必ずしも判断できないため，喉頭内視鏡検査の際は必ず同時に病理組織検査を実施する。また細胞診と病理組織検査の不一致も多く報告されており[3,5]，とくにリンパ球プラズマ細胞性炎症とリンパ腫の鑑別は細胞診では困難なため，病理組織検査が必須となる。

(1) 喉頭炎

さまざまな炎症像が認められることがある。リンパ球形質細胞性，リンパ組織過形成，肉芽腫性炎症，好中球・リンパ球・プラズマ細胞などのさまざまな炎症細胞浸潤，炎症性ポリープなどが報告されている。

(2) 喉頭腫瘍

リンパ腫，扁平上皮癌，ほかの上皮系腫瘍が認められる。

治療

1. 喉頭炎

内科的治療として炎症に対しプレドニゾロン，二次感染に対し抗菌薬を併用する。治療反応によってプレドニゾロンを漸減していくが，臨床徴候が再発する場合がある。コントロールが難しい場合は，シクロスポリンなどの免疫抑制薬の併用も検討する。

切除生検時に気管挿管が難しい場合や，喉頭部閉塞による緊急時は，一時的気管切開を行い人工呼吸管理とする。必要に応じて喉頭部を閉塞している腫瘤や腫大した粘膜を生検も兼ねて外科的に切除する。メチルプレドニゾロンコハク酸エステルナトリウムを投与し，喉頭の腫れが軽減し，自発呼吸が可能になるまで人工呼吸管理を続ける。途中からプレドニゾロンに変更し，抗菌薬も併用する。その後も内科的治療が必要となるため，前述の内科的治療を継続する。

2. 喉頭腫瘍

限局していることが多いため，リンパ腫に対しては化学療法に加え放射線治療が選択できる。喉頭のリンパ腫の発生は多くはないため，最適なプロトコールや，それぞれの治療法およびそれらの併用に関する報告はほとんどない。化学療法では一般的な高悪性度リンパ腫に対するCHOP療法を実施することが多い。放射線治療は，化学療法に比べ1回の治療効果は比較的高いことが多いが，病変の進行状況によっては気管挿管・抜管できないといった全身麻酔に関するリスクを伴う。

リンパ腫以外の腫瘍では，効果的な治療法は報告されていない。放射線治療の効果も限定的で，前述のように全身麻酔実施によるリスクが伴う。プレドニゾロン，抗菌薬，酸素療法などの対症療法を実施する。

予後

1. 喉頭炎

喉頭炎に対する治療報告は少ないが，初期治療が奏功すれば数カ月～数年にわたりコントロールできる場合もあると報告されている。内科的治療は長期にわたり，また薬の漸減により再発する場合もあるが，喉頭閉塞による緊急状態に陥らなければ予後は比較的良好であると考えられる[1, 3, 5]。

2. 喉頭腫瘍

リンパ腫では，報告は少ないが治療が奏功すると1,000日以上の長期間生存する場合がある[3, 5]。一方で化学療法および放射線治療ともに反応に乏しく，病変の発達による呼吸困難で死亡，もしくは安楽死が選択される場合もある。喉頭リンパ腫は限局していることが多く，転移による死亡はまれである。

リンパ腫以外の腫瘍は，前述のように有効な治療法がほとんどないため，予後不良である。呼吸困難によって死亡，もしくは安楽死が選択される場合がある。多くの場合は原発病変の進行が死亡原因となるため，死亡時に遠隔転移はないことが多い。

高齢猫に対する注意点

発生が多くないため年齢に関する報告は少ないが，中年齢以上に発生が多い傾向がある[4]。明らかな呼吸状態の変化の前に，鳴き声に関する変化が先行することが多いため，何らかの異常が認められた場合は早期の精査が推奨される。喉頭部の疾患は，治療が奏功すれば長期生存することもあるが，呼吸困難など緊急状態に陥る可能性があるため疑われる場合には注意が必要である。

薬用量リスト

1. 喉頭炎

- メチルプレドニゾロンコハク酸エステルナトリウム　5～10 mg/kg，IV
  ※緊急時1～2日のみ
- プレドニゾロン　0.25～1.5 mg/kg，SC，PO，sid～bid（高用量より開始）
- シクロスポリン　5 mg/kg，PO，sid
- ファモチジン　0.5～1 mg/kg，PO，sid～bid
- 抗菌薬　薬用量に応じて

2. 喉頭腫瘍

リンパ腫の場合の化学療法はまずCHOPを用いたUW-25プロトコールを第一選択として実施する[2]。治療開始時や緊急時には副作用の少ないL-アスパラギナーゼを選択することがある。各薬剤の効果が認められない場合は，該当薬剤を別のものに変更する。基本的にはプレドニゾロンを併用する。骨髄抑制が強く発現する症例では減量して実施し，抗菌薬を必ず併用する。

リンパ腫以外の腫瘍の場合，対症療法としてプレドニゾロンと抗菌薬を使用する。

リンパ腫に対するUW-25プロトコール

- プレドニゾロン　0.25～2.0 mg/kg，PO，sid（導入より次第に漸減）
- ビンクリスチン　0.5～0.7 mg/m^2，IV
- シクロホスファミド　200～250 mg/m^2，IV
- ドキソルビシン　25 mg/m^2，IV
- 抗菌薬　推奨量に応じて

リンパ腫に対するレスキュー療法

- L-アスパラギナーゼ　400 IU/kg，SC
- 抗菌薬　推奨量に応じて

［藤原亜紀］

■参考文献
1) Costello MF, Keith D, Hendrick M, et al. Acute upper airway obstruction due to inflammatory laryngeal diesase in 5 cats. *J Vet Emerg Crit Care*. 11: 205-210, 2001. doi: 10.1111/j.1476-4431.2001.tb00085.x
2) Garrett LD, Thamm DH, Chun R, et al. Evaluation of a 6-month chemotherapy protocol with no maintenance therapy for dogs with lymphoma. *J Vet Intern Med*. 16: 704-709, 2002. doi: 10.1111/j.1939-1676.2002.tb02411.x
3) Jakubiak MJ, Siedlecki CT, Zenger E, et al. Laryngeal, laryngotracheal, and tracheal masses in cats: 27 cases (1998-2003). *J Am Anim Hosp Assoc*. 41: 310-316, 2005. doi: 10.5326/0410310
4) Lam AL, Beatty JA, Moore L, et al. Laryngeal disease in 69 cats: a retrospective multicentre study. *Aust Vet Pract*. 42: 321-326, 2012.
5) Tasker S, Foster DJ, Corcoran BM, et al. Obstructive inflammatory laryngeal disease in three cats. *J Feline Med Surg*. 1: 53-59, 1999. doi: 10.1053/jfms.1999.0008
6) Taylor SS, Harvey AM, Barr FJ, et al. Laryngeal disease in cats: a retrospective study of 35 cases. *J Feline Med Surg*. 11: 954-962, 2009. doi: 10.1016/j.jfms.2009.04.007

4.8 膿胸

原因および病態

　膿胸とは，胸腔内に膿瘍が貯留した状態のことをさす。猫でみられる膿胸の原因には，外傷，肺のウイルスあるいは細菌感染，肺寄生虫感染，異物の体内移動などがあげられる（表1）。しかし，臨床徴候が発現するまで1～2週間（場合によっては数カ月）かかることがあるため，発症時には原因疾患が判然としないことも少なくない。

　最も多い可能性として考えられているのは，猫同士の喧嘩などで起こる咬傷や搔爬傷である。これは，膿胸を呈した猫の胸水内から検出される菌が口腔内常在菌や，咬傷や搔爬傷による皮膚膿瘍から検出される菌と同類であることから推測される。また，複数の猫と生活している場合に猫が膿胸を発症する確率が3.8倍になるという報告[19]も，咬傷や搔爬傷が膿胸を引き起こしていることを示唆していると考えることができる。一方で，肺感染（気管支肺炎，肺炎）から胸腔への感染拡大を原因とする膿胸が以前考えられていたよりも多いとする報告もある[3]。膿胸を呈した猫の病理組織検査で感染性肺炎や肺膿瘍が頻繁にみられることも，肺炎からの感染拡大によって膿胸が発生していることを示唆している[7]。

　いずれの場合も胸水から口腔内常在菌が検出されることが多く，過去の研究では約80％以上において，胸水から口腔内常在菌が発見されたと報告されている[5]。なお，口腔内常在菌以外では好気性細菌や原虫（*Toxocara cati*）が検出されている。そのほか，まれであるが，*Cryptococcus*属，*Candida*属，*Blastomyces*属などの感染が起こり得る。これらの非口腔内常在菌感染の原因としては，咬傷以外での貫通性胸壁損傷，食道破裂，寄生虫感染（*Aelurostrongylus abstrusus*など），ヒフバエ（*Dermatobia*属）の胸腔内移動などが挙げられる[6, 16]。

表1　猫の膿胸の原因疾患

- 咬傷・搔爬傷
- 気管支肺炎・肺炎（細菌性，真菌性など）
- 肺膿瘍破裂
- 肺寄生虫感染（*Aelurostrongylus abstrusus* など）
- 肺原虫感染（*Toxoplasma* 属）
- 食道破裂
- 異物体内移動（ノギなどの草類，ヒフバエなど）
- 血液・リンパ液由来感染
- 医原性（胸腔穿刺，胸腔チューブ，開胸手術など）

　血液・リンパ液由来の胸腔内感染は犬に比べて少ないと考えられているが，成猫よりも幼猫や若猫では発生する可能性がある。なお，猫白血病ウイルスや猫免疫不全ウイルスの感染と膿胸発症の関連性は現在のところ報告されていない。

臨床徴候

　呼吸器徴候としては，頻呼吸，浅速呼吸，吸気努力，腹式呼吸とそれに伴う腹胸腔非同期呼吸（シーソー呼吸，奇異呼吸）などがみられる。重篤である場合には，鼻翼呼吸，開口呼吸，起座呼吸，チアノーゼといった徴候も現れる。呼吸音は一般的に腹側で低下し，重症例では背側でも低下する。約14～30％の症例で咳嗽がみられると報告されている[5]が，これは膿胸そのものではなく，胸膜炎や肺炎によるものと考えられる。肺炎などのように肺実質に病変がある場合は，副雑音（クラックル）などの異常呼吸音が聞こえる場合がある。

　そのほか，食欲不振，体重低下，意識障害，発熱などを呈している場合が多い。ただし，発熱は約半数の猫でしかみられなかったという報告[11]もあるため，平熱であるからといって膿胸を除外することはできない。

　全身性炎症反応症候群 systemic inflammatory response syndrome（SIRS）や敗血症を発症している場合

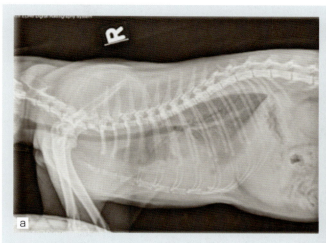
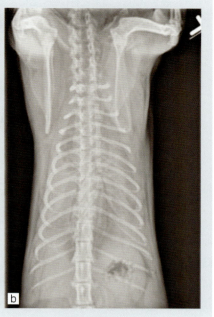

図1　膿胸を呈した猫の胸部X線画像
重度胸水貯留により壁側胸膜と肺胸膜間の不透過性亢進，肺野退縮，心陰影と肺血管陰影の不鮮明化が認められ，とくに右中胚葉部位で不明瞭度増加が認められる。
a：側方像，b：腹背像

は，うっ血粘膜色，毛細血管再充満時間 capillary refilling time（CRT）短縮，脈圧上昇，頻脈・徐脈，発熱・低体温，四肢末梢の温感といった徴候がみられる場合がある（犬に比べると猫の敗血症でこのような徴候が現れる可能性は少ない）。体液喪失や水分摂取の低下による脱水，循環血液減少性ショックを呈している場合は，それらの病態に伴う徴候がみられることも多い。脱水している場合は，粘膜乾燥，皮膚弾力低下，眼球沈下などがみられる。循環血液減少性ショックを起こしている場合は，蒼白粘膜色，CRT延長，脈圧低下，頻脈・徐脈，低体温，四肢末梢の冷感などがみられる。また，重度の脱水によって循環血液減少性ショックを起こす可能性があることに留意する。

検査および診断

1. 問診および身体検査

問診によって現往歴，既往歴，薬物摂取・治療歴，飼育環境などの情報を得る。

身体検査では，呼吸器徴候や全身性炎症反応の有無を調べる。吸気努力，浅速呼吸，腹式呼吸，奇異呼吸，そして呼吸音低下によって，疾患部位が胸腔内にあることを判断することができる場合が多い。このような徴候がみられる場合は，胸壁に咬傷や搔爬傷跡などがないかどうかを忘れずに確認する。ただし，膿胸の症例のうち病理検査で胸壁に咬傷が確認された症例はおよそ16％のみだったという報告[19]もあるため，明らかな咬傷などが発見できなくても，咬傷による膿胸の可能性を否定することはできない。また，肺炎や気管支肺炎など膿胸の原因となる呼吸器感染の有無を調べることも忘れてはならない。

2. 画像検査

胸水貯留の有無を確認するためには，身体検査と同時に画像検査が必要である。

(1) X線検査

胸水が貯留している症例で典型的に認められる胸部X線画像上の変化は，胸水貯留所見すなわち壁側胸膜と肺胸膜間の不透過性亢進，肺野の退縮と波型辺縁，肺葉間裂の拡大，横隔膜ラインおよび心陰影の不明瞭化である（図1）。猫の膿胸の場合，およそ70～90％の症例で胸水が両側に貯留していると報告されている[11, 19]。胸腔穿刺直後は肺野や胸腔内の状態を最もよく観察することができるため，穿刺後に再度X線撮影を実施する。なお，呼吸困難を呈している猫に胸部X線撮影を行うと状態を悪化させてしまう危険性があるため，検査実施前に呼吸状態を十分に把握しておくことを忘れない。

(2) 超音波検査

胸部超音波検査を行うことで，より迅速に胸水貯留の有無，貯留の程度，貯留部位，胸水のエコー輝度（膿胸に代表される滲出液の場合は漏出液に比べると

表2 総蛋白濃度と有核細胞数による胸水の分類

分類	総蛋白(g/dL)	有核細胞数(/μL)	原因疾患
漏出液	<2.5	<1,000	低アルブミン血症 うっ血性心不全 輸液過多
変性漏出液	2.5〜3.5	500〜10,000	うっ血性心不全 輸液過多 腫瘍 乳糜[*1]
滲出液	>3.0	>5,000	膿胸 猫伝染性腹膜炎[*2] 腫瘍 乳糜

*1:乳糜はトリグリセリド濃度が100 mg/dL(1.12 mmol/L)以上の胸水と定義されている。
*2:猫伝染性腹膜炎は総蛋白濃度が高く(>3.5 g/dL)有核細胞数が少ない(<5,000/μL)場合が多い。

エコー輝度が高い)など、重症度の判定や鑑別診断に有用な情報を得ることもできる。また、末梢肺野に存在する肺膿瘍、胸腔内腫瘤、異物などの検出が可能な場合もある。そして、超音波ガイド下で胸腔穿刺や胸腔チューブの設置、肺・胸腔内腫瘤の針生検や組織生検を実施することで、これらの手技の確実性と安全性を高めることも期待できる。このような超音波検査を使用した診断方法は、猫にかかるストレスも比較的少なく、救急医療において非常に有用である。

(3)CT検査

コンピュータ断層撮影(CT)検査を用いれば、単純胸部X線撮影検査や胸部超音波検査では見つけられない少量の胸水貯留も発見できる。また、胸腔内や肺実質にある膿胸の原因疾患および膿胸による二次的疾患を診断することもできる。造影を行えばより正確な診断ができ、外科的治療の必要性の判断や実施手技の選択に有用な情報を得ることができる。異物の迷入による膿胸の場合、X線検査や超音波検査では異物を見つけられない場合がほとんどだが、CT検査であれば異物そのものや異物の移動経路を発見できる場合がある。

3. 気管支鏡検査

異物の体内移動が原因である場合、とくに気道から侵入したと考えられる場合や、気管支肺炎や肺炎が原因であると考えられる場合は、CT検査と同時に気管支鏡検査を行うことで、異物や感染源を発見できることがある。

4. 胸水検査

胸部X線や超音波検査によって胸水貯留が認められたら、胸腔穿刺を行う。膿胸の場合は混濁し浮遊物の混じった胸水が採取され、嫌気性細菌感染が原因の場合は異臭を呈することが多い。しかし、必ずしもそのような見た目やにおいをしているわけではないので、性状の検査が必要である。

胸水サンプルは、EDTA採血管と血清採血管に保存する。EDTA採血管に保存したサンプルを用いて、総蛋白測定、総有核細胞数測定、細胞診を実施する。そして、総蛋白や総有核細胞数測定結果に基づいて、胸水の種類を漏出液、変性漏出液、滲出液に分類する(表2)。

漏出液は、通常総蛋白が低く総有核細胞数が少ない液体である。漏出性胸水貯留の主な原因は低蛋白血症であるが、うっ血性心不全などによる血管内静水圧の上昇によっても起こる場合がある。滲出液は、総蛋白が高く総有核細胞数の多い液体であり、原因の多くは膿胸などの炎症性疾患である。変性漏出液は漏出液と滲出液の中間であり、主に血管内静水圧の上昇(うっ血性心不全など)による水分漏出が原因となることが多い[15]。

この分類方法は以前から獣医療で用いられてきたが、分類基準に重複が多い。そのため、より正確な診断ができるように胸水内LDH濃度、胸水・血漿蛋白濃度比、胸水・血漿コレステロール濃度比などを使用した分類方法が提唱されている[21]。

5. 微生物学的検査

感染性胸水であることを診断するためには、細胞内細菌の存在を確認する必要がある。そのため、胸水サンプルを用いてギムザ染色やグラム染色による細胞診を実施する[17]。

感染性滲出液の場合は、変性好中球が多数みられ

る。その場合は，細胞内細菌が発見できなくても，血清採血管内のサンプルを用いて，細菌培養と抗菌薬感受性検査を必ず実施する。細菌培養サンプル採取は，可能な限り抗菌薬投与前に実施する。

人の膿胸患者の治療ガイドラインでは，胸水培養だけでなく血液培養も行うことが勧められている。これは，膿胸患者の多くが細菌培養検査以前から抗菌薬治療を受けており，胸水培養が陰性となる可能性が高いためである。猫においても，抗菌薬治療開始後に胸水培養の結果が陰性となったにもかかわらず敗血症といった全身状態が改善しない場合には，血液培養を考慮する。

嫌気性細菌培養にはPort-A-Cul™ Tube（Becton, Dickinson and Company）などを用いる。サンプルは空気との接触をできるだけ避け常温で保存し，24時間以内に培養を開始する。

腹水中と血中のブドウ糖濃度の比較は腹腔内感染を診断する一助になると報告されている[8]が，膿胸においても同様であるかは報告されていない。胸水と血漿NT-proBNP値は，猫での胸水貯留が心原性かそれ以外であるかを鑑別するのに有効であるという報告[14]もあるが，膿胸の場合やそれ以外の全身性疾患が併発している場合は心疾患がなくても数値が上昇する可能性が指摘されていることから，膿胸の診断におけるNT-proBNP値測定の有用性は限定的である。血清アミロイドA（SAA）やプロカルシトニンといったバイオマーカーも，現時点では膿胸の鑑別診断や原因疾患特定における有用性は限定的である。

6. 血液検査および尿検査

血液検査（CBC），血液化学検査，尿検査は，膿胸の診断自体には有効ではない。しかし重症例において，全身状態の評価や臓器障害の有無を調べるために必要となる。CBCで認められる典型的な異常は，左方移動を伴う変性好中球数の増加である（約36〜73％の症例でみられると報告されている[12]）。しかし，この変化は必ずみられるわけではないので，白血球数が上昇していないからといって膿胸を除外することはできない。重度炎症性反応が起きている症例ではむしろ変性左方移動を伴う好中球数減少がみられることがあり，そのような症例の予後は白血球数が増加している猫に比べて悪いという報告[19]があるため注意する。膿胸症例では慢性的な炎症が起こっている可能性が高く，それによって非再生性貧血を呈している場合も少なくない。

とくにSIRSや敗血症を起こしている猫では，血液化学検査においてアルブミン濃度の低下，低血糖または高血糖，電解質異常（低ナトリウム血症，高カリウム血症），血中尿素窒素の上昇，肝酵素活性の上昇，ビリルビン濃度の上昇，コレステロール濃度の減少などが認められることが多い。

治療

1. 呼吸状態の安定化

初期治療として何を行うかは，呼吸器徴候の重症度および全身状態によって変わってくる。重度の呼吸困難を呈している場合は，酸素マスクや酸素フローバイ法によって酸素供給を行いながら，身体検査や画像検査によって速やかに胸水貯留を確認し胸腔穿刺する。このような状況であれば鎮静薬は不要なことが多いが，必要であればフェンタニル，ブプレノルフィン，ミダゾラム，ケタミンなどの鎮痛・鎮静薬や全身麻酔下で実施する。猫はリドカインに対して非常に敏感で中毒を起こしやすいため，局所麻酔はできるだけ避けるか，ごく少量の使用にとどめておく（2％リドカイン≦2 mg/kg）。症例が呼吸停止直前の状態で来院した場合は，まず気管チューブを設置するなどして気道を確保し，人工換気しながら胸腔穿刺を実施する。

胸腔穿刺の手技はさまざまあるが，通常は18ゲージ，5 cmの留置カテーテルや20〜23ゲージ，2.5 cmの注射針，バタフライ針を使用する。留置カテーテルまたは針は，第7〜9肋間から挿入する。留置カテーテルを使用する場合は胸壁の背側寄りから，針を使用する場合は胸壁の腹側寄りから胸骨に向かって斜めに挿入することで，肺損傷を引き起こす可能性を低下させることができる（図2）。胸腔穿刺によって起こり得る合併症には，気胸，血胸，肺出血，感染などがある。慢性胸水貯留の場合，再膨張性肺水腫が起こる可能性があるが，膿胸ではまれと推測される。また，超音波下で実施することで，これらの合併症発生の可能性を最小限に抑えることが可能である（「5.6 救急呼吸器疾患」参照）。

2. 全身状態の安定化

SIRSや敗血症による，循環動態不全や臓器障害を呈している可能性があるため，呼吸困難の改善と同時に，全身状態の安定化を図る。循環動態不全（血管収

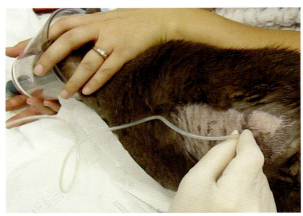

図2 胸腔穿刺を実施している様子
18ゲージの留置カテーテル(5 cm)を第7～9肋間に穿刺している。

表3 膿胸症例から検出される細菌の種類

分類	細菌
好気性グラム陽性菌	*Staphylococcus* 属，*Streptococcus* 属，*Enterococcus* 属
好気性グラム陰性菌	*Escherichia coli*，*Pasteurella* 属，*Actinomyces* 属
嫌気性グラム陽性菌	*Peptostreptococcus* 属
嫌気性グラム陰性菌	*Bacteroides* 属，*Fusobacterium* 属，*Porphyromonas* 属，*Prevotella* 属
その他	*Mycoplasma* 属

縮性ショックや血管拡張性ショック)の徴候がみられる場合はまず血管を確保し，輸液を行う．猫の場合は，はじめに乳酸リンゲル液や酢酸リンゲル液などの等張晶質液をショック用量(60 mL/kg)の4分の1程度(10～15 mL/kg)ボーラス投与し，身体検査，乳酸値，血圧測定において輸液投与に対する反応がみられるが十分でない場合は，同量の輸液を2～3回追加する．等張晶質液で十分に改善できない場合は，高張晶質液(7.2%食塩液など)や合成膠質液(ボルベン®，ヘスパンダー®)，ヒトアルブミン製剤，新鮮凍結血漿を投与する．

敗血症症例においては，体液喪失だけでなく敗血症によるカテコラミン受容体機能低下などによって低血圧が発生している場合がある．そのため血圧測定(非間欠的または間欠的)を定期的に行い，輸液投与で十分な血圧維持を達成できない場合は，循環作動薬(ノルアドレナリン，ドパミン，アドレナリン，バソプレシン)を投与する．

サイトカインなどの炎症反応物質は心臓収縮機能を低下させる場合がある．心臓超音波検査によって心臓収縮機能の低下が確認された場合は，強心薬(ドブタミン，アドレナリンなど)を追加する(「5.3 ショック」も参照)．循環作動薬，強心薬の反応が悪い重篤な猫には，ときおりアドレナリンのCRIを実施することがある．

3. 抗菌薬投与

人では，敗血症患者に対する抗菌薬投与の遅延が予後の悪化と関連することが明らかになっている．猫でも同様であると推測されるため，前述の処置を行うと同時に，できるだけ早期に抗菌薬投与を開始する．猫の場合は，初期治療時に原因疾患が特定できない場合が多く，原因菌を絞り込むのが難しいため(表3)，まずは広域スペクトルの抗菌薬を選択するとよい．薬剤感受性試験の結果が出たら，可能であれば狭域スペクトル抗菌薬に変更する．

最もよく使用される広域スペクトル抗菌薬はペニシリン系抗菌薬(スルバクタム／アンピシリン)である．この抗菌薬は，猫の膿胸で最も頻繁に検出される*Pasteurella*属菌に対して効果があるだけでなく，そのほかの多くのグラム陽性菌，嫌気性細菌に対して有効である．グラム陰性菌に対してもある程度の効果が見込まれる．猫の場合はグラム陰性菌を主体とした腸内細菌感染による膿胸の可能性が少ないことから，通常はペニシリン系抗菌薬のみで初期治療を開始する．

胸水サンプルのグラム染色によってグラム陰性菌の感染が認められる，もしくは疑われる場合は，グラム陰性スペクトル抗菌薬を追加してもよい．また，膿胸によって敗血症性ショックを呈しているような重症な猫には，2種類の抗菌薬を併用することが多い．比較的頻繁に使用されるグラム陰性スペクトル抗菌薬にはフルオロキノロン系(エンロフロキサシン)とアミノグリコシド系があるが，アミノグリコシド系は膿瘍や酸素欠乏組織への浸透率が低いことから，膿胸治療には適していない．

人医療では，初期治療時の抗菌薬投与は静脈内に行うことが勧められている．そして，患者の状態が十分に改善・安定した後(例：平熱維持，胸腔チューブ抜管)に経口投与に変更する．胸腔内への抗菌薬投与の有効性を示す明確なエビデンスはなく，現時点では推奨されていない．

投与期間についても明確なエビデンスがないが，人医療では，最低3週間の経口投与が勧められている．猫では再検査(通常退院2週間後に実施)で胸水貯留が

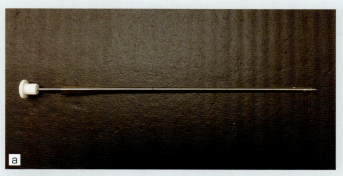
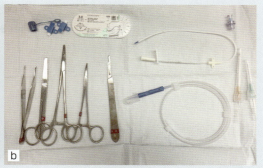

図3 胸腔チューブ
a：トロカールタイプ（Argyle™ Trocar Catheter, Covidien, Ltd.）
b：ガイドワイヤータイプ（Guidewire Inserted Chest Tube, MILA International, Inc.）

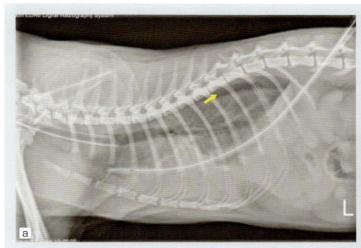
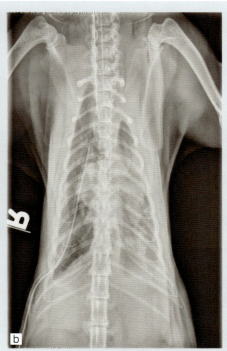

図4 トロカール胸腔チューブ設置後の胸部X線画像
右側胸腔内にチューブを設置している。胸水貯留により壁側胸膜と肺胸膜間の不透過性亢進，肺野退縮，心陰影と肺血管陰影の不鮮明化が認められる。とくに右中葉，左前葉，左後葉で不明瞭化の亢進が認められる。また，後肺野に少量の気胸サイン（矢印）が認められる。
a：側方像，b：腹背像

認められなくなってからさらに約2週間投与する方法も勧められているが，エビデンスに基づいた方法でない。そのため，退院後も定期的に検査を行い，検査結果をもとに抗菌薬の使用期間を決定することが勧められる。

4. 胸腔チューブ設置

(1) ドレナージ

胸水サンプルを用いた検査によって膿胸と診断された時点で，胸腔チューブ設置を考慮する。胸腔穿刺を繰り返し実施することによる治療も不可能ではないが，この方法で治療した症例の致死率が50〜80%と報告されている[4]ことや，繰り返し行うことで猫のストレスが増大する可能性があること，そして肺損傷や感染といった合併症の発生率が増加する可能性があることから，特別な状況（何らかの理由で入院治療を行うことができない）以外では勧められない。

胸腔チューブにはさまざまな種類，形態，サイズがある。筆者が最もよく使用するのは，トロカールタイプとガイドワイヤータイプの2種類である（図3〜5）。トロカールタイプの胸腔チューブは内腔が広いため膿胸内浮遊物や線維組織によって閉塞しにくいという利点があるが，通常は設置に全身麻酔が必要なため呼吸困難や敗血症を呈している重篤な猫に対する使用

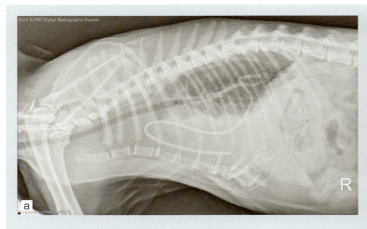
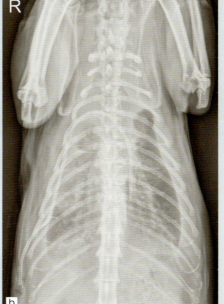

図5　ガイドワイヤー胸腔チューブ設置後の胸部X線画像
右側胸腔内にチューブを設置している。胸水貯留により壁側胸膜と肺胸膜間の不透過性亢進，肺野退縮，心陰影と肺血管陰影の不鮮明化が認められる。また，肺野全体で間質パターンが認められ，前葉では肺胞パターンが認められる。
a：側方像，b：腹背像

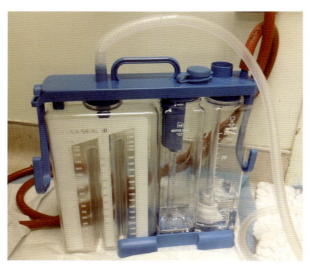

図6　持続的ドレナージバッグ
Argyle™ Thora-Seal™ III chest drainage unit（Medtronic）。頻繁に胸水の吸引が必要となる場合は，写真のような胸腔ドレナージユニットを使用することが有効である。

はリスクが高い。逆にガイドワイヤータイプの胸腔チューブは鎮静下または無鎮静下で設置することができるが，内腔がトロカールタイプのチューブに比べると小さいため閉塞や折れ曲がりが起こりやすい。また，後者はガイドワイヤーを使用するため胸腔内のチューブ先端の位置を決定することが難しいことも欠点といえる。

以前はできるだけ内腔の大きい胸腔チューブの使用が勧められていたが，それによって予後が改善するという研究結果は出ていない。近年は，改良により閉塞などの問題が発生しにくくなったガイドワイヤータイプが選択される機会が増えており，成績はおおむね良好であると報告されている[18]。

胸腔チューブを片側のみに設置するか，両側に設置するかは，症例によって変わってくる。本来は犬と同様，左右の胸腔が縦隔穿孔部を通して繋がっているため，片側胸腔穿刺または胸腔チューブ設置で左右の胸腔からドレナージができると推測される。しかし，感染性疾患や慢性疾患の場合は，線維組織などによって縦隔穿孔部が閉塞する可能性がある。したがって，片側胸腔チューブで胸水が両側から十分にドレナージができない場合は，両側で胸腔穿刺と胸腔チューブ設置が必要となる。

チューブからの吸引は，間欠的または持続的に行う。間欠的吸引の頻度は胸水貯留量や生成量によって変わってくる。最初の24時間は2〜6時間ごとに行い，このときの吸引量によって，それ以降の吸引頻度を決める。膿胸ではまれであるが，間欠的吸引を2時間以内ごとに実施する必要がある場合は，持続的吸引を考慮する。持続的吸引は，内部が陰圧に保たれたドレナージバッグを胸腔チューブに連結することで実施する（図6）。頻繁に処置を行う必要がないという利点があるが，連結部がはずれた場合などに気胸などの合併症が起こる可能性があるため，常時モニタリングす

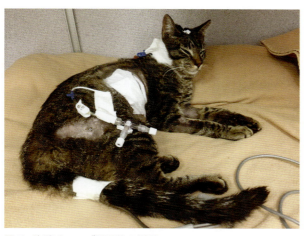

図7　胸腔チューブ設置後の様子
ガイドワイヤータイプの胸腔チューブを設置した猫の集中管理時。穿刺部位をガーゼで覆い，定期的に消毒することで皮膚や胸腔内の汚染を防ぐ。

る必要がある。したがって，24時間体制で対応可能な集中治療室などの設備がある病院での使用に限られる（図7）。

(2) 胸腔内洗浄

胸腔チューブを使用して胸腔内洗浄を実施するかどうかは獣医師によって意見が分かれている。胸腔内洗浄の利点としては，胸水の粘性を低下させられること，胸腔チューブの閉塞を予防できること，感染原因菌や炎症性メディエーターの希釈と減量ができること，そして癒着破壊やデブリードメントができることが考えられる。欠点としては，二次感染のリスクが挙げられる。このことから人医療では一般的に勧められていない。猫では胸腔内洗浄により膿胸症例の入院期間や胸腔チューブ維持期間が短縮されたという報告がある[11]ものの，サンプル頭数の少なさなどから統計学的な意義は小さく，胸腔内洗浄を常に実施することに否定的な獣医師も多い。筆者は，胸水の粘性が高い症例や，胸水内に浮遊物が多く含まれている症例に対しては実施する場合がある。癒着が著しい症例に対しても洗浄を考慮するが，この場合は洗浄液を十分に再吸引できないことがあるので注意する[10]。

洗浄液には，猫の体温程度に温めた生理食塩液や乳酸リンゲル液を使用する。洗浄液量は約10～25 mL/kgである。通常は洗浄液の約75％程度を再吸引できるはずなので，これ以下である場合は，チューブの閉塞や位置のずれがないか確認する。洗浄は8～12時間ごとに実施するのが一般的である。

報告されている副作用には低カリウム血症がある[3]。これは体液から洗浄液へのカリウム漏出によるもので，カリウムを補足した輸液を使用することで防ぐことができる。ほかにも低ナトリウム血症や低クロール血症がみられる場合がある。また，胸膜からの水分吸収により輸液過剰を引き起こす可能性があるため，とくに心疾患を持つ猫では注意する。

(3) 線維素溶解薬

膿胸は炎症性疾患であるため，胸腔内で線維組織化，癒着，被包化が起こる。これが胸水ドレナージを妨げる要因となっていると考えられる。そこで，線維素溶解薬の胸腔内投与が以前より行われてきた[4]。しかし人医療においては，生存率や外科的治療実施率，入院期間などの指標に有意な改善がみられなかったことから，現在は推奨されていない。猫でも有効性の十分な検証は行われていないことから現時点では推奨されていない。

(4) 抜去の時期

膿胸症例に対する胸腔チューブの設置期間中央値が4～8日であったという報告がある[19]。しかし，設置期間について明確なガイドラインがあるわけではない。チューブの抜去を考慮する基準としては，全身状態の改善と同時に，胸水生成量の低下（≦3 mL/kg/day）や胸水サンプルの感染徴候（細胞内細菌，好中球数・変性好中球増加）消失が認められることが挙げられる。しかし，胸水生成量や胸水サンプル内の好中球数は胸水量の増減や胸腔内洗浄の実施によっても変わってくるので，単純な比較はできない場合が多い。細胞診だけで状態が改善しているかどうか判断ができない場合は，細菌培養検査の再実施も考慮する。

5. 外科的治療

膿胸に対する外科的治療の有効性については，過去に何度か検証されてきた。

Waddellらは外科的治療を施した猫の生存率が有意に上昇したと報告している[19]が，この報告は内科的治療によって状態が改善しなかった症例のみを対象にしている。Anastasioらによる後ろ向き研究でも，予後が最もよかったのは内科的治療によって改善しなかった猫に外科的治療を実施した場合であったと報告されている[1]。

人医療でも，内科的治療を行ったうえで状態が改善しない場合に外科的治療が勧められている[2]。猫にお

いては，3～7日間の内科的治療を行ったうえで，適切な抗菌薬を使用しているにもかかわらず感染徴候が顕著に改善しない，胸水貯留量が減少しない，全身状態の悪化が認められる場合に，外科的治療を考慮するのが妥当であると考えられる。また，胸部超音波検査やCT検査によって肺実質内に外科的治療が必要な疾患（肺膿瘍，異物など）が見つかった場合も，早期の外科的治療を実施する。外科的治療の主な目的は，膿胸の原因疾患の発見と除去である。併せて壊死性組織の除去や線維組織による癒着の剥離などを実施し，必要であれば，肺葉摘出や胸腔チューブの設置を行う。

6. 疼痛管理

犬では胸腔内疾患や開胸手術の術後疼痛管理において胸腔内へ0.25％ブピバカインが使用される場合があるが，猫はリドカインと同様，ブピバカインによる中毒も発生しやすいため低用量（＜1 mg/kg）の使用もしくはできるだけ使用しないようにする。膿胸のような炎症性疾患では薬物吸収率が変化するため，鎮痛効果を予測できないという欠点もある。筆者は猫にこの方法は用いず，胸腔チューブを使用した症例，または疼痛による呼吸器徴候（頻呼吸，開口呼吸など）を呈している症例では，程度に応じてフェンタニルやブプレノルフィンなどの静脈内投与を行っている。

7. モニタリング

呼吸困難を呈している症例は，胸腔穿刺とドレナージによって一時的に改善したとしても，胸水の再貯留，肺実質疾患の併発・増悪，肺再膨張性肺水腫，胸腔穿刺による肺損傷，二次的胸腔内汚染，疼痛悪化などによって呼吸器徴候が再発・増悪するおそれがある。また，胸腔内への体液喪失や敗血症による循環動態不全が発生・増悪する可能性もあることから，身体検査，血圧測定，乳酸値測定などを定期的に実施する。このため，集中的なモニタリングが非常に重要である。さらにCBC，血液化学検査などの血液検査を定期的に実施することで，貧血の有無，白血球数の増減，臓器障害の有無をモニタリングする。

予後

原因疾患，重症度，臓器障害の有無などによって予後は変わってくる。呼吸困難を呈している場合や，SIRS，敗血症を併発している場合は，とくに予後が悪くなると考えられている。2000年以降に発表された論文では，生存率は平均約62％（8～100％）で，来院後24時間生存した症例は，予後が比較的よいと報告されている[13]。

予後の改善のために最も重要なのは，早期発見と迅速で適切な治療である。胸腔ドレナージ設置や外科的治療の実施などの治療方法によっても予後が変わることが報告されている[9]が，これは患者の状態，重症度，病院の設備などに影響されるため評価が難しい。しかし，胸腔穿刺を繰り返し実施する方法は予後が良好ではないことが報告されている[19]ため，可能であれば胸腔ドレナージを設置することが望ましい。

再発率についても諸説ある。ある論文では，0～14％程度の症例で再発すると報告されている[3, 11, 19]。再発の理由としては，肺膿瘍や異物などの感染原の残存，病原菌の残存，胸腔穿刺やチューブ設置による二次性（医原性）感染が考えられる。

高齢猫に対する注意点

膿胸は若齢の猫に多いといわれるが，高齢猫でもみかける疾患である。高齢猫は，もともと加齢によって呼吸機能，腎機能，心機能が低下している場合が多く，SIRSまたは敗血症によって臓器障害が悪化しやすい。そのため，全身状態・臓器状態の把握，そして臓器機能のモニタリングがとくに重要となる。

薬用量リスト

局所麻酔
- 2％リドカイン　≦2 mg/kg，SC（中毒に注意）

抗菌薬
- スルバクタム／アンピシリン　30 mg/kg，IV，q8 hr
- エンロフロキサシン　5 mg/kg，SC，q24 hr

循環作動薬

- ドブタミン　2.5〜10 µg/kg/min，CRI
- アドレナリン　0.05〜1 µg/kg/min，CRI
- ノルアドレナリン　0.1〜1 µg/kg/min，CRI
- ドパミン　5〜15 µg/kg/min，CRI
- バソプレシン　0.5〜5 mU/kg/min，CRI

鎮痛薬・鎮静薬

- 0.25％ブピバカイン　≦1 mg/kg，胸腔内（中毒に注意）
- ブトルファノール　0.1〜0.3 mg/kg，IV，IM，SC，q4 hr
- アセプロマジン　0.01〜0.05 mg/kg，IV，IM，SC，q1〜4 hr
- フェンタニル　3〜10 µg/kg，IVボーラス後，3〜15 µg/kg/hr，CRI
- ブプレノルフィン　0.01〜0.03 mg/kg，IV，IM，SC，q6 hr
- ミダゾラム　0.1〜0.2 mg/kg，IV，IM，SC，q6 hr
- ケタミン　0.1〜0.5 mg/kg/hr，CRI（0.5〜1.0 mg/kg，IV後）

[上田　悠]

■参考文献

1) Anastasio JD, Wadell LS, Holowaychuk MK, et al. Abstracts from the International Veterinary Emergency and Critical Care Symposium and the European Veterinary Emergency and Critical Care Society Annual Congress, 2010. *J Vet Emerg Crit Care*. 20: A1-A27, 2010. doi: 10.1111/j.1476-4431.2010.00566.x
2) Balfour-Lynn IM, Abrahamson E, Cohen G, et al. BTS guidelines for the management of pleural infection in children. *Thorax*. 60: i1-i21, 2005. doi: 10.1136/thx.2004.030676
3) Barrs VR, AllanGS, Martin P, et al. Feline pyothorax: a retrospective study of 27 cases in Australia. *J Feline Med Surg*. 7: 211-222, 2005. doi: 10.1016/j.jfms.2004.12.004
4) Barrs VR, Beatty JA. Feline pyothorax — new insights into an old problem: part 2. Treatment recommendations and prophylaxis. *Vet J*. 179: 171-178, 2009. doi: 10.1016/j.tvjl.2008.03.019
5) Barrs VR, SwinneyGR, Martin P, et al. Concurrent Aelurostrongylus abstrusus infection and salmonellosis in a kitten. *Aust Vet J*. 77: 229-232, 1999. doi: 10.1111/j.1751-0813.1999.tb11707.x
6) Beatty J, Barrs V. Pleural effusion in the cat: a practical approach to determining aetiology. *J Feline Med Surg*. 12: 693-707, 2010. doi: 10.1016/j.jfms.2010.07.013
7) Brady CA, Otto CM, Van Winkle TJ, et al. Severe sepsis in cats: 29 cases (1986-1998). *J Am Vet Med Assoc*. 217: 531-535, 2000.
8) Bonczynski JJ, Ludwig LL, Barton LJ, et al. Comparison of peritoneal fluid and peripheral blood pH, bicarbonate, glucose, and lactate concentration as a diagnostic tool for septic peritonitis in dogs and cats. *Vet Surg*. 32: 161-166, 2003. doi: 10.1053/jvet.2003.50005
9) Boothe HW, Howe LM, Booth DM, et al. Evaluation of outcomes in dogs treated for pyothorax: 46 cases (1983-2001). *J Am Vet Med Assoc*. 236: 657-663, 2010. doi: 10.2460/javma.236.6.657.
10) Boyle TE, Hawkins EC. Feline pyothorax. *Stand Care*. 7: 7-12, 2005.
11) Demetriou JL, Foale RD, Ladlow J, et al. Canine and feline pyothorax: a retrospective study of 50 cases in the UK and Ireland. *J Small Anim Pract*. 43: 388-394, 2002. doi: 10.1111/j.1748-5827.2002.tb00089.x
12) Dempsey SM, Ewing PJ. A review of the pathophysiology, classification, and analysis of canine and feline cavitary effusions. *J Am Anim Hosp Assoc*. 47: 1-11, 2011. doi: 10.5326/JAAHA-MS-5558
13) Epstein SE. Exudative pleural diseases in small animals. *Vet Clin North Am Small Anim Pract*. 44: 161-180, 2014. doi: 10.1016/j.cvsm.2013.08.005
14) Fox PR, Oyama MA, Reynolds C, et al. Utility of plasma N-terminal pro-brain natriuretic peptide (NT-proBNP) to distinguish between congestive heart failure and non-cardiac causes of actue dyspnea in cats. J Vet Cardiol 2009.
15) O'Brien PJ, Lumsden JH. The cytologic examination of body cavity fluids. *Semin Vet Med Surg (Small Anim)*. 3: 140-156, 1988.
16) Stillion JR, Letendre JA. A clinical review of the pathophysiology, diagnosis, and treatment of pyothorax in dogs and cats. *J Vet Emerg Crit Care (San Antonio)*. 25: 113-129, 2015. doi: 10.1111/vec.12274
17) Stockham SL. Cavitary effusions. *In* Stockham SL, Scott MA, (eds): Fundamentals of Veterinary Clinical Pathology, 2nd ed. Wiley-Blackwell. Hoboken. 2008, pp831-868.
18) Valtolina C, Adamantos S. Evaluation of small-bore wire-guided chest drains for management of pleural space disease. *J Small Anim Pract*. 50: 290-297, 2009. doi: 10.1111/j.1748-5827.2009.00745.x
19) Waddell LS, Brady CA, Drobatz KJ. Risk factors, prognostic indicators, and outcome of pyothorax in cats: 80 cases (1986-1999). *J Am Vet Med Assoc*. 221: 819-824, 2002.
20) Walker AL, Jang SS, Hirsh DC. Bacteria associated with pyothorax of dogs and cats: 98 cases (1989-1998). *J Am Vet Med Assoc*. 216: 359-363, 2000.
21) Zoia A, Slater LA, Heller J, et al. A new approach to pleural effusion in cats: markers for distinguishing transudates from exudates. *J Feline Med Surg*. 11: 847-855, 2009. doi: 10.1016/j.jfms.2009.04.005

第5章

救急

1 猫の心肺蘇生法
2 交通事故・落下事故
3 ショック
4 大動脈血栓塞栓症の救急治療
5 糖尿病性ケトアシドーシス・
  高血糖高浸透圧症候群
6 救急呼吸器疾患
7 中毒

猫の心肺蘇生法

はじめに

　心肺停止 cardiopulmonary arrest(CPA)は最も迅速な対応が要求される緊急状態である。心肺蘇生における猫の救命率は低く，猫の心拍動再開 return of spontaneous circulation(ROSC)率は42〜57％，生存退院率は2.3〜16％であったと報告されている[9,16,19]。これらの報告は海外における治療成績であり，日本国内における治療成績は知られていない。

　2012年，大規模かつ組織的な文献調査によって犬猫における心肺蘇生 cardiopulmonary resuscitation (CPR)ガイドライン(reassessment of campaign on veterinary resuscitation：RECOVER)が策定され[12]，科学的な根拠に基づいたCPR法が獣医療でも実施されている(図1)。本稿では，RECOVERに基づいたCPR法について記述する。

心肺停止の認識

　CPRを開始するに先立って，動物がCPAであるか診断する必要がある。CPAの定義は，動物が無呼吸・無反応である，または動物の心拍動が触知・聴取できないことである。これに加え，機能的な呼吸および循環のどちらかまたは両方が得られない状態もCPAに含まれる。死戦期呼吸や喘ぎ呼吸は機能的な呼吸ではないため，これらの状態を発見したらすぐにCPRを開始しなければならない。CPA時に認められる心電図波形は，心静止 asystole，無脈性電気的活動 pulseless electrical activity(PEA)，心室細動 ventricular fibrillation(VF)，無脈性心室頻拍 pulseless ventriculartachycardia(PVT)である(図2)。これらの心電図波形を認める場合には，心臓から血液は拍出されず，脈は触知されない。猫の場合には，正常な状態であっても脈の確認には時間を要す場合があり，CPA診断に脈の確認はあまり推奨されない。CPRは，いかに心肺停止時間を減らせるかが成功の鍵となる。心音が聴取されない猫を発見したら，即座にCPRを開始すべきである。

一次救命処置

　一次救命処置 basic life support(BLS)は，胸部圧迫と人工呼吸の2つの手技から構成されている。BLSの重要なポイントは，胸部圧迫から開始し，少しでも循環停止時間を減らすことである。気道確保から行い，人工呼吸，胸部圧迫をした場合には循環停止時間が延長されてしまう。したがって，CPRはC(循環 circulation：胸部圧迫)→A(気道確保 airway)→B(人工呼吸 breath)の順で開始する。BLSは，1周期を2分間として胸部圧迫と人工呼吸を中断せずに実施する(表1)。

1. 胸部圧迫法

　胸部圧迫の目的は心臓や脳などの主要臓器へ血液(酸素)を供給し，心拍動を再開させることである。動物を横臥位にし，前肢の付け根(第5肋間付近)を100〜120回／分のスピードで，テンポよく2分間は中断せずに圧迫する。実際の症例を前に100〜120回／分で胸部圧迫をすることは困難なことが多く，メトロノームを使用するとテンポおよび圧迫回数の補助になる。猫と犬の違いは胸郭に対する心臓の大きさであり，一般的に猫のほうが胸郭の大きさに対し心臓は小さい。より正確に心臓の位置を圧迫するには，猫の肘を尾側に曲げたときに胸骨に付着する部位を目安にするとよい(図3)。

　圧迫は胸壁が2分の1から3分の1ほど沈むくらいの強さで行い，圧迫解除とともに胸壁が元の位置に戻るようにすることが重要なポイントである。猫では，

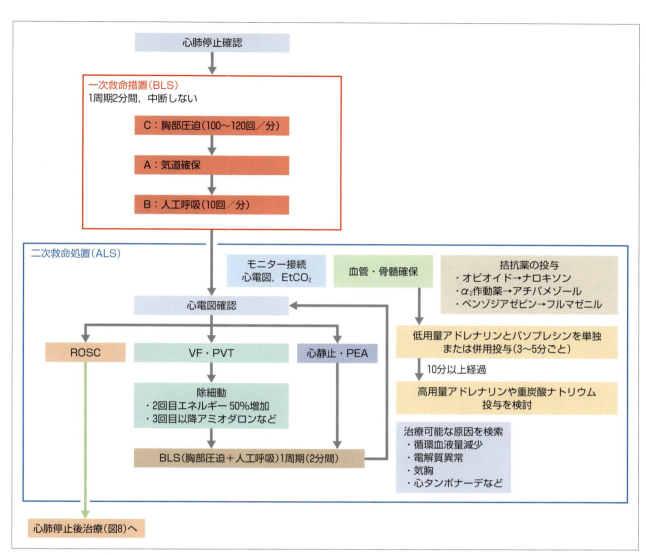

図1　心肺蘇生アルゴリズム
心肺停止が疑われる動物に対してはすぐに一次救命処置(BLS)を開始する。BLSは2分間を1周期とし、2分間は中断せずに胸部圧迫と人工呼吸を継続する。緊急薬は、静脈または骨髄を確保したらすぐに投与し、以後3〜5分ごとに追加する。2分間のBLS実施後は心電図を確認する。除細動適応波形(心室細動または無脈性心室頻拍)の場合は除細動し、除細動非適応波形の場合はBLSを2分間再開する。2分後に心電図を確認し心拍動再開(ROSC)するまで繰り返す。
$EtCO_2$：呼気終末二酸化炭素分圧, ROSC：心拍動再開, VF：心室細動, PVT：無脈性心室頻拍, PEA：無脈性電気的活動

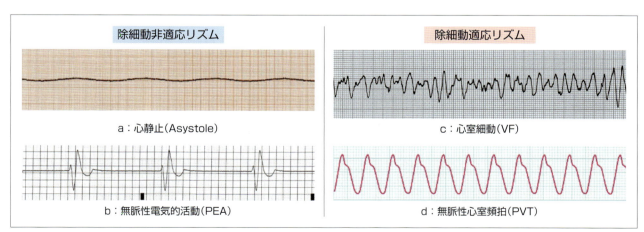

図2　心肺停止時に認められる心電図波形
除細動適応リズム(c, d)には、心室細動(VF)と無脈性心室頻拍(PVT)がある。これらの不整脈では心筋細胞が無秩序に活動しており、時間が経過するほど心筋細胞中の酸素が消費されていく。したがって除細動によりこの無秩序な心筋活動をリセット(静止)する必要がある。無脈性電気的活動では、一見心臓は動いているように観察されるが心臓は収縮／拡張していないため心拍出量は得られない。

表1 一次救命措置（BLS）

- C（胸部圧迫）→ A（気道確保）→ B（人工呼吸）の順でCPRを開始
- 胸部圧迫100～120回／分，2分間中断せず継続
- 胸部圧迫ごとに胸壁が元の高さに戻るようにする
- 過換気を回避（10回／分，10 mL/kg，吸気時間＜1秒）
- 胸郭の膨らみを目視で確認

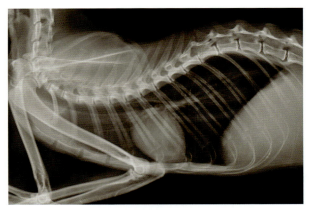

図3 胸部圧迫時の圧迫部位の目安
猫の肘を尾側に曲げたときに胸骨に付着する部位を目安にするとよい。

圧迫とともに胸郭が沈みやすく，強く圧迫しすぎると肋骨骨折や肺損傷を引き起こす危険性がある。猫では，両手を使った胸部圧迫ではなく，片手で心臓を包み込むように圧迫するほうが，胸壁が元に戻りやすく，過度な力が伝わることを回避できるかもしれない（図4）。

胸部圧迫の中断はROSC達成率を低下させることが報告されている[4]。ROSCを達成するには，冠灌流圧*を上昇させること（≧15 mmHg）が必要であり，胸部圧迫の継続により冠灌流圧は上昇していく。逆に圧迫の中断によりすぐに0に近づいていく。したがって，胸部圧迫は2分間中断せずに継続することがROSCには重要であり，圧迫の中断は少なくとも10秒以内にするべきである。

CPR中の胸部圧迫により得られる心拍出量cardiac output（CO）は正常時の30％以下にまで低下する。COは呼気終末二酸化炭素分圧end tidal CO_2（$EtCO_2$）と相関することから，効率よく胸部圧迫が実施できているかどうかは$EtCO_2$を指標にすることが推奨される。人医療では，20分間のCPR中の$EtCO_2$平均が10 mmHg未満になると心拍動再開率が低いことが報告されている。心拍動が再開された場合には急激な$EtCO_2$の上昇が確認される。

＊：組織に血液を流すための圧力のこと
冠灌流圧＝心臓の冠動脈に流すための圧力＝拡張期大動脈圧（AoD）－拡張期右房圧（RAD）

2．人工呼吸法

人工呼吸の目的は，肺に還流してきた血液を酸素化し，体内に蓄積した二酸化炭素を排泄させることである。胸部圧迫法でも述べたように，CPR中の胸部圧迫により得られるCOは正常の30％程度であり，過度に人工呼吸を行っても血液は酸素化されない。むしろ，人工呼吸（陽圧換気）は胸腔内圧上昇により心臓への静脈還流が低下し，冠還流圧を低下させてしまう。したがって，CPR中の人工呼吸は高頻度の過換気を避け，10回／分，1回換気量 tidal volume（TV）10 mL/

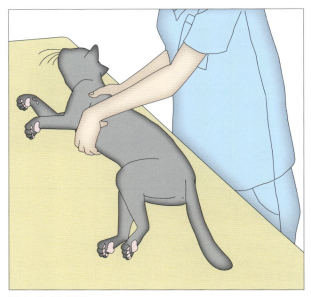

図4 胸部圧迫法
横臥位に保定し，腹側から片手で包み込むように圧迫する。100～120回／分の速さでテンポよく2分間中断せずに実施する。圧迫解除ごとに胸壁が元の高さに戻るように注意する。

kg，吸気時間1秒以内を目安に気道内圧も上昇させすぎないように注意しなければならない。従圧式人工呼吸器を使用する場合には，胸部圧迫による胸腔内圧上昇により，適切な換気量が得られないことがあり，また，従量式人工呼吸では圧が上昇し，肺胞を損傷するリスクがあるので注意が必要である。

二次救命処置

二次救命処置 advanced life support（ALS）は，緊急薬投与経路確保，緊急薬投与，モニタリング，除細動から構成される。BLSを実施しながら，同時に緊

表2 二次救命処置(ALS)

- 胸部圧迫および人工呼吸2分間(1周期)ごとの心電図確認
- 3〜5分間(2周期)ごとにアドレナリンなどの投薬
- 除細動適応波形(心室細動,無脈性心室頻拍)を確認したらすぐに除細動
- 心電図,呼気終末炭酸ガス分圧をモニタリング
- 超音波や血液検査による治療可能な原因の検索

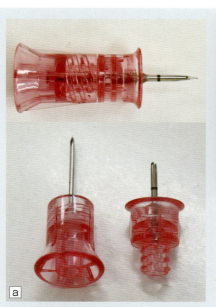
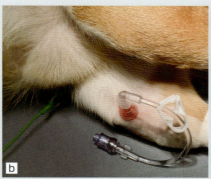
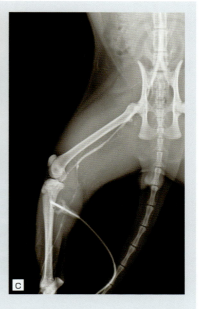

図5 骨髄内投与
a:電動式骨髄路確保システム(ARROW® EZ-IO®:テレフレックスメディカルジャパン㈱)の骨髄針。
b:右脛骨内側に留置したところ。
c:留置した骨髄路からの造影X線画像,腹背像。骨髄路から静脈,そして後大静脈へ入っていく。

急薬投与経路確保,緊急薬投与,モニターの接続を行い,BLSを2分実施したら心電図を確認する。心電図波形でVFやPVTが確認されたら(図2)除細動を実施する(表2)。

1. 緊急薬の投与方法

CPR中の血管確保は困難であることが多く,通常の血管留置よりも難易度は高い。CPR中に胸部圧迫による体動の影響を受けにくいのは後肢であり,猫では,内側伏在静脈が確認しやすい。血管がわかりにくい場合には,皮膚を切開して血管を露出する方法もある。静脈留置が困難な場合には,迷わず骨髄路を確保する。電動式骨髄路確保システム(ARROW® EZ-IO®:テレフレックスメディカルジャパン㈱,図5)は,簡便かつ迅速に骨髄路確保し,骨髄投与を可能にする。それでも血管や骨髄路が確保できない場合には,気管内投与や鼻粘膜投与が選択される。

気管内投与に使用できる薬剤には,アドレナリン,アトロピン,リドカイン,ナロキソンがある。アドレナリンを気管内投与する場合には,静脈内投与の最大10倍量が必要になる。約5 mLの精製水または生理食塩液を用いて希釈し,栄養カテーテルなどで気管分岐部を越えて投与する[11, 18, 22, 23]。

2. 緊急薬の種類

CPRに必要な薬剤を表3に示す。準備した各薬剤にはラベルを貼り,投薬の間違いを回避する(図6a)。また,胸部圧迫中に留置部位から投薬することは困難なことが多いため,留置アダプターに翼状針を接続し,さらに三方活栓から投薬すると簡易化できる(図6b)。

(1)アドレナリン

低用量:0.01 mg/kg, IV, IO
高用量:0.1 mg/kg, IV, IO

表3 猫の緊急薬早見表

薬剤		投与量	体重あたりの投与量(mL)									
	種類	濃度		1 kg	2 kg	3 kg	4 kg	5 kg	6 kg	7 kg	8 kg	9 kg	10 kg
心停止	アドレナリン 低用量	1 mg/mL	0.01 mg/kg	0.01	0.02	0.03	0.04	0.05	0.06	0.07	0.08	0.09	0.10
	アドレナリン 高用量	1 mg/mL	0.1 mg/kg	0.1	0.2	0.3	0.4	0.5	0.6	0.7	0.8	0.9	1.0
	アトロピン	0.5 mg/mL	0.04 mg/kg	0.08	0.16	0.24	0.32	0.40	0.48	0.56	0.64	0.72	0.80
	バソプレシン	20 U/mL	0.8 U/kg	0.04	0.08	0.12	0.16	0.20	0.24	0.28	0.32	0.36	0.40
不整脈	アミオダロン	50 mg/mL	5 mg/kg	0.1	0.2	0.3	0.4	0.5	0.6	0.7	0.8	0.9	1.0
	リドカイン	20 mg/mL	0.2 mg/kg	0.01	0.02	0.03	0.04	0.05	0.06	0.07	0.08	0.09	0.10
拮抗薬	ナロキソン	0.2 mg/mL	0.04 mg/kg	0.2	0.4	0.6	0.8	1.0	1.2	1.4	1.6	1.8	2.0
	フルマゼニル	0.1 mg/mL	0.01 mg/kg	0.1	0.2	0.3	0.4	0.5	0.6	0.7	0.8	0.9	1.0
	アチパメゾール	5 mg/mL	0.1 mg/kg	0.02	0.04	0.06	0.08	0.10	0.12	0.14	0.16	0.18	0.20
その他	重炭酸ナトリウム	0.83 mEq/mL (7%)	1.0 mEq/kg	1.2	2.4	3.6	4.8	6.0	7.2	8.4	9.6	10.8	12.0

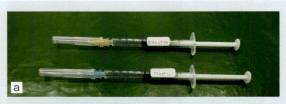
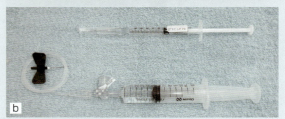

図6 緊急薬の準備
a：アドレナリンおよびアトロピンを準備したらラベルを貼り、誤投薬を回避する。
b：翼状針に三方活栓を接続する。三方活栓の片方から緊急薬を投与し、もう一方につないだシリンジから生理食塩液をフラッシュする。

血管収縮作用（α受容体作動）と陽性変力・変時作用（β受容体作動）を持つアドレナリン受容体作動薬である。投与により大動脈圧を上昇させ、冠灌流圧を上昇させることで心拍動再開に寄与する。アドレナリンの半減期から3〜5分ごとに投薬することが推奨され、BLS2周期に1回投与する。初期は低用量（0.01 mg/kg）で開始し、3回投与しても効果が得られなければ、高用量（0.1 mg/kg）に増量する。高用量アドレナリンのエビデンスレベルは低く、今後のさらなる研究が必要になる。また、高用量アドレナリンはROSC達成率を増加させるが、心筋虚血や不整脈などの有害事象発生率が増加し、また、低用量と比較し生存退院率や神経学的転機を改善することができなかったことが報告されており、現段階では第一選択としては推奨されていない[8, 14]。

(2)アトロピン

0.04 mg/kg, IV, IO

迷走神経遮断薬であり、心拍数の増加が見込める薬剤のひとつであるが、CPRにおいて有効性を示した報告は乏しいのが実際である[6, 10]。しかし、アトロピンによる有害作用も少ないため、現段階ではCPRの標準薬として使用されている。投与間隔は、アドレナリン同様に3〜5分ごと（BLS2周期に1回）である。

(3)バソプレシン

0.8 U/kg, IV, IO

V1受容体に作用し、強力な血管収縮を引き起こす。アドレナリンのように陽性変力・変時作用がないため、心筋虚血を悪化するような有害作用はないことが特徴である。RECOVERガイドラインでは、3〜5分ごとに投与することを推奨している。犬や猫においてアドレナリンと比較しバソプレシンの有効性を示した研究はほとんどなく[9]、人医療においても現段階でアドレナリンに代えてバソプレシンを第一選択にするという根拠は乏しい[1, 20, 29]。また人医療において、アドレナリンとバソプレシンの併用投与とアドレナリン

単独投与を比較した実験では，その有効性は示されていない[13]。

(4)抗不整脈薬

> アミオダロン　5 mg/kg，IV，IO
> リドカイン　0.2 mg/kg，ゆっくりIV，IO

　除細動適応波形であるVFまたはPVTを確認した場合，電気的除細動が第一選択となるが，電気的除細動に抵抗性の場合には化学的除細動を適応する。アミオダロンは，化学的除細動の第一選択薬であり，アミオダロンが使用できない場合にはリドカインが選択される。猫の場合，リドカインに対する感受性が高く中毒を引き起こしやすいため，投与量に注意する必要がある（犬の約10分の1量）。

(5)拮抗薬

> ナロキソン　0.04 mg/kg，IV，IO

　オピオイドμ受容体に対する拮抗薬であり，オピオイド過剰投与や摂取による中毒によって呼吸抑制が起きた場合に投与する。半減期は30～60分であり，CPR中には1回で十分である。

> フルマゼニル　0.01 mg/kg，IV，IO

　フルマゼニルは，ベンゾジアゼピン拮抗薬であり，ジアゼパムやミダゾラムなどの過剰投与や摂取による中毒に対し使用できる。半減期はナロキソン同様に60分程度である。

> アチパメゾール　0.1 mg/kg，IV，IO

　アチパメゾールは，α_2作動薬に対する拮抗薬であり，メデトミジンやキシラジンなどの過剰投与に対し使用できる。通常，メデトミジン投与量と同量投与すれば拮抗できるため，α_2作動薬の投与量に合わせて投与する。

(6)重炭酸ナトリウム

> 1.0 mEq/kg，IV，IO

　緩衝剤であり，代謝性アシドーシスに使用される薬剤のひとつである。CPAにより循環停止した各臓器では嫌気的代謝が行われ，代謝性アシドーシスに陥っていることが多く，アシドーシスはアドレナリンの感受性を低下させることが報告されている。重炭酸ナトリウム投与が転機を改善したという報告もあるが[2, 3]，短期および長期の転機悪化と関連していたという報告または有効性は認められなかったという報告[7, 27]が多く，ルーチンに使用することは推奨されない。10分以上経過したCPA（またはCPR）において，重炭酸ナトリウム投与することが考慮される。呼吸性アシドーシスの場合には，重炭酸ナトリウム投与によりさらに呼吸性アシドーシスを招く可能性が高いので禁忌または注意が必要である。

(7)カルシウム剤

> 100 mg/kg，5～10分かけてゆっくりIV

　カルシウム剤（グルコン酸カルシウムや塩化カルシウムなど）をルーチンに投与することは有害である[15, 21, 24]。重度の高カリウム血症，低カルシウム血症そしてカルシウムチャネル拮抗薬の過剰投与時のみ考慮されるため，血液検査を実施した場合に限ることが多い。

(8)輸液

　CPR中の輸液剤投与は，明らかな循環血液量の減少があるときに推奨される。ルーチンの輸液剤投与は冠灌流圧の低下をもたらすことが報告されている[26, 30]。したがって，輸液投与は多量の出血や重度の脱水が明らかである場合に推奨される。アドレナリンやアトロピン投与後は薬剤を中心静脈および心臓まで到達させるために，生理食塩液などの輸液剤で留置やカテーテルをフラッシュする必要があるが，一般的に0.5～1.0 mL/kgほどのフラッシュで心臓まで薬剤を到達させることができる。

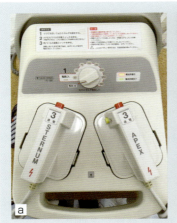
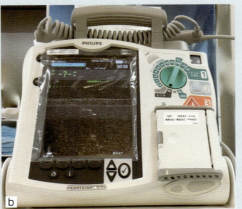

図7 除細動器
a：一相性除細動器（FC-200：フクダ電子㈱）。エネルギーは20, 40, 70……360Jまで設定可能である。
b：二相性除細動器（ハートスタートMRx：㈱フィリップス エレクトロニクス ジャパン）。エネルギーは10J以下では1Jごとに設定可能。それ以上では15, 20, 30, 50……200Jまで設定可能である。

3. モニタリング

CPR中に有効な生体情報モニターは心電図とEtCO₂である。血圧，パルスオキシメーターや体温などはCPR中のモニタリングとして推奨されない。

(1)心電図

心停止時に認められる4つの心電図electrocardiogram（ECG）波形（図2）を確認し，必要な手技の選択をする。心静止またはPEAであれば再度2分間のBLS（胸部圧迫と人工呼吸）を行い，アドレナリンやアトロピンを3～5分ごと（BLS 2周期に1回）に投薬し，VFまたはPVTであれば電気的除細動を実施する。

(2)呼気終末二酸化炭素分圧

EtCO₂は，気管挿管が正確に実施できているかの判断に使用できる。また，EtCO₂は心拍出量と相関することから，胸部圧迫が効率よく行われているかの判断指標にもなる。猫では＞20 mmHgのEtCO₂が得られている場合には，ROSCの可能性は高くなる[16]。また，ROSCに伴い，急激に肺および全身血流が増加しEtCO₂も急上昇することから，ROSCが達成されたかの判断材料にもなる。EtCO₂評価においては，重炭酸ナトリウム投与時には急激にEtCO₂が上昇するのでROSC達成と混同してはならず，また的確な胸部圧迫の指標にもならない。

4. 除細動

除細動適応リズムはVFとPVTであり，これらのECG波形を示すとき，心室筋細胞は無秩序かつ非規則性に異常活動している。この状態は，心臓から血液が拍出されていないにもかかわらず，心筋の酸素消費量が増大し，さらに心筋のエネルギーが枯渇していく。人医療において，除細動が1分遅れるごとに心拍動再開率が10％低下するという報告もあり，VFまたはPVTを認めた場合にはすぐに除細動しなければならない。

除細動の目的は，無秩序な異常活性を終息させて細動波を停止させることであり，除細動成功時の心電図は心静止，PEAまたは洞調律となる。前胸部叩打法は効果が低いことから，電気的除細動を利用できない場合にのみ実施する。

除細動器（図7）には一相性または二相性の2種類があり，二相性除細動器はより低い放電エネルギーで効果的にVFを停止でき，心筋損傷が少ない利点がある[17]。胸腔外除細動の場合，一相性であれば4～6J/kg，二相性であれば2～4J/kgに近い放電エネルギーに設定して，心臓を包み込むようにパドルを設置する。現在，国内販売されている除細動器では設定できる除細動エネルギーが決まっており，細かく調節できない機種が多く，猫のような体重の少ない動物の場合には設定困難なことも多い。4J/kgを満たす最小のエネルギーから開始することを推奨する。パドルには除細動用ゲルを十分に塗布する。アルコールなどで濡れている場合には引火の恐れがあるため，十分に拭き取る必要がある。除細動実施後は心電図を確認するのではなく，すぐに2分間のBLS（胸部圧迫と人工呼吸）を開始する。最初の電気ショックで除細動できなかった場合には，放電エネルギーを約50～100％増加させ再度除細動を実施する（初回4J/kg→2回目6J/kg）。それでも除細動に成功しない場合には，アミオダロンやリドカインなどの薬剤投与を考慮する。体重ごとの除細動器の設定を表4に示す。

表4 除細動器の設定早見表

方式		出力	体重あたりの放電エネルギー(J)									
			1 kg	2 kg	3 kg	4 kg	5 kg	6 kg	7 kg	8 kg	9 kg	10 kg
胸腔外除細動	一相性	4〜6 J/kg	4	8	12	16	20	24	28	32	36	40
	二相性	2〜4 J/kg	2	4	6	8	10	12	14	16	18	20
胸腔内除細動	一相性	0.5〜1.0 J/kg	1	1	2	2	3	3	4	4	5	5
	二相性	0.2〜0.4 J/kg	1	1	1	1	2	2	2	2	2	2

5. 治療可能な原因の検索

CPRにおいてROSCを達成するには原因疾患を特定し，それを解除または解決しなければならないこともある。心タンポナーデや胸水貯留，気胸，出血多量などがあれば，それらを治療しなければROSCは達成できない。これらの貯留液の存在を検索するには超音波検査が必要であり，CPR中に即座に検査・治療しなければならない。猫においてCPR中に解除すべき状態は，ほかに胸水貯留や尿路閉塞による電解質異常(高カリウム血症)などがある。

6. 心拍動再開の確認

ROSCが成功したか否かを判断するには，脈拍の触知，急激なEtCO$_2$の上昇，ECGを確認する。ROSC直後は脈拍も弱いため触知困難なことが多いが，EtCO$_2$は明らかに上昇するので確認しやすい。ROSC直後に自発呼吸が回復する症例から，意識レベルが低く集中的な治療が必要な症例までさまざまである。ROSC後は，再度CPAにならないように，CPAの原因を探索し各種検査を行っていく。

心肺停止後の治療

ROSCが達成された猫も依然として状態は不安定であり，ほとんどは再度CPAになるか安楽死の処置を受けたと報告されている[19]。ROSC直後はCPAになった原因が除去されていないため，原因の究明と状態安定化に努める必要がある。RECOVERガイドラインの「心肺停止後治療 post-cardiac arrest care (PCA Care)アルゴリズム(図8)に沿って①呼吸状態の至適化，②循環動態の至適化，そして③神経保護戦略を開始する。使用する薬剤を表5に示す。

PCA Careのモニタリング

CPR中のモニター(ECG, EtCO$_2$)に加え，血圧(観血的動脈血圧・中心静脈圧)，経皮的動脈血酸素飽和度(SpO$_2$)，体温，尿量，血液ガス(動脈血酸素分圧〔PaO$_2$〕，動脈血二酸化炭素分圧〔PaCO$_2$〕，乳酸など)をモニタリングする(図9)。

1. 呼吸至適化戦略

自発呼吸が再開し気管チューブを嫌がる場合でも，呼吸機能が正常化していなければ気管チューブを抜管するとすぐに呼吸不全となり再度CPAになる。低換気，低酸素血症(正常な動脈血酸素分圧を維持するために，吸入酸素濃度60%〔FiO$_2$=0.6〕以上を必要とする状態)を認める場合は人工呼吸継続が必要であり，換気能・酸素化能の評価を行い，かつ循環動態が安定している状態を確認してから抜管を行う必要がある。

(1)換気能

換気能とは，二酸化炭素を肺でのガス交換により排泄する能力である。換気能は，PaCO$_2$やEtCO$_2$を指標とし，猫の至適炭酸ガス分圧は，PaCO$_2$=26〜36 mmHg(EtCO$_2$=21〜31 mmHg)である。PaCO$_2$の上昇は血管拡張作用があり脳血流を増加させ脳圧を亢進する可能性があり，また，逆に過換気によるPaCO$_2$の低下は脳血流の減少を招く。自発呼吸では換気能を維持できない場合には，同期式間欠的陽圧換気(SIMVモード)や補助換気(PSVモード)を適応するか，自発呼吸を消失させ強制換気(P/VCVモード)を行う必要がある。人工呼吸を継続しながら換気能低下の原因を検索し，換気能回復に努める。換気能低下の原因には，頭蓋内疾患，神経疾患，呼吸筋疲労，気胸や胸水貯留などがある。

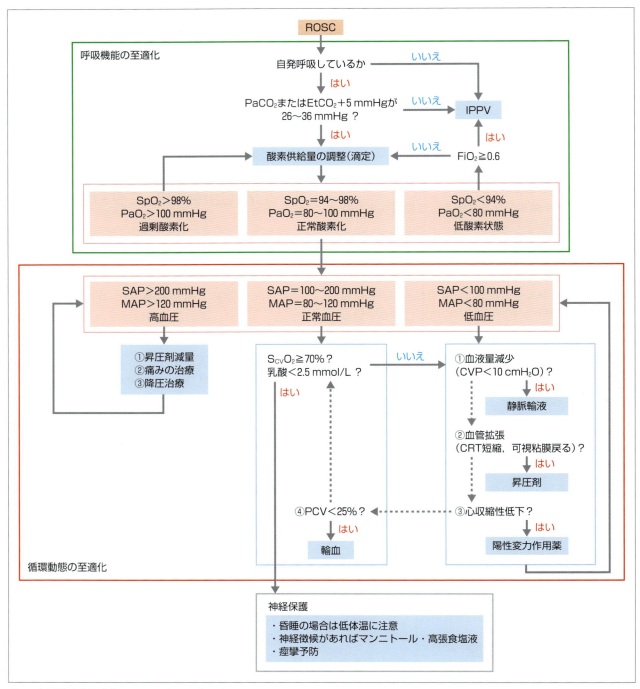

図8 心肺停止後治療(PCA Care)アルゴリズム
心拍動再開(ROSC)後は呼吸・循環・神経の項目を重点的に評価ならびに至適化する。これらの項目が至適化されなければ再度CPAに至るリスクが高くなる。PCA careでは献身的な集中管理が要求される。
$PaCO_2$:動脈血二酸化炭素分圧,$EtCO_2$:呼気終末二酸化炭素分圧,IPPV:侵襲的陽圧換気,FiO_2:吸入酸素濃度,PaO_2:動脈血酸素分圧,SpO_2:経皮的動脈血酸素飽和度,SAP:収縮期動脈血圧,MAP:平均動脈血圧,CVP:中心動脈圧,$ScvO_2$:中心静脈血酸素飽和度,CRT:毛細血管再充満時間,PCV:赤血球容積

(2)酸素化能

酸素化能とは,酸素を肺でのガス交換により血液中に供給する能力である。PaO_2やSpO_2を指標とし,猫の至適酸素分圧は,$PaO_2=80〜100$ mmHg($SpO_2=94〜98\%$)である。ROSC達成後は100%酸素($FiO_2=1.0$)吸入から開始する。十分な酸素化が得られている(前述した至適酸素化が得られている)場合には,吸入酸素濃度を少しずつ減少させ,肺酸素中毒を回避する。十分な酸素濃度にもかかわらず至適酸素化が得られない場合には,原因の検索と呼気終末陽圧 positive endexpiratory pressure(PEEP)などにより酸素化を補助する必要がある。酸素化能低下の原因には,肺水

表5 PCA Careに使用される薬剤

	薬剤	投与量
循環器薬	ノルアドレナリン	0.05〜2.0 μg/kg/min
	ドパミン	5〜15 μg/kg/min
	ドブタミン	1〜20 μg/kg/min
	バソプレシン	0.5〜5.0 mU/kg/min
高張液	マンニトール	0.5 g/kg（20分以上かけて）
	高張食塩液（7.2%）	2 mL/kg（20分以上かけて）
抗痙攣薬	ジアゼパム	0.5 mg/kg
	ミダゾラム	0.1〜0.3 mg/kg
グルココルチコイド	ヒドロコルチゾン	1 mg/kg, q6 hr
		0.15 mg/kg/hr

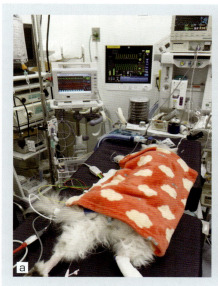
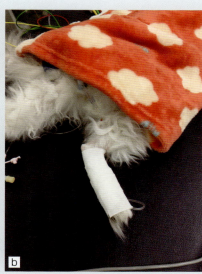

図9　心肺停止後治療（PCA Care）モニタリング

呼吸管理をしつつ，心電図，経皮的酸素飽和度（SpO$_2$），血圧，体温，呼気終末二酸化炭素分圧（EtCO$_2$），尿量をモニタリングする。
a：全体像，b：右足背動脈を用いて観血的血圧測定を行っている。

腫や肺炎などが多く，これらの疾患では十分な酸素化能に改善するまでに長時間の人工呼吸治療が必要になることが多い。

2. 循環至適化戦略

ROSC後は呼吸同様に循環も不安定であり，再灌流障害や心肺停止後の心筋障害（βアドレナリン受容体減少など）により循環障害や心拍出量低下を認めることが多い。前負荷の正常化，心収縮力の増強，血管収縮性の維持が循環管理には必要である。血圧の目標は収縮期血圧100〜200 mmHg，平均血圧80〜120 mmHgである。オシロメトリック法のような非観血的動脈血圧測定では測定できないことが多く，動脈に留置やカテーテルを挿入して直接的に測定することが必要である。循環動態の至適化のゴールは，血圧（収縮期・平均），尿量，乳酸値，中心静脈血酸素飽和度（ScvO$_2$）を指標に判断する。

(1) 前負荷

前負荷が十分であるかの評価は難しい。本ガイドラインでは中心静脈圧（CVP）＜10 mmHgをひとつの基準とし，輸液療法が必要か判断することを推奨している。そのほか，心臓超音波検査により心腔サイズや1回拍出量の呼吸性変動を調べ，前負荷が必要かどうかの指標にすることもできる。

(2) 心収縮性

収縮力の評価には心臓超音波検査が必要である。収縮力低下が認められた場合にはドブタミン（1〜20 μg/kg/min）などの陽性変力薬の投与を行う。

(3) 血管収縮性

前述の2項目が問題ないにもかかわらず遷延する血圧低下の場合には，血管拡張が低血圧の原因である可能性が高い。ドパミン（5〜15 μg/kg/min）やノルアドレナリン（0.05〜2.0 μg/kg/min）などの血管収縮薬を投与し循環動態の至適化を行う。

(4) 循環至適化のゴール

十分な血圧や循環が得られれば尿が産生され血漿乳酸値は低下する。尿量＞1〜2 mL/kg/hr，血漿乳酸値＜2.5 mmol/L，また測定可能であれば中心静脈酸素飽和度（$ScvO_2$）≧70％を治療目標に循環管理を行う。

3．神経保護

意識状態が回復しない動物では，循環停止による脳低酸素や虚血再灌流障害による脳障害の可能性がある。脳浮腫に関連する神経異常（昏睡，除脳姿勢など）が認められる場合は予後不良となりやすいことが報告されている[28]。

人で，ROSC後も反応のない昏睡状態の患者に対して数分から数時間以内に12〜24時間の軽度低体温療法（体温を32〜34℃に保持）を施したところ，神経学的障害のない生存退院率が上がったと報告されている[28]。このことから，動物でも，昏睡状態の症例に対する軽度低体温療法は，脳などの臓器を保護するための治療法として有効である可能性がある。もし，自然に軽度ないし中等度低体温（32℃以下）になっている場合には，能動的な復温は避けるべきである。また，復温する場合には急激な体温上昇を避け0.5℃/hrの速度でゆっくり復温することが推奨されている。一方，ROSC後に正常体温以上に体温が上昇すると脳の回復が阻害されることがあるため，正常体温域まで冷却する必要がある。

神経異常が認められる症例に対してはマンニトールや高張食塩液などの高浸透圧剤の投与が推奨されている[12]。また，痙攣発作を認める場合には積極的に抗痙攣薬を投与すべきである。猫における実験的VFの研究では，チオペンタール投与によるROSC後に発作を示す脳波形は減少したが，神経学的な予後に差はなかったと報告されている[25]。PCA Careにおいて発作を認める場合には，バルビツレート（フェノバールなど）投与を考慮する必要がある。

［川瀬広大］

■参考文献

1) Aung K, Htay T. Vasopressin for cardiac arrest: a systematic review and meta-analysis. *Arch Intern Med*. 165: 17-24, 2005. doi: 10.1001/archinte.165.1.17
2) Bar-Joseph G, Abramson NS, Kelsey SF, et al. Improved resuscitation outcome in emergency medical systems with increased usage of sodium bicarbonate during cardiopulmonary resuscitation. *Acta Anaesthesiol Scand*. 49: 6-15, 2005. doi: 10.1111/j.1399-6576.2005.00572.x
3) Bar-Joseph G, Weinberger T, Castel T, et al. Comparison of sodium bicarbonate, carbicarb, and THAM during cardiopulmonary resuscitation in dogs. *Crit Care Med*. 26: 1397-1408, 1998.
4) Berg RA, Sanders B, Kern KB, et al. Adverse Hemodynamic Effects of Interrupting Chest Compressions for Rescue Breathing During Cardiopulmonary Resuscitation for Ventricular Fibrillation Cardiac Arrest. *Circulation*. 104: 2465-2470, 2001. doi: 10.1161/hc4501.098926
5) Bernard SA, Gray TW, Buist MA, et al. Treatment of comatose suevivors of out-of-hospital cardiac arrest with induced hypothermia. *N Engl J Med*. 346: 557-563, 2002. doi: 10.1056/NEJMoa003289
6) Blecic S, Chaskis C, Vincent JL. Atropine administration in experimental electromechanical dissociation. *Am J Emerg Med*. 10: 515-518, 1992.
7) Bleske BE, Rice TL, Warren EW. An alternative sodium bicarbonate regimen during cardiac arrest and cardiopulmonary resuscitation in a canine model. *Pharmacotherapy*. 14: 95-99, 1994. doi: 10.1002/j.1875-9114.1994.tb02792.x
8) Brunette DD, Jameson SJ. Comparison of standard versus high-dose epinephrine in the resuscitation of cardiac arrest in dogs. *Ann Emerg Med*. 19: 8-11, 1990. doi: 10.1016/S0196-0644(05)82130-4
9) Buckley GJ, Rozanski EA, Rush JE. Randomized, blinded comparison of epinephrine and vasopressin for treatment of naturally occurring cardiopulmonary arrest in dogs. *J Vet Intern Med*. 25: 1334-1340, 2011. doi: 10.1111/j.1939-1676.2011.00802.x
10) DeBehnke DJ, Swart GL, Spreng D, et al. Standard and higher doses of atropine in a canine model of pulseless electrical activity. *Acad Emerg Med*. 2: 1034-1041, 1995. doi: 10.1111/j.1553-2712.1995.tb03145.x
11) Efrati O, Barak A, Ben-Abraham R, et al. Hemodynamic effects of tracheal administration of vasopressin in dogs. *Resuscitation*. 50: 227-232, 2001. doi: 10.1016/S0300-9572(01)00338-0
12) Fletcher DJ, Boller M, Brainard BM, et al. RECOVER evidence and knowledge gap analysis on veterinary CPR. Part 7: Clinical guidelines. *J Vet Emerg Crit Care*. 22: S102-S131, 2012. doi: 10.1111/j.1476-4431.2012.00757.x
13) Gueugniaud PY, David JS, Chanzy E, et al. Vasopressin and Epinephrine vs. Epinephrine Alone in Cardiopulmonary Resuscitation. *N Engl J Med*. 359: 21-30, 2008. doi: 10.1056/NEJMoa0706873
14) Gueugniaud PY, Mols P, Goldstein P, et al. A comparison of repeated high doses and repeated standard doses of epinephrine for cardiac arrest outside the hospital. European Epinephrine Study Group. *N Engl J Med*. 339: 1595-1601, 1998. doi: 10.1056/NEJM199811263392204
15) Harrison EE, Amey BD. The use of calcium in cardiac resuscitation. *Am J Emerg Med*. 1: 267-273, 1983.
16) Hofmeister EH, Brainard BM, Egger CM, et al. Prognostic indicators for dogs and cats with cardiopulmonary arrest treated by cardiopulmonary cerebral resuscitation at a university teaching hospital. *J Am Vet Med Assoc*. 235: 50-57, 2009. doi: 10.2460/javma.235.1.50
17) Leng CT, Paradis NA, Calkins H, et al. Resuscitation after prolonged ventricular fibrillation with use of monophasic and biphasic waveform pulses for external defibrillation. *Circulation*. 101: 2968-2974, 2000. doi: 10.1161/01.

CIR.101.25.2968
18) Manisterski Y, Vaknin Z, Ben-Abraham R, et al. Endotracheal epinephrine: a call for larger doses. *Anesth Analg*. 95: 1037-1041, 2002. doi: 10.1213/00000539-200210000-00045
19) McIntyre RL, Hopper K, Epstein SE. Assessment of cardiopulmonary resuscitation in 121 dogs and 30 cats at a university teaching hospital (2009-2012). *J Vet Emerg Crit Care*. 24: 693-704, 2014. doi: 10.1111/vec.12250
20) Mukoyama T. Kinoshita K. Nagano K. Reduced effectiveness of vasopressin in repeated doses for patients undergoing prolonged cardiopulmonary resuscitation. *Resuscitaion*. 80: 755-761, 2009. doi: 10.1016/j.resuscitation.2009.04.005
21) Papastylianou A, Mentzelopoulos S. Current pharmacological advances in the treatment of cardiac arrest. *Emerg Med Int*. 20121-20129, 2012. doi: 10.1155/2012/815857
22) Paret G, Mazkereth R, Sella R, et al. Atropine pharmacokinetics and pharmacodynamics following endotracheal versus endobronchial administration in dogs. *Resuscitation*. 41: 57-62, 1999. doi: 10.1016/S0300-9572(99)00031-3
23) Paret G, Vaknin Z, Ezra D, et al. Epinephrine pharmacokinetics and pharmacodynamics following endotracheal administration in dogs: the role of volume of diluent. *Resuscitation*. 35: 77-82, 1997. doi: 10.1016/S0300-9572(96)01091-X
24) Stueven HA, Thompson BM, Aprahamian C, Tonsfeldt DJ. Calcium chloride: reassessment of use in asystole. *Ann Emerg Med*. 9 Pt 2: 820-822, 1984.
25) Todd MM, Chadwick HS, Shapiro HM, et al. The neurologic effects of thiopental therapy following experimental cardiac arrest in cats. *Anesthesiology*. 57: 76-86, 1982.
26) Voorhees WD 3rd, Ralston SH, Kougias C, et al. Fluid loading with whole blood or Ringer's lactate solution during CPR in dogs. *Resuscitation*. 15: 113-123, 1987.
27) Weng YM, Wu SH, Li WC, et al. The effects of sodium bicarbonate during prolonged cardiopulmonary resuscitation. *Am J Emerg Med*. 31: 562-565, 2013. doi: 10.1016/j.ajem.2012.11.001
28) Wright WL, Geocadin RG. Postresuscitative intensive care: neuroprotective strategies after cardiac arrest. *Semin Neurol*. 26: 396-402, 2006. doi: 10.1055/s-2006-948320
29) Wyer PC, Perera P, Jin Z, et al. Vasopressin or epinephrine for out-of-hospital cardiac arrest. *Ann Emerg Med*. 48: 86-97, 2006. doi: 10.1016/j.annemergmed.2005.11.024
30) Yannopoulos D, Zviman M, Castro V, et al. Intra-cardiopulmonary resuscitation hypothermia with and without volume loading in anischemic model of cardiac arrest. *Circulation*. 120: 1426-1435, 2009. doi: 10.1161/CIRCULATIONAHA.109.848424

救急

5.2 交通事故・落下事故

はじめに

　高エネルギー外傷（交通事故や高所落下など）を負って受診する症例は犬より猫のほうがいくぶん多いように思われる。日本では犬の多くが家族に連れられて外出するのに対し，猫の場合は飼い猫でも気ままに室内外を出入りすることが多く，また，人に所有されずに自活する個体も多いためであろう。同じ理由により，犬の場合は受傷の経緯がおおむね把握されているのに対し，猫ではいつどのように受傷したのか，ある程度推測に頼らざるを得ないことが多い。

　交通事故や高所落下が疑われる猫に対する初期評価はたいへん重要である。仮に来院時に意識清明・歩行可能であっても安心してはならない。また，猫は犬と違って必ずしも鳴き声で強い痛みを訴える傾向にない動物である。おとなしくうずくまっているから痛みがないのではなく，痛みが強ければ強いほど静かになる可能性があると心得るべきである。また，猫は高所落下に強いというイメージが一般にあるように思われるが，実際には数ｍの高さからの転落でも重篤な組織損傷を生ずることは珍しくない。2階以上の高さから転落した場合や走行中の車に接触した場合，その他器物による強い打撃を受けた場合は，仮に来院時に容態が安定していてもトリアージレベルを一段高く見積もり，待合室での急変に注意すべきである。

　日本では一般的とはいえないが，Rocker と Drobatz は1994年に animal trauma triage（ATT）scoring system を提唱しており，海外診療機関で汎用されている[11]。これは灌流状態，心機能，呼吸器，眼・筋肉・外皮，骨格，神経系の6つの項目について0〜3のスコアを付け，合計スコアで外傷症例の予後を推測するというものである（表）。外傷患者を用いた前向き研究における生存症例の平均 ATT スコアが 2.61±0.23 であったのに対し死亡症例では 8.77±0.98 と有意な差を生じていたことが報告されており[6]，外傷症例に対する有用な初期評価法と思われる。

身体検査

　身体検査は重点的に行う。まずは体温測定・心拍数・呼吸数に加え，意識レベル（清明・傾眠・昏迷・昏睡），呼吸の様式，呼吸喘鳴の有無，粘膜色や毛細血管再充満時間 capillary refill time（CRT），股動脈圧の強さやリズムを評価し，次いで歩様，明らかな外傷の有無を確認する。

　診察開始早期の段階で血圧測定を行うことが理想である。頻拍は血圧低下や疼痛，重度のストレスで生ずる重要な所見であり，徐脈と高血圧は頭部外傷・頭蓋内圧亢進を示唆する所見である。

　聴診は肺音評価に加え，心嚢水貯留や胸水貯留による心音の不明瞭化に注意する。頭部の観察では眼球の変位や角膜傷害，強膜・眼球内出血，口蓋裂の有無，鼻出血，歯牙欠損や顎の骨折・脱臼，頭頂部や前頭部の骨折を評価する。眼球の評価においては対光反射・威嚇瞬き反応・左右の瞳孔比較や斜視・眼振の有無，生理眼振の有無も同時に評価する（「5.3 ショック」参照）。

　体幹部触診・視診では気胸を疑わせる胸郭の膨張や皮下気腫，肋骨・胸骨骨折の評価に加え，腹部の皮下出血・紫斑の有無，膀胱蓄尿の有無を確認する。骨盤・四肢触診で骨折・脱臼の評価をするとともに四肢の姿勢反応や随意運動の低下・消失などの神経学的異常を生じていないか評価を行う。

　これら身体検査で明らかな異常を認める場合，その時点で血管確保を行う十分な理由となり，ただちに積極的な検査を進めていくべきである。

表 Animal trauma triage (ATT) scoring system

スコア	灌流	心臓	呼吸器
0	・口腔粘膜ピンク色，湿潤 ・CRT2秒以内 ・直腸温37.8℃以上 ・股動脈圧強い	・心拍数120～200 bpm ・正常洞調律	・喘鳴を伴わない ・正常の呼吸数，様式
1	・口腔粘膜充血または薄ピンク色で乾いて指に張り付く ・CRT0～2秒 ・直腸温37.8℃以上 ・股動脈圧正常	・心拍数200～260 bpm ・正常洞調律またはVPCが20回／分	・軽度呼吸数増加と軽度努力呼吸，腹式呼吸 ・上部気道音の増加
2	・口腔粘膜は薄ピンク色で指に張り付く ・CRT2～3秒 ・直腸温37.8℃未満 ・股動脈圧触知できるが弱い	・心拍数260 bpm以上 ・持続する不整脈	・中程度努力呼吸と腹式呼吸，肘の外転 ・中程度上部気道音増加
3	・口腔粘膜褪色感，青色，蒼白 ・CRT3秒以上 ・直腸温37.8℃未満 ・股動脈圧触知不可	・心拍数120 bpm以下 ・奇脈	・顕著な努力呼吸 ・死戦期呼吸 ・気道の通気が確認できない

スコア	眼・筋肉・外皮	骨	神経
0	・浅い擦過傷，裂傷 ・角膜傷害なし	・3肢または4肢負重可能 ・触診上の骨折，脱臼なし	・通常の意識状態で周囲を警戒 ・脊髄反射は正常 ・目的を有した行動 ・4肢の痛覚正常
1	・皮膚全層の擦過傷，裂傷 ・深部組織損傷なし ・非貫通性の角膜傷害	・付属骨格，肋骨，下顎骨の骨折 ・1カ所の脱臼（仙腸関節含む） ・片側性骨盤骨折（寛骨臼は正常） ・手根，足根より遠位の単肢骨折	・意識傾眠 ・目的を有した行動をするが脊髄反射に異常を伴う ・4肢の痛覚正常
2	・皮膚全層の擦過傷，裂傷 ・深部組織損傷はあるが動脈，神経，筋損傷なし ・角膜穿孔，眼球破裂，眼球突出	・上記の異常を複数生じている ・手根，足根より近位の単肢長骨開放骨折 ・下顎以外の頭蓋骨折	・意識が顕著に低下するが有害刺激に反応 ・目的を有した行動がみられない ・2肢以上で痛覚正常又は単肢の痛覚消失 ・肛門，尾の緊張低下
3	・胸腔，腹腔へ貫通 ・皮膚全層，深部組織損傷で動脈，神経，筋損傷を伴う	・尾椎以外の椎体骨折，脱臼 ・手根，足根より近位の複数肢開放骨折	・あらゆる刺激に反応しない ・痙攣 ・2肢以上の痛覚消失 ・肛門，尾の反応消失

CRT：毛細血管再充満時間，VPC：心室期外収縮

臨床検査

1. 血液検査

高エネルギー外傷症例における血液検査は血液検査（CBC），血液化学検査に加え凝固系数値測定，乳酸値や血液ガス測定を行うことが望ましい。一般に高エネルギー外傷の症例では肝パネルやクレアチンキナーゼ（CK）の顕著な上昇がみられる。高血糖・低血糖はどちらも観察され得る。貧血がみられる場合は出血が生じている可能性を，腎パネル上昇や高カリウム血症が生じている場合は尿路損傷の可能性を慎重に検討すべきである。

2. X線検査

X線検査は胸部・腹部・骨盤の撮影を基本とし，身体検査所見によっては頭蓋・椎体・四肢の撮影を加える。とくに胸部においては3方向ないし4方向の撮影を考慮すべきである。

体幹部撮影においては皮下気腫や縦隔気腫，腹腔内遊離気体の所見を見落とさぬよう留意する。Sigristらは鈍性外傷により胸部X線撮影を行った猫の33％で気胸，45.8％で肺挫傷が認められたことを報告している[13]。猫では解剖学的・性状的理由から犬より肋骨骨折は起こりにくいとされる。ある報告では肋骨以外の部位に骨折を負った犬の25％が肋骨骨折を併発していたとされる一方[15]，猫の同様の研究で肋骨骨折を併発したものはわずか1.6％だったという[5]。骨盤の撮影では身体検査所見によってはフロッグレッグポジションで骨頭の評価を慎重に行う。骨盤骨折を認める場合はとくに尿道損傷の可能性を念頭に置くべきである。

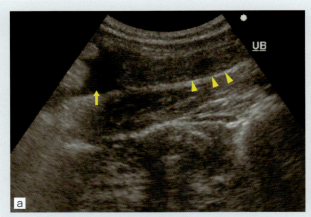
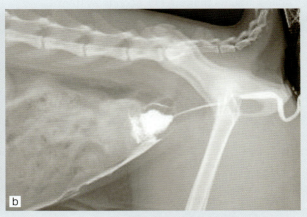

図1 2階から転落した猫の画像検査所見
a：FAST画像。膀胱（矢頭）は形態を失い，周囲に腹水（矢印）を認める。腹水は尿であった。
b：逆行性尿路造影を行ったところ，膀胱破裂が強く疑われた。この後，膀胱修復術を行った。

3．FAST

FAST（focused assessment with sonography for trauma）は外傷性体腔内出血や尿の腹腔内漏出を短時間で評価するのに優れた超音波検査である。FASTは解剖学的位置に基づいて腹部FAST（AFAST）と胸部FAST（TFAST）に分けられる。AFASTでは動物を右横臥位に保定し，肝臓・横隔膜の間隙，左腎・脾臓の間隙，膀胱・結腸の間隙，右腎・肝臓の間隙の4カ所にプローブをあてる。これらのスペースに液体を検出した場合は積極的にエコーガイド下で腹水の穿刺採取を行う。あわせて膀胱の形態・蓄尿量を確認するとよい（図1a）。これらの情報は膀胱破裂や尿生成の状況を推測するのに役立つ。また，肝臓・横隔膜の間隙を観察する際，同時に心嚢水や胸水の貯留を確認するが，動物の体格によって横隔膜を通しての観察が困難であれば，別途胸壁にプローブをあて評価を行う（後述）。FASTは感度の高い検査であるが，来院時に腹水が検出できずとも容態の安定しない動物に対しては短時間で繰り返し行うべきである。容態が安定していても，明らかな高エネルギー外傷を経験した動物については4時間程度あけて再度評価をすべきである。

4．TFAST

TFASTは外傷性に呼吸困難を生じている動物に対し，迅速に気胸を診断するのに優れた超音波検査である。動物を伏せた状態で主に左右の第7～8肋間に肋骨と直交する位置でプローブをあてる。健康であれば呼吸とともに胸壁に対し臓側胸膜が横に滑るように動く様子（glide sign）を確認できる（図2a）。気胸がある

と胸壁と臓側胸膜間に空気が入り込みglide signを確認できなくなる（図2b）。呼吸困難が顕著な動物に対してTFASTで気胸と診断できればその場で胸腔穿刺を行うべきである。プローブ位置を変えながら胸水・心嚢水や肺挫傷・肺水腫などの評価も行う。心腔のうっ血・虚脱状態から輸液の是非についての情報を得ることもできる。

5．貯留液検査

FAST時に採取された貯留液は色調の観察に続き，赤血球容積（PCV），総蛋白（TP），細胞数測定と塗抹標本の鏡検，上清の電解質，クレアチニン測定による分類を行う。高エネルギー外傷時に遭遇する腹水は大部分が血液であり次いで尿が多い。腹水中のクレアチニン濃度が血中の2倍，カリウムイオン濃度が血中の1.4倍以上であればほぼ間違いなく尿腹と診断できる[16]。尿腹と診断された動物は静脈性または逆行性に尿路造影を行い尿路破綻部位を推定する（図1b）。胆汁漏出や消化管損傷による細菌性腹膜炎は外傷症例ではまれであるが，腹水上清のビリルビンの高値やグルコースの低値，鏡検での細菌検出によりこれらを疑うことができる。

6．尿検査

尿検査を行うことで腎臓や膀胱挫傷の可能性を推測することができる。血尿が著しい場合は膀胱内に生じた巨大血餅による膀胱タンポナーデを警戒する。また，膀胱の挫傷が顕著であれば後に膀胱壊死を生ずることもあるので注意を要する。尿の色調・尿量をモニ

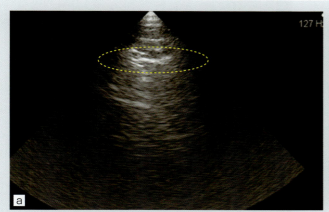
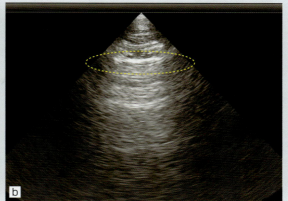

図2 交通事故で来院した猫のTFAST
a：正常
b：気胸，囲み線の高エコー部位の滑るような動きがみられない。

ターするため，採尿とともに尿道にカテーテルを留置することが望ましい。なお，高エネルギー外傷時の横紋筋損傷に伴うミオグロビン尿は珍しくはない。

治療

1. 治療時の注意点

交通事故や高所落下などの高エネルギー外傷において認識しておく必要があるのは，受傷部位の治療のみで症例の状態が改善するわけではないという点である。重度外傷に伴う呼吸不全，血液量減少，低循環，代謝性アシドーシス，虚血性再灌流傷害，受傷部位の壊死などが免疫システムの活性化と炎症性サイトカインの放出を促し，過剰な反応が急性呼吸促迫症候群 acute respiratory distress syndrome（ARDS）や凝固障害を引き起こし，最終的には多臓器不全から死に至る。身体検査の段階で明らかに循環不全を生じていれば臨床検査の前に静脈輸液を開始するべきであるし，呼吸器の異常が疑われる場合には酸素投与をはじめる。疼痛が著しいと判断される場合はオピオイド，非ステロイド系抗炎症薬（NSAIDs）で早期に鎮痛治療を開始する必要がある。高エネルギー外傷症例では体位の変換に十分な注意を払うべきであり，とくに椎体損傷を疑う場合は鎮静処置とともに早期にコルセット使用や平板への体位固定を検討する。

麻酔処置や外科的介入は高エネルギー外傷に伴う一連の反応に拍車をかける可能性がある。症例の状態が安定する前に損傷部位の完璧な修復を試みると，長時間の麻酔と大きな侵襲から症例をより危険な状態に追い込む可能性がある。高エネルギー外傷後の外科的介入のタイミングについて獣医療では定まった見解はない。人医療においては多発性外傷の後の外科的介入のタイミングについて，受傷後2～4日に行った場合，受傷後6～8日で行うよりも多臓器不全に陥る率が高かったという報告がある[8,9]。

2. 治療の流れ

高エネルギー外傷症例では全身に複数の問題を生じていることが多いが，すべてを一度に解決しようとしてはならない。まず外傷性ショックからの脱出を優先し，大量出血や心タンポナーデ，緊張性気胸，重度頭部外傷に対して迅速な治療を行う。次いで消化管や尿路損傷，重度の裂傷，椎体損傷のケアをできるだけ早期に行う。

横隔膜ヘルニアはどれだけ呼吸状態を悪化させているかにより手術の適期が異なるが，ときに緊急整復の対象となる。骨盤骨折や大腿骨などの長骨骨折は，ときに外傷性出血性ショックを起こす可能性があるので状況によっては早期の介入を要する。また，穿通性の外傷が明らかな場合も早期に外科的に臓器損傷を確認する必要があろう。

一般に，軽度の裂傷や四肢の手根・足根より遠位の骨折・脱臼については，容態が安定しないうちは外科的介入を控えるほうがよい。なお，眼球脱出については眼球・視力の温存の可能性が残されているならば迅速な整復が要求されるが，慌てて眼球を眼窩内に押し戻すことで徐脈・心停止を起こすことがあるので，事前にアトロピンを投与するなど注意が必要である（図3）。

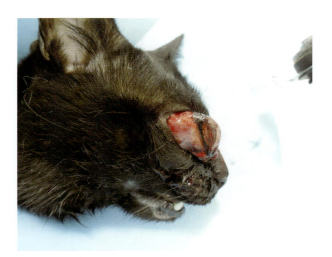

図3 交通事故，眼球破裂と頭蓋骨の多発性骨折
7歳。この状況でも意識正常，むしろ過剰興奮状態にあったため，積極的鎮痛と鎮静を行い検査を進めた。

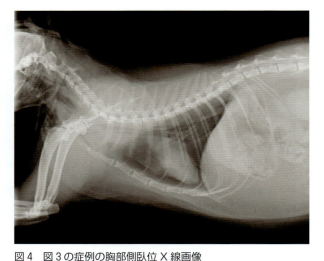

図4 図3の症例の胸部側臥位X線画像
気胸・縦隔気腫・皮下気腫を認めるが，胸腔穿刺を一度行ったのみで以後の呼吸の悪化はみられなかった。眼球は温存困難と判断し，一般状態立て直しの後，12時間後に眼球摘出となった。

3．輸液

輸液療法は高エネルギー外傷における初期治療の基本となる。来院時の低血圧，とくに収縮期圧が80 mmHgを下回るような場合は積極的に晶質液の投与を行う。初期投与量は猫では10～60 mL/kgが推奨される。ただし，制御不能な外傷性出血を伴っているのではない限り，過剰な輸液は急速な血管内静水圧上昇や血液希釈に伴う酸素運搬能低下，凝固因子希釈，形成された血栓の流出や脳浮腫など症例に悪影響を及ぼす可能性があるため短時間で繰り返し評価し，収縮期血圧80～100 mmHg，平均血圧60 mmHgを目標として輸液量を調節する。頻拍の改善も輸液量調節の目安となる。制御不能な出血のため低血圧が持続するような場合は積極的な止血処置を講じるとともに，多量の晶質液に次いでヒドロキシエチルデンプン（HES）などの膠質液の輸液や輸血を実施する。輸液・輸血で血圧が維持できなければノルアドレナリンやバソプレシンなどの使用を考慮する。7.5％高張食塩液は多量出血の症例に2～4 mL/kg程度の量で5～10分かけて静脈投与する。高張食塩液は6％ HESと混合して投与することでより効果が持続するようである。

かつては頭部外傷治療時には輸液を控えたほうがよいと認識されていたが，近年は過度の輸液制限は結果的に脳灌流圧を維持することができず有害であると認識されている。低血圧は頭部外傷患者の致死率を150％上昇させるといわれる[2]。まずは組織灌流が正常に戻るまで，心拍数・CRT・血圧や乳酸値などをモニターしながら晶質液を投与する。頭蓋内圧亢進が強く疑われる場合にはマンニトールや高張食塩液の使用を考慮する。マンニトールは0.5～1.5 g/kgを15～20分以上かけて投与する。高張食塩液は7.5％を4 mL/kg，3％を5.3 mL/kgの用量で投与する方法が報告されている[7,10]。マンニトールによる頭蓋内圧降下が脳出血を悪化させる懸念があるとされるが，現状でこのリスクを回避することを妥当とする強い証拠は得られていない。低ナトリウム血症を生じている場合には高張食塩液投与で急激な血中ナトリウムイオン濃度上昇に伴う痙攣などの有害事象を誘発する可能性があり，注意を要する。頭部外傷全般において酸素化は重要である。また，頭蓋内圧上昇を起こさぬよう，頭部を15～30度ほど持ち上げておくことが有効とされる。このとき，頸静脈の屈曲により頭蓋内血液排出を妨げぬよう胸部全体を頭部の傾きに合わせ平板などで斜めにするとよい。

4．気胸

気胸は多くの場合，1～数回の胸腔穿刺で治癒させることができる（図4）。酸素化と適切な組織灌流を維持しながら，オピオイド，NSAIDsを用いて鎮痛治療を行う。鎮痛は酸素要求量を減らす点でたいへん重要である。胸腔穿刺で気胸がコントロールできない場合には胸腔ドレーンの設置を考慮する。胸腔ドレーンは症例の容態が許すならば全身麻酔・挿管下で設置することが望ましい。このとき陽圧をかけると気胸を悪化させる可能性があるので避ける。ドレーン設置後は間欠的な吸引または持続吸引を行うが，それでもコント

ロール不能な症例に対しては外科的な介入を検討する。肺挫傷は酸素化と鎮痛薬にて治療する。過度な輸液は肺胞内水分貯留を促進し有害となる可能性があるので注意する。

5. 尿路破綻

尿路破綻が診断された場合は破綻部位を造影検査にて推測した後，外科的介入を考慮する。狭い範囲の膀胱破裂であれば修復は比較的容易だが，広範囲の膀胱破裂・膀胱壊死や尿管・尿道の断裂であればただちに修復することは困難となり得る。腹腔内に尿が漏出するならば腹腔ドレーンを設置し，いったん閉腹することもひとつの選択肢となる。また，尿道断裂で骨盤腔内や皮下に尿が漏出している場合はカテーテルが挿入可能であればそれだけで時間を稼ぐことができる。早期の完全な修復を必ずしも達成する必要はない。

6. 皮膚の創傷

面積の広い皮膚の裂傷はできるだけ早期に閉鎖しておきたい。ただし，交通事故・転落事故による裂傷は必ず汚染創であると認識し，十分な洗浄とデブリードメントを行い，ドレーンを設置すべきである。広範な皮膚損傷で閉鎖が困難な場合はドレッシング材を用いて創の乾燥を防ぐことが望ましい。

[杉浦洋明]

■参考文献

1) Adams C, Streeter EM, King R, et al. Cause and clinical characteristics of rib fractures in cats: 33 cases (2000-2009). *J Vet Emerg Crit Care*. 20: 436-440, 2010. doi: 10.1111/j.1476-4431.2010.00559.x
2) Chesnut RM, Marshall LF, Klauber MR, et al. The role of secondary brain injury in determining outcome from severe head injury. *J Trauma*. 34: 216-222, 1993.
3) Driessen B. Fluid therapy for the traumatized patient. *J Vet Emerg Crit Care*. 16: 276-299, 2006. doi: 10.1111/j.1476-4431.2006.00184.x
4) Gottlieb DL, Prittie J, Buriko Y, et al. Evaluation of acute traumatic coagulopathy in dogs and cats following blunt force trauma. *J Vet Emerg Crit Care*. 27: 35-43, 2017. doi: 10.1111/vec.12525
5) Griffon DJ, Walter PA, Wallace LJ. Thoracic injuries in cats with traumatic fractures. *Vet Comp Orthop Traumatol*. 7: 10-12, 1994.
6) Lisciandro GR. Abdominal and thoracic focused assessment with sonography for trauma, triage, and monitoring in small animals. *J Vet Emerg Crit Care*. 21: 104-122, 2011. doi: 10.1111/j.1476-4431.2011.00626.x
7) Nakayama S, Sibley L, Gunther RA, et al. Small-volume resuscitation with hypertonic saline (2,400 mOsm/liter) during hemorrhagic shock. *Circ Shock*. 13: 149-159, 1984.
8) Pape H, Stalp M, v Griensven M, et al. Optimal timing for secondary surgery in polytrauma patients: an evaluation of 4,314 serious-injury cases. *Chirurg*. 70: 1287-1293, 1999.
9) Peterson NW, Buote NJ, Barr JW. The impact of surgical timing and intervention on outcome in traumatized dogs and cats. *J Vet Emerg Crit Care (San Antonio)*. 25: 63-75, 2015. doi: 10.1111/vec.12279
10) Qureshi AI, Wilson DA, Traystman RJ. Treatment of elevated intracranial pressure in experimental intracerebral hemorrhage: comparison between mannitol and hypertonic saline. *Neurosurgery*. 44: 1055-63, 1999.
11) Rocker RA, Drobatz KS. Development of a scoring system for the veterinary trauma patient. *J Vet Emerg Crit Care*. 4: 77-83, 1994. doi: 10.1111/j.1476-4431.1994.tb00118.x
12) Sande A, West C. Traumatic brain injury: a review of pathophysiology and management. *J Vet Emerg Crit Care*. 20: 177-190, 2010. doi: 10.1111/j.1476-4431.2010.00527.x
13) Sigrist NE, Doherr MG, Spreng DE. Clinical findings and diagnostic value of post-traumatic thoracic radiographs in dogs and cats with blunt trauma. *J Vet Emerg Crit Care*. 14: 259-268, 2004. doi: 10.1111/j.1476-4431.2004.04024.x
14) Silverstein D, Hopper K: Small Animal Critical Care Medicine 2nd Ed. Elsevier. Amsterdam. 2015.
15) Spackman CJ, Caywood DD, Feeney DA, et al. Thoracic wall and pulmonary trauma in dogs sustaining fractures as a result of motor vehicle accidents. *J Am Vet Med Assoc*. 185: 957-975, 1984.
16) Stafford JR, Bartges JW. A clinical review of pathophysiology, diagnosis, and treatment of uroabdomen in the dog and cat. *J Vet Emerg Crit Care (San Antonio)*. 23: 216-229, 2013. doi: 10.1111/vec.12033

5.3 ショック

原因および病態

ショックとは，細胞のエネルギー産生が不十分であることと定義されている。血流の低下あるいは分布異常により組織灌流量が低下し，酸素消費量（VO_2）が酸素運搬能（DO_2）を上回ることで生じる[9]。

ショックの分類には，原因別分類，解剖学的分類，血行動態による分類などいくつかあるが，一般的には血行動態による分類が用いられる。この分類は，ショックの病態生理学的メカニズムの理解および治療計画の作成に役立つためである。

血行動態による分類では，ショックは循環血液減少性，心原性，血液分布異常性，閉塞性の4つに分類される。それぞれの主な原因を表1に示す。

1. 循環血液減少性ショック

猫でよく遭遇する循環血液減少性ショックは，絶対的あるいは相対的な血管内容量の喪失により生じる。

循環血液減少性ショックの原因となるのは，出血，重度の脱水（図1），多尿，嘔吐，下痢，胸水・腹水の貯留などである。

出血は，血管内容量の絶対的喪失によりショックを引き起こす。猫の出血の原因には，外傷や血液凝固異常，消化管内出血などがある。また，血漿量の絶対的減少によってもショックが引き起こされる。

アナフィラキシーの主病態は，急激な血管拡張や間質の浮腫といった血液分布異常性ショック（後述）である。しかし，血管透過性の亢進に伴う間質への液体漏出によって，絶対的な血漿量の減少も引き起こすため，循環血液減少性ショックの側面もある。

表1 猫のショックの原因

循環血液減少性
- 出血（外傷，凝固異常）
- 嘔吐・下痢
- 重度の多尿
- 胸水・腹水への漏出
- 消化管内への体液喪失
- 重度脱水

心原性
- 心筋症（肥大型，拡張型，分類不能型）
- 重度不整脈
- 敗血症

血液分布異常性
- 全身性炎症反応症候群
- 敗血症
- 膵炎
- 重度臓器損傷
- アナフィラキシー

閉塞性
- 心タンポナーデ
- 萎縮性心内膜炎
- 肺血栓塞栓症

2. 心原性ショック

心原性ショックは，心筋症，不整脈，敗血症などさまざまな基礎疾患によって心収縮力が低下し，心拍出量が減少した結果として生じる。

心原性ショックにつながる疾患を有する猫は，うっ血性心不全を併発していることが多い。このため，聴診では心雑音や肺水腫による捻髪音，胸水貯留に伴う心音や呼吸音の減弱が認められることがある。また，静脈系のうっ血徴候（頸静脈の怒張，末梢静脈の怒張，X線画像での後大静脈の怒張所見など）なども認められることがある。これらの異常が認められる場合は，心原性ショックへ移行する可能性を考えるべきである。

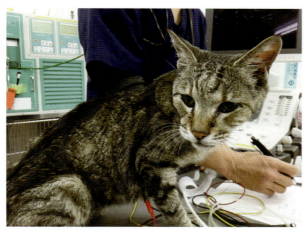

図1 脱水を呈した猫の外観
眼球が陥没している。

3. 血液分布異常性ショック

何らかの異常により動静脈系の血管が拡張し、微小循環が機能不全に陥ると、全身的な組織灌流障害が引き起こされる。これを血液分布異常性ショックという。動静脈拡張の主因は、強力な血管拡張作用を持つ一酸化窒素（NO）である。NOの産生は各種炎症性メディエーターによって促進される。

猫では全身性炎症反応症候群（SIRS）や敗血症、膵炎が原因となることが多い。アナフィラキシーも、IgE関連性血管拡張物質（ヒスタミン、プロスタグランジン、ロイコトリエン、TNF-αなど）により血液分布異常性ショックを引き起こす。猫では肺がターゲット臓器となり障害されやすいため、呼吸不全徴候には注意すべきである[3, 5, 18]。

4. 閉塞性ショック

閉塞性ショックは、何らかの原因により、心臓への血液の流入が制限されてしまうことで生じる。猫では、心膜液貯留に伴う心タンポナーデや肺動脈血栓塞栓症、大動脈血栓塞栓症などが原因となる。

臨床徴候

1. ショックのステージ分類

循環不全が生じると、生体はカテコラミンにより心拍数や心拍出量、血管の緊張度を変化させ、脳、心筋、肺、骨格筋などの組織灌流を維持しようとする。この代償機構によって、軽度あるいは中程度に循環血液量が減少しているにもかかわらず十分な心拍出量を維持できている段階を、代償性ショック期とよぶ。代償機構による組織還流の維持ができなくなるまで進行した段階を非代償性ショック期とよぶ。非代償性ショック期は、さらに早期と遅期に分けられる。

代償性ショック期は臨床徴候がわかりにくい。そのため、ステージにかかわらず現れるショックの三徴候（低体温、低血圧、徐脈）、とくに徐脈をとらえることが重要となる（図2）。何らかの基礎疾患があり、心拍数が140回／分以下[6]である場合で、さらにそのほかの所見（低血圧、低体温など）が認められる場合は、ショック状態にあると考えるべきである。

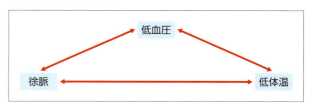

図2 猫におけるショックの三徴
猫のショックではこれら3つの徴候が認められやすく、それぞれがお互いをさらに悪化させる要因となる。

2. ステージごとの臨床徴候

(1) 代償性ショック期

身体検査では、正常～軽度の心拍数や呼吸数の増加、鮮赤化した粘膜色、毛細血管再充満時間（CRT）の短縮（<1.0秒）が認められる。猫でもバウンディングパルス（脈が跳ねるように大きく触れる）が現れるとされているが、大腿動脈の脈拍は健康な猫でも評価しにくいため、十分な指標とならない場合がある。血圧や意識レベルは正常である。犬で認められるような頻脈や粘膜充血は猫ではわかりにくい。

(2) 早期の非代償性ショック期

非代償性ショックに陥ると、臨床徴候が顕在化する。このステージに入って初めて頻脈や低血圧、小脈、粘膜色の蒼白化、CRTの延長、意識レベルの低下、体温の低下などが認められることがある。猫の場合はこのステージにおいても頻脈が認められないことがあるため、心拍数を必須の循環指標とすべきでない。

(3) 遅期の非代償性ショック期

遅期の非代償期には、臨床徴候がさらに明確化する。最終的には、心拍数の低下、血圧の重度低下、可視粘膜の退色（蒼白～灰色）、CRTの延長、脈拍の消失、心音の微弱化、体温の低下、意識レベルの低下

(昏迷〜昏睡)，尿産生の低下および消失が認められ，十分な治療がなければ心肺停止となり死に至る。

3. 閉塞性ショックの臨床徴候

閉塞性ショックの臨床徴候は閉塞が生じる部位によってさまざまである。心タンポナーデであれば奇脈（吸気時に小脈となり，呼気時に大脈となる）および心音の微弱化，大動脈血栓塞栓症であれば疼痛を伴う後肢の不全麻痺や冷感，股動脈の脈拍の消失などが認められる（図3）。

検査および診断

1. 身体検査

組織灌流に重点を置いた身体検査が非常に重要である。前述のとおり，猫はショックの臨床徴候が曖昧なことが多いため，細かく，何度も実施すべきである。

脈拍やCRT，粘膜色，体温などの変化はわずかであるため見逃しやすい。たとえば，股動脈や足背動脈の脈拍は正常でも認識しにくい場合もある。しかし，これらの変化はショックの有無をとらえるために，また治療反応性を評価するために重要であるため，見逃さないよう注意する。

バイタルサインやそのほかの組織灌流指標の変化も合わせて評価する。

2. 血圧

血圧は，組織灌流を評価する際の重要な指標のひとつである。猫の正常血圧は収縮期圧が120 mmHg前後，拡張期圧が80 mmHg前後であり，平均血圧は90 mmHgである。収縮期圧が90 mmHg以下，平均血圧が70〜80 mmHg以下の場合に低血圧と診断する。

超音波ドプラ法やオシロメトリック法といった非観血的血圧測定法であれば，簡易に測定が可能である。ただし，カフのサイズが測定値の正確性を左右するため注意する。カフの幅が測定する肢の周囲長の30〜40％となるようカフを選択する。小さすぎる場合は過大評価となり，大きすぎる場合は過小評価となる。

超音波ドプラ法を用いた血圧測定では，膨らませたカフを解除する際，血流が動脈血管壁を流れはじめるときの「ヒューヒュー」といった音を聴診器で確認することができる。この原理を利用して収縮期血圧のみを測定することも可能である[7]。ただし，麻酔下の猫では，この方法が収縮期血圧よりも平均血圧を反映す

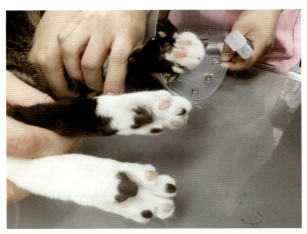

図3　大動脈血栓塞栓症症例の肉球
後肢肉球にチアノーゼが認められる。

るという報告もある[4]。

オシロメトリック法では，測定器機が自動で何度か膨張を繰り返しながら，拍動の平均値とその際のカフ圧の平均を算出し，収縮期血圧，拡張期血圧，平均血圧を導く。この方法は，継続的なモニタリングに長けている。猫では収縮期血圧を過小評価してしまう可能性があるものの，平均血圧と拡張期血圧は正確な値を示す可能性が高い。ただし，体格が小さいほど，また，血圧が低いほど精度は低下する。5 kg以上の大型の猫で精度が高いが，頻脈や不整脈を呈する猫，ショック状態の猫では精度が下がるかもしれない。

3. 乳酸値

組織灌流や酸素供給が不十分になると嫌気的代謝が亢進し，乳酸産生が増え，代謝性アシドーシスを引き起こす。正常の乳酸値は2 mmol/L以下であり，2〜4 mmol/Lで軽度，5〜8 mmol/Lで中程度，8 mmol/L以上で重度の高乳酸血症となる。治療前後の乳酸値を比較することで，ショック状態にある猫の輸液反応性の評価や酸素運搬の改善度合いを把握することができる可能性が示唆されているが，乳酸値と予後との関連性は示されていない[15]。

4. 心電図

徐脈，頻脈，不整脈を評価するため，心電図でリアルタイムに心拍数を測定する（図4）。高カリウム血症を引き起こすような尿路閉塞や尿腹症，急性腎不全などが認められる場合，心筋の伝導障害を示唆するP波の消失やT波の上昇，QRS群の幅拡大などを確認することができる（表2，図5）。重症例で140回／分

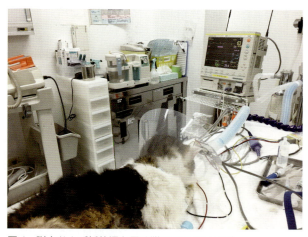

図4 脱水および低体温を呈す猫のモニタリング
重度の徐脈（心拍数63）が認められる（心電図モニタに注目）。

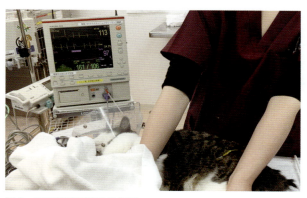

図5 尿路閉塞症例の心電図
高カリウム血症（8.6 mEq/L）による不整脈および徐脈が認められる（心電図モニタに注目）。

表2 高カリウム血症に伴う心電図波形の変化

カリウムイオン濃度	心電図異常
5.5〜6.5 mEq/L	T波の増高
6.6〜7.0 mEq/L	R波の低下 QRS群の幅拡大およびP-R間隔の延長 ST部分の低下
7.1〜8.5 mEq/L	P波の増減 Q-T間隔の延長
8.6〜10.0 mEq/L	P波の消失 洞室調律
≧10.1 mEq/L	心室粗動，心室細動，心停止

（文献19をもとに作成）

表3 電解質異常

電解質	低値	高値
ナトリウムイオン	≦140 mEq/L	≧170 mEq/L
カリウムイオン	≦3.0 mEq/L	≧6.0 mEq/L

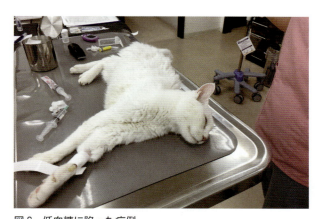

図6 低血糖に陥った症例
意識レベルの低下と脱力が認められる。

以下の徐脈が認められる場合は，迅速な対応が必要になる。

5. 経皮的動脈血酸素飽和度

パルスオキシメーターを用いて経皮的動脈血酸素飽和度（SpO_2）を測定すれば，非侵襲的に酸素化能を評価することができる[13]。数値を酸素ヘモグロビン解離曲線に当てはめ，動脈血酸素分圧（PaO_2）を予測する。SpO_2の正常値は95％以上であり，これはPaO_2 80 mmHg以上に相当する。SpO_2が90％以下である場合はPaO_2が60 mmHg以下になっていると考えられるため，重度低酸素血症と判断する。体動や被毛，皮膚色や蛍光灯などの影響を受けやすいため正確に評価できない場合もある。

6. 血糖および電解質

血液化学分析器あるいは血液ガス分析器を用いて電解質を測定し，電解質異常（表3）を除外する。また，血糖値を必ず測定する。猫は一般的に，入院，保定，疾病のストレスにより高血糖になるが，ショック状態の猫では低血糖となる場合もある（図6）。ショックに陥っている猫で血糖値が70 mg/dL以下であれば低血糖と判断する[16]。

7. 腹部FAST

FAST（focused assessment using sonography for trauma）は，簡便かつ短時間（5分間以内）で実施できる超音波検査である。腹部FASTは出血や臓器破裂（膀胱破裂による尿腹症など）による腹腔内液体貯留を検出することができる（図7）。来院時の初期評価だけでなく，継時的に実施することで腹水貯留量の変化を

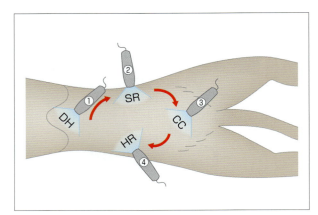

図7 腹部 FAST
側臥位にて，剣状突起(DH に相当)より時計回りに4カ所プローブを動かし，腹水の有無を確認していく。
DH：横隔膜-肝臓視野，SR：脾臓-腎臓視野，CC：膀胱-結腸視野，HR：肝臓-腎臓視野
(文献11をもとに作成)

表4　急速輸液による改善指標

- 意識レベルの改善
- 血圧の上昇(収縮期圧≧90 mmHg)
- 心拍数の改善(増加)
- 四肢末端の状態の改善
- 1〜2 mL/kg 以上の尿量

評価するためにも利用できる[10, 11]。

8. 腹腔穿刺

FAST で腹水が検出された場合，腹腔穿刺で腹水の性状を調べる。

サンプルが血様であれば赤血球容積(PCV)を測定し，10%以上であれば出血と考える。血餅が形成されるかどうかを確認し，血餅形成が認められた場合は，進行性の出血がある可能性，あるいは誤って血管や臓器を刺した可能性を考える。

交通事故に遭った症例などで膀胱破裂に伴う尿腹症が疑われる場合，その評価には腹水中のカリウムイオン(K^+)やクレアチニンの測定が有用である。尿腹症を呈した猫26例を対象とした回顧的研究では，腹水のクレアチニン濃度が血清の2倍以上，K^+濃度が1.9倍以上であった[1]。

9. 胸部 FAST

呼吸回数の増加や努力呼吸を呈する猫には，胸部FAST も実施する。胸腔内に液体や空気が認められれば呼吸不全に対する治療方針を決めることができる。貯留液が血液であれば外傷性(出血性)ショック，膿であれば敗血症性ショック，乳糜であれば心原性ショックなどを考慮する。胸水を採取したら色調，比重を確認し，細胞診などを実施する。胸腔内に空気が貯留する所見が認められれば気胸を疑う。気胸の場合は胸壁と臓側胸膜間に空気が入り込み，健康動物で認められるような glide sign(呼吸とともに胸壁に対し臓側胸膜が横に滑るように動く様子)が確認できなくなる。

治療

ショック症例においては早期の診断と積極的な治療介入が重要になる。猫では体温や輸液量など気を配るポイントが犬とは異なり，過剰輸液や肺水腫を生じやすいことから，治療は犬よりも難しいかもしれない。状態が安定したらショックに陥った原因の精査を同時に進めていく。

1. 輸液

輸液治療には，静脈確保が必須となる。ショックあるいは灌流障害を起こしている猫に皮下輸液は効果がない。橈側皮静脈，伏在静脈，頸静脈などを確保する。

(1)等張晶質液

輸液必要量は猫の体重および推定血液量に依存する。等張晶質液であれば猫の循環血液量に相当する45〜60 mL/kg を1時間で投与する。しかし，短時間の大量投与は過剰輸液につながりやすく，全身性浮腫や肺水腫などを引き起こしてしまう可能性がある。そのため，一般的には1時間で投与すべき総投与量の4分の1(10〜15 mL/kg)を15分間で投与し，それに対する反応によって追加投与を検討する。必ずしもショック症例の猫に対して45〜60 mL/kg の輸液が必要となるわけではない。最初の15分の輸液で臨床徴候が改善されれば，それ以上のボーラス投与はしない。通常の脱水補正あるいは維持輸液量に変更し，6〜24時間かけて体液補正を実施する(表4)。

輸液剤は生理食塩液よりも乳酸リンゲル液や酢酸リンゲル液などが好んで使用されるが，等張液であればいずれも使用することができる。

(2)高張晶質液

3〜7.5%の高張食塩液は少量の投与で血管内容量を増やす効果があるため，ショック症例に対する輸液剤として使用される。猫では晶質液の投与で十分に血管内容量を確保できることから一般的には使用されない

が，頭部外傷により頭蓋内圧が亢進した症例に対して，脳圧降下作用を期待し使用されることがある。その際は，7.5％食塩液2～4 mL/kgを5～10分かけて緩徐に投与することが推奨されている[2]。

急速静脈内投与は，気管支の収縮や低血圧を引き起こす可能性がある。

(3) ヒドロキシエチルスターチ

ヒドロキシエチルスターチ(HES)製剤も高張食塩液と同様に血管内で浸透圧物質としてはたらき，少量の投与で循環血液量を増加させる効果がある。とくに敗血症や外傷性出血など低アルブミン血症を伴ったショック症例に対して使用される。副作用として，過負荷，腎障害，血液凝固障害が起こり得る。

一般的には2.5～5 mL/kgを10～15分かけて投与する。種類にもよるが，20 mL/kg/dayを超えてはいけない。猫では急速投与により嘔吐が引き起こされる可能性があるため，投与速度には注意が必要である。

2. 輸血

外傷による出血あるいは貧血，低蛋白血症を伴うショック症例は，輸血の適応となる。出血が主因となり循環血液減少性ショックを起こしている場合や輸液のみでは安定化できない場合は，全血輸血が必要になるかもしれない。猫では血液型不適合による致死的な副作用を引き起こす可能性が高いため，必ず血液型検査およびクロスマッチ検査を実施する。

3. 疼痛管理

疼痛を伴うショック症例の管理においては，鎮痛がきわめて重要である。

ショック状態にある猫は健康な猫のように疼痛の徴候(頻脈，不穏，怒りやすい，嫌がるそぶりなど)を十分に表現できない。そのため，事故や喧嘩などの外傷イベントがあった症例は，徴候がはっきりしなくても疼痛があるものと想定して治療する。

理想的には可逆的なオピオイドを使用する。持続定量点滴などで投与量を調節できると管理しやすい。投与により意識レベルが低下するため，循環の改善を意識レベルで評価しくくなることは考慮しておく。

追加投与が必要な場合は，ケタミンの静脈内投与やガバペンチンの経口投与が考えられる。ショック状態にある猫では腎障害を引き起こす危険があるため，非ステロイド系抗炎症薬(NSAIDs)は使用すべきでない。

4. 体温管理

低体温は，洞房結節を抑制することで徐脈を悪化させる。また，猫は血管運動神経緊張度(血管運動トーン)と体温が密接に関係しており，低体温は血管運動トーンを低下させ低血圧を助長する。脈拍数や心拍出量が低下すると，体温はさらに低下する。このような悪循環を防ぐために，保温(とくに体幹部の保温)が非常に重要である[12]。

保温には毛布や保温マット，ドライヤーなどを用いる。40℃程度に温めた輸液剤の投与は体幹部の保温にも有効である(冷たい輸液剤を投与しないようにする)。

5. 酸素吸入

SpO_2が95％以下であれば，組織への酸素運搬を改善させる目的で酸素吸入を実施する。フローバイ，酸素マスクなどさまざまな方法があるので，ストレスを与えない方法を選択する。マスクでの酸素吸入は高濃度で酸素を供給することが可能であるが，マスク自体が許容できずストレスを感じる症例もいる。酸素ケージがあれば，よりストレスなく酸素吸入させることができる。

6. 低血糖の改善

低血糖(70 mg/dL以下)が認められた場合は，ブドウ糖液を投与する。投与量は50％ブドウ糖液で0.5～1 mL/kgである。これを2～4倍に希釈し，2～3分程度かけて緩徐に静脈内投与する。投与後10～15分で血糖値を再確認し，低血糖が続いているようであれば再度投与する。さらにブドウ糖の濃度を2.5～5％に調整した輸液剤の持続定量点滴を実施する。

7. 高カリウム血症への対処

高カリウム血症になると，細胞外のK^+濃度が上昇することで細胞内外の電位差が小さくなる。このため洞房結節の興奮の伝導が遅れ，徐脈，心停止が引き起こされる[19]。したがって，高カリウム血症が認められた場合は是正しなければならない。

インスリンは細胞外のK^+を細胞内に引き込む効果があるため，ブドウ糖液を投与して内因性のインスリンの分泌を促すか，ブドウ糖液と同時にインスリン製剤を投与する。

グルコン酸カルシウムは心筋の膜安定化作用を持つため，即時に投与を行うべきであるが，K^+濃度を下げる効果はない。

薬用量リスト

1. ショックへの対処

輸液製剤
- 等張晶質液（生理食塩液，乳酸リンゲル液，酢酸リンゲル液）　10 mL/kg，IV，15分かけて投与，再評価実施後，足りなければもう一度投与
- コロイド溶液
  2.5～5 mL/kg，IV，15～20分以上かけて投与
  急速投与で悪心や嘔吐が認められる
- 7.5％高張食塩液
  2～4 mL/kg，IV，5分以上かけて投与
  急速投与で一過性の徐脈および低血圧あり

血液製剤
- 濃厚赤血球・凍結新鮮血漿・新鮮全血
  10～20 mL/kg，IV，2～4時間かけて投与
  大量出血時の最大急速投与
  1.5 mL/kg/min，IV，20分かけて投与
  心疾患のある動物には緩徐に投与

血管収縮薬・強心薬[8]
- ドパミン　1～4 μg/kg/min，CRI（血管拡張による組織灌流増加）
  5～10 μg/kg/min，CRI（心収縮力の増加，血管収縮）
  ≧10 μg/kg/min，CRI（強い血管収縮，心収縮力増加）
- ドブタミン　1～5 mg/kg/min，CRI
  猫では発作を引き起こす可能性がある
- ノルアドレナリン　0.05～2 μg/kg/min，CRI（血管収縮作用）

2. 疼痛への対処

オピオイド
- ブプレノルフィン
  0.005～0.02 mg/kg，IV，IM，SC
- ブトルファノール
  0.1～0.4 mg/kg，IV，IM，q1～4 hr
  0.1～0.2 mg/kg，IV
  （CRIのためのローディング*）
  0.1～0.2 mg/kg，CRI
- フェンタニル　5 μg/kg，IV
  （CRIのためのローディング*）
  1～4 μg/kg/hr，CRI
- モルヒネ
  0.05～0.5 mg/kg，IM，SC，q4～6 hr
  0.15～0.5 mg/kg，IV
  （CRIのためのローディング*）
  0.1～1 mg/kg/hr，CRI

オピオイド拮抗薬
- ナロキソン　0.002～0.02 mg/kg，IM，IV
  20～30分おきに再投与が必要かもしれない

その他
- ケタミン　2～10 mg/kg，IV（鎮静）
  0.5～1 mg/kg，IV
  （CRIのためのローディング*）
  0.1～0.5 mg/kg/hr，CRI
  高血圧に注意（とくに心疾患），頭部外傷には禁忌

＊：ローディングとは，初期投与を意味する。最初に多めに投与することで，血中濃度を早く上げることができる。

3. 低血糖への対処[16]

- 50％ブドウ糖液　0.5～1 mL/kg，2～4倍に希釈し2～3分かけて緩徐にIV

4. 高カリウム血症への対処[17]

膜安定化
- 10%グルコン酸カルシウム　0.5～1.5 mL/kg，IV，5～10分かけて緩徐に投与
　心電図を確認する

K^+取り込みの促進
- 重炭酸ナトリウム
　1～2 mEq/kg，15分かけて緩徐にIV
　細胞外のpHを上昇させることで細胞内にK^+を移動させる（アシドーシスの際に効果あり）
- 25%ブドウ糖液
　0.7～1 g/kg，3～5分かけて緩徐にIV
　ブドウ糖とともにK^+を細胞内に移動させる
- グルコース・インスリン療法
　レギュラーインスリン0.5 U/kg，IV
　同時にブドウ糖2 g/U，IV
- テルブタリン　0.01 mg/kg，緩徐にIV
　Na^+/K^+-ATPaseを刺激しK^+を細胞内に移動させる

［中村篤史］

■参考文献
1) Aumann M, Worth L, Drobatz K. Uroperitoneum in cats: 26 cases (1986-1995). *J Am Anim Hosp Assoc*. 34: 315-324, 1998.
2) Boag A. Shock and blood volume replacement. Proceedings of the 52nd British Small Animal Veterinary Association Congress 2009.
3) Brady CA, Otto CM, Van Winkle TJ, et al. Severe sepsis in cats: 29 cases (1986-1998). *J Am Vet Med Assoc*. 217: 531-535, 2000.
4) Caulkett NA, Cantwell SL, Houston DM. A comparison of indirect blood pressure monitoring techniques in the anesthetized cat. *Vet Surg*. 27: 370-377, 1998.
5) Costello MF, Drobatz KJ, Aronson LR, et al. Underlying cause, pathophysiologic abnormalities, and response to treatment in cats with septic peritonitis: 51 cases (1990-2001). *J Am Vet Med Assoc*. 225: 897-902, 2004.
6) Davis H. Triage. In Creedon JMB, Davis H, (eds): Advanced Monitoring and Procedures for Small Animal Emergency and Critical Care. Wiley-Blackwell. Hoboken. 2012, pp5-10.
7) Grandy JL, Dunlop CI, Hodgson DS, et al. Evaluation of the Doppler ultrasonic method of measuring systolic arterial blood pressure in cats. *Am J Vet Res*. 53: 1166-1169, 1992.
8) Haskins SC. Catecholamines. In Silverstein DC, Hopper K, (eds): Small animal critical care medicine, 2nd ed. Elsevier Saunders. St. Louis. 2014, pp829-834.
9) Laforcade A, Silverstein DC. Shock. In Silverstein DC, Hopper, (eds): Small animal critical care medicine, 2nd ed. Elsevier Saunders. St. Louis. 2009, pp26-29.
10) Lisciandro G. Evaluation of initial and serial combination focused assessment with sonography for trauma (CFAST) examination of the thorax (TFAST) and abdomen (AFAST) with the application of an abdominal fluid scoring system in 49 traumatized cats. *J Vet Emerg Crit Care (San Antonio)*. 22: S11, 2012. doi: 10.1111/j.1476-4431.2012.00785.x
11) Lisciandro GR. Abdominal and thoracic focused assessment with sonography for trauma, triage, and monitoring in small animals. *J Vet Emerg Crit Care (San Antonio)*. 21: 104-122, 2011. doi: 10.1111/j.1476-4431.2011.00626.x
12) Lunn KF, Johnson AS, James KM. Fluid therapy. In Little S, (ed): The Cat. Elsevier, Saunders. St. Louis. 2011, pp52-89.
13) Matthews NS, Hartke S, Allen JC Jr. An evaluation of pulse oximeters in dogs, cats and horses. *Vet Anaesth Analg*. 30: 3-14, 2003.
14) Quandt J, Lee JA. Analgesia and constant rate infusions. In Silverstein DC, Hopper K, (eds): Small animal critical care medicine, 2nd ed. Elsevier, Saunders. St. Louis. 2014, pp766-772.
15) Redavid LA, Sharp CR, Mitchell MA, et al. Hyperlactatemia and serial lactate measurements in sick cats. *J Vet Emerg Crit Care (San Antonio)*. 26: 495-501, 2016. doi: 10.1111/vec.12496
16) Reusch CE. Feline diabetes mellitus. In Feldman EC, Nelson RW, (eds): Canine and Feline Endocrinology, 4th ed. Elsevier, Saunders. St. Louis. 2014, pp258-314.
17) Riordan LL, Schaer M. Potassium disorders. In Silverstein DC, Hopper K, (eds): Small animal critical care medicine, 2nd ed. Elsevier Saunders. St. Louis. 2014, pp269-273.
18) Schützer KM, Larsson A, Risberg B, et al. Lung protein leakage in feline septic shock. *Am Rev Respir Dis*. 147: 1380-1385, 1993.
19) Tag TL, Day TK. Electrocardiographic assessment of hyperkalemia in dogs and cats. *J Vet Emerg Crit Care*. 18: 61-67, 2008. doi: 10.1111/j.1476-4431.2007.00268.x

5.4 大動脈血栓塞栓症の救急治療

原因および病態

1. 原因

大動脈血栓塞栓症 aortic thromboembolism（ATE）は，急性の経過をたどる緊急疾患のひとつである。原因疾患としては心疾患が最も多く，Smithらは，発症した猫の約80％が肥大型心筋症などの心筋疾患であったと報告している[13]。次いで肺腺癌などの腫瘍性疾患が多い。甲状腺機能亢進症に続発した左室肥大やそのほかの心筋疾患でも同様に発生するが，甲状腺機能亢進症が原因となることはまれ（3％）とする報告もある[8]。

Smithらの報告では，心筋症の罹患傾向に準じて雄での発生が多かった[13]。左房の拡大は血栓形成に好都合な環境と考えられるが，心筋症例において左房の拡大の程度と血液の凝固亢進状態には相関は認められなかったことが報告されている[14]。

2. 血栓形成の機序

「2.6 大動脈血栓塞栓症」参照。

3. 虚血障害

形成された血栓は心腔内にとどまっているが，何らかの拍子に大動脈からあらゆるところへ流れていき，細くなった動脈の分岐部などに塞栓する。これによって塞栓症が発症する。

塞栓部より遠位の組織では虚血障害が始まる。無酸素代謝により乳酸やピルビン酸が生成され，細胞破壊によるカリウム，ミオグロビン，クレアチンキナーゼ（CK），アスパラギン酸アミノ基転移酵素（AST），乳酸脱水素酵素（LDH）などの細胞外流出が起きる。神経は虚血から4～6時間，筋肉は6～8時間，皮膚は8～12時間で不可逆的な変化をたどる。長時間の虚血ではミオグロビンによる腎尿細管障害や代謝性アシドーシス，活性酸素やサイトカインの放出による罹患部の壊死が起こる（筋腎代謝症候群）。この状態になると腎不全・呼吸不全・循環不全などの多臓器不全により死に至る。

臨床徴候

血栓の塞栓部位や基礎疾患によりさまざまな臨床徴候が認められるが，後肢の重度な疼痛（「悲鳴をあげて痛がっている」など）を主訴に来院することが多い。90％以上の症例に鞍状血栓塞栓による後肢の虚血性ニューロパチーが生じ，跛行，不全麻痺，運動機能低下が認められる（図1）。

身体検査では，両後肢の不全麻痺が約70％，単肢の不全麻痺が26％であったと報告されている[13]。約90％の症例に疼痛に伴う頻呼吸徴候（開口呼吸，パンティングなど）が認められ，そのうち44％ではうっ血性心不全（肺水腫や胸水貯留など）を併発していたため，呼吸異常の鑑別が必要になる。

後肢以外にも前肢や腹腔内臓器（腎動脈や腸間膜動脈など），そして脳へ血栓が塞栓することがあり，その程度によってさまざまな臨床徴候を呈する。なお，ある報告では，罹患猫の15.7％で「嘔吐直後に発症した」という稟告が得られたが[5]，これは腸間膜動脈に血栓が塞栓したことを意味しているのではなく，嘔吐に伴ってバルサルバ効果によって血圧が上昇し，心腔内で形成された血栓が血流に乗ったためではないかと考えられている[5]。家族の発見が遅れ塞栓から時間が経過した症例では，ショック状態に陥り，「ぐったりしている」，「横たわって動けない」などの稟告が得られることも少なくない。

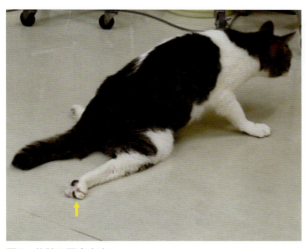

図1　後肢の不全麻痺
歩行可能だがナックリングして両後肢をひきずっている。

検査

ATEの多くは臨床徴候から容易に診断できる。急性発症し，進行する「4つのP」または「5つのP」が診断に用いられる。

① pain：疼痛
② pulselessness：脈拍消失
③ paralysis：麻痺
④ poikilothermy：冷感
⑤ pallor：蒼白

1. 身体検査

体温，心拍／脈拍数，呼吸数，粘膜など一般的な身体検査から実施する。

(1)体温(直腸温)

直腸温は重要な予後因子のひとつとして知られている。37.2℃以下では生存率は50%以下に低下し[13]，さらに1℃低下するごとに死亡リスクは2.25倍増加すると報告されている[2]。

(2)聴診

徐脈が認められる場合(心拍数<120〜150 bpm)には，高カリウム血症合併も考慮しなければならない。高カリウム血症による心房静止や高度房室ブロック，心房細動などさまざまな不整脈が高頻度(85%)に認められることから[3]，心電図モニターは必須となる。聴診ではギャロップ音や心雑音，肺音を確認する。

(3)脈拍の触知

罹患肢が前肢である場合には困難であり，その場合，肉球や爪の色調変化(図2)や肢端部の腫脹を観察する。爪切りにより血流の有無を確認する方法が知られているが，爪切りは侵襲的であり循環不全を認める症例では正常肢でも出血量が少ないこともあり，適切な検査ではないかもしれない。ドプラ血流計やパルスオキシメーターは非侵襲的に測定でき，有用である。

2. 血液検査

静脈血血液ガスはすぐに実施すべき検査のひとつである。アシドーシスの存在(pH)，高炭酸ガス血症($PvCO_2$)，電解質異常(ナトリウムイオン[Na^+]，カリウムイオン[K^+]，カルシウムイオン[Ca^{2+}])の異常を短時間かつ少量の血液サンプルで検出することができる。

血液化学検査では多くの症例で高窒素血症が認められる。また，骨格筋の炎症や壊死によってK^+濃度，AST，CK，LDH活性が上昇する。骨格筋の融解や腎不全により高リン血症が生じることもある(予後因子として報告されている[13])。

人医療では，罹患肢のK^+濃度が全血のK^+濃度よりも1.5 mEq/L以上高く，併せてミオグロビン尿，アシドーシスなどが認められれば筋腎代謝症候群の可能性が高いとされる。このため，K^+濃度が予後指標として使われている。

3. 超音波検査

ATEの診断に必須の検査ではないが，左房の拡大や心腔内の血栓を検出し(図3)，治療方針を決定するには必要になる。ただし，呼吸状態が悪い猫に超音波検査を実施するのは危険なので，状態が安定してから実施すべきである。

左房の拡大は必ずしもATE発生率と相関するわけではない。発生率は左房径／大動脈径比(LA/Ao)が2.0以上で57%，1.63〜1.99で14%，1.25〜1.62で22%，1.25未満で5%であったと報告されている[13]。血流速度の低下(0.2 m/sec以下)で認められるもやもやエコー像は，血栓症のリスク因子と考えられている。

大腿動脈の血流は，ドプラーを用いることで確認できる。コンベックスまたはリニアプローブを用い，後肢に平行に長軸方向で描出する(図4)。

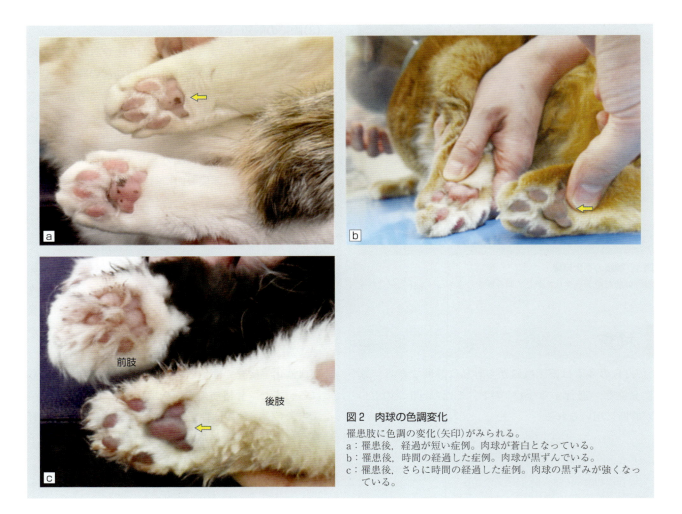

図2 肉球の色調変化
罹患肢に色調の変化(矢印)がみられる。
a：罹患後，経過が短い症例。肉球が蒼白となっている。
b：罹患後，時間の経過した症例。肉球が黒ずんでいる。
c：罹患後，さらに時間の経過した症例。肉球の黒ずみが強くなっている。

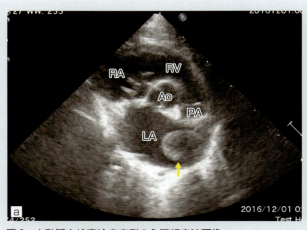
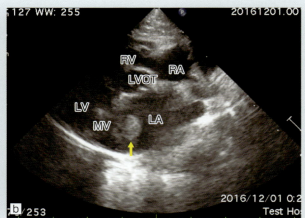

図3 大動脈血栓塞栓症症例の心臓超音波画像
左房内に血栓様の腫瘤が認められる。
a：大動脈基部短軸断面，b：左室長軸断面
LA：左房，LV：左室，LVOT：左室流出路，Ao：大動脈，RA：右房，RV：右室，PA：肺動脈，MV：僧帽弁

4．胸部X線検査

呼吸異常が認められる場合には，疼痛によるものかうっ血性心不全(肺水腫，胸水貯留)によるものかを鑑別するため，胸部X線検査を行う。肺腫瘤などの検出も可能である。

心原性肺水腫の場合にはび漫性に肺胞パターンが認められることが多い。バレンタインハートを呈している場合には心筋症の可能性が高くなるが，心筋症では

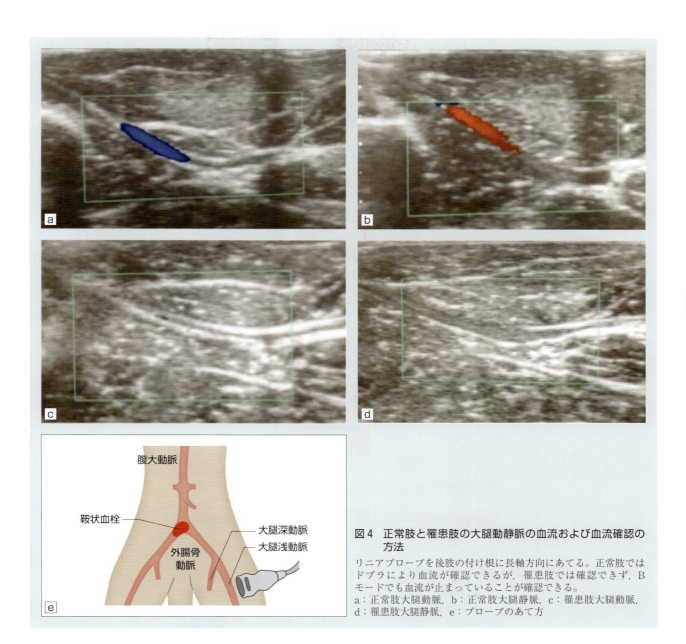

図4 正常肢と罹患肢の大腿動静脈の血流および血流確認の方法
リニアプローブを後肢の付け根に長軸方向にあてる。正常肢ではドプラにより血流が確認できるが，罹患肢では確認できず，Bモードでも血流が止まっていることが確認できる。
a：正常肢大腿動脈，b：正常肢大腿静脈，c：罹患肢大腿動脈，d：罹患肢大腿静脈，e：プローブのあて方

心陰影の拡大が認められない症例も多いので，拡大がないからといって心疾患の除外はできない（図5）。

非選択的血管造影を行うと塞栓部位を特定できる。しかし，造影剤の副作用による腎不全が危惧され，また，診断に必須の検査ではないことから適応は限られる。

5. 診断

「4つのP」または「5つのP」に加え，心筋症や肺腫瘍，前述した血液検査異常が認められればATEが強く疑われる。これらの臨床徴候や検査データがそろえば，血栓自体を超音波検査などの画像検査で発見できなくてもATEと診断し治療をはじめる。

なお，後肢不全麻痺を生じる疾患としては外傷，椎間板ヘルニア，脊髄腫瘍，線維軟骨塞栓症などが鑑別に挙げられる。

治療

ATEの治療は，急性期治療として①状態の安定化，②疼痛管理，③血栓形成予防，④血栓除去からなり，慢性期治療として⑤急性期後の支持療法および再発予防がある（図6）。

1. 状態の安定化

うっ血性心不全や不整脈が認められる場合には，すぐに治療を開始する。うっ血性心不全により頻呼吸を呈す場合が多く，その場合には酸素投与を行う。胸部

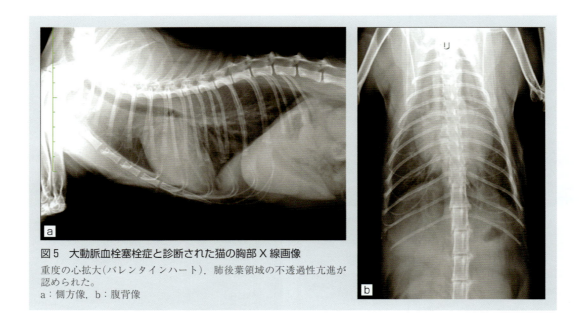

図5 大動脈血栓塞栓症と診断された猫の胸部X線画像
重度の心拡大（バレンタインハート），肺後葉領域の不透過性亢進が認められた。
a：側方像，b：腹背像

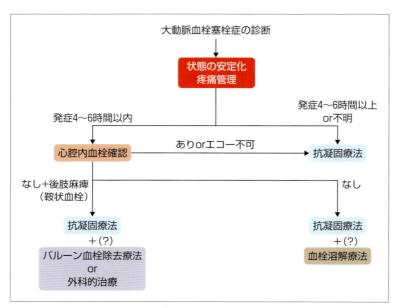

図6 急性期治療のフローチャート
発症からどれくらい経過しているかによって治療法を選択する。状態が安定し自力で採食できるようになったら抗血小板薬を投与する。

X線検査や超音波検査により心原性肺水腫が強く疑われれば，酸素や利尿薬の投与など肺水腫に準じた治療を行う。胸水が貯留している場合は，利尿薬投与ではなく胸腔穿刺を第一選択とする。心筋症によるうっ血性心不全に対してはピモベンダンの投与（0.25 mg/kg，POまたは0.15 mg/kg，IV）が効果的という報告[10]が近年増えているが，現段階では適応外使用となる。呼吸異常が認められる場合には経口薬ではなく注射薬を用いたほうがよい。

高カリウム血症による不整脈が認められる場合は，グルコン酸カルシウムを投与（0.5〜1.5 mL/kg，15分以上かけて心電図を見ながら）する。血中K^+濃度を低下させるには生理食塩液の輸液やグルコース・インスリン療法が必要になる。

重度の代謝性アシドーシス（pH＜7.2）が認められる場合は重炭酸ナトリウムの投与も考慮するが，うっ血性心不全患者では，呼吸性アシドーシスを引き起こすためとくに慎重な投与が必要である。また，血液がアルカリ化されるため，カルシウム剤投与後に使用すると，Ca^{2+}を減少させカルシウム治療を減弱させてし

まう点にも注意が必要である。

2. 疼痛管理

ATEによる疼痛は激烈であるため、疼痛が認められた場合はすぐに鎮痛薬を投与する。重度の疼痛を示す症例にはフェンタニルなどの麻薬性鎮痛薬が必要になる。疼痛は発症から24時間が最も強く、その後徐々に弱くなり、72時間以上経過すると大幅に軽減する。

3. 血栓形成予防

(1) 抗凝固薬

新たな血栓形成を防ぐために抗凝固療法を開始する。抗凝固薬としてはヘパリン、低分子量ヘパリンやワルファリンが使用できる。

ワルファリンはビタミンKと競合拮抗することで血液凝固因子を阻害し、血栓形成を抑制する薬剤である。副作用として出血のリスクが高く、プロトロンビン時間をモニターする必要があり、治療域が狭いことから管理が困難である[12]。

ヘパリンはトロンビン、Ⅸ因子、Ⅹ因子のプロテアーゼ活性を阻害するアンチトロンビン(AT)に結合することで血液凝固を抑制する。未分画ヘパリンがトロンビンとXa因子の両者を不活化するのに対し、低分子量ヘパリンはトロンビンにはあまり作用せず、Xa因子を選択的に不活化するため、出血リスクがより少ない。また、未分画ヘパリンは低分子量ヘパリンに比べて半減期が短いため、頻回投与する必要がある。

(2) 抗血小板薬

状態が落ち着いて自力採食できるようになったら、抗血小板薬の投与をはじめる(「2.6 大動脈血栓塞栓症」参照)。

4. 血栓除去

虚血した組織に再び血液を供給するためには塞栓した血栓の除去が必要である。血栓除去には、血栓溶解療法、外科手術やバルーンカテーテルによる血栓除去がある。

(1) 血栓溶解療法

血栓溶解療法にはウロキナーゼや組織プラスミノーゲン・アクチベーター(t-PA)製剤が使用されてきた。t-PAは、プラスミノーゲンからプラスミンへの転換を促進し、局所での線溶系促進により血栓を溶解する。人医療では急性心筋梗塞や急性肺塞栓症の溶解に使われる。

ウロキナーゼは全身投与ではなく、カテーテルを用いて塞栓部に局所的に投与する投与法が有効である[6]。しかし、カテーテル挿入には全身麻酔が必要であるため、カテーテルを設置するならばバルーンにより血栓を除去するほうが有効かもしれない。全身投与(静脈内投与)の場合には、t-PA製剤のほうがフィブリン親和性が高く、その効果も高い。

t-PA製剤の適応条件は、心腔内に血栓がないこと(心腔内血栓が溶解されると血流に乗り、新たな塞栓を形成するリスクがあるため)、発症から4〜6時間以内であること、投与後に心電図や血液検査などのモニタリングができることである。50%の症例において36時間以内に塞栓部が再疎通し、四肢の運動機能回復にも有効だが、重度の副作用も報告されている[15]。急激な血栓溶解作用により虚血壊死組織に蓄積した代謝産物が多量に全身へ流れていくことで、高カリウム血症や心不全などの再環流障害を引き起こし、50%の猫が投与中に死亡したと報告されている[15]。t-PA製剤を使用した前向き研究は少なく[16]、過去の報告では症例数も少ないため、今後さらなる研究が必要である。現段階では、副作用発現率が非常に高く費用も高価であるため、慎重に使用する必要がある。

(2) 外科またはカテーテルによる血栓除去療法

急性期はうっ血性心不全や低体温、そして不整脈などにより全身麻酔のリスクが高いため、外科手術やバルーンカテーテルによる血栓除去は禁忌といわれてきた。しかし、麻酔法や各種モニタリングによる呼吸管理の向上により、麻酔のリスクは低くなってきている。近年、日本で報告されたFogartyバルーンカテーテルを用いた血栓除去法[17]は、今後期待される治療法のひとつである(図7)(「2.6 大動脈血栓塞栓症」参照)。

5. 急性期後の支持療法および再発予防

急性期後も引き続き再環流障害に注意を払い、心電図や血液検査のモニタリングを行う。K^+のモニタリングに適切な測定間隔はなく、症例により異なる。高カリウム血症であれば心電図に変化が現れるため、心電図で異常を認める場合には即座にK^+濃度を測定すべきである。

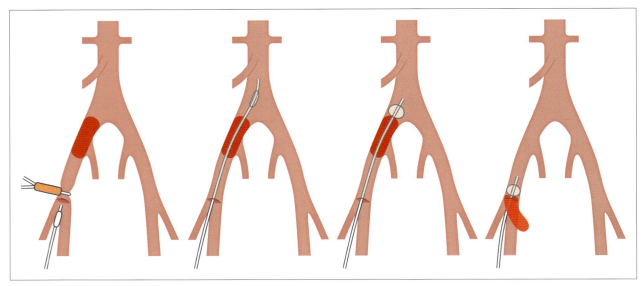

図7　Fogartyバルーンカテーテルを用いた血栓除去法
塞栓部より遠位の動脈（大腿動脈）からバルーンカテーテルを挿入し，塞栓部を超えたところでバルーンを膨らませ，血栓と一緒に引き抜いてくる。

表1　大動脈血栓塞栓症の生存期間中央値

報告	生存期間中央値
Atkins ら（1992）[1]	61日
Rash ら（2002）[11]	184日
Smith ら（2003）[13]	117日

表2　大動脈血栓塞栓症の予後因子

予後因子		予後
罹患肢による生存退院率[9]	単肢	70%
	2肢	30〜40%
うっ血性心不全の有無による生存期間中央値[13]	なし	233日
	あり	77日
直腸温による生存率[13]	≦37.2℃	≦50%

　疼痛管理は猫の状態を観察しながら2〜3日間継続して行う。虚血が重度の場合，罹患肢はナックリングを呈し，歩行により中足部背足を擦って擦過傷ができやすくなるためバンテージをする。発症後24〜36時間からマッサージや加温を開始する。
　疼痛が緩和され一般状態が落ち着いてきたら食事や抗血小板薬の内服を開始する。肢端部は少なくとも7日ごとに確認する。罹患肢が重度に壊死を起こした場合には断脚も考慮する。

予後

　ATEは非常に予後の悪い疾患である。予後には，罹患肢の数，うっ血性心不全の有無，直腸温が影響し，生存期間中央値は長くても1年程である（表1，2）。これらは海外の報告であり多くの症例で安楽死されていたことから，日本国内での成績とは異なるかもしれないが，予後の厳しい疾患であることには違いない。また，多くの症例で再発が認められる（Borgeatらの研究では猫の約半数で再発していた[2]）。したがって，いかに再発を予防できるかが治療の鍵となる。より積極的に抗凝固療法や抗血小板療法を適用することで，発症や再発のリスクを軽減できる可能性があり，生存期間の延長に寄与すると考えられる。

薬用量リスト

1．疼痛管理

- フェンタニル　2〜5 μg/kg, IV
  2〜10 μg/kg/hr, CRI
- ブプレノルフィン　0.02 mg/kg, SC, IM, IV, q8〜12 hr

2. 心不全治療

- フロセミド　2 mg/kg, SC, IM, IV
- ピモベンダン　0.25 mg/kg, PO, q12 hr

3. 血栓形成予防

抗凝固薬
- 低分子量ヘパリン　100 IU/kg, SC, q12 hr
- 未分画ヘパリン　50〜200 IU/kg, SC, q6 hr

抗血小板薬
- アスピリン　5 mg/head, PO, q72 hr
- クロピドグレル　18.75 mg/head, PO, sid

4. 血栓溶解療法

- ウロキナーゼ　4,400 IU/kg, 10分以上かけてIV 後 4,400 IU/kg/hr, 12 hr 投与
- モンテプラーゼ　27,500 IU/kg, IV, sid, 3日間

5. 高カリウム血症への対処

- グルコン酸カルシウム（10%）
  0.5〜1.5 mL/kg, IV
- グルコース・インスリン療法
  レギュラーインスリン：0.1 U/kg, IV
  20%ブドウ糖液　レギュラーインスリン1U
  に対し5〜10 mL を IV

［川瀬広大］

参考文献

1) Atkins CE, Gallo AM, Kurzman ID, et al. Risk factors, clinical signs, and survival in cats with a clinical diagnosis of idiopathic hypertrophic cardiomyopathy: 74 cases (1985-1989). *J Am Vet Med Assoc*. 201: 613-618, 1992.
2) Borgeat K, Wright J, Garrod O, et al. Arterial thromboembolism in 250 cats in general practice: 2004-2012. *J Vet Intern Med*. 28: 102-108, 2014. doi: 10.1111/jvim.12249
3) Fox PR, Sisson DD, Moise NS. Textbook of Canine and Feline Cardiology: Principles and Clinical Practice, 2nd ed. Saunders, Philadelphia. 1999, pp658-678.
4) Helenski CA, Ross JN Jr. Platelet aggregation in feline cardiomyopathy. *J Vet Intern Med*. 1: 24-28, 1987. doi: 10.1111/j.1939-1676.1987.tb01982.x
5) Hogan DF, Fox PR, Jacob K, et al. Secondary prevention of cardiogenic arterial thromboembolism in the cat: The double-blind, randomized, positive-controlled feline arterial thromboembolism; clopidogrel vs. aspirin trial (FAT CAT). *J Vet Cardiol*. Suppl 1: S306-317, 2015. doi: 10.1016/j.jvc.2015.10.004
6) Kollef MH and Neelon-Kollef RA. Pulmonary embolism associated with the act of defecation. *Heart Lung*. 20: 451-454, 1991.
7) Koyama H, Matsumoto H, Fukushima R, et al. Local Intra-Arterial Administration of Urokinase in the Treatment of a Feline Distal Aortic Thromboembolism. *J Vet Med Sci*. 72: 1209-1211, 2010. doi: 10.1292/jvms.09-0464
8) Laste NJ, Harpster NK. A retrospective study of 100 cases of feline distal aortic thromboembolism: 1977-1993. *J Am Anim Hosp Assoc*. 31: 492-500, 1995. doi: 10.5326/15473317-31-6-492
9) Luis Fuentes V. Arterial thromboembolism: risks, realities and a rational first-line approach. *J Feline Med Surg*. 14: 459-470, 2012. doi: 10.1177/1098612X12451547
10) Reina-Doreste Y, Stern JA, Keene BW, et al. Case-control study of the effects of pimobendan on survival time in cats with hypertrophic cardiomyopathy and congestive heart failure. *J Am Vet Med Assoc*. 245: 534-539, 2014. doi: 10.2460/javma.245.5.534
11) Rush JE, Freeman LM, Fenollosa NK, et al. Population and survival characteristics of cats with hypertrophic cardiomyopathy: 260 cases (1990-1999). *J Am Vet Med Assoc*. 220: 202-207, 2002.
12) Smith SA, Kraft SL, Lewis DC, et al. Pharmacodynamics of warfarin in cats. *J Vet Pharmacol Ther*. 23: 339-344, 2000. doi: 10.1111/j.1365-2885.2000.00268.x
13) Smith SA, Tobias AH, Jacob KA, et al. Arterial thromboembolism in cats: acute crisis in 127 cases (1992-2001) and long-term management with low-dose aspirin in 24 cases. *J Vet Intern Med*. 17: 73-83, 2003. doi: 10.1111/j.1939-1676.2003.tb01326.x
14) Stokol T, Brooks M, Rush JE, et al. Hypercoagulability in cats with cardiomyopathy. *J Vet Intern Med*. 22: 546-552, 2008. doi: 10.1111/j.1939-1676.2008.0098.x
15) Welch KM, Rozanski EA, Freeman LM, et al. Prospective evaluation of tissue plasminogen activator in 11 cats with arterial thromboembolism. *J Feline Med Surg*. 12: 122-128, 2010. doi: 10.1016/j.jfms.2009.08.001
16) 才田佑人, 高島一昭, 山根剛ほか. 動脈血栓塞栓症猫に対する抗凝固薬の単独療法と血栓溶解薬の併用療法との比較検討. 動物の循環器. 46：29-35, 2013. doi: 10.11276/jsvc.46.29
17) 平川篤. 猫の動脈血栓塞栓症をいかに治すか　治療Ⅱ：バルーンを用いた血栓除去法の適応と限界〜私のやり方〜. 獣医麻酔外科学雑誌. 41：150-151, 2010.

5.5 糖尿病性ケトアシドーシス・高血糖高浸透圧症候群

原因および病態

糖尿病性ケトアシドーシス diabetic ketoacidosis（DKA），ならびに高血糖高浸透圧症候群 hyperglycemic hyperosmolar syndrome（HHS）は，糖尿病に続発する重篤な急性代謝障害である。いずれも糖尿病が診断される前に発症する場合と，糖尿病の治療を開始した後に発症する場合があり，前者は，多食傾向により家族が糖尿病の発症に気付かないために起こると考えられている。これらの疾患は，適切な集中治療を行わない限り致命的となる可能性が高い。

平均発症年齢はDKAで9歳（2〜16歳），HHSで12.6±3.2歳と報告されている。性差や猫種によるリスクの違いは報告されていなかったが，近年，シャムがDKAのリスク因子に含まれていると報告された[3, 7, 8, 18]。

糖尿病の原因と病態については『猫の診療指針 Part 2』「糖尿病」を参照していただき，ここではDKAの発症メカニズム，HHSの概要，併発疾患ついて解説する。

1. 糖尿病性ケトアシドーシス発症のメカニズム

インスリンの主要な機能は細胞内へ糖を取り込ませることである。糖尿病症例ではインスリンの欠乏により糖をエネルギーとして利用できず，細胞は飢餓状態となる。飢餓状態の細胞は糖に代わるエネルギー源として脂質を利用するようになり，脂肪分解に伴って遊離脂肪酸 free fatty acids（FFAs）が血液中に増加する。このFFAsはβ酸化によりアセチルCoAとなり，TCA回路に入ってエネルギーを産生するが，過剰なアセチルCoAはケトン体（アセト酢酸，βヒドロキシ酪酸，アセトン）に変換される。中性のアセトンは呼吸によって緩徐に排泄されるが，アセト酢酸，βヒドロキシ酪酸は体内に蓄積していく。

脂質からエネルギーを得ているあいだも細胞は糖を要求し続けるため，膵臓からのグルカゴン放出が刺激され，相対的に肝臓でグルカゴンの作用が優位となり，糖新生およびケトン体生成が促進される。高血糖はそれ自体がインスリンの作用を妨げるため，細胞はさらに糖を利用しにくくなり，脂質の分解によるケトン体の蓄積が進むという悪循環を引き起こす。これによって代謝性アシドーシスが発生する。

代謝性アシドーシスは延髄の化学受容器引き金帯 chemoreceptor trigger zone（CTZ）に作用し食欲不振や嘔吐を誘発する。進行すると恒常性が保てなくなり死に至る。

ケトン体は高血糖とともに浸透圧利尿を引き起こす。この水分喪失により組織還流が低下すると糸球体濾過量 glomerular filtration rate（GFR）が低下し腎不全に進行する。GFRの低下に伴い糖やケトン体の排泄が低下すると，循環血液の浸透圧が上昇し，さらなる循環不全を引き起こす。

負の電荷を持つケトン体は正の電荷を持つナトリウムイオン（Na^+）やカリウムイオン（K^+）を尿中に取り込み中性を保とうとする。このため，患者は電解質異常をきたす。インスリンは電解質（カリウム，リン，マグネシウムなど）の調節も行っているため，インスリンの作用低下自体でも電解質異常を呈する。

これらの機序が合わさって，DKAは進行していく（図1）。

ある研究によると，血糖値の高低にかかわらず重度のインスリン濃度の低下が持続すると12日以内にケトン血症が認められ，16日以内にケトアシドーシスに発展するとされている[19]。つまりケトン血症から4日以内にケトアシドーシスを発症する可能性が示唆されている。

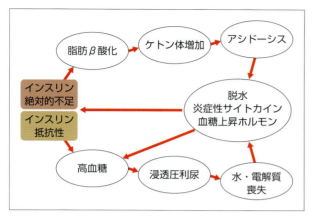

図1　糖尿病性ケトアシドーシスの病態生理
ケトン体増加によるアシドーシスと脱水および電解質異常があわさったものとなる。

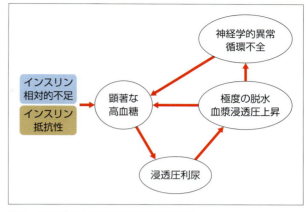

図2　高浸透圧高血糖症候群の病態生理
アシドーシスは主病態ではなく，極度の高血糖と脱水，血漿浸透圧上昇が主病態となる。

2. 高浸透圧高血糖症候群の概要

HHSは極度の高血糖，高浸透圧，重度の脱水を特徴とする病態である。ケトン体は正常〜軽度増加にとどまるが，人ではケトン血症およびケトン尿症が認められている。脱水と高浸透圧が病態の中心で，脳神経系の細胞内脱水と循環不全による脳の低酸素により意識障害が起こるとされている。DKAとは異なりアシドーシスはこの病態の主体ではない（図2）。

ある報告では，救急病院に来院した糖尿病を患う猫の6.4％がHHSの患者であった[18]。犬に比べ猫は血糖値が上昇しやすいため，HHSが発症しやすい。

HHSの病態は完全には解明されていないが，DKAの病態と類似しているものと考えられている。現状ではホルモンによるインスリン抵抗性，GFRの低下，併発疾患が関与するとされている。

3. 併発疾患

猫の糖尿病にはしばしば併発疾患が認められる。DKA，HHSを発症した猫では約90％が併発疾患を有していたという報告もある[3,18]。

代表的な併発疾患としては，膵炎，腎不全，心不全，肝リピドーシス，先端巨大症，感染症（細菌，ウイルス），腫瘍性疾患，副腎皮質機能亢進症などがある。これらは直接的な原因として，あるいはインスリン抵抗因子として，持続的に高血糖を悪化させる。

糖尿病を患う猫の約半数で膵臓に病理組織学的な病変（急性膵炎，慢性膵炎，膵臓腫瘍）が認められ，複雑な糖尿病で急死する猫の最も多い原因は壊死性膵炎であったと報告されている[14]。また死因を問わず，剖検した猫の50％以上で慢性膵炎，15％で急性膵炎が病理組織学的に認められたという報告もある[9]。

猫の膵炎は犬の膵炎とは多少異なり，嘔吐を呈する症例は半数以下である[2]。猫での臨床徴候は食欲不振や元気消失という曖昧なものであることから疑わなければ診断ができない。また臨床徴候が乏しいことから慢性経過をたどった終末像として糖尿病を発症している可能性もある。

これらのことから猫の膵炎は直接的，あるいは間接的に糖尿病に関与しており，糖尿病症例では膵炎を併発している可能性を疑ったほうがよいと考えられる。また肥満傾向にある症例では，食欲不振による肝リピドーシスの発生が危惧される。

猫では明らかな心雑音がなくとも心疾患を患っている可能性があること，糖尿病を患う猫では心不全の相対危険度が高かったとの報告[20]もあるので心疾患への注意が必要である。

慢性腎臓病chronic kidney disease（CKD）は高齢の猫でよくみられる疾患である。糖尿病を患う猫では5〜10歳の18％，10〜15歳の31％にCKDに起因する高窒素血症があり，過剰水分を排泄する機能に障害を有する可能性があると報告されている[25]。CKDはGFRの低下により高血糖をさらに悪化させ，また高血糖自体もGFRを低下させることから，悪循環に陥る。

また，DKAを発症した猫や糖尿病のみの猫と比較して，HHSを発症した猫にはCKDと慢性心不全がとくに多かったと報告されている[18]。

臨床徴候

これらの疾患では糖尿病の臨床徴候である多飲多尿や体重減少に加えて，活動性低下，食欲低下，意識レベル低下，脱水，被毛粗剛，削痩，呼吸促迫，低体温，虚脱などが認められる。DKAでは呼気にアセトンが混じることにより，腐敗したフルーツや除光液のような特徴的な臭いを発する。

検査

1. 身体検査

初期評価ではバイタルサインの確認がとくに重要である。ショック徴候（低体温，徐脈や頻脈など）の有無を確認すると同時に意識レベルを評価する。聴診にて不整脈や徐脈が認められた場合はカリウム異常を疑い，心電図検査を実施すべきである。粘膜や眼球，皮膚つまみテストなどによる脱水・循環の評価を必ず行い，循環不全を少しでも疑う場合は血圧測定を実施する。

2. 血液検査

患者の状態の把握ならびに併発疾患の診断のため，血液検査は必須である。

(1) 血液検査（CBC）

通常糖尿病では白血球数は正常範囲内であることが多いが，尿路などでの感染症併発も多く，好中球増多による白血球数の上昇を示し，中毒性変化も認められる。赤血球容積（PCV）や総蛋白（TP），アルブミン（Alb）濃度にて脱水や貧血の有無などを確認する。DKAでは貧血が認められることがあり，ハインツ小体形成が認められることが多い。このハインツ小体形成はβヒドロキシ酪酸濃度と関連し，血球の酸化障害に起因する。またHHSではDKAと比較し貧血は一般的ではない[5, 18]。

(2) 血液化学検査

採血後は血液から糖が徐々に失われていくことが人で知られているため，血糖値は採血後すみやかに測定する必要がある。また猫ではストレス性高血糖が認められるため，持続性の高血糖の証明にはフルクトサミン測定などが必要となる。しかしDKA，HHSの患者ではインスリン治療が施されていなければ，すべての猫で高血糖が認められるはずである。HHS症例のほうがDKA症例よりも高く，600 mg/dL以上になるとされる。

とくにDKAにおいて，電解質異常として低ナトリウム血症，低カリウム血症，低リン血症が認められる[3]。

通常，DKAを発症した猫は体内のナトリウムやカリウムが枯渇している。これは食欲不振からの摂取量低下，浸透圧利尿や嘔吐での喪失，インスリン作用の低下，アシドーシスなどによるイオンバランスの不均衡による。ケトーシス，ケトアシドーシスが認められた猫の80％が低ナトリウム血症で，DKA症例のほうがHHS症例よりNa^+濃度が低かったという報告がある。K^+濃度もDKA症例のほうがHHS症例より低かったとされている[3, 18]。

しかし，重度の脱水や腎不全などにより相対的にこれらの濃度が上昇し，検査で高値となる場合があることを知っておかなければならない。

DKA症例ではリンも同様に枯渇している。リンは通常は細胞内に含まれているが，高血糖，アシドーシス，インスリン作用低下により，細胞外に移動する。そして浸透圧利尿により体外へと排泄される。しかし，猫のDKAやHHSではむしろ低リン血症より高リン血症が一般的である。これは病態が進行した患者では脱水や排泄量の低下，CKDを併発していることが多いためであると考えられる[3, 15, 17, 18]。このため，カリウム同様，治療が開始されると一気に低リン血症が顕在化することがあるので注意する。

低リン血症は溶血，虚弱，心筋抑制や不整脈を引き起こす。またリンに異常がある場合は同時に血中カルシウムイオン（Ca^{2+}）濃度の検査も推奨される。

尿での排泄量増加による血中マグネシウムイオン（Mg^{2+}）濃度の低下もDKAの猫にて報告されているが，猫での低マグネシウム血症の徴候はわかっていない[23]。

高窒素血症はDKAの約50％，HHSの約90％で認められる[3, 18]。DKA，HHSの患者はCKDの併発が多く，また浸透圧利尿などにより脱水しているためだと考えられる。

DKA症例ではアラニンアミノ基転移酵素（ALT）活性が，HHS症例ではアスパラギン酸アミノ基転移酵素（AST）活性が高頻度で上昇し，アルカリホスファターゼ（ALP）活性はどちらにおいてもほとんどが正常である。また食欲不振からの肝リピドーシスの併発

を疑う場合は血中ビリルビン濃度の確認も行うべきである[3, 8, 18]。

患者が膵炎を併発していれば膵リパーゼ濃度，膵アミラーゼ濃度の上昇が認められるはずであるが，血液化学検査項目のリパーゼ，アミラーゼ濃度には猫の膵炎検出に対する感度も特異度もない。現在では猫膵特異的リパーゼ feline pancreatic lipase immunoreactivity (fPLI) と超音波検査の併用が猫の膵臓病変の診断において最も診断精度が高くなると報告されている[30]。

DKAでは著しい高コレステロール血症や高脂血症がみられる。これはインスリン欠乏によるホルモン感受性リパーゼ活性の上昇，リポ蛋白リパーゼ活性の低下によるキロミクロン分解不全に起因する。DKAを脱していくと血漿の乳糜が改善されていくはずである。

血液化学検査はスクリーニングの意味合いが強く，値だけではどの疾患に由来するかわからない場合が多いため，ほかの検査と併せての除外診断が必要になることを覚えておく。

(3) 血漿浸透圧

DKA，HHSともに血漿浸透圧の上昇が病態悪化の一因となっているため，一度はこれを計算する。正常値は290〜310 mOsm/kgである。

血漿浸透圧＝
　2×(血中 Na^+ 濃度) + (BUN/2.8) + (血糖値/18)
BUN：血中尿素窒素

式からもわかるように血中 Na^+ 濃度は浸透圧に与える影響が血糖値よりも大きいため，低ナトリウム血症の場合は浸透圧は上昇しにくい。HHSでは340 mOsm/kg以上の高い血漿浸透圧によって神経徴候が現れるとされている。

(4) 血液ガス

血液ガス検査はDKAの鑑別や重症度判定に必要である。あらかじめヘパリンを入れたシリンジを用い，足背動脈や大腿動脈から採血する。動脈血酸素分圧 (PaO_2) の測定以外であれば静脈血も利用可能である。採血後は気泡を抜く。採血後は血球の代謝により PaO_2 は低く，動脈血二酸化炭素分圧 ($PaCO_2$) は高くなっていくためすみやかに測定する。動脈採血後は少なくとも5〜10分間は圧迫止血を行う。DKAではpHの低下，重炭酸の低下，アニオンギャップ開大の代謝性アシドーシスが認められる。

血液ガス測定装置がなければ，高血糖とケトン尿を呈し全身状態が悪い症例はDKAと判断して治療を開始する。また低ナトリウム血症と低カリウム血症が認められる患者では重炭酸が低値になっている可能性が高いことからDKAを疑う (図3)。

図3 糖尿病性ケトアシドーシスを疑う血液ガス検査結果
a：糖尿病性ケトアシドーシス (DKA) を疑う血液ガス検査結果。代謝性アシドーシス，電解質異常，高血糖を認める。尿ケトンは (3+) であった。
b：高血糖高浸透圧症候群 (HHS) を疑う血液ガス検査結果。代謝性アシドーシス，電解質異常を認める。また，DKAに比べ，極度の高血糖を認めた。尿ケトンは (±) であった。

3. 尿検査

尿糖，ケトン，ならびに尿路感染症の有無を確認できるため，尿検査はDKAの診断において有用である。可能であれば膀胱穿刺による採尿が望ましい。猫では血糖値が275〜325 mg/dLを超えないと尿糖は出ないと考えられる。

尿試験紙はアセト酢酸に最もよく反応する。アセトンはその10〜20分の1程度の感度といわれ，βヒドロキシ酪酸には反応しない。猫で増加するケトン体はβヒドロキシ酪酸が主体であるため，約12％程度で偽陰性の可能性がある[28]。治療が奏効するとβヒドロキシ酪酸がアセトンに置換されていくため，尿試験紙では一時的にケトンの反応が濃くなっていく可能性があることにも注意する[10]。

尿ケトンが陽性でアシドーシスのないケトーシスの状態はDKAほど緊急性はないが，適切な治療が施されないとDKAに進行する可能性がある。

乏尿などの理由により尿検査が難しい場合は便宜的に血漿に尿試験紙を浸して，血中ケトン体の存在を確

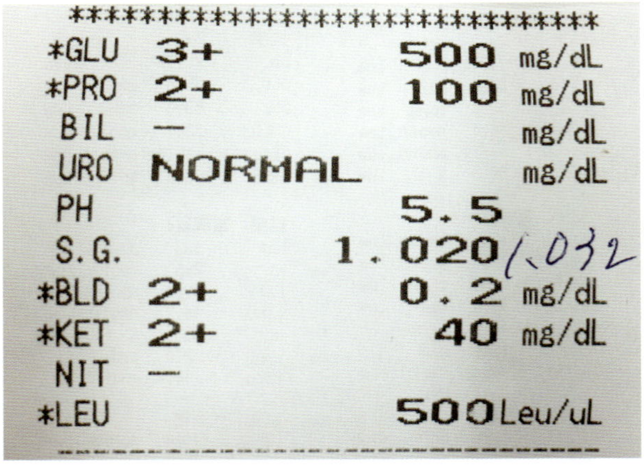

図4 糖尿病性ケトアシドーシスが疑われる猫の尿検査結果
尿糖、尿ケトンだけでなく潜血、白血球を認める。尿路感染併発を疑うため、尿沈渣の鏡検が必要となる。

表1 糖尿病性ケトアシドーシスおよび高浸透圧高血糖症候群を疑う血液検査数値

	DKA	HHS
血糖値（mg/dL）	250＜	600＜
ケトン体	陽性〜強陽性	陰性〜弱陽性
pH	＜7.3	7.3＜
血漿浸透圧（mOsm/kg）	軽度上昇（300＜）	上昇（350＜）
BUN/Cre	上昇	顕著に上昇

DKA：糖尿病性ケトアシドーシス、HHS：高浸透圧高血糖症候群、BUN：血中尿素窒素、Cre：血中クレアチニン濃度

認することもある。ほかに、血中のケトン体測定装置を利用する方法もある。ある研究では β ヒドロキシ酪酸濃度の測定が尿試験紙より鋭敏であったと報告されている[29]。

糖尿病を患う猫の13％で尿路感染症が起こっており、原因菌として *Escherichia coli* が一般的であったとの報告[1]があるため、尿検査を実施する際は尿路感染症の確認を同時に行うべきである。尿沈渣で白血球を認める場合は培養結果を待たずに経験的な抗菌薬使用を開始する（図4）。

4. X線検査

胸部X線検査では心疾患、呼吸器疾患、胸水の確認を主に行う。これは患者の呼吸促迫が呼吸器疾患や心疾患によるものか、代謝性アシドーシスによるものかを鑑別するためである。

腹部X線検査は全体的な評価と膵臓領域の異常を検出するために行うが、膵臓疾患に対する感度は低く、異常像がなくとも膵臓疾患を除外することはできない。

5. 超音波検査

超音波検査は主に2つの目的で実施する。

1つ目は心疾患の除外である。後述する輸液療法を実施するにあたり、心疾患の有無は鑑別しておく必要がある。細かい観察についてはここでは述べないが、左房径／大動脈径比（LA/Ao）や心筋径などを確認する。脱水が重度な場合は心室腔の狭小化や心筋の偽性肥大を起こすことから、治療途中に再度確認することも必要である。胸水が認められた場合は抜去する。

2つ目は併発疾患の鑑別、ならびに腹部のスクリーニングである。肝疾患（とくに肝リピドーシス）、泌尿器疾患（尿管閉塞などの除外や膀胱炎の確認）、消化器疾患（嘔吐の原因特定）、膵臓疾患、副腎疾患、腫瘍性疾患などを確認する。

診断

DKAの診断基準は、糖尿病であること、尿ケトン陽性であること、代謝性アシドーシスがみられることの3点を満たすことである。必ずしも極度の高血糖を伴うとは限らないことに気をつける。

HHSの診断基準は、著しい脱水、顕著な高血糖、血漿浸透圧の上昇がみられることである。DKAとは違いケトン体は正常〜やや増加にとどまる。

集中治療介入を行うかどうかは、全身徴候（食欲不振、沈うつ、嘔吐など）の有無も考慮して判断する。人ではDKAとHHSの病態が混在した例が3分の1程度存在しており、猫でも完全な鑑別はできない可能性があるため、どちらが主病態かを把握することに努める[17]（表1）。

治療

1. 輸液

初期治療で最も重要な処置は輸液である。脱水の補正、循環血液量の確保、腎血流量の改善、血漿浸透圧の低下、希釈による血糖値の是正を目的とする。ケトン体の希釈は輸液のみでは不十分なため後述のインスリン療法が必要となるが、最初から行うことは推奨されない。

輸液剤は症例の血中 Na^+ 濃度に応じて選択するが、たいていは生理食塩液が第一選択となる。等張輸液剤のなかでも浸透圧が高く循環血液量を確保しやす

いこと，カリウムやリンの補正が必要になる症例が多いため，調整を行いやすい輸液剤が望ましいことが理由である。人のDKA患者で生理食塩液による輸液と乳酸リンゲル液による輸液の効果を比較したところ，生理食塩液のほうがインスリン使用量が少なくすみ，血糖値降下時間も短いこと，pH改善までの時間には両者で差がないことがわかったと報告されている[27]。

酢酸は肝臓ではなく全身組織で代謝され，ケトン体の代謝に影響を与えないことから，乳酸リンゲル液よりは酢酸リンゲル液のほうが望ましい。乳酸リンゲル液は乳酸性アシドーシスがなければ使用可能である。低張輸液剤は初期治療において通常必要ではなく，むしろ脳浮腫などのリスクとなる。

輸液の投与量は次の式によって算出する。

> 輸液量＝1日の維持量＋脱水量＋喪失量
> 脱水量＝体重(kg)×脱水(％)×1,000 mL
> 維持量＝55～65 mL/kg/day
> 喪失量（嘔吐や下痢によるもの）＝4 mL/kg/回

DKAでは24時間程度で補正していく。心不全などがない場合は10～20 mL/kg/hrで開始する。ショックを呈しているような症例では循環血液量の確保を優先させるべきであり，ときにボーラス投与も考慮する。DKAの場合は，初期輸液を1～2時間程度行い，治療開始から6時間で脱水量の50％程度を補正するように調節する。その後はPCV，TP，電解質，尿量を指標に輸液量の調節や輸液剤の選択をしながら不足量を補っていく。

HHSでは患者は重度の高浸透圧状態にあるため，静脈輸液により大量の体液移動が起こりやすく，脳浮腫が発現する可能性がある。そのため，DKAに比べゆるやかに輸液を行い，36～48時間かけて不足量を補う。24時間で不足量の60～80％程度の補充を目指すが，血漿浸透圧は0.5～1.0 mOsm/hr以上で補正しないように気をつける。

後にインスリン療法を行うため，積極的な電解質補正が必要だが，とくに初期は輸液量が多いため，カリウムなどは少なめの補正量で開始する。輸液から2～4時間程度で排尿が確認できない場合は急性腎不全の可能性を考慮する。過剰輸液による肺水腫などにも注意し，体重，粘膜湿潤状況，呼吸状態をモニタリングする。

表2　レギュラーインスリン投与経路の比較

投与経路	利点	欠点
持続定量点滴	確実に投与可能 用量の調節が可能	ライン閉塞のおそれ 低血糖になりやすい
間欠的筋肉内投与	投与が簡単 低血糖になりにくい	猫の性格によっては不向き 吸収が不安定なことがある

2．インスリン

インスリン投与は必須である。高血糖の是正だけでなく，とくにDKAでは全身組織の代謝を正常化することが目的となる。

インスリンには，血糖を減らし血管内の浸透圧を下げる作用や，血液中のカリウムやリンを細胞内に移動させる作用があるため，循環不全や低カリウム血症，低リン血症をある程度補正してから投与する。一方で，糖尿病性ケトーシス(DK)またはDKAを発症した犬と猫を対象にした調査では，入院から6時間以内にインスリン投与されていた群の回復が早く，副作用も少なかったと報告されている[11]ため，治療開始後4～6時間でインスリン投与をはじめるとよい。

DKA，HHSの集中治療ではレギュラーインスリンを使用する。投与方法としては持続定量点滴(CRI)と間欠的筋肉内投与がある。それぞれ利点と欠点があるため，投与方法は状況に応じて選択する（表2）。

CRIを行う際の投与量としては，多くの文献で0.05 U/kg/hrが推奨されている[12, 16, 24]。最初の24時間で0.9 U/kg/day以上インスリンが必要であった猫は1例もいなかったとの報告もある[6]。HHSではケトン血症を積極的に治療する必要がないため，DKAより緩徐にインスリンを投与する。血糖値の急激な補正は体液移動に寄与し，脳浮腫のリスクが上昇するので注意する。

インスリンは三方活栓を用いて側管から点滴すると容易に投与できる。インスリンは点滴回路に付着するため，あらかじめインスリン希釈液を10 mL程度点滴回路に通しておくと，投与後に安定した効果が得られやすくなる。

目標血糖値は250～300 mg/dLとし，1時間あたり50 mg/dL前後で低下させていく。血糖値が250 mg/dL以下になったら輸液剤に糖を添加し，インスリンと糖を同時に投与する（表3）。糖を添加する目的は，インスリンとの同時投与で代謝の正常化を促進することと，インスリン過量による低血糖を予防することで

表3 レギュラーインスリン持続定量点滴時の投与量の目安

血糖値(mg/dL)	輸液剤	インスリン(mL/hr)
>250	0.9% NaCl	10
200〜250	0.45% NaCl + 2.5% Glu	7
150〜200	0.45% NaCl + 2.5% Glu	5
100〜150	0.45% NaCl + 5.0% Glu	5
<100	0.45% NaCl + 5.0% Glu	0

1.1 U/kgを生理食塩液250 mLに混和したものを使用した場合。
(文献21をもとに作成)

ある。あるいはインスリンのCRIを止め，4〜6時間ごとの筋肉内投与，または水和状況が良好であれば6〜8時間ごとの皮下投与に切り替える。

筋肉内投与では初回は0.1〜0.2 U/kgを投与する。その後は目標血糖値になるまで0.05〜0.2 U/kgを1〜4時間ごとに投与する。血糖値が50 mg/dL/hr前後で低下するよう投与量を調節するとよい。HHSではCRIと同様に緩徐に下げていく必要があるため，用量の減量を考慮する。筋肉内投与はCRIより簡便ではあるが，脱水や循環不全の患者では皮下や脂肪からの吸収が不安定になるため，確実に筋肉内に投与することが必要である。血糖値が250 mg/dL以下になった時点で6〜8時間ごとの皮下投与(0.1〜0.3 U/kg)に切り替える。

血糖値は12〜24時間程度で是正されるが，ケトーシスの解消には48〜72時間かかるため，150〜300 mg/dL前後で維持していく。

インスリンの投与量の間違いは致命的となるため，必ず2人以上で確認すべきである。集中治療により食欲の改善，血糖値の安定化が認められ，ケトンが認められなくなったら，より長時間効果のあるインスリンの皮下投与での維持療法へと移行していく。

近年DKAに対してインスリングラルギンを利用した治療法が報告されている。本稿では2つの報告を紹介するのみとする[13, 22]。

(1)グラルギンの皮下投与と筋肉内投与の併用法[13]

利点はグラルギンのみで治療可能である点，集中治療が必要ではないためコストを抑えられる点である。この研究ではすべての猫が退院可能であった。

(2)グラルギンの皮下投与とレギュラーインスリンの間欠筋肉内投与の併用法[22]

近年報告されたパイロットスタディーであり，この研究ではCRIの治療群と比較して，治療期間の短縮，検査パラメーターの早期改善，早期退院を実現している。

3. 電解質補正

慢性低ナトリウム血症が疑われる場合は，血中Na^+濃度を0.5 mEq/L/hr以上の速度で上昇させてはいけない。これは急激な血中Na^+濃度の上昇により脳幹部の橋を中心に不可逆的な脱髄を引き起こす可能性があるためである。とくに腎不全を併発している場合は，補正により高ナトリウム血症になりやすいため注意する。一方，高ナトリウム血症の場合は1 mEq/L/hr以上の速度で低下させるべきではない。

輸液による利尿やインスリン療法で，K^+は細胞内に急激に取り込まれる。このため，厳格にモニタリングを実施し，とくにDKA症例では，通常よりも多めにカリウムを添加する(表4)。ただし，DKAの場合，インスリン不足やアシドーシスのために細胞外液にK^+が移動して，血中K^+濃度が正常〜高値となっている場合がある。体内の総カリウム量が不足していても，この場合は輸液にカリウムを添加すべきではない。

インスリン治療によりグルコースとともにリンも細胞内に移動する。血中リン濃度が1.0 mg/dL以下になると溶血などが起きるため，1.5 mg/dL以下になるようであればリンを補正する。その際，Ca^{2+}が含まれている輸液製剤に添加すると白濁を生じるので，必ず生理食塩液を使用する。0.01〜0.03 mmol/kg/hrで補正していく。低リン血症による溶血性貧血でPCVが20%を下回る場合は輸血を考慮する。

カリウム，リンについては，欠乏による障害を防ぐため基本的には治療初期から添加していくとよい。

リン製剤を投与することで低カルシウム血症が出現した場合は，8.5%グルコン酸カルシウムを1.0 mL/kgでゆっくり静脈点滴する。この投与量で血中Ca^{2+}濃度が約1.5 mg/dL上昇するはずである。前述のとおり，カルシウムとリンは同じ輸液ラインで投与できないので別の輸液ラインを確保するか，一時的に輸液を中止して投与する。皮下投与は皮下壊死の可能性があるため禁忌である。

表4 輸液剤へのカリウム添加量の目安

血中カリウムイオン濃度(mEq/L)	通常の添加量(mEq/L)	DKA時の添加量(mEq/L)
5.0<	0	0
4.0〜5.0	10	20〜30
3.5〜4.0	20	30〜40
3.0〜3.5	30	40〜50
2.5〜3.0	40	50〜60
2.0〜2.5	60	60〜80
<2.0	80	80

0.5 mEq/kg/hrを超えないように補正する。
DKA：糖尿病性ケトアシドーシス
(文献12をもとに作成)

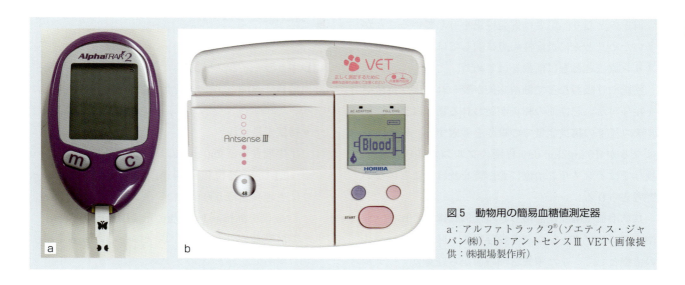

図5 動物用の簡易血糖値測定器
a：アルファトラック2®(ゾエティス・ジャパン㈱), b：アントセンスⅢ VET(画像提供：㈱堀場製作所)

4. 重炭酸ナトリウム

通常，輸液とインスリン療法により体内のpHは改善していくため，基本的には投与すべきでないと考えられている．投与後の欠点として，急激なアルカローシス，低カリウム血症の悪化，ケトン・乳酸消失の遅延，細胞内アシドーシス，血液脳関門の透過性の変化などが挙げられる．

American Veterinary Associationによるプロトコールでは，輸液開始後1時間以上経って血中重炭酸イオン(HCO_3^-)濃度が8 mEq/L以下，血液pHが7.0以下の場合は投与をはじめるよう推奨されている．中枢神経系のpHが変化しないよう，不足量の2〜4分の1程度を緩徐に投与する．pH，HCO_3^-濃度が改善した時点で投与を終了する．

しかし投与を支持するエビデンスはなく，この薬剤を投与する欠点を熟知した上で慎重に判断すべきである．

5. モニタリング

初期輸液開始後からモニタリングをはじめる．患者の状態が不安定であればより細かい間隔でのモニタリングが必要となる．主たる検査項目は，TPR，血圧，尿量，電解質，血糖値，血液ガスである．

臨床現場で血糖値をモニタリングする際はポータブル血糖値測定器が有用である．赤血球内のブドウ糖濃度の違いにより，人用の機器で猫の血糖値を測定すると真の血糖値より低く表示されるため，動物専用のものを用いたほうがよい．日本では，動物専用の器機としてアルファトラック2®(ゾエティス・ジャパン㈱)か，アントセンスⅢ VET(㈱堀場製作所)が利用できる(図5)．使用する際は，事前に各病院の分析器とのずれを調べておく．最初は1〜2時間ごと，その後は必要に応じて3〜4時間ごとに測定する．

電解質(ナトリウム，カリウム，クロール，リン，

カルシウム）のモニタリングは患者の重症度や状況に合わせて2～6時間ごとに行う。とくに輸液開始後やインスリン治療開始後は変化しやすいため注意する。

血液ガス検査は重症度が高いほど積極的に行い，pHや重炭酸の変化をみていく。治療効果判定だけでなく，重炭酸ナトリウム投与の判断に関わるからである。

また治療途中に心臓の超音波検査にて心疾患の有無や循環動態，X線検査にて肺水腫を合併していないかなどをモニタリングする。

6. 併発疾患の治療

前述のとおり，患者は併発疾患を有していることが多いため，とくに炎症性疾患に関しては，輸液，インスリン療法とともに治療をはじめる。

膀胱や呼吸器などで細菌感染が疑われれば，抗菌薬を投与する。急性期の膵炎が疑われる場合はグルココルチコイドの抗炎症量での投与を考慮する。経験的にはなるが0.5 mg/kg/day程度のグルココルチコイド投与ではインスリン治療に悪影響を及ぼすことはないと考えられる。

食欲不振や嘔吐が認められる症例にはマロピタントやシプロヘプタジンなどを投与する。肝リピドーシスの治療として，また栄養管理の面から経鼻カテーテルの設置や強制給与を行うこともある。

予後

DKAの生存率は69～84％と報告されていたが，近年は集中治療可能な施設により93～100％へと高くなってきている[6, 22]。糖尿病自体の寛解が期待できる可能性もあることから，初期治療は非常に重要である。なお，最近の報告で予後と負の相関性を示したのは，BUN，血中クレアチニン濃度，血中Mg^{2+}濃度，血中総ビリルビン濃度の上昇であった[7]。

HHSはDKAより予後が悪く，生存率は約35％であり，ほとんどが来院から10時間以内に死亡している。また2カ月以上の生存率も12％にとどまり，長期予後も非常に厳しいのが現状である[3, 6, 7, 18, 22, 26]。

高齢猫に対する注意点

高齢猫では腎機能が低下していることが多く，DKAやHHS症例では重度の脱水による急性腎不全の発症が危惧される。また甲状腺機能亢進症や心疾患を併発しており輸液療法に伴う合併症が現れることもあるので注意する。血糖値のコントロールが不良の場合はインスリン抵抗性を有する疾患の併発も検討する。これらをふまえ，インスリン療法，輸液療法，電解質補正など，症例に応じて対応していく必要があることに留意すべきである。家族には，DKAやHHSが死に至る重篤な疾患であり集中治療を必要とすることや，相応の費用がかかること，回復後も糖尿病治療が必要になることを明確に伝えるべきである。

薬用量リスト

レギュラーインスリン

血糖値は50 mg/dL/hrを目安に減らしていく

- 持続定量点滴
  ① 生理食塩液250 mLにレギュラーインスリン1.1 U/kgを混和→10 mL/hr＝0.044 U/kg/hr
  ② 生理食塩液500 mLにレギュラーインスリン25 Uを混和→1 mL/kg/hr＝0.05 U/kg/hr
  ③ 血糖値が250 mg/dL以下になったら表3を参照

- 筋肉内投与（用量はDKA用）
  ① 0.2 U/kg（初回）
  ② 0.05～0.2 U/kg（血糖値により調節，q1～2 hr）
  ③ 0.1～0.3 U/kg（q4～6 hr）
  ※ HHSの場合は減量

リン製剤

0.01～0.03 mmol/kg/hr

重炭酸ナトリウム

0.3×体重(kg)×不足塩基量(BE, mEq)の1/2～1/4

pHをみながら投与終了を決定する

［塗木貴臣］

■参考文献

1) Bailiff NL, Nelson RW, Feldman EC, et al. Frequency and risk factor for urinary tract infection in cats with diabetes mellitus. *J Vet Intern Med*. 20: 850-855, 2006. doi: 10.1111/j.1939-1676.2006.tb01797.x
2) Bazelle J, Watson P. Pancreatitis in cats: is it acute, is it chronic, is it significant? *J Feline Med Surg*. 16: 395-406, 2014. doi: 10.1177/1098612X14523186
3) Bruskiewics KA, Nelson RW, Feldman EC, et al. Diabetic ketosis and ketoacidosis in cats 42 cases (1980-1995). *J Am Vet Med Assoc*. 211: 188-192, 1997.
4) Chrisman CL. Problems in Small Animal Neurology, 2nd ed. Lea & Febiger. Philadelphia. 1991.
5) Christopher MM, Broussard JD, Peterson ME. Heinz body formation associated with ketoacidosis cats. *J Vet Intern Med*. 9: 24-31, 1995. doi: 10.1111/j.1939-1676.1995.tb03268.x
6) Claus MA, Silverstein DC, Shofer FS, et al. Comparison of regular insulin infusion doses in critically ill diabetic cats: 29 cases (1999-2007). *J Vet Emerg Crit Care*. 20: 509-517, 2010. doi: 10.1111/j.1476-4431.2010.00567.x
7) Cooper RL, Drobatz KJ, Lennon EM, et al. Retrospective evaluation of risk factors and outcome predictors in cats with diabetic ketoacidosis (1997-2007): 93 cases. *J Vet Emerg Crit Care*. 25: 263-272, 2015. doi: 10.1111/vec.12298
8) Crenshaw KL, Peterson ME. Pretreatment clinical and laboratory evaluation of cats with diabetes mellitus: 104 cases (1992-1994). *J Am Vet Assoc*. 209: 943-949, 1996.
9) De Cock HE, Forman MA, Farver TB, et al. Prevalence and histopathologic characteristics of pancreatitis in cat. *Vet Pathol*. 44: 39-49, 2007. doi: 10.1354/vp.44-1-39
10) de Morais HA, Bach JF, DiBartola SP. Metabolic acid-base disorders in the critical care unit. *Vet Cin North Amim Pract*. 38: 559-574, 2008. doi: 10.1016/j.cvsm.2008.02.003
11) DiFazio J, Fletcher DJ. Retrospective comparison of early-versus late-insulin therapy regarding effect on time to resolution of diabetic ketosis and ketoacidosis in dogs and cats: 60 cases (2003-2013). *J Vet Emerg Crit Care*. 26: 108-115, 2016. doi: 10.1111/vec.12415
12) Feldman EC, Nelson RW. Diabetic ketoacidosis. In: Canine and Feline Endocrinology, 4th ed. WB Saunders. St. Luis. 2008, pp315-347.
13) Gallagher BR, Mahoney OM, Rozanski EA, et al. A pilot study comparing a protocol using intermittent administration of glargine and regular insulin to a continuous rate infusion of regular insulin in cat with naturally occurring diabetic ketoacidosis. *J Vet Emerg Crit Care*. 25: 234-239, 2015. doi: 10.1111/vec.12269
14) Goossens MM, Nelson RW, Feldman EC, et al. Response to insulin treatment and survival in 104cats with diabetes mellitus (1985-1995). *J Vet Intern Med*. 12: 1-6, 1998. doi: 10.1111/j.1939-1676.1998.tb00489.x
15) Hume DZ, Drobatz KJ, Hess RS. Outcome of dog with diabetic ketoacidosis: 127 dogs (1993-2003). *J Vet Intern Med*. 20: 547-555, 2006. doi: 10.1111/j.1939-1676.2006.tb02895.x
16) Kerl ME. Diabetic ketoacidosis: treatment recommendations. *Compendium*. 23: 330-340, 2001.
17) Kitabachi AE, Umpierrez GE, Murphy MB, et al. Hyperglycemic crises in adult patients with diabetes: a consensus statement from the American Diabetes Association. *Diabetes Care*. 29: 2739-2748, 2006. doi: 10.2337/dc06-9916
18) Koenig A, Drobatz KJ, Beale AB, et al. Hyperglycemic, hyperosmolar syndrome in feline diabetics: 17 cases (1995-2001). *J Vet Emerg Crit Care*. 14: 30-40, 2004. doi: 10.1111/j.1534-6935.2004.00117.x
19) Link KR, Allio I, Rand JS, et al. The effect of experimentally induced chronic hyperglycemia on serum and pancreatic insulin, pancreatic islet IGF-1 and plasma and urinary ketones in domestic cat (Felis felis). *Gen Comp Endocrinol*. 188: 269-281, 2013. doi: 10.1016/j.ygcen.2013.04.029
20) Little CJ, Gettinby G. Heart failure is common in diabetic cats: findings from a retrospective case-controlled study in first-opinion practice. *J Small Anim Pract*. 49: 17-25, 2008. doi: 10.1111/j.1748-5827.2007.00466.x
21) Macintire DK. Treatment of diabetic ketoacidosis in dogs by continuous low-dose intravenous infusion of insulin. *J Am Vet Med Assoc*. 202: 1266-1272, 1993.
22) Marshall R, Rand J, Gunew M, et al. Intramuscular glargine with or without concurrent subcutaneous administration for treatment of feline diabetic ketoacidosis. *J Vet Emerg Crit Care*. 23: 286-290, 2013. doi: 10.1111/vec.12038
23) Norris CR, Nelson RW, Christopher MM. Serum total and ionized magnesium concentrations and urinary fractional excretion of magnesium in cats diabetes mellitus and diabetic ketoacidosis. *J Am Vet Med Assoc*. 215: 1455-1459, 1999.
24) O`Brien MA. Diabetic emergencies in small animal. *Vet Clin North Am Small Anim Pract*. 40: 317-333, 2010. doi: 10.1016/j.cvsm.2009.10.003
25) Roomp K, Rand J. Intesive blood glucose control is safe and effective in diabetic cats using home monitoring and treatment with glargine. *J Feline Med Surg*. 11: 668-682, 2009. doi: 10.1016/j.jfms.2009.04.010
26) Sieber-Ruckstuhl NS, Kley S, Tschuor F, et al. Remission of diabetes mellitus in cats with diabetic ketoacidosis. *J Vet Intern Med*. 22: 1326-1332, 2008. doi: 10.1111/j.1939-1676.2008.0201.x
27) Van Zyl DG, Rheeder P, Delport E. Fluid management in diabetic-acidosis — Ringer's lactate versus normal saline: a randomized controlled trial. *QJM*. 105: 337-343, 2012. doi: 10.1093/qjmed/hcr226
28) Zeugswetter F, Pagitz M. Ketone measurements using dipstick methodology in cats with diabetes mellitus. *J Small Anim Pract*. 50: 4-8, 2009. doi: 10.1111/j.1748-5827.2008.00657.x
29) Zeugswetter F, Rebuzzi L. Point-of-care β-hydroxybutyrate measurement for the diagnosis of feline diabetic ketoacidaemia. *J Small Anim Pract*. 53: 328-331, 2012. doi: 10.1111/j.1748-5827.2012.01204.x
30) Zoran DL. Pancreatitis in cats: diagnosis and management of a challenging disease. *J Am Anim Hosp Assoc*. 42: 1-9, 2006. doi: 10.5326/42.6.toc

5.6 救急呼吸器疾患

原因および病態

呼吸器疾患の原因は，疾患の部位によって分類する。猫でみられる呼吸器疾患は，上気道，下気道，肺実質・間質，胸腔内，胸壁，腹部（横隔膜を含む），肺血管のいずれか，もしくは複数部位で起こっていると考える。上気道は，口腔，鼻腔，咽喉頭部，気管を含み，下気道は，呼吸細気管支までの気管支を含む。肺実質・間質は呼吸細気管支，肺胞，間質をさす。胸腔は臓側胸膜と壁側胸膜で囲まれた空間をさす。胸壁は，肋骨，肋間筋，肋軟骨，胸骨からなる。腹部は腹腔と横隔膜を含む。上気道，下気道，胸腔，胸壁，腹部疾患では，換気機能の低下による高二酸化炭素血症とそれに伴う低酸素血症によって，呼吸器徴候を呈する。肺実質・間質や肺血管の疾患では，多くの場合，ガス交換機能低下による低酸素血症によって呼吸器徴候を呈する（表1）。

これら呼吸器疾患以外に，呼吸器徴候を呈する非呼吸器系疾患も考慮しなくてはならない。猫では，疼痛やストレスによる開口呼吸や，貧血による頻呼吸などが多い。ほかにもオピオイド投与や全身性炎症反応症候群（SIRS）による頻呼吸，中枢神経疾患による異常呼吸パターンなどが挙げられる。このような非呼吸器系疾患は，呼吸器疾患の鑑別診断を考える前に除外する必要がある。

呼吸器疾患によって換気能や酸素化能の低下が起こった場合に，呼吸器徴候が出現する。換気能とは，呼吸によって外気から肺へ空気を取り込む，または吐き出す能力と定義され，血液中または呼気の二酸化炭素分圧を測定することで評価できる。酸素化能とは，吸入した酸素で動脈血を酸素化する能力で，動脈血酸素分圧（PaO_2）やヘモグロビン酸素飽和度を測定することで評価する。

臨床徴候

来院した猫が呼吸器疾患を呈しているかどうかをトリアージの時点で判断するためには，努力呼吸，頻呼吸，起坐呼吸，尾翼呼吸，開口呼吸，意識混濁，チアノーゼといった，見た目によって判断できる呼吸器徴候の有無に着目する。

努力呼吸とは，安静時呼吸では使用されない呼吸筋を動員して行う呼吸運動と定義される。努力呼吸の有無は，呼吸深度の増大や呼吸時の肋間筋と腹膜筋の動きや頸部・頭部の上下運動の有無を指標にすると最も判断しやすい。

起坐呼吸は，犬座もしくは伏臥状態で首を伸展し肘を内転した状態で呼吸を行う，呼吸困難動物に特徴的な姿勢である。

呼吸困難を呈する猫では，開口呼吸の代わりに尾翼呼吸がみられる場合が多い。開口呼吸は重篤な呼吸困難であることを示唆するが，疼痛，ストレス，神経学的疾患，貧血といった非呼吸器系疾患に起因している場合が多いことに注意する。

重度の呼吸困難状態にある猫の多くは，呼吸に集中するあまり周囲からの刺激に対して反応が鈍くなり，意識混濁状態であることが多いことに注意する。また，意識状態の異常は高二酸化炭素血症によるナルコーシスでも起こり得る。

チアノーゼ徴候を呈している猫は，重度の呼吸困難であるといえる。しかし，毛細血管内の還元ヘモグロビン濃度が5 g/dL以下ではチアノーゼが出現しないことから，貧血を呈している猫ではチアノーゼ徴候が出現しにくいことに注意する[11]。

このような呼吸器徴候を呈する猫には，さらなる検査を実施する前に，酸素供給や気道確保といった蘇生・安定化に必要な治療を開始する。

表1 呼吸器疾患部位別の鑑別診断

疾患部位	鑑別診断
上気道	外傷(交通事故,高所落下,咬傷,経口気管チューブ挿管による損傷など) 異物(鼻腔,鼻咽頭部,気管) 腫瘍(リンパ腫,扁平上皮癌など) 鼻咽頭ポリープ 出血(外傷,凝固不全) 上気道感染症(ウイルス性〔猫ヘルペスウイルス,カルシウイルス〕,クリプトコックス,細菌性) 喉頭麻痺・虚脱 喉頭炎 気管虚脱・狭窄 喉頭浮腫 肉芽腫性喉頭炎 喉頭内リンパ増殖
下気道	アレルギー性気管支炎(猫喘息,犬糸状虫症,肺寄生虫,急性免疫反応) 急性・慢性気管支炎 気管支拡張症 気管支虚脱 細菌性・ウイルス性・真菌性気管支炎 トキソプラズマ症
肺実質・間質	心原性肺水腫(僧帽弁閉鎖不全症,肥大型心筋症,拡張型心筋症,感染性心筋炎,不整脈など) 非心原性肺水腫(急性肺障害・急性呼吸促迫症候群,陰圧性肺水腫,神経原性肺水腫,感電,煙吸入,溺水など) 肺炎(非感染性,誤嚥性,細菌性,ウイルス性,真菌性) 肺挫傷(外傷) 肺出血(外傷,凝固不全) 腫瘍(原発性,転移性) 肺葉捻転 無気肺 肺線維症
胸腔	胸水貯留(膿胸〔咬傷,肺感染など〕,心原性〔心不全,心嚢膜水貯留など〕,低アルブミン血症,乳糜胸水〔心不全,リンパ管拡張症など〕,出血〔外傷,凝固不全,腫瘤破裂など〕,腫瘍,猫伝染性腹膜炎) 膿胸 気胸(外傷,肺水胞破裂,重度肺炎,重度気管支炎,腫瘍,肺膿瘍,犬糸状虫症,肺寄生虫,異物体内移行) 横隔膜ヘルニア 腫瘍(癌腫症,中皮腫,リンパ腫など)
胸壁	外傷(交通事故,咬傷) 神経筋疾患(ボツリヌス中毒症,重度低カリウム血症,有機リン中毒,重症筋無力症,多発性神経根炎)
腹部	腹腔内圧上昇(腹水貯留,胃拡張) 横隔膜運動機能不全(裂傷,横隔膜ヘルニア,神経筋疾患,C3〜C5神経根疾患)
肺血管	肺血栓塞栓症
非呼吸器系疾患	疼痛 ストレス 貧血 神経疾患(中枢神経疾患) 医原性(モルヒネ系) 全身性炎症反応症候群(SIRS)

検査

1. 身体検査

呼吸器疾患の原因部位特定には,身体検査が最も重要である。身体検査を行う際は,努力呼吸パターン,呼吸深度,異常呼吸音(副雑音),咳嗽の有無と特徴,呼吸音低下の有無に注目する。身体検査を実施することで,原因疾患の部位の特定ができる場合が多い。身体検査で得られる情報は,確定診断に至るために必要な検査を選択するためだけでなく,必要な治療方法(表2)を決定するうえでも重要となる。

(1)努力呼吸パターン

努力呼吸が変則性(吸気か呼気のいずれかのみの努力呼吸)か,固定性(吸気,呼気両方でみられる努力呼吸)かを判断する。

努力呼吸が吸気時にのみみられる場合は,胸郭外上気道(咽喉頭部,胸郭外気管),胸腔,腹部,胸壁,肺実質・間質に疾患がある場合が多い。呼気時にのみみられる場合は,胸腔内上気道(胸腔内気管),下気道(気管支),肺実質・間質に疾患がある場合が多い。吸気,呼気両方で固定性努力呼吸がみられる場合は,上気道での固定型閉塞(異物,腫瘤など)か肺実質・間質に原因疾患があることが多い。

表2 各疾患部位における初期治療

疾患部位	初期治療*
上気道	鎮静剤(ブトルファノール，アセプロマジン，プロポフォール)
下気道	気管支拡張薬(テルブタリン，サルブタモール) ネブライゼーション
肺実質・間質	陽圧換気 心原性肺水腫：利尿薬(フロセミド)，抗不整脈 感染性肺炎：抗菌薬，ネブライゼーション，パーカッション
胸腔	胸水気胸：胸腔穿刺，胸腔チューブ設置 横隔膜ヘルニア：救急外科処置
胸壁	鎮痛剤(フェンタニル，ブプレノルフィン) フレイルチェスト：不安定部位固定 穿通性外傷：穿通部位閉塞，胸腔穿刺，外科処置 神経筋疾患：人工呼吸
腹部	腹腔内圧増加：腹腔穿刺(腹水貯留)，胃穿刺(胃拡張) 横隔膜運動機能不全：人工呼吸
肺血管	肺血栓塞栓症：血栓融解剤(プラズミノゲン活性因子)，ヘパリン(ダルテパリン)，血小板作用抑制剤(クロピドグレル，アスピリン)

＊：初期治療は酸素供給，気道確保，原因疾患治療以外を記載している．

(2)呼吸深度

努力呼吸パターンと同時に呼吸深度も調べることでより正確に原因部位の特定ができる．

吸気性努力呼吸を呈している猫の吸気時呼吸が浅い場合，原因部位が胸腔内，胸壁，腹部，肺実質・間質にある可能性が高く，吸気性努力呼吸で通常より深い呼吸がみられる場合は，胸郭外上気道に疾患がある可能性が高い．

呼気性努力呼吸が浅い場合は，肺実質・間質での疾患の可能性が高く，呼気性努力呼吸が深い場合は，胸郭内上気道か下気道での疾患の可能性が高い．

吸気と呼気両方で努力呼吸がみられ，呼吸が浅い場合は，疾患が肺実質と間質にある場合が多く，深い場合は，上気道での固定型閉塞である可能性が高い(図1)．また，努力呼吸の典型的徴候である腹式呼吸が胸壁呼吸運動と反対の動きをする腹胸腔非同期呼吸(シーソー呼吸，奇異呼吸)は，上気道閉塞や胸腔内疾患を呈する場合にみられる場合が多い[8]．

(3)副雑音

副雑音とは，呼吸運動に伴って生じる異常呼吸音である．そのうち聴診器を用いて聴かれるものをラ音(ラッセル音)とよぶ．ラ音は，連続性ラ音と断続性ラ音に分けられ，さらに高調と低調に分けられる．

①連続性ラ音

高調連続性ラ音には，ウィーズとストライダーがあり，ウィーズは下気道である気管支の狭窄，ストライダーは気管や咽喉頭部などの上気道での気道狭窄によって発生する．

ウィーズは多くの場合，呼気時に聞こえるが，重症例では吸気・呼気両方で聞こえる場合もある．また，細い気管支の狭窄によって発生する音であるため，聴診器でなければ聞こえない場合が多い．猫でウィーズが聞こえる場合は，まずアレルギー性気管支炎を疑う必要がある．

ストライダーは太い気管の狭窄によって発生する音であるため，聴診器を用いなくても聞こえる場合が多い．狭窄が胸郭外上気道(咽喉頭部，頸部気管)にある場合は吸気で，胸郭内上気道(胸部気管)にある場合は呼気で聞こえる．

低調連続性ラ音にはロンカイとスターターがある．気道内にある異物(唾液，粘液，組織，腫瘤など)のあいだを空気が通るときに異物が振動することで発生する．ロンカイは咽喉頭部，気管，気管支からの副雑音，スターターは鼻腔，鼻咽頭部からの副雑音である．猫のスターターは，ウイルス性上部気道感染やポリープと関連していることが多い．いずれの低調ラ音も吸気時に聞こえる．

②断続性ラ音

下気道や肺実質・間質疾患によって起こる副雑音である．高調断続性ラ音はファインクラックル，低調断続性ラ音はコアースクラックルといわれる．ファインクラックルは，気管支壁や間質圧上昇により虚脱した細気管支や肺胞が吸気時の気道内圧上昇(または胸腔

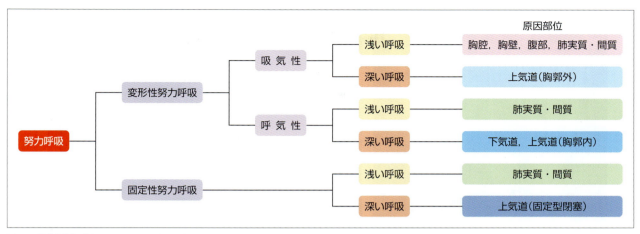

図1　努力呼吸パターンフローチャート

内陰圧上昇)によって解放されるときに聞こえる音である。原因として肺炎，間質性浮腫，無気肺，肺線維症などが考えられる。コアースクラックルは，気管支もしくは肺胞内にある泡の膜が，空気の通過時に破れる音であり，吸気時でも呼気時でも聞こえることが多い。原因として気管支炎，肺水腫，肺炎，肺挫傷などが考えられる。

(4)咳嗽

咳嗽の特徴やパターンを調べることによって，さまざまな情報を得ることができる。筆者は，緊急治療が必要な呼吸器疾患動物において，咳嗽が湿性か乾性かということに注目する。湿性咳嗽は通常，下気道(気管支)の疾患によって引き起こされることが多く，乾性咳嗽は上気道である気管や喉頭部の疾患によって引き起こされる。猫の咳嗽は，アレルギー性気管支炎や犬糸状虫症に起因していることが多いといわれている。心房拡大によって気管や主気管支が刺激されて咳嗽を呈する場合も多いが，心原性肺水腫を呈している猫では咳嗽がみられないことが多い。

(5)肺音の低下

肺音低下の原因は大きく分けて4つある。1つ目は気道閉塞(上気道または下気道)による換気能低下である。この場合はウィーズやストラダーといった副雑音が同時に聞こえる場合が多い。2つ目は中枢神経や神経筋疾患によって呼吸筋運動不全が起こっている場合で，胸郭拡張運動の低下によって肺音低下がみられる。3つ目は胸腔内疾患による肺音低下で，胸水貯留では腹側肺野の，気胸では背側肺野の肺音低下が顕著になる。最後に，肺胞や細気管支の虚脱や水分の貯留によって，無気肺や肺浸潤が広範囲で起こっている場合に，肺音の低下が認められる場合がある。

2. 画像検査

身体検査によって呼吸器疾患の原因部位を決定した後，X線検査，X線透視検査，超音波検査，コンピュータ断層撮影(CT)検査などの画像診断を行う(図2)。

(1)X線検査およびCT検査

呼吸器疾患の画像診断において，第一選択はX線検査である場合が多い。しかし，単純X線検査によって得られる情報に限りがあることや，CTの普及が進んだことにより，近年はCT検査が第一選択となるケースもある。とはいえ単純X線検査で確定診断に至ることも多くあるため，症例によってX線検査とCT検査を使い分ける。CT機械の進歩とVet-MouseTrap™のようなボックスの使用により，無麻酔下で撮影することも可能になった。しかし自発呼吸のもと撮影されたCT像は，肺実質・間質の疾患の診断に限界がある。とくに，胸水や気胸により肺実質が圧迫されている状態では，その原因疾患の特定は困難な場合が多い。したがって，このような場合には麻酔下で陽圧換気実施のもと撮影する必要がある。

(2)超音波検査

X線，X線透視，CTは，呼吸器疾患に対する有効な画像診断方法であるが，撮影時の猫に対するストレスは比較的大きい。これらの画像診断によって，呼吸器徴候が悪化する場合がある。そのため，救急における呼吸器疾患の画像診断では，胸部超音波検査が有効

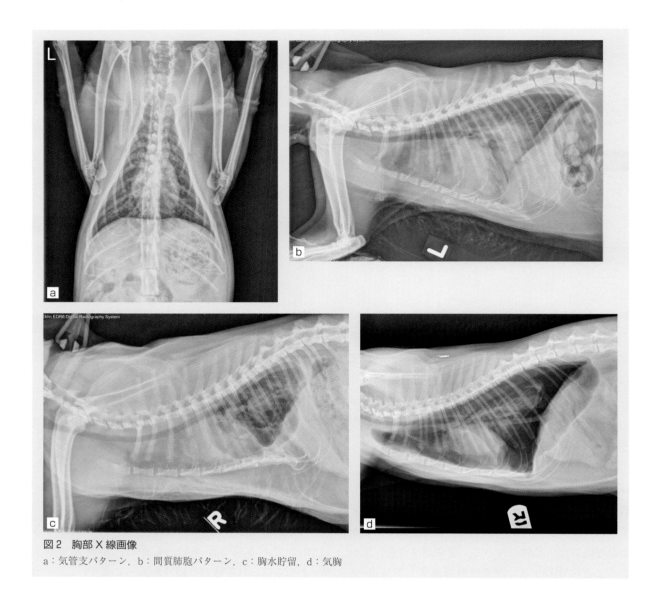

図2　胸部X線画像
a：気管支パターン，b：間質肺胞パターン，c：胸水貯留，d：気胸

である場合が多い。

　胸部超音波検査は，X線検査室やCT室に連れて行くことが困難な場合，または保定によるストレスで呼吸器徴候を悪化させてしまう可能性がある場合に有効である。

　救急科で行う胸部超音波検査には胸部FAST (thoracic focused assessment with sonography of trauma / triage) とVetBLUE (veterinary bedside lung ultrasound examination) がある（図3）。胸部FASTは，主に胸腔内疾患（胸水，気胸など）や心嚢膜水貯留の発見に重点が置かれている。一方，VetBLUEは肺実質・間質の疾患，すなわち肺水腫，肺コンソリデーションなどの発見に重点が置かれている[2, 9]。胸腔内疾患や肺実質・間質での疾患が疑われる場合には，まず胸部FASTやVetBLUEを実施することで，胸水や気胸，心嚢膜水貯留，肺水腫・肺コンソリデーションの有無を調べ，原因部位を特定していく。同時に，呼吸器徴候の原因として心原性肺水腫が疑われる場合には，心臓超音波検査によって心疾患の徴候（肥大型心筋症，拡張型心筋症，拘束型心筋症，肺高血圧症など）を調べることも，初期治療方法を決定するうえで重要である。とくに初期治療の段階では，左房拡張（心基部短軸像大動脈弁レベルで左房径／大動脈径比〔LA/Ao〕が1.5以下が正常）の有無を素早く判断することで，心原性肺水腫の可能性を除外するのに役立つ（図4）。

3. 酸素化能測定

　呼吸器徴候の重症度は，チアノーゼ，起坐呼吸，気道液吐出，意識障害などの有無によって判断することができるが，肺機能を調べるためには，PaO_2や動脈血酸素飽和度を調べる必要がある。

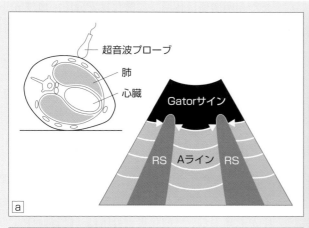
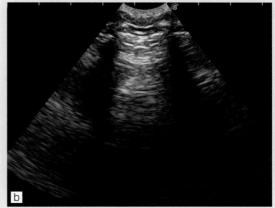
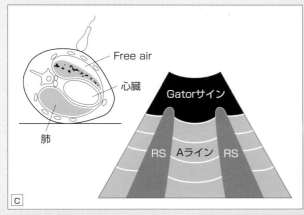
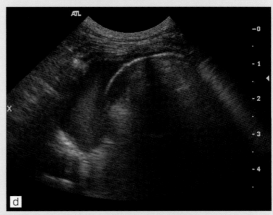
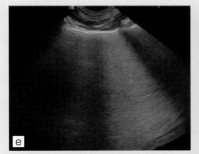
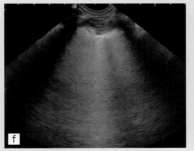
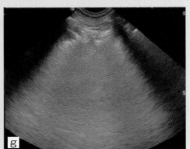
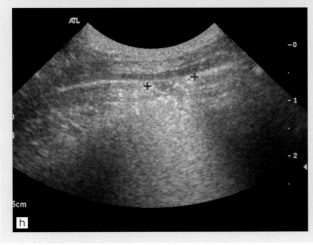

図3 肺の超音波画像

a, b：正常像。肋骨と胸膜からなるGatorサイン，肺胸膜が壁側胸膜に対して左右に動くGlideサイン，胸膜と水平に等間隔で存在する多重反射像（Aライン）が認められる。

c：気胸。GatorサインとAラインが認められる。Glideサインは喪失している。

d：胸水。肺胸膜と壁側胸膜間，または肺葉間に無エコーもしくは低エコー領域が認められる。

e～g：肺浮腫。肺胸膜から垂直に伸びる高エコーライン（Bライン）が認められる。

h：肺浸潤（コンソリデーション）。肺胸膜上に陥没した低エコー領域（Shredサイン）が認められる。

RS：肋骨陰影 rib shadow
（a, c：文献4をもとに作成）

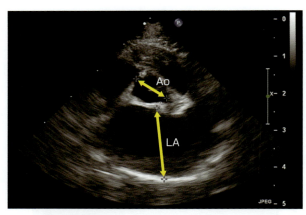

図4 心臓超音波画像
心基部短軸像大動脈弁レベルでのエコー断面像。左房径／大動脈径比（LA/Ao）が1.5以下を正常とする。

(1) 動脈血酸素分圧（PaO_2）

動脈血を採取し血液ガス測定を行う。動脈血は足背動脈か大腿動脈からの採取が一般的であるが、麻酔下では尾骨動脈からも採取可能である。PaO_2の正常値は、80～100 mmHg（室内気にて）で、80 mmHg以下は低酸素血症と定義される。酸素供給下では、PaO_2を酸素濃度（PaO_2：FiO_2比、室内気のFiO_2は0.21）で割った数値が300～500で正常値、300以下で酸素化能低下が起こっているといえる[5]。

PaO_2測定は肺の酸素化能を調べるゴールドスタンダードであるが、無麻酔下で、とくに呼吸困難を呈している猫では、採血が難しいだけでなく、ストレスによって呼吸器徴候を悪化させてしまう可能性がある。したがって、意識混濁を呈していない猫や、重篤な呼吸器徴候を呈している猫に対しては、無麻酔下での動脈採血は避けるべきである。

(2) 動脈血酸素飽和度

PaO_2の代替として、侵襲性の低いパルスオキシメーターを用いて動脈血酸素飽和度を測定することができる。パルスオキシメーターは発光部から赤外光と赤色光の二色が放出され、動脈内の酸素飽和度によってこれらの光の吸光度が違うことを利用して動脈血酸素飽和度を測定している。動脈血酸素飽和度は、動脈血酸素飽和度と相関関係にあることから、動脈血液ガス測定の代替となり得る（図5）。しかし、酸素供給下でPaO_2が100 mmHg以上の場合は、たとえPaO_2が400 mmHgから100 mmHgに下がったとしても、常に100％の酸素飽和度を示すことから、酸素供給下での酸素化能の変化を判断することには向いていない。

また相関関係は体温、二酸化炭素分圧、血液pHなどによって変化することから、動脈血酸素飽和度を用いた、PaO_2の正確な予測を行うことは難しい。また、末梢血管収縮、体動、濃厚粘膜色（黒）、体毛によって、測定の正確性が失われることが多いのも欠点といえる。

4. 換気能

換気能を調べるためには、二酸化炭素分圧を測定する。換気能が低下している場合は、血中二酸化炭素分圧が上昇する。二酸化炭素分圧は、動脈血（$PaCO_2$）、静脈血（$PvCO_2$）いずれを使用してもよい。$PaCO_2$は$PvCO_2$よりも5 mmHg前後低く、正常時で$PaCO_2$が約30～35 mmHg、静脈血二酸化炭素分圧は約35～40 mmHgとなる。循環不全を呈している猫では末梢静脈内の$PvCO_2$が中心静脈内の$PvCO_2$より顕著に増加している可能性があることに注意する。経口気管チューブが挿管されている麻酔下の猫では、血液ガスによる二酸化炭素分圧測定の代わりに、呼気中の二酸化炭素分圧（呼気終末二酸化炭素分圧）を測定することでも、換気能を調べることができる（気道確保法図7a参照）。呼気終末二酸化炭素分圧の正常値は、25～30 mmHgと$PaCO_2$よりも3～5 mmHg程度低値となる。

診断

猫の救急でよくみられる症例を疾患部位ごとに挙げる（表1）。

1. 上気道疾患

咽喉頭部や気管の外傷による気道閉塞、裂傷、裂離、腫瘍、鼻咽頭ポリープ、異物、出血、感染などによる気道内狭窄や閉塞がある。猫の上部気道感染症は、咳嗽や鼻腔閉塞による開口呼吸を呈することが多い。猫の喉頭疾患の鑑別には、外傷や腫瘍のほかに、喉頭麻痺、肉芽腫性喉頭炎や喉頭内リンパ増殖なども挙げられる。また、急性免疫反応（アナフィラキシーショック）の徴候として、急性喉頭浮腫による上気道閉塞がみられる場合が犬に比べて多い。

2. 下気道疾患

救急症例として代表例な症例には、猫の気管支炎がある。気管支炎は、さまざまな原因疾患によって引き

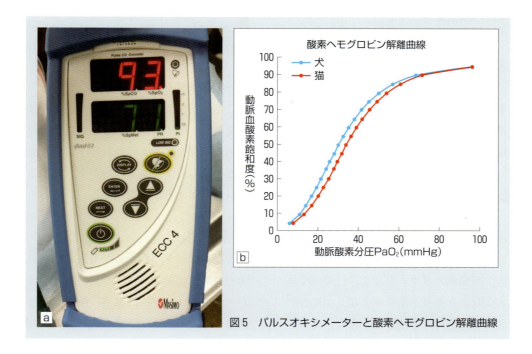

図5 パルスオキシメーターと酸素ヘモグロビン解離曲線

起こされるが,代表的なものに,アレルギー性気管支炎,急性気管支炎がある。

アレルギー性気管支炎は,好酸球性炎症による気管支収縮,気管支平滑筋肥大,粘液生産亢進,炎症性滲出液増加を引き起こす。身体検査では,呼気性努力呼吸とともに,高調連続性ラ音であるウィーズが聴診される場合が多い。しかし,重症例では吸気・呼気両方で努力呼吸やウィーズがみられる場合があることにも注意する。また,アレルギー性気管支炎を呈した猫は,同時に無気肺,肺炎,気胸を呈している場合があり,そのような症例では,肺音低下や断続性ラ音であるクラックルが聞こえる可能性がある。

急性気管支炎は,好中球性炎症によって同様の気管支徴候を引き起こすが,急性から慢性に移行することによって,気管支の上皮化,線維化といった不可逆性の変化を引き起こす。このほか,細菌性・ウイルス性・真菌性気管支炎,トキソプラズマ症などによっても同様の病変,徴候がみられる。

3. 肺実質・間質疾患

救急症例としてみることが多い肺実質・間質疾患には,まず肺水腫が挙げられる[1]。肺水腫は心原性肺水腫と非心原性肺水腫に大別される。猫ではとくに心原性肺水腫の症例が多いため,肺実質・間質疾患が疑われる症例では,画像診断などから,これを最初に除外する。心原性肺水腫と非心原性肺水腫の治療方針は大きく異なることから,早期蘇生,安定化のためには早

い段階での鑑別が重要である。

肺水腫以外では,細菌性・ウイルス性・真菌性肺炎や,外傷による肺うっ血,凝固不全による肺出血,肺腫瘍,無気肺なども見受けられる。肺葉捻転は猫では一般的ではないが,慢性気管支炎や胸水貯留を呈している猫で発生することが報告されている[6]。誤嚥性肺炎は猫ではまれだが,上気道疾患(喉頭疾患)や神経疾患に罹患した猫で起こる可能性がある。

4. 胸腔内疾患

胸水や気胸といった胸腔内疾患は,救急現場でよく遭遇する。胸水貯留の原因は感染,心疾患,低アルブミン血症,乳糜胸水,出血,腫瘍,猫伝染性腹膜炎などが考えられる。これらの疾患のなかでも,感染を原因とする膿胸は救急でよくみられる胸腔内疾患のひとつである(「4.8 膿胸」参照)。気胸の原因で最も多いものは,交通事故や高所落下などによる外傷であるが,それ以外にも囊胞破裂,重度肺炎,重度気管支炎,腫瘍,肺膿瘍,寄生虫などが原因で引き起こされる。また,横隔膜ヘルニアによる腹腔内臓器の胸腔内侵入によっても肺拡張が阻害されることで換気機能低下が起こる。

5. 胸壁疾患

胸壁傷害は,肋骨骨折,フレイルチェスト,穿通性胸壁外傷などがあり,気胸,肺挫傷などを併発している場合が多い。フレイルチェストとは複数の肋骨で骨

折が生じることで，その部分の胸壁が不安定となり，呼吸運動時に周りの胸壁と逆の動きをする状態をさす．神経筋障害による呼吸筋運動不全も胸壁疾患のひとつとして考えられる．とくに，慢性腎不全による低カリウム血症を原因とした，呼吸筋運動麻痺を呈する猫では，重度換気不全と低酸素血症に陥り，人工換気が必要になる場合がある．

6. 腹部疾患

腹水貯留や胃拡張によって腹腔内圧が上昇した状態では，横隔膜運動が阻害され，浅い呼吸を伴う呼吸器徴候がみられることがある[17]．また，胸壁疾患と同様に，神経筋障害，重度低カリウム血症などによって横隔膜筋機能阻害が起こり換気不全を引き起こす場合がある．外傷や先天性疾患による横隔膜裂傷も，比較的よくみられる横隔膜機能障害の原因であるが，このような症例では横隔膜運動機能低下だけではなく，腹部臓器ヘルニアによる胸腔疾患や肺挫傷の併発も，呼吸器徴候の原因となる場合が多い．

7. 肺血管疾患

急性の呼吸器徴候を起こす代表的な肺血管疾患の原因は肺血栓塞栓症であり，他疾患の二次的損傷として発症する．そのため，原因疾患の診断と治療が肺血栓塞栓症の予防に不可欠となる．猫の肺血栓塞栓症は非常にまれであるが，過去の研究では，腫瘍，膵炎，貧血，糸球体腎炎，脳炎，肺炎，心疾患，肝リピドーシス，敗血症，播種性血管内凝固（DIC），蛋白喪失性腎疾患，犬糸状虫症と関連して起こる可能性があると報告されている[3, 13, 14]．

8. 非呼吸器系疾患（look-alike）

呼吸器疾患ではないが，頻呼吸，開口呼吸など呼吸器徴候を呈する疾患・状態をここではlook-alikeとよぶ．このような猫では通常，呼吸器機能（酸素化機能，換気機能）は正常に維持されているが，呼吸器徴候（頻呼吸，意識混濁など）が現れることから，呼吸器疾患の鑑別診断を考える前に身体検査，血液検査，画像診断などによってlook-alikeを診断し除外することが重要である．たとえば，疼痛，ストレス，貧血，神経疾患，医原性，SIRS（敗血症を含む）などは，頻呼吸や開口呼吸のような呼吸器徴候を呈する場合が多い．

治療

1. 呼吸困難症例の初期治療

呼吸器徴候を呈する猫には，まず蘇生・安定化を行うことが重要である．とくに，重度呼吸器徴候を呈する場合は，酸素供給だけでなく気管挿管を行うことで気道を確保し，人工呼吸管理下で検査や治療を行うほうが何倍も安全である場合が多い．ここでは酸素供給と気道確保の方法を紹介する．

2. 酸素供給

呼吸器徴候を呈した猫が来院した場合，最初に行う治療は酸素供給である．酸素供給方法は，酸素フローバイ，酸素マスク，酸素室，酸素フード，経鼻酸素供給法がある[12]（図6）．来院時の応急措置は，酸素フローバイ，酸素マスク，酸素室を用いた方法で行う．酸素フードと経鼻酸素供給は，持続的な酸素供給方法としては有効であるが，器具設置の段階でストレスを与え，呼吸器徴候を悪化させてしまう可能性が高いので，緊急時の供給方法としては適していない．

酸素フローバイや酸素マスクを用いた方法は利便性がよいことから，救急患者に対して最もよく使用される．これらの方法で供給できる酸素濃度は，酸素フローバイ法で約40％前後，酸素マスクを用いた方法では約60％程度といわれている[19]．しかし，常に酸素供給源やマスクを顔の近くに保持しておく必要があり，それがストレスを増加させ，呼吸状態を悪化させる危険性がある．酸素室は，40％前後（場合によっては60％程度）の酸素濃度を供給することが可能であるだけでなく，二酸化炭素濃度，湿度，室内温度を調節することができる．また，酸素フローバイや酸素マスクを使用した方法のように，保定する必要がないことから猫に与えるストレスを軽減することができる．しかし，室内の酸素濃度を一定に保つために扉を密閉しておく必要があり，検査や治療を実施しづらいといった欠点がある．

3. 気道確保

チアノーゼ，気道液吐出，起座呼吸，意識混濁，呼吸音喪失といった徴候や重度低酸素血症や高二酸化炭素血症が酸素供給などで改善しない場合（PaO_2 60 mmHg以下，$PaCO_2$ 60 mmHg以上）に気道確保と人工呼吸を考慮する必要がある．気道確保は通常，経口気管挿管で行うが，重度の上気道閉塞，咽喉頭部や

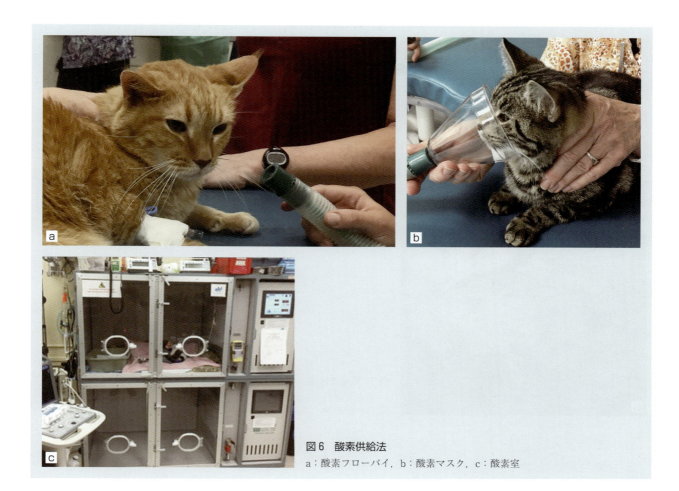

図6 酸素供給法
a：酸素フローバイ，b：酸素マスク，c：酸素室

気管の外傷が原因で挿管が不可能である場合は，喉頭マスク(ラリンジアルマスク)，経口ジェット換気，経気管カテーテル設置，気管切開などによって気道を確保する必要がある(図7)。

(1) 経口気管挿管

緊急時に経口気管挿管を迅速に行うためには，あらかじめ必要な機材をそろえておくことが最も重要である。準備する機材は，大小各サイズの経口気管チューブ，大小の喉頭鏡，スタイレット，リドカインスプレー噴霧器，吸引器などが含まれる。また，経口気管チューブを挿管する際，口腔，咽喉頭部に原因疾患がないかも忘れずに確認する。

(2) 喉頭マスク(ラリンジアルマスク)

頸部気管での疾患・問題により経口気管挿管ができない場合，または挿管によって二次的損傷が起こり得ると考えられる場合には，喉頭マスクで気道確保を行うことができる。カフを膨らませることで密閉状態を保つことができることから，人工陽圧換気を実施することも可能である。しかし，猫の喉頭サイズや形状によって，適切な設置が困難な場合があることが欠点である。また，体位変更時にマスクの位置がずれてしまう可能性があることから，呼気終末二酸化炭素分圧などを使用したモニタリングが必要となる。

(3) 経口ジェット換気

ジェット換気は，手動もしくはジェット換気器を用いて行う。この手法は，一回換気量が小さいジェット気流を高頻度(120〜180回／分)で送気することで通常より大きい分時換気量を送気し，酸素供給と換気を維持する方法である。猫では14〜16ゲージの長い(10〜15 cm)留置カテーテルを気管に挿管して行う[6, 7, 15]。適応例は，咽喉頭部疾患により経口気管チューブや喉頭マスクの使用ができない場合や，チューブ挿管によって気管で二次的損傷が発生することが疑われる場合である。欠点として，一回換気量や呼気終末二酸化炭素分圧などを調べることが困難であり，適切な換気の確認のためには血液ガスによって二酸化炭素分圧のモニタリングを行う必要がある。

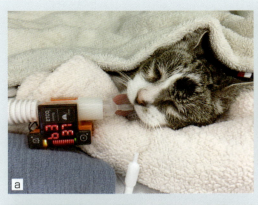
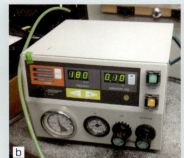
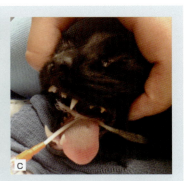
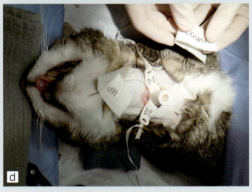

図7 気道確保法
a：経口気管チューブ挿管（マシモEMMA™ を使用して呼気終末二酸化炭素を測定），b, c：経口高頻度ジェット換気，d：気管切開

（4）経気管カテーテル

口腔，咽喉頭部疾患や，機材がないことにより，経口気管挿管，喉頭マスク，経口ジェット換気ができない場合は，経気管カテーテルの設置を行う。この手技には，18ゲージの静脈留置カテーテルを，第2，3輪状気管軟骨のあいだまたは第3，4輪状気管軟骨間から挿入する。この経気管カテーテルを通して，50～150 mL/kg/min 程度の酸素流量を供給することができる。前述のジェット換気を行うことも可能である。しかし，この手技では経口気道に頼っていることから，経気管カテーテルより頭側で完全な気道閉塞が発生している場合は，気道確保を行うことはできない。

（5）気管切開

上気道（とくに咽喉頭部）の完全閉塞により呼吸困難が起こっており，前述の気道確保ができない場合は，気管切開を行う。

気管上部の皮膚を3～4 cm 切開したのち，経気管カテーテル設置と同様，第2，3または第3，4輪状気管軟骨間を横に切開する。切開時には，切開面を気管周囲の40～50％以下にとどめておくよう注意する。これにより，気管の強度を十分に保つことができるだけでなく，気管の両側にある血管や神経の損傷を防ぐことができる。気管軟骨間を切開したのち，ナイロンなどの縫合糸を切開部の吻側と尾側の気管軟骨周囲に設置して，経口気管チューブを切開面から挿入する。緊急時にこの方法を行うことはまれであるが，適応例である猫の来院時に，迅速に気管切開を行えるかが救命に直接関わることから，知識，技術，機材などをあらかじめ準備しておくことが重要になる。

疾患部位ごとの蘇生・安定化（表2）

1．上気道疾患

上気道疾患が原因で呼吸器の蘇生・安定化が必要な場合は，鎮静薬を投与する。最も頻繁に使用される鎮静薬は，ブトルファノール（0.1～0.5 mg/kg，IV），アセプロマジン（0.01～0.05 mg/kg，IV，IM，SC）である。ブトルファノールは鎮静効果が高く，呼吸抑制や血圧低下といった副作用が少ないことから頻繁に使用される。しかし，投与量を増加しても鎮静効果が一定以上は増えなくなる天井効果があることから，短期間に複数回の投与が必要な場合はほかの鎮静薬を使用する。アセプロマジンも呼吸抑制効果が少なく安全な薬であるが，高用量投与は末梢血管拡張による低血圧を引き起こす可能性があるので注意する。また，症例に

よってはより鎮静効果の強いプロポフォールやケタミン，メデトミジンなどを使用するが，このような場合は挿管が必須となる。

上気道閉塞による呼吸困難に対して早期のグルココルチコイド投与が行われる症例も目にするが，グルココルチコイドは浮腫に対する効果発現に時間がかかることから緊急治療には適していない。しかし，上気道で一次的・二次的炎症性浮腫が原因で閉塞が起こっており，感染性疾患が原因でないと判断できる場合は，グルココルチコイド（デキサメサゾン 0.1 mg/kg, IV, q24 hr）の投与を早期に開始することで，上気道閉塞の早期緩和を目指すことができる。

上気道感染症などの感染症の場合はグルココルチコイド使用は避け，酸素供給，鎮静剤投与と同時に抗菌薬や抗ウイルス薬投与を開始する。

2．下気道疾患

下気道（気管支）での狭窄や閉塞が起こっている場合は，気管支拡張薬を使用し，換気能改善を目指す。気管支拡張薬は β_2 作動薬が主流であり，なかでもテルブタリン（0.01～0.03 mg/kg, IM, SC, q4～6 hr）やアルブテロール吸引薬（定量噴霧式吸引器やネブライザー使用，q30 min～1 hr）が使用されることが多い。いずれの方法でも効果発現は15～30分と早いため，緊急時に有効である。しかし，重篤な呼吸困難を呈している猫では，吸引薬の投与時にストレスを与え，徴候が悪化する可能性があるため，筋肉注射や皮下注射を使用する。いずれの薬も投与経路にかかわらず，複数回使用すると頻脈・不整脈，低カリウム血症といった副作用が起こる可能性があることに注意する。

グルココルチコイド（デキサメサゾン 0.1 mg/kg, IV, q24 hr）は，上気道疾患の場合と同様，下気道で発生している炎症を抑えるために使用されるが，効果発現に時間がかかることから，緊急時の使用には適さない。しかし蘇生・安定化後の中長期管理において，とくに猫アレルギー性気管支炎などでは，有効な維持療法であるため，感染性疾患の可能性を除外した後，グルココルチコイド投与が適応であるかを早い段階で判断する。

3．肺実質・間質疾患

肺実質・間質疾患で最も遭遇する，心原性肺水腫には，フロセミド（1～4 mg/kg, IV, IM, SC または 0.5～1.0 mg/kg/hr, CRI）を使用する。猫の心原性肺水腫に対するピモベンダン投与（0.25～0.5 mg/kg, PO, q8～12 hr）は，肥大型心筋症であっても心臓収縮機能が低下している場合は有効であると報告されている[10]。しかし，左室流出路狭窄が起こっている猫への投与は徴候を悪化させる可能性があることから，投与前には心臓超音波検査を実施することが勧められる。心収縮機能低下を伴う心疾患を原因とする心原性肺水腫の場合は，ピモベンダンのほかにドブタミン（2.5～10 μg/kg/min, CRI）やドパミン（5～15 μg/kg/min, CRI）の使用を考慮する。

心原性肺水腫以外の肺実質・間質疾患の治療として，酸素供給と気道確保以外に即効性の高い治療方法は限られる。したがって，身体検査において原因部位が肺実質・間質にあると疑われる場合には，まず心原性肺水腫かそれ以外の肺実質・間質疾患かを素早く判断することが重要である。

重度の努力呼吸，咳嗽などを呈している場合は，少量の鎮静薬投与（ブトルファノール 0.1～0.5 mg/kg, IV, IM, SC, ブトルファノールには鎮咳の効果もある）が呼吸状態を改善する場合がある。

気管支拡張薬の使用は，肺実質・間質疾患の猫において，換気血流不均衡を促進させ，酸素化能をさらに低下させる可能性があるので注意が必要である。筆者は，身体検査（ウィーズ）や画像診断（気管支パターン）で気管支狭窄の併発が疑われる場合にのみ，気管支拡張薬投与を考慮している。

細菌性肺炎が疑われる，もしくは診断された場合は，抗菌薬の投与を開始する。理想的には，気管支肺胞洗浄液などのサンプル採取を行った後，抗菌薬投与を開始するべきであるが，重度呼吸器徴候を呈している猫においては，サンプル採取によって臨床徴候の悪化が起こる可能性があることに注意する。筆者は気管チューブが挿管された重度肺炎動物では常にサンプル採取を実施するようにしている。そして初期治療段階では，サンプル採取の実施有無にかかわらずスルバクタム／アンピシリン（30 mg/kg, IV, q8 hr）などの広域スペクトラム抗菌薬の投与を迅速に開始する。そして，細菌培養検査と薬剤感受性試験の結果が出た時点で，中長期治療に適した抗菌薬を選択する。アンピシリン（22 mg/kg, IV, IM, SC, q8 hr）を使用する場合は，グラム陰性菌に対抗するためにエンロフロキサシン（5 mg/kg, SC, q24 hr）やアミカシン（10～15 mg/kg, IV, q24 hr）を同時に投与する必要がある場合が多い。また，重症症例に対しては，スルバクタム

／アンピシリンと同時にエンロフロキサシンやアミカシンなどを初期治療段階で追加することもあるが、その有効性については意見が分かれる。

4. 胸腔内疾患

胸水や気胸による呼吸器徴候では、酸素供給下で胸腔穿刺を実施する（「2.8　胸水・乳糜胸」、「4.8　膿胸」参照）。必要であれば、局所麻酔または、軽度の鎮静（ブトルファノール、アセプロマジン、ミダゾラムなど）と局所麻酔を行う。一般的に猫では20 mL/kg以上の胸水貯留がある場合に顕著な呼吸器徴候がみられるといわれるが、これは急性度や基礎疾患によっても変わってくる。

交通事故による気胸のように、気胸の再貯留が起こらない場合もあるが、再貯留が短時間で起こる場合や持続的吸引が必要な症例では胸腔チューブを設置する。胸腔チューブは、ガイドワイヤーを使用するものとトロカール（套管針）を使用するものがある。ガイドワイヤーを使用するタイプは、18ゲージの留置カテーテルを通して設置することから、侵襲性が低く、無麻酔下で設置することができる（「4.8　膿胸」参照）。しかしカテーテル内腔が小さいため閉塞を起こしやすく、緊張性気胸といった状況では吸引に時間がかかるといった欠点があり、緊急時には向いていない。このような場合はトロカールタイプの胸腔チューブを設置する必要があるが、これは侵襲性が高く、通常は麻酔下での設置が必要となる。

5. 胸壁疾患

胸壁の疾患で最も緊急度の高い疾患は、フレイルチェストと穿通性胸壁外傷である。

フレイルチェストによって呼吸器徴候がみられる場合は、二酸化炭素分圧の上昇を伴う換気不全と、低酸素血症を呈している場合が多い。この原因は、疼痛による胸郭運動減少と、胸壁の異常運動による換気不全であるため、まずオピオイド（フェンタニル、ブプレノルフィン）などを用いて疼痛管理を行う。その後、胸壁の異常運動を制限するために、横臥状態の猫では原因部位を下にし、伏臥状態の猫では胸郭を包帯で巻く。

穿通性胸壁外傷の場合は、まずジェルや濡れたガーゼなどで穿通部位を塞ぐ。それと同時に胸腔穿刺を行い、胸腔内に貯留している空気を吸引する。穿通部位を閉塞した場合に、胸腔穿刺を実施しなかった場合、緊張性気胸が発生する場合があることに注意する。穿通性外傷では、肺実質の外傷も起こっている場合が多く、それによる持続的な気胸が起こっている場合は、胸腔チューブを設置する。

胸壁疾患が中枢神経や神経筋疾患による場合は、原因疾患の治療が必要となる（例：重度低カリウム血症、有機リン中毒）。たとえば、重度低カリウム血症による呼吸筋運動機能不全が原因の場合は、緊急の塩化カリウム投与を行う。投与速度は0.5 mEq/kg/hrから開始し、1時間以内にカリウムイオン濃度の上昇がみられない場合は、投与速度を1.0 mEq/kg/hrに上げる。低カリウム血症の猫は同時に低マグネシウム血症を呈している場合が多いので、硫酸マグネシウム（0.5～1.0 mEq/kg、IV、30分かけて投与、または0.5～1.0 mEq/kg/day、CRI）を投与する。原因疾患治療に時間がかかる場合は、酸素供給と、必要であれば気道確保や人工呼吸管理を行う。

6. 腹部疾患（横隔膜を含む）

腹部疾患による呼吸器徴候は、腹腔内圧上昇によることが多いため、腹腔内圧の減圧治療を行う。重度腹水貯留が原因の場合は、腹腔穿刺によって腹腔内圧を下げる。胃拡張が原因の場合は経皮胃穿刺、胃チューブ設置を行うことで呼吸障害の改善を目指す。また、腹腔内圧が上昇している症例では呼吸器徴候と同時に循環不全（閉塞性ショック）を呈している場合が多いので、ショックの検査・治療を行う必要がある。

神経筋疾患による横隔膜運動機能不全に対しては酸素供給と気道確保を行った後、人工呼吸管理を行う。また胸壁疾患の項でも紹介したように、可能であれば原因疾患の治療を行う。

7. 肺血管疾患

肺血栓塞栓症の治療も、酸素供給、気道確保、人工呼吸管理以外にできる初期治療は限られる[16]。血栓溶解薬であるプラスミノゲン活性因子は、人医療において、広範囲にわたる肺血栓塞栓症か、二次的な右心性心不全を呈している症例のみへの適応となる。猫に対するアルテプラーゼの用量は0.25～1.0 mg/kg/hrの持続投与で最大10 mg/kgまで投与が可能といわれている。血栓溶解薬と同時にさらなる血栓生成を抑えるために、抗凝固薬（エノクサパリン1.0 mg/kg、SC、q6 hr、ダルテパリン100～180 IU/kg、SC、q6～12 hr）の投与を開始する。肺血栓塞栓症に対する抗血

小板薬の効果は限定的であるが，アスピリン（0.5〜1.0 mg/kg，PO，q24 hr）やクロピドグレル（18.75 mg/head，PO，q24 hr）を投与する場合もある。しかし，抗凝固薬との併用は，出血傾向を高める可能性があるため使用の際は注意する。

予後

呼吸器徴候を呈する猫は，重篤な状態にあると判断すべきである。このような猫に適切な緊急治療が施されなければ，予後は悪い。しかし，原因疾患によっては，迅速で適切な初期治療により，中長期的には良好な予後を得られる可能性がある。したがって，重篤な呼吸器疾患を呈する猫に対しては，予後の判断を行う前に，迅速で適切な初期治療を施す。そして，蘇生・安定化が得られた時点でさらなる検査を実施し，その結果をもとに予後の判断を行う。

高齢猫に対する注意点

高齢猫では，全身性疾患や他の基礎疾患の合併症として，呼吸器疾患を呈する場合が多い。このような高齢猫に対しては，蘇生・安定化後，呼吸器検査だけではなく，血液検査，尿検査，腹部超音波検査，心臓超音波検査などを実施することを忘れてはならない。

とくに，高齢猫では，心機能や腎機能の低下がみられることが非常に多いことから，呼吸器徴候を呈する猫に対する輸液療法には十分注意する。健康な猫でも年齢による肺機能の低下が考えられるため，急性呼吸器疾患を呈している猫では，低酸素血症の許容範囲が狭いと考えられる。したがって，高齢猫ではとくに，迅速な酸素供給や気道確保を含めた初期治療とモニタリングを要することを念頭にいれておく。

薬用量リスト

鎮静薬
- ブトルファノール　0.1〜0.3 mg/kg，IV，IM，SC，q4 hr
- アセプロマジン　0.01〜0.05 mg/kg，IV，IM，SC，q1〜4 hr
- ミダゾラム　0.1〜0.3 mg/kg，IV，IM，SC，q2〜4 hr，0.2〜0.3 mg/kg/hr，CRI
- ケタミン　0.5〜1 mg/kg，IV，IM ボーラス後，0.1〜0.5 mg/kg/hr，CRI
- メデトミジン　2.5〜10 μg/kg，IV，IM，0.5〜2 μg/kg/hr，CRI
- プロポフォール　1〜6 mg/kg，0.1〜0.4 μg/kg/min，IV，CRI

鎮痛薬
- フェンタニル　3〜10 μg/kg，IV ボーラス後，3〜15 μg/kg/hr，CRI
- ブプレノルフィン　0.01〜0.03 mg/kg，IV，IM，SC，q6 hr

気管支拡張薬
- テルブタリン　0.01〜0.03 mg/kg，IM，SC，q4〜6 hr
- サルブタモール吸引薬　100 μg/回を1〜2回投与，q30 min〜6 hr

利尿薬
- フロセミド　1〜4 mg/kg，IV，IM，SC，q1〜6 hr，または0.5〜1.0 mg/kg/hr，CRI

強心薬
- ピモベンダン　0.25〜0.5 mg/kg，PO，q8〜12 hr
- ドパミン　5〜15 μg/kg/min，CRI
- ドブタミン　2.5〜10 μg/kg/min，IV，CRI

抗菌薬
- アンピシリン　22 mg/kg，IV，SC，IM，q8 hr
- スルバクタム／アンピシリン　30 mg/kg，IV，q8 hr
- エンロフロキサシン　5 mg/kg，SC，q24 hr
- アミカシン　10〜15 mg/kg，IV，SC，IM，q24 hr

低カリウム補正
- 塩化カリウム　0.5 mEq/kg/hr を最大速度として投与．心電図・カリウム濃度モニタリング下で最大速度を超えてもよい

低マグネシウム補正
- 硫酸マグネシウム　0.5〜1.0 mEq/kg, IV, 30分かけて投与，または0.5〜1.0 mEq/kg/day, CRI

血栓融解薬
- プラスミノゲン活性因子　0.25〜1.0 mg/kg/hr（最大10 mg/kg）持続投与

抗凝固薬
- エノキサパリン　1.0 mg/kg, SC, q6 hr
- ダルテパリン　100〜180 IU/kg, SC, q6〜12 hr

抗血小板薬
- アスピリン　0.5〜1.0 mg/kg, PO, q24 hr
- クロピドグレル　18.75 mg/head, PO, q24 hr

[上田　悠]

■参考文献

1) Adamatos S, Hughes D. Pulmonary Edema. *In* Silverstein D, Hopper K, (eds): Small Animal Critical Care Medicine, 2nd ed. Elsevier, Saunders. St. Louis. 2015, pp116-120.
2) Barrs VR, Beatty JA. Feline pyothorax — new insights into an old problem: part 1. Aetiopathogenesis and diagnostic investigation. *Vet J*. 179: 163-170, 2009. doi: 10.1016/j.tvjl.2008.03.011
3) Barrs VR, Beatty JA. Feline pyothorax — new insights into an old problem: Part 2. Treatment recommendations and prophylaxis. *Vet J*. 179: 171-178, 2009.
4) Boysen S, Lisciandro GR. The use of ultrasound for dogs and cats in the emergency room: AFAST and TFAST. *Vet Clin North Am Small Anim Pract*. 43: 773-797, 2013. doi: 10.1016/j.cvsm.2013.03.011
5) Davidson BL, Rozanski EA, et al. Pulmonary thromboembolism in a heartworm-positive cat. *J Vet Intern Med*. 20: 1037-1041, 2006. doi: 10.1111/j.1939-1676.2006.tb01826.x
6) Dye TL, Teague HD, Poundstone ML. Lung lobe torsion in a cat with chronic feline asthma. *J Am Anim Hosp Assoc*. 34: 493-495, 1998. doi: 10.5326/15473317-34-6-493
7) Haskins SC. Hypoxemia. *In* Silverstein DC, Hopper K, (eds): Small Animal Critical Care Medicine, 2nd ed. Elsevier, Saunders. St. Louis. 2015, pp81-86.
8) Haskins SC, Orima H, Yamamoto Y, et al. High-frequency jet ventilation in anesthetized, paralyzed dogs and cats via transtracheal and endotracheal tube routes. *J Vet Emerg Crit Care*. 1: 55-60, 1991. doi: 10.1111/j.1476-4431.1991.tb00017.x
9) Haskins SC, Orima H, Yamamoto Y, et al. Clinical tolerance and bronchoscopic changes associated with transtracheal high-frequency jet ventilation in dogs and cats. *J Vet Emerg Crit Care*. 2: 6-10, 1992. doi: 10.1111/j.1476-4431.1992.tb00018.x
10) Le Boedec K, Arnaud C, Chetboul V, et al. Relationship between paradoxical breathing and pleural diseases in dyspneic dogs and cats: 389 cases(2011-2009). *J Am Vet Med Assoc*. 240: 1095-1099, 2012. doi: 10.2460/javma.240.9.1095
11) Lisciandro GR, Lagutchik MS, Mann KA, et al. Evaluation of a thoracic focused assessment with sonography for trauma(TFAST)protocol to detect pneumothorax and concurrent thoracic injury in 145 traumatized dogs. *J Vet Emerg Crit Care*. 18: 258-269, 2008. doi: 10.1111/j.1476-4431.2008.00312.x
12) MacGregor JM, Rush JE, Laste NJ et al. Use of pimobendan in 170 cats. *J Vet Cardiol*. 13: 251-260, 2011. doi: 10.1016/j.jvc.2011.08.001
13) Martin L, Khalil H. How much reduced hemoglobin is necessary to generate central cyanosis? *Chest*. 97: 182-185, 1990. doi: 10.1378/chest.97.1.182
14) Mazzaferro EM. Oxygen therapy. *In* Silverstein DC, Hopper K, (eds): Small Animal Critical Care Medicine, 2nd ed. Elsevier, Saunders. St. Louis. 2015, pp77-80
15) Norris CR, Griffey SM, Samii VF. Pulmonary thromboembolism in cats: 29 cases(1987-1997). *J Am Vet Med Assoc*. 215: 1650-1654, 1999.
16) Pouchelo JL, Chetboul V, Devauchelle P, et al. Diagnosis of pulmonary thromboembolism in a cat using echocardiography and pulmonary scintigraphy. *J Small Anim Pract*. 38: 306-310, 1997. doi: 10.1111/j.1748-5827.1997.tb03472.x
17) Pypendop BH. Jet ventilation. *In* Silverstein DC, Hopper K, (eds): Small Animal Critical Care Medicine, 2nd ed. Elsevier, Saunders. St. Louis. 2015, pp172-180.
18) Schermerhorn T, Pembletone-Corbett JR, Kornreich B. Pulmonary thromboembolism in cats. *J Vet Intern Med*. 18: 533-535, 2004. doi: 10.1111/j.1939-1676.2004.tb02580.x
19) Schmiedt CW, Tobias KM, Stevenson MA. Traumatic diaphragmatic hernia in cats: 34 cases(1991-2001). *J Am Vet Med Assoc*. 222: 1237-1240, 2003.
20) Stampley AR, Waldron DR. Reexpansion pulmonary edema after surgery to repair a diaphragmatic hernia in a cat. *J Am Vet Med Assoc*. 203: 1699-1701, 1993.
21) Tseng LW, Drobatz KJ. Oxygen supplementation and humidification. *In* King LG, (ed): Textbook of Respiratory Disease in Dogs and Cats. Elsevier, Saunders. St. Louis. 2004, pp205-213.

5.7 中毒

はじめに

猫は，人の食べ物や飲み薬，日用品，観葉植物などさまざまなもので中毒を起こす。人や犬には無害でも，猫には毒性を示す物質も存在する。猫は犬のように毒物を丸ごと食べることは少ないものの，ユリなどの中毒物質を少しづつ舐めるように摂取することで死に至ることもある。高い所へ飛び乗ったり，グルーミングの際に皮膚についた毒物を舐めとったりと，犬とは異なったパターンで毒物と接触することもある。また，猫特有の体質も中毒を起こしやすくする。猫は薬物を無毒化するグルクロン酸抱合能が低いため，多くの薬物の影響を受けやすい。さらに赤血球内のヘモグロビン分子がほかの動物と比較し酸化ストレスに弱いため，ハインツ小体を形成しやすくメトヘモグロビン血症に陥りやすい。

治療法でも，催吐処置など犬とは異なることを理解しておく必要がある。本稿では，日常遭遇しやすい猫特有の中毒物質をいくつか列挙し，初期対応を中心に説明する。

一般的な中毒への対応

1. 問診および検査

問診から，毒物の曝露に対して多くのヒントを得ることができる。「どの動物が？　なんの毒物を？　どのタイミングで？　どのように？」と問診を進め，状況を把握する。

最初に身体検査を短時間で，かつストレスを与えることなく実施し，全身的な評価を行う。呼吸数，毛細血管再充満時間（CRT），粘膜色，心拍数，体温測定など一般的なものに加え，中枢神経系の指標である歩様，起立時の状況，意識レベル，瞳孔サイズ，眼振や斜頚の有無などを評価する。意識消失や痙攣などを起こしている場合，安定化と同時に各種検査を進めていく必要がある。

猫の状態が安定していたら，病歴や毒物曝露時の状況などを十分に聴取する。突発性の神経徴候と消化器徴候あるいは呼吸器徴候などの組み合わせや，そのほかの臨床徴候，身体検査での異常の組み合わせにより，中毒物質を推測することができる場合もある。

化学物質や薬物への曝露の場合，内容物を確認するため包装紙や入れ物を持参するよう家族に伝える。

2. 全身状態の安定化

状態の安定化は最優先するべきことであり，A：気道確保，B：呼吸状態，C：循環・組織灌流の順で評価していく。気道が確保されているかどうかを確認し，呼吸停止している場合は，人工呼吸器による調節呼吸を行う。循環動態を評価するため，心拍数，粘膜色，体温などの確認に加え，心電図や血圧測定を実施し，異常があれば細かくモニタリングを継続する。痙攣や振戦などが認められる場合は，体温異常（高体温や低体温）に注意しつつ抗痙攣薬の投与を実施する。

状態が安定したら，代謝異常の有無を確認し治療計画を立てる。中毒を疑う症例では，血液検査（CBC），電解質検査，血液化学検査（血中尿素窒素〔BUN〕，血中クレアチニン濃度〔Cre〕，血糖値，カルシウムイオンなど），尿検査を実施する。臨床徴候や中毒の種類によっては，血液凝固系検査，血液ガス測定，心電図検査，X線検査を追加する。

3. 毒物除染

除染処置は，毒物の吸収を阻止するために有効である。処置を行う獣医師や看護師自身も処置や治療中に曝露されないよう，手袋やメガネ，医療用エプロンなどを着用すべきである。

(1) 皮膚曝露

皮膚曝露の際は，中性洗剤などを含んだ温水で十分に洗浄する。洗浄を行った場合は，温水で十分に洗い流し，ドライヤーなどで乾燥させる。猫が衰弱している場合は誤嚥しないよう注意する。長毛の猫の場合は，毛刈りも有効かもしれない。強酸や強アルカリなどの腐食性薬物は，温水で優しく洗浄する。皮膚曝露のほとんどのケースで，グルーミング時に経口摂取する可能性を考えなければならない。

(2) 眼球曝露

眼球への曝露の際は，20〜30分間，温水，乳酸リンゲル液，生理食塩液などで眼球を洗浄する[43]。疼痛を訴えたり攻撃的な猫に対しては，鎮静処置が必要な場合もある。腐食性薬物であれば角膜潰瘍の有無を確認する。角膜損傷が確認された場合は，継続的な検査あるいは眼科専門医への受診が必要になる。

(3) 催吐処置

催吐処置は，毒物摂取から時間が経っていなければ有効な処置である。摂取からの時間や毒物の種類によって催吐すべきかどうかを決定する。また，痙攣発作を起こしている症例，腹部外科処置を近日実施した症例，衰弱した症例には行わない[43]。同様に，誤嚥を引き起こす可能性のある重度沈うつあるいは昏睡状態，発作を誘発する可能性がある異常興奮の状態，すでに嘔吐徴候が認められる症例にも実施しない。催吐処置が禁忌となっている毒物として，強酸や強アルカリなど腐食性薬物，少量でも誤嚥性肺炎を引き起こす可能性のあるガソリンや灯油，潤滑油などの揮発性物質がある(表1)。

毒物摂取から催吐処置までの時間は重要であり，胃内に食渣や液体がある場合は，4時間以内であれば有効とされている。しかし，犬では60分以内に催吐処置を実施できたとしても，胃内容物の17〜60％程度しか排出できないとも報告されている[1, 3, 12, 49]。

海外では猫の催吐処置に3％過酸化水素水，キシラジンなどが使用されている。過酸化水素水は薬局などで購入が可能であり，病院外での猫の催吐薬としても使用されてきた。獣医師の指導のもとシリンジなどを使用し，自宅でも投与が可能である。過酸化水素水は，軽度の喉頭および胃粘膜障害を引き起こすことで嘔吐を誘発し，一般的に投与後15分以内に嘔吐が認められる。ときに重度の食道炎および胃炎を引き起こ

表1 催吐処置が禁忌となる場合

- 腐食性物質(電池，オーブン用洗浄剤，漂白剤)の誤飲
- 炭化水素系化合物(ガソリン，灯油，トーチ用オイル)の誤飲
- 臨床徴候(興奮，発作，意識レベルの低下，高体温，低血糖など)を呈している
- 誤嚥性肺炎を引き起こす可能性のある疾患を持つ(巨大食道症，喉頭麻痺，誤嚥性肺炎の既往歴)
- 消化管の外科処置を受けてから日が浅い
- 催吐させる薬剤が使用できない(痙攣発作，心疾患を有するなど)

すことがあるため注意が必要である(図1)。また，万が一誤嚥させてしまうと致死性の誤嚥性肺炎を引き起こすことがある。

筆者が好んで使用しているのは，トラネキサム酸および，キシラジンと同じ$α_2$作動薬であるメデトミジンである。トラネキサム酸による催吐のメカニズムは十分にわかっておらず，催吐処置を実施する場合は高用量の投与を行うため，抗線溶作用による血栓形成の可能性も考慮しなければならない。また犬と比較して猫での催吐率は低い。メデトミジンは投与経路の選択が重要であり，静脈内投与を実施すると先に鎮静状態となり催吐できないことがある。そのため，皮下あるいは筋肉内投与にて使用する。一般的に5〜10分後に嘔吐が誘発され，嘔吐後は鎮静効果が認められる。目的とする毒物が排出されたら，アチパメゾールにより拮抗する。メデトミジンは，循環動態に作用し心機能の低下を引き起こすため，幼〜若齢猫や心疾患がある猫では使用すべきでない。

食塩や食塩水，家庭用洗剤などによる催吐も可能ではあるが，現状では有害作用の報告も多く，禁忌とされている[43]。

(4) 胃洗浄処置

意識レベルが低下している場合や，明らかに大量服用している場合は，胃洗浄処置の適応となるかもしれない。誤嚥などを防ぐため気管挿管し，全身麻酔下で実施する。最後肋骨までの長さを計測し，経食道チューブを挿入する。可能であれば頭部を約20度低くし，温めた生理食塩液を10 mL/kgほど投与し，洗浄液が透明になるまでこれを10〜20回程度繰り返す。胃洗浄の合併症には，誤嚥性肺炎，喉頭痙攣，低酸素血症，チューブの入れすぎによる外傷，電解質異常などが挙げられる[36]。

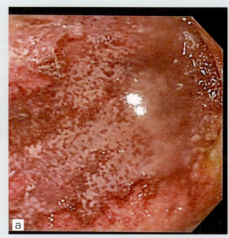
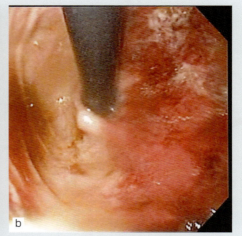

図1 催吐処置後，吐血を主訴に来院した猫の内視鏡像
オキシドールによる粘膜の充血，びらん，潰瘍がみられる。
a：胃底部，b：噴門部

表2 活性炭の投与が禁忌となる場合

- 意識レベルの低い動物（誤嚥性肺炎の可能性がある）
- 消化管閉塞および穿孔を疑う
- 吸着しにくい毒物（強酸，強アルカリ，エタノール，エチレングリコール，キシリトール，鉄，カリウム，臭化物）
- 腐食性薬物（強酸，強アルカリ）
- 重度の脱水および低灌流（塩類の誤飲）
- 高浸透圧病態（腎疾患，糖尿病，心因性多尿，糖尿病性尿崩症）
- 高ナトリウム血症
- 誤嚥性肺炎を引き起こす可能性のある疾患を持つ（巨大食道症，喉頭麻痺，誤嚥性肺炎の既往歴）

(5) 活性炭での吸着

活性炭は多くの物質と結合する吸着剤であり，それ自体は体内に吸収されないため，服用した中毒物質の吸収を減少させる。また，すでに血中に吸収されている毒物の排泄促進効果もあり，禁忌症例および活性炭に吸着しない物質（表2）以外すべての中毒で活性炭治療が推奨される。

活性炭への吸着は可逆性で投与後1分以内にはじまり，離脱はゆっくりと進行する。活性炭の吸着作用に影響を与える因子として消化管内食物の存在，消化管内のpHが挙げられる。とくに，牛乳やエタノールが存在すると活性炭の作用は減弱する。また，胃から小腸に移動してpHが上昇すると離脱が生じる。

投与量として，1〜4 g/kgが推奨されている[6]。経口投与量としてかなりの量になってしまうので，嗜好性を増すために少量のフードと混ぜることも可能である（図2）。ただし，可能であれば単体のほうが除染効

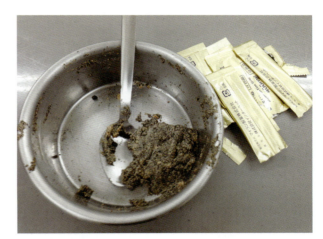

図2 活性炭の投与法
嗜好性を高めるため，ウェットフードと混ぜて投与する。

果は高い。牛乳やオイル，アイスクリームなどは吸着力が低下するため控えるべきである[42]。意識レベルの低下など臨床徴候が認められる場合は，気管挿管実施後，胃チューブなどを介して投与すべきである。活性炭の繰り返し投与（4〜8時間ごと数日間）により，静脈内に投与された薬物やすでに吸収された薬物の排泄効果も期待できる。活性炭投与の禁忌は，腸管閉塞，消化管穿孔である。また，消化管運動を抑制する薬物の服用，麻痺性イレウスのよる蠕動運動低下も相対的禁忌となる。活性炭に吸着されない薬物として，強酸，強アルカリ，エタノール，エチレングリコール，キシリトール，鉄，カリウム，臭化物などがある（表2）。内視鏡実施時は，活性炭が視界を遮ぎるため優先順位を考慮する。

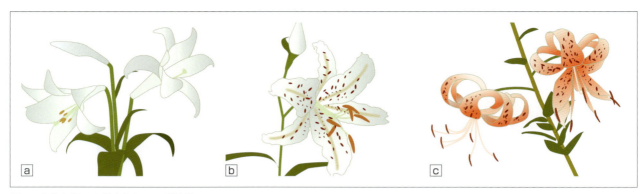

図3 中毒を起こす代表的なユリ科植物
a：テッポウユリ，b：ヤマユリ，c：オニユリ

ユリ中毒

1. 原因および病態

ユリは猫にとって非常に危険な植物であり，少量の摂取により急性尿細管壊死を特徴とする急性腎不全を引き起こし死に至る。なかでも，ユリ属（テッポウユリ，ヤマユリ，オニユリ，アジアンティックリリーなど）は，植物の一部（花びらや葉や茎，花粉など）を少量摂取しても中毒が生じる可能性がある[39, 45, 48]（図3）。ヘメロカリス属（ワスレグサなど）も猫への危険性が示唆されている[17]。

中毒物質は水溶性で，花の部分（花びらや花粉）に多く含まれている。また，葉1枚でも重度の中毒を引き起こす[31]。多くの場合，致死性であり，救命できたとしても慢性腎臓病を患うこともある。正確な中毒機序はわかっていないが，最初に生じる直接的な中毒性の尿細管上皮障害と，多尿や嘔吐による重度の脱水による続発性の腎障害の2つの段階があることが知られている。これは，完全に腎機能が停止し無尿となる前の，早期の輸液療法が有効であることを示している。テッポウユリ（イースターリリー）を使った研究では，ユリに含まれる水溶性物質が尿細管毒性を示すとされている。この研究では，ミトコンドリアの膨化，巨大化，浮腫，代謝異常により尿細管上皮の変化が引き起こされたとされている[19]。

2. 臨床徴候（表3）

臨床徴候は一般的に摂取後12時間以内に発現する。よくみられるのは嘔吐，食欲不振，沈うつ，多飲多尿である[18]。一般的ではないが，見当識障害，運動失調，顔面や肉球の浮腫，ヘッドプレッシング，痙攣発作を認めることもある[17]。

表3 ユリ中毒における臨床徴候と検査所見の発現および継続時間

臨床徴候・検査所見	発現までの時間	徴候の継続時間
嘔吐	0〜3 hr	4〜6 hr
流涎	0〜3 hr	4〜6 hr
食欲不振	0〜3 hr	継続する
沈うつ	0〜3 hr	継続する
蛋白尿	12〜24 hr	無尿になるまで
尿円柱	12〜24 hr	無尿になるまで
尿糖	12〜24 hr	無尿になるまで
等張尿	12〜24 hr	無尿になるまで
多尿	12〜30 hr	無尿になるまで
脱水	12〜30 hr	輸液補正されるまで
血液化学検査での変化	>24 hr	輸液補正されるまで
嘔吐の再発	30〜72 hr	継続する
無尿	24〜48 hr	継続する
虚弱	36〜72 hr	継続する
横臥状態	48〜72 hr	継続する
死亡	3〜7 day	

臨床徴候は嘔吐から始まる。4〜6時間以内に一時的に徴候が収まり，一見問題が改善したかのように見受けられることがあるため注意が必要である[18]。

腎不全は，摂取後24〜96時間以内に発症する。血液検査ではCreの顕著な上昇を伴う高窒素血症が認められ，尿検査では，尿糖，蛋白尿，等張尿，尿沈渣塗抹では，尿細管上皮の破綻を示唆する尿細管円柱が認められる[7, 31, 48]（図4）。また，エチレングリコール中毒で認められるような特徴的な結晶は認められない。肝酵素活性の上昇は末期に認められることがある。同様の徴候を示す腎不全を起こす中毒として，エチレングリコール中毒，NSAIDsによる中毒などが鑑別疾患に挙げられる。

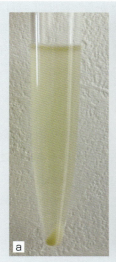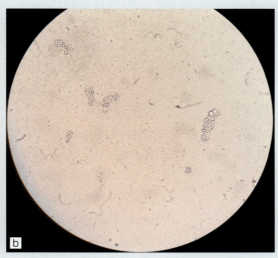

図4 ユリ中毒の猫の尿沈渣および沈渣塗抹
a：遠心分離後の尿沈渣。
b：沈渣塗抹。円柱上皮が多く認められる。

3. 治療

摂取（曝露）してから2時間以内で，臨床徴候が認められない場合は，催吐処置を実施する。催吐後は活性炭を投与する[31]。また，早期であれば肉眼的に毒物を確認し，摘出することもできるため，内視鏡を使用する方法もある。脱水は腎障害を悪化させる要因となるため，無尿になっていない限り脱水補正および強制利尿を目的とした輸液療法は非常に有効である。尿道カテーテルを留置し，時間単位での尿量測定が実施できれば理想的である。循環器に問題がなければ，維持輸液量の2～3倍量で輸液治療を実施する。強制利尿処置に明確な指標はないが，過去の報告でも無尿状態になる前に積極的に実施することで多くの症例が救われている。尿検査や血液化学検査を経時的に行い，輸液治療は最低でも摂取後48～72時間は続けるべきである[39]。無尿状態であれば，治療は限られる。フロセミドやマンニトールといった急性腎不全症例に一般的に使用される薬物は，無尿状態のユリ中毒にはほとんど効果がないとされており，透析が唯一の治療法となるかもしれない。血液透析治療では生存した報告がいくつか認められるが，腹膜透析に関しては賛否両論あり，必ずしも有効な治療とはいえないかもしれない[14, 25]。

4. 予後

摂取後早期のタイミングで治療介入できたかどうかが予後を左右する。毒物除染および強制利尿が早期に行われれば，予後はきわめて良好である。しかし，腎不全（無尿期）が生じていれば予後不良となる。

ネギ中毒

1. 原因および病態

ネギ類の中毒で，ショウガ，ニラなども含む。ニンニクの毒性には個体差が大きい。ネギは犬ではチョコレートに次いで有名な中毒物質であるが，猫でも同様に中毒の原因となり，犬よりも感受性が高いため少量で中毒を引き起こす[8]。ネギ属に含まれる有機硫化物が，消化管で吸収されて代謝を受け，強い酸化物質となり溶血を引き起こすなど毒性を示す[2]。この物質は熱の影響を受けないため，加熱処理をしても毒性は維持される。猫のヘモグロビンは犬の2～3倍も酸化作用を受けやすいことから，犬の中毒量より少量でも溶血を引き起こす可能性がある[20]。

赤血球内のヘモグロビンが有機硫化物によって酸化されるとハインツ小体が形成され，脾臓の血管でハインツ小体が除去される際に赤血球が破壊される。犬では赤血球の膜蛋白が酸化されると変形赤血球eccentrocyteとなり，マクロファージの貪食を受けるか溶血を引き起こすことが知られているが[27]，猫ではこのような変化は通常みられない。ハインツ小体や変形赤血球は，摂取後24時間以内に確認されるかもしれないが，貧血は数日後に発症することが多い。ニンニクに含まれるアリシンは，心筋あるいは平滑筋の弛緩作用があるため，血管拡張や低血圧の原因となり得るといわれている[29, 30, 32]。

個体差はあるが，一度に大量，あるいは少量でも継続的に摂取した場合に中毒を起こすとされている。犬で15～30 g/kgとされているのに対し，猫ではわずか

5g/kgで血液性状の変化を引き起こす可能性がある。また，体重の0.5％量のタマネギを摂取することによって生じるともいわれている。

2. 臨床徴候

大量に摂取した場合は1日以内に臨床徴候が現れることもあるが，一般的には摂取数日後に認められる。活動性の低下，ヘモグロビン尿，黄疸，頻呼吸，頻脈，運動不耐性，虚弱などが認められる。腹部痛や嘔吐，下痢などの消化器徴候が認められることもある。

3. 診断および検査

摂取の既往(可能性)および口臭(ネギ臭，ニンニク臭)の確認により中毒を疑う。臨床検査所見にて，溶血性貧血所見，血液塗抹でのハインツ小体の確認，黄疸，ヘモグロビン尿，メトヘモグロビン血症の確認ができた際はネギ中毒を鑑別に挙げる。

4. 治療

摂取後1～2時間以内であれば催吐処置を考慮し，処置後は活性炭を投与する。嘔吐，下痢に伴う脱水が疑われる場合は輸液処置を実施する。貧血は一般的に摂取数日後に起こりはじめるが，重度の貧血が認められる場合は，酸素吸入や輸血処置が必要になるかもしれない。

抗酸化物質であるアスコルビン酸，ビタミンE，N-アセチルシステインの投与の有効性についてはほとんど報告がない[21]。ウエットフードは酸化物質であるプロピレングリコールが含有されており，摂取すると小型ハインツ小体が多く形成され，赤血球の寿命を短縮する可能性がある[9]ため，米国では使用が禁止されている。

シトラスオイル中毒

1. 原因および病態

シトラスオイルは植物由来であり，天然成分として考えられているため，動物に対しても安全性が高いと誤認されている。主な中毒物質は，リモネンやリナロールである。アロマオイルだけでなく，動物用の虫除けに含まれていることもある。

猫はシトラスオイルに対する感受性が犬よりも高い。シャンプー剤などを直接塗布した場合に，重度の皮膚炎が生じた報告もいくつか認められる[23,26]。シトラスオイルは親油性であることから，経皮的，経口的に速やかに吸収される。d-リモネンは皮膚に付着するとたった10分で最高血中濃度に達する。主に腎臓から排出され，10％は大腸から排出される。

2. 臨床徴候

猫の臨床徴候として，過剰な流涎，運動失調，筋肉の震えが知られている。体に付着したものを舐めることにより，味覚が刺激され大量に流涎が認められる。中程度から重度の低体温が生じることがあり，そのほか，虚弱，活動性の変化(攻撃性)，鳴き声を発する，麻痺，散瞳，対光反射の低下，低血圧などが起こるとされている[26,34,38]。また，いくつか重度の皮膚徴候(壊死性皮膚炎，播種性血管内凝固〔DIC〕を伴う多形紅斑)が報告されている[26]。

3. 治療

曝露直後であれば，食器用洗剤で皮膚を洗うことで除染する。低体温が生じるため体温調節が重要である。そのほか，臨床徴候に応じた対症療法を行う。重度の皮膚徴候が生じた際は，抗菌薬，輸液，創傷治療などの積極的な全身管理が必要となる。

4. 予後

早期の除染など適切な治療を施せば，多くの場合，予後は良好である。重度の皮膚徴候が認められる症例は予後不良である。

ポプリオイル中毒

ポプリオイルは，鑑賞および芳香用にポプリを作る際，香りのベースとして少量加えられるオイルである。これらは，エッセンシャルオイルおよび陽性界面活性剤を含むため中毒性を示すとされている。なかでも犬と比較して猫での中毒が多数報告されている。

直接的な皮膚徴候だけでなく，アロマポットやデフューザーの液体を直接舐たり，体に付着したものをグルーミングによって口に含んだりした際の刺激による流涎，舌の潰瘍，口腔内の潰瘍，そのほか嘔吐やレッチンなどの消化器徴候，呼吸器徴候が報告されている[41]。

α-リポ酸

1. 原因および病態

α-リポ酸は，抗酸化作用と脂肪燃焼作用を持つため，健康補助食品として人の美容，健康維持，ダイエットを目的に使用される。猫はα-リポ酸に対する感受性が非常に高く，人や犬と比較し10分の1から40分の1の量で毒性が発現する（13 mg/kg以上で毒性あり）。

2. 臨床徴候

主に急性肝障害である。食欲不振，流涎，運動失調などの臨床徴候を引き起こし，大量摂取（60 mg/kg）では数時間で死亡したという実験報告もある[22]。

3. 診断および検査

血液化学検査では，アラニンアミノ基転移酵素活性（ALT）の顕著な上昇が特徴的な所見とされている。犬の症例報告では，肝障害に伴う肝酵素活性の上昇に加え，高ビリルビン血症，低血糖，腎不全なども認められている[28]。

4. 治療

治療法の報告はなく，一般的な急性肝障害に対する治療である輸液，低血糖のコントロール，肝保護薬，血漿輸液などの対症療法が中心になる。

アセトアミノフェン

1. 原因および病態

アセトアミノフェンは，人用の風邪薬や鎮痛薬に含まれており，猫での中毒量は10 mg/kg以上とされている[4]。アセトアミノフェンは肝臓でシトクロムP450（CYP）を介して代謝され，肝内のグルタチオンを消費し中間毒性体であるN-アセチル-p-キノネミンが生成される。本来グルタチオンにより抱合されて無毒化されるが，猫や幼若動物では十分に抱合されないため毒性が増加する。

N-アセチル-p-キノネミンは赤血球および肝細胞，尿細管上皮を酸化することで，メトヘモグロビン血症およびハインツ小体性貧血，重篤な肝障害，腎障害を引き起こす。

猫ではグルタチオンの産生能が低く，すぐにN-アセチル-p-キノネミンを無毒化できなくなる。そのため，人やほかの動物と比較して少量で中毒を起こす[13]。

2. 臨床徴候

猫のアセトアミノフェン中毒に伴う臨床徴候はさまざまである。一般的に臨床徴候は摂取から1～2時間後に発現するが，長時間経過してから発現するものもあるとされている。過去の報告では，沈うつ・活動性の低下が76％，粘膜色の変化（チアノーゼ，蒼白など）が50％，食欲不振が35％，嘔吐が35％，流涎が24％，下痢が18％，頻脈が18％，呼吸不全が12％，顔面や四肢の浮腫が29％となっている[4]。

3. 診断および検査

血液検査では，貧血，ALTの上昇，低コレステロール血症が認められ，少数では，低アルブミン血症，高ビリルビン血症などが認められる。

多くの場合，薬物を誤飲したという病歴の聴取および臨床徴候により診断を行う。臨床検査では，貧血および血液塗抹でのハインツ小体の確認，肝酵素活性の上昇を参考にする[35]。血漿，血清，尿サンプルを用いてアセトアミノフェン量を測定することができるが，結果が出るまで数日を要するため，治療を目的とした検査としては実用的ではない[37]。

4. 治療

摂取後1時間以内であれば，催吐処置および胃洗浄処置を実施，その後，活性炭を投与する。アセトアミノフェンは腸肝循環に入るため，摂取後2時間以上経過している場合も活性炭の投与は適応となる。N-アセチルシステイン（NAS）は，アセトアミノフェン代謝物と直接的に結合し排泄させることができるため，摂取後，8時間以内であれば非常に有効である。初回投与は140 mg/kg（重症例であれば，280 mg/kg），その後4時間おきに70 mg/kgを3～5回投与する。日本では静脈注射用が存在せず，医学領域では経口投与が推奨されている。アスコルビン酸（ビタミンC）は，メトヘモグロビンを還元しヘモグロビンに変換させるために投与するとされているが，その効力は不明であり消化器徴候を引き起こす可能性もある。30 mg/kg，bid～qidにて使用する。シメチジンは肝臓内のCYPを阻害することでアセトアミノフェン代謝（N-アセチル-p-キノネミンの産生）を減少させる効力があるとされている。そのほかの支持療法として静脈点滴，必要であれば酸素吸入および輸血処置を実施する。

5. 予後

毒物摂取から治療までの時間が短い症例ほど，予後良好とされている。曝露から17時間以上経過した症例は亡くなっているという報告もある[4]。

エチレングリコール中毒

1. 原因および病態

エチレングリコールは猫にとって非常に危険な毒物である。車の不凍液や一部の保冷剤に含まれ，そのほかに写真の現像液やサビ取り，モーターオイル，工業用の溶剤にも含まれる。

エチレングリコールはいくつかのステップを経て代謝され，その過程でグリコアルデヒド，グリコール酸，シュウ酸が産生され最終的に急性腎不全を引き起こし死に至る（図5）。猫は犬よりもさらに感受性が高く，臨床徴候も急速に進行するが，その理由はわかっていない。猫では，1.5 mL/kgが致死量と報告されている[10, 24]。

2. 臨床徴候

臨床徴候は3つのステージで表される。第1段階では「酔っぱらった」徴候として見受けられる。摂取後30分以内に精神障害，歩行障害，脱力や嘔吐などの消化器徴候が認められる。このステージでは，毒性を有するグリコール酸やシュウ酸は産生されていない。このタイミングで十分に治療が施されれば予後は良好である。

第2段階では，グリコール酸が生成されはじめる。摂取後4〜6時間ではじまり，吐き気，嘔吐，食欲不振，下痢，脱水徴候などが認められる。

最終段階として，12〜24時間経過すると，代謝産物としてシュウ酸が生成され，カルシウムと結合しシュウ酸カルシウムを形成する。これは重度の尿細管障害を引き起こす原因となり，急性腎不全に伴う顕著な虚弱，嘔吐，昏睡，尿産生の減少を引き起こす[33]。

3. 診断および検査

摂取後12時間以内にBUN，Creの上昇を引き起こす。

尿検査では，低比重尿（エチレングリコールによる浸透圧利尿），蛋白尿，尿糖，血尿，アルブミン尿を認める。また，3時間以内に尿中のシュウ酸カルシウム血症を認める症例もある[11]。シュウ酸カルシウムが

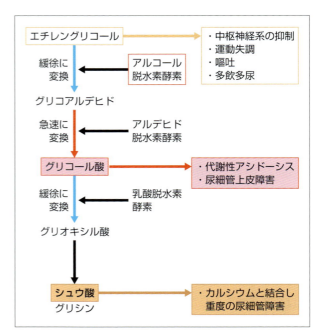

図5 エチレングリコールの代謝に伴う毒性の発現

産生されていないからといってエチレングリコール中毒を除外することはできない。血液検査では，高血糖，低カルシウム血症，腎不全に起因する高リン血症，高カリウム血症を認めることがある。一般的に代謝性アシドーシスを認め，尿の酸性化を認める[16]。毒物摂取の既往と，臨床徴候，血液化学検査でのCreの上昇，尿検査での尿比重の低下，シュウ酸カルシウムの確認により診断する。また，不凍液の多くには蛍光色素（赤や緑）が含まれており，紫外線により発光するため，尿や吐物，肉球や口の周り，顔にウッド光を照射することで検出できることもある[50]。

4. 治療

催吐処置は1時間以内であれば有効かもしれない。活性炭などによる吸着はあまり効果を示さない。静脈点滴は維持量の2〜3倍量で実施し，脱水を補正し腎血流量を維持し，利尿を促す。尿量が減少している場合は，過剰輸液を起こさないよう尿量のモニタリングを実施する。腎不全により尿産生が低下している場合は，血液透析処置を考慮する場合もある。そのほか腎不全に伴う高カリウム血症の管理や制吐薬の投与を行う。

エチレングリコールは摂取後短時間（3〜4時間）であれば，フォメピゾールやエタノールを使用することにより生存させることができるかもしれない。それ以上時間が経過し，すでに腎不全徴候が発現している場合は，ほとんど効果を期待できない。

エタノールは，エチレングリコール中毒に対して使用される解毒薬である。エタノールは経口投与あるいは，持続点滴により血中濃度を一定に保つことで効果を発揮し，摂取後12時間以内であれば有効である。晶質液で20％に調節したエタノール5 mL/kgを1時間かけて投与する。その後6時間ごとに5回，8時間ごとに4回投与する[46]。エタノールの投与は，必ず中枢神経抑制と低体温を引き起こす。また，エタノール自体，アシデミアの助長や低血糖を引き起こす。低血糖を引き起こす可能性があるため，血糖値は4〜6時間ごとにモニタリングすべきである。中枢神経抑制が重度の場合は気道確保が必要な場合もある。そのほか栄養管理（ビタミンの投与）や輸液治療が必要となる。

5. 予後

エチレングリコール中毒の予後はきわめて悪く，治療介入までの時間が長ければ長いほど予後不良である。25例の猫の報告では致死率が96％となっている[44]。英国での中毒情報サービスによると，213例のエチレングリコール中毒の猫の致死率は92.5％と報告されている[5]。

ペルメトリン中毒

1. 原因および病態

ペルメトリンは猫の中毒のなかでも数多く報告されている中毒物質のひとつである[15, 47]。ピレスロイド系殺虫剤の一種であり，犬用のスポットオンタイプのノミ・ダニ予防薬，犬用の疥癬治療用クリーム製剤として市販されている。誤って猫に使用した際などに中毒を引き起こす。

2. 臨床徴候

振戦，顔面の痙縮，痙攣発作などの神経徴候を生じることがある。ピレスロイド系の薬物は，神経組織内あるいは，筋細胞の細胞膜に存在するナトリウムチャネルに作用し，チャネルの閉鎖阻害を引き起こす。その結果，活動電位を発生し続ける反復興奮が起き，運動失調，骨格筋の異常収縮，全身性の振戦，顔面および耳の攣縮，知覚過敏，流涎，高体温などの神経徴候が現れる。犬用スポットオン剤では数滴で中毒を起こし，数時間後〜数日後以内に臨床徴候が発現する。徴候は24〜48時間程度は継続し，最長で7日間続いた症例も知られている[40, 47]。また，約10％で死に至っ たと報告されている[47]。

3. 治療

神経徴候が認められている場合は，ジアゼパム（0.25〜0.5 mg/kg）あるいはフェノバルビタール（2〜4 mg/kg）の投与による振戦および痙攣発作のコントロールを実施する。発作が改善しない場合は挿管を行い，プロポフォールの持続点滴あるいは吸入麻酔にて管理を行う。骨格筋の異常収縮に対しては，中枢性骨格筋弛緩薬であるメトカルバモール55〜220 mg/kg（330 mg/kg/dayを超えない）を使用するという報告もある[40]。状況が落ち着き次第，皮膚の洗浄を実施する。横紋筋融解症などに伴うミオグロビン血症により腎不全を起こす可能性があるため，静脈点滴を実施する。

4. 予後

一般的に予後は良好であるが，横紋筋融解症に伴う腎不全やDICを併発した症例は予後不良となる。

[中村篤史]

参考文献

1) Abdallah AH, Tye A. A comparison of the efficacy of emetic drugs and stomach lavage. *Am J Dis Child*. 113: 571-575, 1967.
2) Amagase H, Petesch BL, Matsuura H, et al. Intake of garlic and its bioactive components. *J Nutr*. 131: 955S-962S. 2001.
3) Arnold FJ Jr, Hodges JB Jr, Barta RA Jr. Evaluation of the efficacy of lavage and induced emesis in treatment of salicylate poisoning. *Pediatrics*. 23: 286-301, 1959.
4) Aronson LR, Drobatz K, Acetaminophen toxicosis in 17 cats. *J Vet Emerg Crit Care (San Antonio)*. 6: 65-69, 1996. doi: 10.1111/j.1476-4431.1996.tb00034.x
5) Bates N, Edwards N. Toxic deaths in cats and dogs reported to the Veterinary Poisons Information Service (VPIS) [abstract]. *Clin Toxicol*. 53: 273, 2015.
6) Beasley VR, Dorman DC. Management of toxicoses. *Vet Clin North Am Small Anim Pract*. 20: 307-337, 1990.
7) Berg RI, Francey T, Segev G. Resolution of acute kidney injury in a cat after lily (Lilium lancifolium) intoxication. *J Vet Intern Med*. 21: 857-859, 2007.
8) Burrows GE, Tyrl RJ. Liliaceae Juss. Toxic plants of North America. State Press, Iowa. 2001, pp751-805.
9) Christopher MM, Perman V, Eaton JW. Contribution of propylene glycol-induced Heinz body formation to anemia in cats. *J Am Vet Med Assoc*. 194: 1045-1056, 1989.
10) Connally HE, Hamar DW, Thrall MA. Inhibition of canine and feline alcohol dehydrogenase activity by fomepizole. *Am J Vet Res*. 61: 450-455, 2000.
11) Connally HE, Thrall MA, Hamar DW. Safety and efficacy of high-dose fomepizole compared with ethanol as therapy for ethylene glycol intoxication in cats. *J Vet Emerg Crit Care (San Antonio)*. 20: 191-206, 2010. doi: 10.1111/j.1476-4431.2009.00492.x
12) Corby DG, Lisciandro RC, Lehman RH, et al. The efficiency

of methods used to evacuate the stomach after acute ingestions. *Pediatrics*. 40: 871-874, 1967.
13) Court MH, Greenblatt DJ. Molecular basis for deficient acetaminophen glucuronidation in cats. An interspecies comparison of enzyme kinetics in liver microsomes. *Biochem Pharmacol*. 53: 1041-1047, 1997.
14) Dorval P, Boysen SR. Management of acute renal failure in cats using peritoneal dialysis: a retrospective study of six cases (2003-2007). *J Feline Med Surg*. 11: 107-115, 2009. doi: 10.1016/j.jfms.2008.06.003
15) Dunayer EK, Merola V. The 10 most common toxicoses in cats. *Vet Med*. 101: 339, 2006.
16) Grauer GF, Thrall MA. Ethylene glycol (antifreeze) poisoning in the dog and cat. *J Am Anim Hosp Assoc*. 18: 492-497, 1982.
17) Hadley RM, Richardson JA, Gwaltney-Brant SM. A retrospective study of daylily toxicosis in cats. *Vet Hum Toxicol*. 45: 38-39, 2003.
18) Hall J. Lily. *In*: Plumlee KH, (ed). Clinical veterinary toxicology. Elsevier, Mosby. St. Louis. 2003, pp433.
19) Hall J. Nephrotoxicity of Easter lily (Lilium longiflorum) when ingested by the cact. *Proc Annu Meet Am Vet Int Med*. 6: 121, 1992.
20) Harvey JW, Kaneko JJ. Oxidation of human and animal haemoglobins with ascorbate, acetylphenylhydrazine, nitrite, and hydrogen peroxide. *Br J Haematol*. 32: 193-203, 1976.
21) Hill AS, O'Neill S, Rogers QR, et al. Antioxidant prevention of Heinz body formation and oxidative injury in cats. *Am J Vet Res*. 62: 370-374, 2001.
22) Hill AS, Werner JA, Rogers QR, et al. Lipoic acid is 10 times more toxic in cats than reported in humans, dogs or rats. *J Anim Physiol Anim Nutr (Berl)*. 88: 150-156, 2004. doi: 10.1111/j.1439-0396.2003.00472.x
23) Hooser SB, Beasley VR, Everitt JI. Effects of an insecticidal dip containing d-limonene in the cat. *J Am Vet Med Assoc*. 189: 905-908, 1986.
24) Kersting EJ, Nielsen SW. Experimental ethylene glycol poisoning in the dog. *Am J Vet Res*. 27: 574-582, 1966.
25) Langston CE. Acute renal failure caused by lily ingestion in six cats. *J Am Vet Med Assoc*. 220: 49-52, 2002.
26) Lee JA, Budgin JB, Mauldin EA. Acute necrotizing dermatitis and septicemia after application of a d-limonene-based insecticidal shampoo in a cat. *J Am Vet Med Assoc*. 221: 258-262, 2002.
27) Lee KW, Yamato O, Tajima M, et al. Hematologic changes associated with the appearance of eccentrocytes after intragastric administration of garlic extract to dogs. *Am J Vet Res*. 61: 1446-1450. 2000.
28) Loftin EG, Herold LV. Therapy and outcome of suspected alpha lipoic acid toxicity in two dogs. *J Vet Emerg Crit Care (San Antonio)*. 19; 501-506, 2009. doi: 10.1111/j.1476-4431.2009.00460.x
29) Malik ZA, Siddiqui S. Hypotensive effect of freeze-dried garlic (Allium sativum) sap in dog. *J Pak Med Assoc*. 31: 12-13, 1981.
30) Martin N, Bardisa L, Pantoja C, et al. Experimental cardiovascular depressant effects of garlic (Allium sativum) dialysate. *J Ethnopharmacol*. 37: 145-149, 1992.
31) Mason J, Khan S, Gwaltney-Brant SM. Recently recognized animal toxicants. *In*: Bonagura J, Twedt D, (eds). Kirk's current veterinary therapy XIV. Elsevier Saunders, St. Louis. 2008, pp138-143.
32) Mayeux PR, Agrawal KC, Tou JS, et al. The pharmacological effects of allicin, a constituent of garlic oil. *Agents Actions*. 25: 182-190, 1988.
33) Osweiler GD, Hovda L, Brutlag AG, et al. (eds). Blackwell's five-minute veterinary consult clinical companion small animal toxicology, 1st ed. Wiley-Blackwell, Hoboken. 2011.
34) Osweiler GD. Citrus oil extracts. *In*: Osweiler GD, (ed). Toxicology, 2nd ed. Williams & Wilkins, Philadelphia. 1996.
35) Osweiler GD. Over the counter drugs and illicit drugs of abuse. *In*: The national veterinary medical series: Toxicology. Wiley-Blackwell, Hoboken. 1996.
36) Peterson M. Toxicological decontamination. *In*: Peterson M, Talcott P, (eds). Small animal toxicology, 2nd ed. Elsevier, Saunders, St. Louis. 2006, pp127-141.
37) Poppenga RH. Toxicological Emergencies. *In*: Drobatz KJ, Merilee FC, (eds). Feline Emergency and Critical Care Medicine. Wiley-Blackwell, Hoboken. 2010, pp561-599.
38) Powers KA, Hooser SB, Sundberg JP, et al. An evaluation of the acute toxicity of an insecticidal spray containing linalool, d-limonene, and piperonyl butoxide applied topically to domestic cats. *Vet Hum Toxicol*. 30: 206-210, 1988.
39) Richardson J, Gwaltney-Brant SM. Lily toxicoses in cats. *Stand Care Emerg Crit Care Med*. 4: 5, 2002.
40) Richardson J. Permethrin spot on toxicoses in cats. *J Vet Emerg Crit Care (San Antonio)*. 10: 103-106, 2000. doi: 10.1111/j.1476-4431.2000.tb00006.x
41) Richardson JA. Potpourri hazards in cats. *Vet Med*. 94: 1010, 1999.
42) Rodgers GC Jr, Matyunas NJ. Gastrointestinal decontamination for acute poisoning. *Pediatr Clin North Am*. 33: 261-286, 1986.
43) Rosendale ME. Decontamination strategies. *Vet Clin North Am Small Anim Pract*. 32: 311-321, 2002.
44) Rowland J. Incidence of ethylene glycol intoxication in dogs and cats seen at Colorado State University Veterinary Teaching Hospital. *Vet Hum Toxicol*. 29: 41-44, 1987.
45) Rumbeiha WK, Francis JA, Fitzgerald SD, et al. A comprehensive study of Easter lily poisoning in cats. *J Vet Diagn Invest*. 16: 527-541, 2004. doi: 10.1177/104063870401600607
46) Rumbeiha WK, Murphy MJ. Nephrotoxicants. In: Bonagura J, Twedt D, (eds). Kirk's current veterinary therapy XIV. Elsevier, Saunders. St. Louis. 2008, pp159-165.
47) Sutton NM, Bates N, Campbell A. Clinical effects and outcome of feline permethrin spot-on poisonings reported to the Veterinary Poisons Information Service (VPIS), London. *J Feline Med Surg*. 9: 335-339, 2007. doi: 10.1016/j.jfms.2007.05.003
48) Tefft KM. Lily nephrotoxicity in cats. *Comp Contin Edu Pract Vet*. 26: 149-157, 2004.
49) Teshima D, Suzuki A, Otsubo K, et al. Efficacy of emetic and United State pharmacopoeia ipecac syrup in prevention of drug absorption. *Chem Pharm Bull (Tokyo)*. 38: 2242-2245, 1990.
50) Winter ML, Ellis MD, Snodgrass WR. Urine fluorescence using a Wood's lamp to detect the antifreeze additive sodium fluorescein: a qualitative adjunctive test in suspected ethylene glycol ingestions. *Ann Emerg Med*. 19: 663-667, 1990.

第6章
遺伝性疾患

1　多発性嚢胞腎
2　遺伝性心筋症
3　家族性アミロイドーシス
4　赤血球ピルビン酸キナーゼ欠損症
5　ライソゾーム病
6　骨軟骨異形成症

遺伝性疾患

6.1 多発性嚢胞腎

はじめに

猫の多発性嚢胞腎 polycystic kidney disease (PKD) は，1967年に Silvestro らによって初めて報告された先天性腎疾患である[4]。猫のPKDは，主にペルシャ系純血種に多くみられ，両腎の皮質・髄質に大小不同の多数の嚢胞が発生する。臨床徴候は慢性腎臓病と類似し，高窒素血症の徴候が現れるまでは無徴候なことが多く，進行すると運動不耐性や食欲不振，多飲多尿などが認められる。

本疾患で観察される腎嚢胞は，慢性の腎疾患の結果として現れる尿細管の拡張に基づく単純性嚢胞とは異なり，遺伝子異常によって形成されるものである。人の難病である常染色体優性多発性嚢胞腎 autosomal dominant PKD (ADPKD) と同様の病態を示し，同じく常染色体優性遺伝形式をとる。世界的にもペルシャやその近交系猫で多くの発症が報告されており，北米ではペルシャの約3分の1が遺伝子異常を有しているとされている。近年はペルシャに限らず，さまざまな猫種での発症が報告されており，日本においても日本猫系雑種などに遺伝子異常を有した猫がみられる。

多発性嚢胞腎の遺伝子異常

猫のPKDときわめて似た病態を示す人のADPKDの原因遺伝子は *PKD1*（遺伝子座 16p13.3）と *PKD2*（遺伝子座 4q21）であり，症例の85%が *PKD1* の変異によるもの，15%が *PKD2* の変異によるものとされている[7]。このほかに人では常染色体劣性遺伝形式を示す遺伝性嚢胞性腎疾患で ARPKD (autosomal recessive polycystic kidney disease) が存在する。染色体 6p21.1-p12 に存在する *PKHD1* の遺伝子変異が原因で，腎臓の集合管の拡張と胆管異形成と肝内門脈周囲線維化を示す疾患である。*PKD1* および *PKD2* 変異の場合と同様に遺伝子変異が細胞の一次繊毛の機能異常を示す疾患であり，病態生理が共通している。人の場合は，このように複数の遺伝子の複数カ所の変異が病態発生の原因になっていることが報告されている。

一方，猫のPKDでは，*PKD1* 遺伝子のエクソン29，c.10063部位のシトシン(C)からアデニン(A)のヘテロ型ナンセンス変異が，原因として現在証明されている唯一の遺伝子異常である[3]。この部位は本来ホモ接合型(C/C)であるべきだが，多発性嚢胞腎の猫ではC/Aのヘテロ接合型のナンセンス変異となる。この変異により同部位がストップコドンとなり，コードしている蛋白質のポリシスチン1 (polycystin 1：PC1)産生に障害を来すことが病態発生の引き金となっている（図1）。

猫の *PKD1* の遺伝子変異を臨床サンプルから検索する方法としては，現在 PCR-RFLP 法が用いられている（図2）。Lyons らの報告[3]に基づき，末梢血白血球 DNA もしくは口腔スワブから DNA を抽出して PCR を行い，*PKD1* 遺伝子の Exon29 領域の 559 bp の大きさの産物を増幅し，制限酵素(MLY1)を加えて切断する。変異が存在すれば，制限酵素によって PCR 産物が 316 bp と 243 bp に切断される。野生型では変異が存在しないので，制限酵素処理を行っても切断は起きず，559 bp の産物のみが確認されるが，変異型では3つの異なる遺伝子産物となる。すなわち，制限酵素処理された PCR 産物をアガロースゲル電気泳動にかけると，PKD 症例の PCR 産物は正常遺伝子配列の1本のバンドと，異常配列の2本のバンドの合計3本のバンドに分かれる。このことから，猫PKDの症例は，*PKD1* 遺伝子変異をヘテロ接合で持っていることがわかる。ヘテロ接合の猫同士の交配で，子がホモ接合になった場合は胎生死となる。臨床的には PCR-RFLP 法による遺伝子検査により，出生後早期でも検査が可能である。研究目的で検索する場合には，ダイレクト

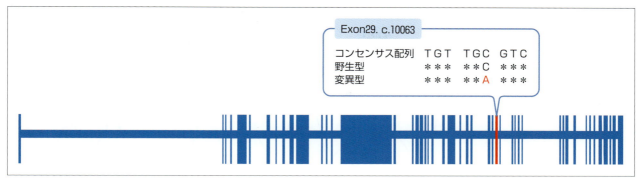

図1 猫のPKD1遺伝子
43,818塩基対で，46のエクソンからなる。エクソン29，c.10063部位のシトシンからアデニンのナンセンス変異が多発性嚢胞腎の原因変異として唯一認められている。
C：シトシン，A：アデニン，T：チミン，G：グアニン

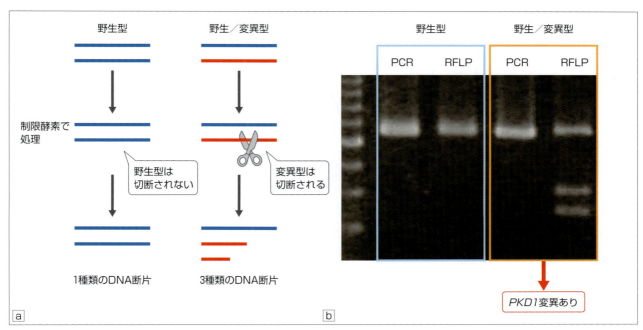

図2 RFLP-PCR法による遺伝子検査
a：制限酵素を作用させると変異型遺伝子は切断され，3種類の長さのDNA断片が生じる。
b：電気泳動により3つのバンドが現れれば，変異を持つと判断できる。

シークエンス法により変異箇所の遺伝子配列を確認する（図3）。いずれにしても，ごく少量の全血検体で検査が可能である。

発症のメカニズム

1. 遺伝子変異のツーヒット説

PKDの発症は，前述の遺伝子変異によるPC蛋白質の産生不足が原因となっており，嚢胞細胞の増殖も嚢胞液の分泌も一連の機序の中でゆっくりと進行する点が特徴である。

通常の遺伝子疾患の場合は，程度の差はあるものの生後まもなく異常が確認されるが，猫のPKDの場合は成猫になってから発見される。人のADPKDでも症状が現れるのは40代を過ぎてからである。腎臓における嚢胞の数や大きさも後天的に増大していく。同じように腎臓に多発性の嚢胞が観察されるものとして単純性嚢胞腎があるが，これは慢性腎疾患の結果，後天的に尿細管自体の拡張によって嚢胞性の病変が形成されるものである。PKDの腎嚢胞は，由来が尿細管細胞であるものの，その細胞増殖の方向が無秩序であり，本来の尿細管に沿う形態をとらず，腎実質内でさまざまな方向に嚢胞として成長を続ける点が異なっている。このことから当初，嚢胞細胞自体が腫瘍細胞の

遺伝性疾患

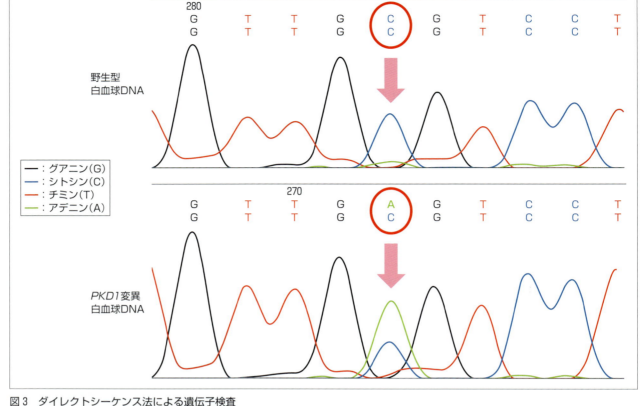

図3　ダイレクトシーケンス法による遺伝子検査
矢印で示す箇所において，野生型ではC/Cのひとつのピークがみられるが，PKD1変異ではA/Cのダブルピークがみられる。

1種ではないかと考えられたこともあった。

このように生後時間をかけて新しい嚢胞が形成されていく理由として，人の場合も猫の場合も，嚢胞細胞におけるツーヒットの変異が原因であるという考えが支持されている（図4）。これは，生殖細胞の段階で親から引き継いだ遺伝子対の片方にヘテロ型の変異（ワンヒット）を有して生まれてきた場合，この段階では片方の正常遺伝子が残っているために嚢胞はできないが，生後に腎臓の尿細管細胞の残った正常遺伝子に何らかの原因によって変異が起きると（ツーヒット），尿細管細胞の遺伝子がホモ型の変異を持つようになり，嚢胞細胞として増殖を繰り返すようになるというものである。尿細管細胞にツーヒットの変異が起きる時期はさまざまであり，このことはゆっくりと進行するPKDの特徴と一致する。いずれにせよ PKD1 遺伝子にヘテロ型の変異を持って生まれてきた子猫は，時間的な進行度合いはさまざまであっても，必ず嚢胞の数と大きさは増していき，最終的には高窒素血症を発症することになる。

人のADPKDでは，ツーヒット説だけでなくサードヒット説も検証されはじめている。pkd 遺伝子のノックアウトモデルや薬剤誘導型のコンディショナルノックアウトモデルを用いた研究で，pkd 遺伝子がどの段階で不活性化されるのかによって嚢胞形成に差がみられることが報告されていること，ノックアウトモデルに虚血再灌流を加えた場合に嚢胞細胞増殖の活性化がみられることなどから，ツーヒットだけでなく，腎臓に対する別の病的負荷（サードヒット）によっても病態が進行するのではないかと考えられている[8]。

2. ポリシスチン蛋白と嚢胞細胞の増殖

PKD1 遺伝子がコードしているPC1は，PKD2 遺伝子がコードしているポリシスチン2（PC2）とともに尿細管細胞の繊毛でPC複合体を形成し，カルシウムイオン（Ca^{2+}）の細胞内への流入を行っている。PC2は，Ca^{2+}を通過させる陽イオンチャネル蛋白である。

実は細胞に存在する繊毛は細胞の増殖や発生，組織形成などを担うさまざまな細胞内伝達経路に深く関連しており，繊毛の機能異常がさまざまな疾患を引き起こすことが明らかになってきた。PKDもそのような疾患のひとつであると考えられており，尿細管細胞の繊毛に存在するPC蛋白の機能不全が嚢胞形成の原因

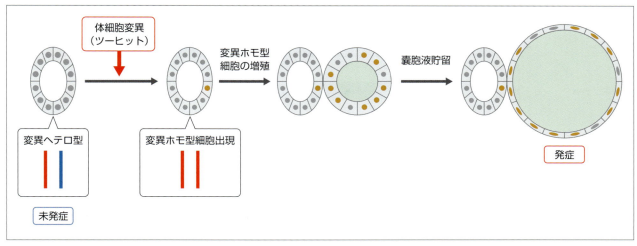

図4 腎尿細管細胞におけるツーヒット説
野生型 *PKD* 遺伝子と変異型 *PKD* 遺伝子をヘテロ接合で持つ人において，尿細管上皮細胞の局所的な体細胞変異が起こり両方の遺伝子が異常になることで腎囊胞が形成されるという仮説。人の常染色体優性多発性囊胞腎において提唱されている。

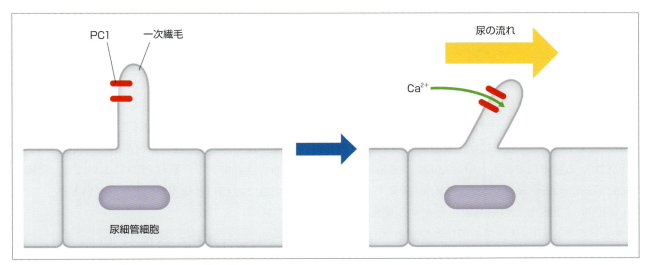

図5 尿細管におけるポリシスチン蛋白1(PC1)のはたらき
尿細管細胞の管腔側にある繊毛にはポリシスチン蛋白1(PC1)と2(PC2)が存在する。尿が流れると，繊毛は流れの方向に瞬時に傾き，PC1とPC2は共役してカルシウムイオン(Ca^{2+})を細胞内に流入させる。

になっていると考えられている。

　尿細管細胞に存在する繊毛は管腔側に存在し，尿細管腔を尿が流れるとそれを感知して尿流の方向へ傾く。正常な尿細管細胞では，繊毛に存在するPC複合体を介して細胞内に Ca^{2+} が流入し，細胞内の伝達系が機能することになる(図5)。PKDではPC蛋白の低下により，細胞内への Ca^{2+} の取り込みが低下し，細胞内伝達系に障害を及ぼす。尿細管細胞の分裂増殖には細胞極性が重要であり，正常な尿細管細胞の分裂は尿細管の縦方向に沿っている。繊毛はこの細胞極性に関連している。繊毛機能に異常があると尿細管細胞が尿細管の方向と関係なくさまざまな方向に分裂していくことになり，袋状の囊胞が形成されるのである。

　また，ADPKDでは細胞内の Ca^{2+} 濃度が低下しているために，環状アデノシン一リン酸(cAMP)を分解するはたらきを持つホスホジエステラーゼの活性が抑制され，結果として囊胞細胞内のcAMP濃度が通常よりも上昇すると考えられている[5]。このことが囊胞細胞の増殖を促進しているとされている。このようにADPKDの囊胞細胞内の Ca^{2+} 低下が囊胞形成の重要な原因であると考えられているが，実際には未だ不明な点も多く，現在も研究が進んでいる。

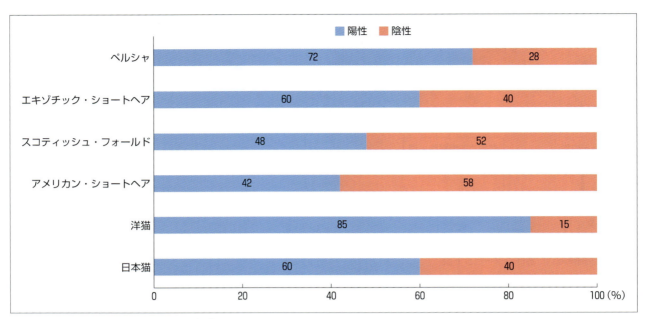

図6 *PKD1* 遺伝子検査における変異陽性率
2008年から2015年までに岩手大学農学部附属動物病院に検査依頼のあった182検体の調査結果。
(文献6をもとに作成。抄録作成以降に検査した検体も含めて発表を行っているため抄録タイトルと検体数が異なる)

3. 嚢胞液の分泌

ADPKDでは，嚢胞細胞の分裂増殖が持続すると同時に，その内部に嚢胞液が分泌されるため，嚢胞が経時的に拡大する。この現象には，嚢胞細胞の管腔側に発現している膜蛋白である cystic fibrosis transmembrane conductance regulator(CFTR)が関与している。CFTRは上皮などの細胞膜に存在する重要なクロライドイオン(Cl^-)チャネルのひとつであり，アデノシン三リン酸(ATP)の結合部位を持つ細胞膜貫通蛋白である。細胞内情報伝達物質 cAMP 依存性蛋白質キナーゼのリン酸化と，ATPの加水分解が起こることで最大限に活性化され，cAMP 誘導 Cl^- 分泌を起こす。*CFTR* 遺伝子は人の第7染色体上に位置し，27のエクソンを持つ約230kbの遺伝子である。*CFTR* 遺伝子の両アレルに遺伝子変異があり，CFTRチャネル機能が5％以下にまで障害された場合には，肺や消化管上皮におけるイオンと水の分泌が阻害されるため，肺感染症や膵外分泌異常を主症状とする嚢胞性線維症 cystic fibrosis(CF)を発症し，致命的となる。腎臓においても CFTR はすべてのネフロン分節の上皮細胞に発現し，イオンと水輸送を制御している。

ADPKDの嚢胞上皮細胞では，嚢胞上皮細胞でのCFTRの発現が確認され，Cl^- と水の輸送の主体をなしていると考えられている。CFTRは cAMP によって活性化される Cl^- チャネルであり，嚢胞細胞内の cAMP の上昇によって活性化され，嚢胞液分泌が引き起こされているものと思われる。単離した嚢胞や培養した嚢胞細胞に対して細胞内 cAMP 濃度を増加させると，嚢胞液分泌が増加することと，Cl^- チャネル阻害薬を加えると嚢胞液の増加が認められなくなることが報告されている。猫のPKDにおいても，腎臓の嚢胞細胞での CFTR 発現が観察されている。

日本における発症状況

猫のPKDでは，ペルシャとその近交系猫での有病率が高いことが報告されている[1,2]。腹部超音波検査による診断報告として，オーストラリアではペルシャで47％にPKDが検出され，ヒマラヤンは42％，エキゾチック・ショートヘアで41％，フランスではペルシャで41％，エキゾチック・ショートヘアで39％，中国ではペルシャで24％であった。超音波検査による嚢胞の確認は猫のPKDを診断するうえで簡便かつ精度の高い診断法として以前より活用されているが，一部後天性の腎嚢胞や腎盂の高度拡張などによる形態異常も含まれる可能性が否定できない。そこで *PKD1* 遺伝子検査による遺伝子変異の検出が行われるが，日本において筆者らが実施した約200例の飼い猫の *PKD1* 遺伝子変異の調査では，ペルシャのうち約70％が陽性であった[6] (図6)。また，ペルシャ近交系であるエキゾチック・ショートヘアでも同様に高値を示した。ペルシャ系以外でもアメリカン・ショート

ヘアやスコティッシュ・フォールド，日本猫雑種など，全国的にさまざまな猫種で陽性例が認められた。なお，前述の遺伝子検査は，腎臓に嚢胞が認められた個体か，あるいは血縁猫に発症がみられた個体，好発品種の個体に対して実施されたものであるため，以前の報告に比べて陽性率が高いのは，調査した母集団の特性によると考えられる。いずれにせよペルシャ以外の猫種にも，広くPKD罹患個体が存在するのは確かである。

猫のPKDは常染色体優性遺伝形式の遺伝病であるため性差はないとされており，前述の調査でも雌雄間の罹患率に有意な差は認められなかった[6]。

猫のPKDでは腎臓だけでなく肝臓に嚢胞を持つ症例も少数認められている。その合併率は6～68％と，報告者によって大きな差がみられる。筆者らの調査では，遺伝子変異陽性のPKD症例約90例のなかで肝嚢胞もみられたものは20％弱であった[6]。肝嚢胞を有する症例はペルシャに多く認められ，雌よりも雄に多かった。人のADPKDで生じる肝嚢胞は，胆管性微小過誤腫の拡張胆管が大きくなったものだと考えられており，猫においても肝嚢胞に対する病態発生の解明が待たれる。

［佐藤れえ子・小林沙織・内田直宏］

■参考文献
1) Barrs VR, Gunew M, Foster SF, et al. Prevalence of autosomal dominant polycystic kidney disease in Persian and related-breeds in Sydney and Brisbane. *Aust Vet J*. 79: 257-259, 2001. doi: 10.1111/j.1751-0813.2001.tb11977.x
2) Barthez PY, Rivier P, Begon D. Prevalence of polycystic kidney disease in Persian and Persian related cats in France. *J Feline Med Surg*. 5: 345-347, 2003.
3) Lyons LA, Biller DS, Erdman CA, et al. Feline polycystic kidney disease mutation identified in PKD1. *J Am Soc Nephrol*. 15: 2548-2555, 2004. doi: 10.1097/01.ASN.0000141776.38527.BB
4) Silvestro D. On a case of bilateral polycystic kidney in a cat. *Acta Med Vet*. 13: 349-361, 1967.
5) Torres VE, Harris PC. Strategies targeting cAMP signaling in the treatment of polycystic kidney disease. *J Am Soc Nephrol*. 25: 18-32, 2014. doi: 10.1681/ASN.2013040398
6) 川名悠加，山田修造，内田直宏ほか．ネコ多発性嚢胞腎遺伝子検査を実施した156例における疫学的特徴と遺伝子異常の関連性．第158回日本獣医学会学術集会抄録集．2015．p395．
7) 厚生労働省難治性疾患克服研究事業進行性腎障害に関する調査研究班編集．エビデンスに基づく多発性嚢胞腎診療ガイドライン2014．東京医学社．2014．
8) 西尾妙織．遺伝子異常と嚢胞形成：多発性嚢胞腎～進化する治療最前線～．東原英二編．医薬ジャーナル社．2015，pp20-25．

遺伝性疾患

6.2 遺伝性心筋症

はじめに

メインクーン，ラグドール，雑種，スフィンクス，シャルトリュー，ブリティッシュ・ショートヘア，ペルシャ，アメリカン・ショートヘア，ノルウェージャン・フォレスト・キャットなどで家族性の肥大型心筋症が報告されている[1,6,7,10〜14]。このうち，メインクーンおよびラグドールでは，本症に関連する遺伝子変異も同定されている。

現在のところ，拡張型心筋症，拘束型心筋症，不整脈源性右室心筋症などの肥大型心筋症以外の心筋症に関しては，遺伝性または家族性は報告されていない。

原因および病態

メインクーンとラグドールにおける家族性肥大型心筋症の遺伝形式は常染色体優性遺伝とされており[5,6,8,9,11,15]，心筋ミオシン結合蛋白C(*MYBPC3*)遺伝子(ミオシンやアクチンと結合し，ほかの筋節構成蛋白と相互作用すると考えられている)における2種類の変異が原因として同定されている。

メインクーンで見つかっているのは，*MYBPC3* 遺伝子のエクソン3におけるコドン31をアラニンからプロリンに変える(A31P)一塩基置換(グアニン[G]→シトシン[C])である[8,9,15]。ある調査では，メインクーンの34％の個体がこの変異を有しており，そのうちの約90％がヘテロ接合体で，約10％がホモ接合体であった。地域別では，北米で31.7％，欧州で37.6％，アジアで30.9％，オーストラリアで46.3％のメインクーンがA31P変異を有しており，日本国内に限るとその比率は30.9％であったと報告されている[5]。ほかの猫種では，この変異は報告されていない。

一方，ラグドールで見つかっているのは，*MYBPC3* 遺伝子のコドン820をアルギニンからトリプトファンに変える(R820W)一塩基置換(C→チミン[T])である[2,3,9,11]。ある調査では，ラグドールの35％の個体がこの変異を有しており，その内の85〜90％がヘテロ接合体で，10〜15％がホモ接合体であった[2]。この変異も，ラグドール以外の猫種では見つかっていない。

有病率が最も高いのはA31P変異をホモ接合で有するメインクーンである。浸透率 penetrance(その遺伝子型において実際に発病している割合)は年齢とともに高まる[8]。A31P変異のホモ接合体では浸透率が0.58であり，ヘテロ接合体ではそれよりも低く0.08と報告されている。

臨床徴候

臨床徴候は一般的な肥大型心筋症と同様である。遺伝性心筋症だけの特別な臨床徴候は示さない。

家族性肥大型心筋症が報告されている品種のうち，メインクーン(診断時年齢の中央値2.5歳[0.8〜13.0歳])，スフィンクス(同3.5歳[1.1〜7.0歳])，ブリティッシュ・ショートヘア(同2.7歳[0.9〜14.1歳])は比較的若年齢で発症する傾向がある。一方，ドメスティック・ショートヘア(同8.0歳[0.5〜19.0歳])，シャルトリュー(同8.0歳[1.5〜18.0歳])，ペルシャ(同11.0歳[0.9〜17.5歳])は中〜高年齢で発症する傾向がある[14]。メインクーンは比較的若年齢で発症するが，家族性心筋症が必ずしも若年齢で診断されているとは限らない。

検査

日本国内に，PCR法による遺伝子検査が実施できる施設が数カ所ある。現在のところ，検査する意義のある変異はメインクーンのA31P変異ならびにラグ

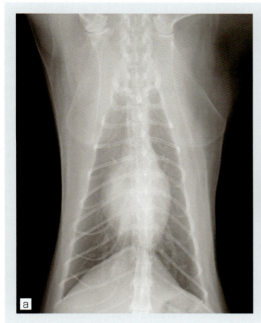
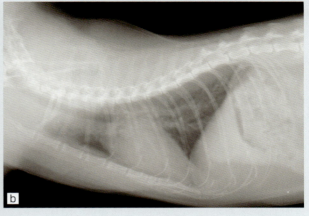

図1　*MYBPC3*遺伝子変異が陰性(野生型)で肥大型心筋症を示す症例の胸部X線画像

メインクーン，避妊雌，5歳。左心尖部駆出性雑音がLevine IV/VIで聴取された。遺伝子検査はA31PおよびR820Wの変異はともに陰性であったが，胸部X線検査では心拡大が認められた。
a：腹背像，b：側方像

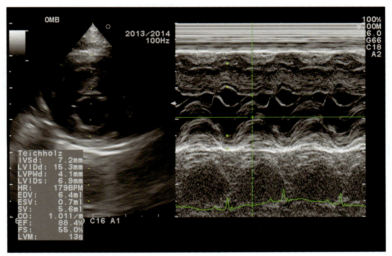

図2　同症例の超音波画像

同症例の超音波画像検査では心室中隔壁の肥厚(Mモードにて拡張期左室中隔壁厚7.2 mm，拡張期左室自由壁4.1 mm)が認められ，非対称性の肥大型心筋症を示す所見が認められた。

ドールのR820W変異のみである。いずれも，遺伝子型(正常〔野生〕型，ヘテロ接合型，ホモ接合型)が報告される。

遺伝子変異があっても心臓の形態変化がみられない個体も存在するため，心臓超音波検査，胸部X線検査，心電図検査などを用いて，肥大型心筋症の有無や程度を精査する必要がある(「2.4　肥大型心筋症」参照)。

診断

メインクーンやラグドールは，臨床徴候の有無にかかわりなく約30～40％の猫が遺伝子変異を有している[2,5]。しかし，変異が認められても画像検査などで肥大型心筋症と診断されない場合もある[4,15]。反対に，これらの変異が陰性であっても，超音波検査などで肥大型心筋症と診断される症例も多く存在する(図1，2)。したがって，現在利用できる遺伝子型検査の結果のみで肥大型心筋症を診断することはできない。

治療

肥大型心筋症の治療に準ずる（「2.4　肥大型心筋症」参照）。

予後

R820W変異をホモ接合で有するラグドールの生存期間は，ヘテロ接合型および正常型の個体と比較して有意に短く，さらに心臓死が死因となる確率が高いという報告がある[3]。ただし，ほかの遺伝的背景の関与も示唆されるため，今のところ判明している遺伝子変異に関連する遺伝子型のみで予後を判定するのは難しいと思われる。

高齢猫に対する注意点

メインクーン，ラグドールでは比較的若年齢で診断されることが多いが，それ以外の家族性が報告されている品種では，中〜高年齢で診断されている。遺伝性（家族性）心筋症といっても，必ずしも若年齢で診断されるわけではない。

薬用量リスト

肥大型心筋症に準ずる（「2.4　肥大型心筋症」参照）。

［岩永朋子］

参考文献

1) Baty CJ, Malarkey DE, Atkins CE, et al. Natural history of hypertrophic cardiomyopathy and aortic thromboembolism in a family of domestic shorthair cats. *J Vet Intern Med*. 15: 595-599, 2001. doi: 10.1111/j.1939-1676.2001.tb01598.x
2) Borgeat K, Casamian-Sorrosal D, Helps C, et al. Association of the myosin binding protein C3 mutation (MYBPC3 R820W) with cardiac death in a survey of 236 Ragdoll cats. *J Vet Cardiol*. 16: 73-80, 2014. doi: 10.1016/j.jvc.2014.03.005
3) Borgeat K, Stern J, Meurs KM, et al. The influence of clinical and genetic factors on left ventricular wall thickness in Ragdoll cats. *J Vet Cardiol*. 17: 258-67, 2015. doi: 10.1016/j.jvc.2015.06.005
4) Carlos Sampedrano C, Chetboul V, Mary J, et al. Prospective echocardiographic and tissue Doppler imaging screening of a population of Maine Coon cats tested for the A31P mutation in the myosin-binding protein C gene: a specific analysis of the heterozygous status. *J Vet Intern Med*. 23: 91-99, 2009. doi: 10.1111/j.1939-1676.2008.0218.x
5) Fries R, Heaney AM, Meurs KM. Prevalence of the myosin-binding protein C mutation in Maine Coon cats. *J Vet Intern Med*. 22: 893-896, 2008. doi: 10.1111/j.1939-1676.2008.0113.x
6) Granström S, Godiksen MT, Christiansen M, et al. Prevalence of hypertrophic cardiomyopathy in a cohort of British Shorthair cats in Denmark. *J Vet Intern Med*. 25: 866-871, 2011. doi: 10.1111/j.1939-1676.2011.0751.x
7) Kittleson MD, Meurs KM, Munro MJ, et al. Familial hypertrophic cardiomyopathy in maine coon cats: an animal model of human disease. *Circulation*. 22: 3172-3180, 1999. doi: 10.1161/01.CIR.99.24.3172
8) Longeri M, Ferrari P, Knafelz P, et al. Myosin-binding protein C DNA variants in domestic cats (A31P, A74T, R820W) and their association with hypertrophic cardiomyopathy. *J Vet Intern Med*. 27: 275-285, 2013. doi: 10.1111/jvim.12031
9) Maron BJ, Fox PR. Hypertrophic cardiomyopathy in man and cats. *J Vet Cardiol*. 17: 6-9, 2015. doi: 10.1016/j.jvc.2015.03.007
10) März I, Wilkie LJ, Harrington N, et al. Familial cardiomyopathy in Norwegian Forest cats. *J Feline Med Surg*. 17: 681-691, 2015. doi: 10.1177/1098612X14553686
11) Meurs KM, Norgard MM, Ederer MM, et al. A substitution mutation in the myosin binding protein C gene in ragdoll hypertrophic cardiomyopathy. *Genomics*. 90: 261-264, 2007. doi: 10.1016/j.ygeno.2007.04.007
12) Meurs KM, Sanchez X, David RM, et al. A cardiac myosin binding protein C mutation in the Maine Coon cat with familial hypertrophic cardiomyopathy. *Hum Mol Genet*. 14: 3587-3593, 2005. doi: 10.1093/hmg/ddi386
13) Silverman SJ, Stern JA, Meurs KM. Hypertrophic cardiomyopathy in the Sphynx cat: a retrospective evaluation of clinical presentation and heritable etiology. *J Feline Med Surg*. 14: 246-249, 2012. doi: 10.1177/1098612X11435040
14) Trehiou-Sechi E, Tissier R, Gouni V, et al. Comparative echocardiographic and clinical features of hypertrophic cardiomyopathy in 5 breeds of cats: a retrospective analysis of 344 cases (2001-2011). *J Vet Intern Med*. 26: 532-541, 2012. doi: 10.1111/j.1939-1676.2012.00906.x
15) Wess G, Schinner C, Weber K, et al. Association of A31P and A74T polymorphisms in the myosin binding protein C3 gene and hypertrophic cardiomyopathy in Maine Coon and other breed cats. *J Vet Intern Med*. 24: 527-532, 2010. doi: 10.1111/j.1939-1676.2010.0514.x
16) カラー版循環器病学〜基礎と臨床〜．川名正敏，北風政史，小室一成ほか，編．西村書店，2010，pp121-122．

6.3 家族性アミロイドーシス

はじめに

アミロイドーシスは，蛋白質の立体構造が変化し細線維状に異常凝集した難溶性凝集体であるアミロイドが諸臓器に蓄積する疾患である。アミロイド化した蛋白は生化学的にさまざまな酵素に抵抗性を示すため，除去が難しい。さらに，アミロイド化した蛋白は鋳型のように作用し，正常な前駆蛋白のアミロイド化を促進することから，前駆蛋白の産生が続くとアミロイド沈着量が増加する。細胞間質に沈着したアミロイドが細胞や組織を圧排することで機能障害が生じる。

アミロイドーシスは前駆蛋白に基づいて細分類され，人では約30種類，動物では約10種類が知られている[14]。前駆蛋白が血中に分布し，全身臓器にアミロイドが沈着するものを全身性アミロイドーシス，前駆蛋白が病巣局所に分布し，特定の臓器にのみアミロイドが沈着するものを限局性アミロイドーシスとよぶ。

アミロイドーシスの発症には炎症，腫瘍，加齢などさまざまな要因が関与していると考えられている。このうち，遺伝子変異が強く関与し，特定の家系に好発するものを家族性アミロイドーシス，それ以外のものを孤発性（非家族性）アミロイドーシスとよぶ。一般的に孤発性アミロイドーシスが高齢で発症するのに対し，家族性アミロイドーシスは若齢でも発症する。動物の場合，特定の動物種や品種などに好発するものを家族性アミロイドーシスとよぶが，原因遺伝子や遺伝形式については明らかになっていないものがほとんどである。

猫ではこれまで，AAアミロイドーシス[5]やALアミロイドーシス[7]などの全身性アミロイドーシス，甲状腺髄様癌随伴アミロイド症 calcitonin amyloid（Acal）amyloidosis[7]，膵島アミロイド症 islet amyloid polypeptide（AIAPP）amyloidosis[13]，歯原性腫瘍随伴アミロイド症 odontogenic ameloblast-associated protein（AOaap）amyloidosis[6]などの限局性アミロイドーシスの報告があり，家族性アミロイドーシスとしてアビシニアンやシャムのAAアミロイドーシスが知られている[3,10,16]。本稿ではまずAAアミロイドーシスの一般的な病態，診断・治療法に触れ，さらには家族性AAアミロイドーシスの原因遺伝子に関する知見などについて紹介する。

原因および病態

1. 原因蛋白および遺伝子

AAアミロイドーシスは動物では最も一般的なアミロイドーシスである。血清アミロイドA（serum amyloid A：SAA）蛋白を前駆蛋白としたアミロイドが蓄積する。SAAは主に肝臓で産生される急性期炎症蛋白で，炎症の種類を問わず血中濃度が上昇することから，猫ではC反応性蛋白（CRP）の代わりに炎症性疾患の診断指標として用いられる[15]。

AAアミロイドーシスの発症にはSAAの持続的高値が必要である。通常，SAAの血中濃度は炎症の終息とともに数ng/mL程度まで低下するが，関節炎や肺炎などの慢性炎症性疾患では，炎症が長期間持続することで血中SAA濃度の高値が続き，高頻度にAAアミロイドーシスを発症する。

家族性AAアミロイドーシスでは，SAA産生カスケードに遺伝子変異が生じることで血中SAA濃度の高値が続き，炎症性疾患罹患の有無にかかわらずAAアミロイドーシスを発症すると考えられている。人ではSAA1の52位と57位のアミノ酸がバリンかアラニンかによってSAA1.1からSAA1.5の5つの遺伝子多型が存在する。関節リウマチ患者を対象に行った疫学調査では，SAA1.1またはSAA1.3を有する患者は早期にAAを発症しやすい傾向がみられた[18]。しかしながら，同遺伝子型は世界中に広く浸透しているた

め，SAA の凝集性に強く影響を与えるような多型ではなく，AA 発症に対し促進的にはたらく遺伝的リスク因子のひとつと考えられる。SAA 遺伝子以外の遺伝子変異が間接的に AA アミロイドーシスの原因となる一例として，常染色体劣性遺伝性の疾患である家族性地中海熱 familial Mediterranean fever（FMF）が挙げられる。FMF ではインターロイキン-1β interleukin-1β（IL-1β）シグナルを上流で制御するピリンに変異が生じ，炎症性サイトカインの産生が亢進することで無菌性の漿膜炎を反復的に発症する。ピリンをコードする *MEFV* 遺伝子の変異により，FMF 患者は SAA が高値になりやすく，高率に AA アミロイドーシスを発症する[2]。

2. アビシニアンとシャムの家族性 AA アミロイドーシス

アビシニアンの家族性 AA アミロイドーシスは Chew らによって 1982 年に報告された[3]。同報告では，血縁関係にある 11 例のアビシニアン（うち 3 例は同腹子）が AA アミロイドーシスを発症した。これらの症例では腎髄質へのアミロイド沈着がとくに顕著であり，病変分布が通常の AA アミロイドーシスとは異なっていた。Chew らは同腹子を含む同一家系での発症であったこと，発症時期が 1〜5 歳と若く，基礎疾患を持たない若齢猫も含まれていたことから，同一家系で発生したアビシニアンの家族性 AA アミロイドーシスとして報告している。

シャムの家族性 AA アミロイドーシスは Sipman らによって 1997 年に報告された[16]。Sipman らは 1987 年から 1994 年の 7 年間に剖検に供された 194 症例のシャムのうち，6.2％にあたる 12 例が AA アミロイドーシスを発症し，うち 8 例に家族歴があったと報告している。これら 12 例を詳細に解析したところ，シャムの AA アミロイドーシス症例では肝臓へのアミロイド沈着が重度であり，ほぼすべての個体で肝腫大や肝破裂による腹腔内出血が認められた。腎臓へのアミロイド沈着の程度はさまざまで，一部の症例は蛋白尿やネフローゼなどの泌尿器徴候を伴っていた。

人ではアミロイドポリニューロパチーやアルツハイマー病など一部のアミロイドーシスにおいて，同じアミロイドーシス型でも家族性アミロイドーシスと孤発性アミロイドーシスでアミロイド沈着パターンが異なることが知られている[4, 14]。アビシニアンとシャムの家族性 AA アミロイドーシスにおいても，特徴的なアミロイド沈着パターンが診断根拠のひとつとなるが，沈着パターンの違いを決定する要因については現在も明らかになっていない。

さらに Beckerman[8]，Rossum[17] らにより，アビシニアンとシャムの家族性 AA アミロイドーシスについて，SAA の遺伝的多型に関する調査が行われた。アビシニアン症例，シャム症例はそれぞれ 45 位，51 位のアミノ酸が Q-A（グルタミン-アラニン）と R-V（アルギニン-バリン）であることから，当初これらのアミノ酸配列はアビシニアンとシャムに特異的であり，家族性 AA アミロイドーシスの病態との関連が注目された。しかしながら，後続研究により，着目した配列が他品種の SAA 配列や健常個体にも存在することが明らかとなり，45，51 位のアミノ酸配列の違いだけではアビシニアンとシャムの家族性 AA アミロイドーシスの病態は説明できないと考えられている。また，Chew，Sipman らの事例のような集団発生例では，発症個体が同じ生活環境下にあるため，共通の外因により AA アミロイドーシスを集団発症したのではないかという見方も強く，家族性 AA アミロイドーシスと孤発性 AA アミロイドーシスとの鑑別点について再度検討する必要がある。

3. 日本猫の AA アミロイドーシスと SAA 遺伝的多型

国内の AA アミロイドーシス症例は大半が日本猫であり，アビシニアンやシャムの AA アミロイドーシスを経験することはまれである。日本猫の AA アミロイドーシス症例において，それらの SAA 遺伝子配列を解析し，遺伝的多型とアミロイド沈着部位や沈着強度などとの関係を調査する必要がある。そのような研究成果によって，日本猫の AA アミロイドーシスに家族性アミロイドーシスが存在するかが明らかにされる可能性がある。

臨床徴候

アミロイドは肝臓，脾臓，腎臓，心臓，消化管，甲状腺，副腎，血管壁など，全身諸臓器に沈着する。とくに肝臓，脾臓，腎臓に沈着しやすい。

沈着が軽微な症例はほぼ無徴候である。重症例では非特異的な臨床徴候（元気消失や沈うつなど）がみられ，さらに各臓器へのアミロイド沈着の程度に応じてさまざまな徴候を呈する。たとえば腎臓に多量のアミ

ロイド沈着がみられる症例は重度の蛋白尿やネフローゼを呈し，消化管粘膜固有層に多量のアミロイド沈着がみられる症例は蠕動運動の低下や吸収不全による難治性の下痢を呈する。また，アミロイドが重度に沈着した臓器では臓器の脆弱性が増し，臓器や血管の破綻が高率に認められる。とくに肝臓に多量のアミロイド沈着が認められる症例は，肝破裂による腹腔内出血を呈することが多い（『猫の診療指針 Part 2』「肝アミロイドーシス」参照）。

検査および診断

1. 臨床検査および画像検査

AAアミロイドーシスの臨床徴候は非特異的であり，日常的検査による診断は困難である。基礎疾患の有無，年齢，重度の蛋白尿やネフローゼ，難治性の下痢などからAAアミロイドーシスが疑われる場合には，類症鑑別を行った後，組織検索を実施する。BeattyらはAAアミロイドーシス6例をまとめた症例報告のなかで，X線検査や超音波検査などの画像診断の有用性を報告した。アミロイドが沈着した肝臓では，び漫性に砂粒状の高信号領域が認められ，血様腹水の貯留や肝腫大も観察された[1]。PaltinieriらはAAアミロイドーシス症例13例，対照群10例の計23例のアビシニアンの血清と尿を継続的に採取し，症例と対照群とのあいだで血中SAA濃度やクレアチニン濃度などの血液化学検査結果の比較を行った。その結果，血中SAA濃度や尿蛋白／尿中クレアチニン比には両群間に有意差は認められず，診断や病状のモニタリングに有用な指標ではなかったと報告している。一方で，尿中のSAA値は泌尿器徴候が現れるよりも早期から上昇する傾向がみられており，病状初期の診断指標として期待できるとしている[12]。

2. 病理組織検査

アミロイドが沈着した臓器は腫大し，肉眼的に乏血性で透明感を有するワックス様の特徴的な外観を呈する（図1）。アミロイドーシスの確定診断には，病理組織検索によりアミロイド沈着を証明することが必須である。

生検部位としては肝臓・腎臓が一般的であるが，組織生検は侵襲性が強く，継続的な病状のモニタリングには不向きである。人では腹腔内脂肪織や十二指腸・直腸粘膜などを用いた低侵襲性の診断法が提唱されて

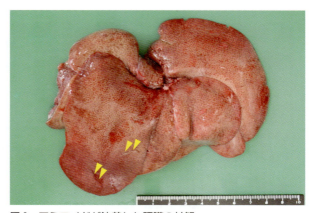

図1 アミロイドが沈着した肝臓の外観
肝臓は腫大・褪色し，黄色調を呈する。肝実質は脆弱で，矢頭で示すような裂傷が多数認められる。

いるが[19]，動物のAAアミロイドーシスにおいてこれらの診断法を実施した報告はない。とくに腹腔内出血を伴う症例は易出血傾向にあることが多く，大量出血の危険があることから，組織生検の実施には細心の注意をはらう必要がある。

アミロイドはH-E染色にて好酸性均質無構造の硝子様物として観察される。線維素や血漿との鑑別にはコンゴー・レッド染色やDFS（direct fast scarlet）染色が用いられる。これらの染色では陽性部位が橙色に染まり，偏光観察下で黄緑色の複屈折光を呈する。膠原線維の共染により診断に苦慮する場合には，必ず緑色複屈折光を確認する（膠原線維は白色の複屈折光を呈する）。

アミロイドーシス型の細分類には免疫染色による前駆蛋白の同定が必要である。猫のAAアミロイドーシスの免疫染色には協和メデックス㈱の抗ヒトAAマウスモノクローナル抗体（MX-AA：clone KM268）が有用である（アクチナーゼEによる抗原賦活化処理が必要）（図2）。

アミロイドーシス型の細分類に際し，免疫染色の代替法として過マンガン酸処理法が知られている。同法では，過マンガン酸カリウム処理によりコンゴー・レッド染色における染色性が消失するものをAAアミロイド，染色性が消失しないものをそのほかのアミロイドとするが，再現性や特異性が乏しく，現在では診断に用いられることはない。猫の家族性AAアミロイドーシスの原因遺伝子は特定できていないことから，遺伝子検査による診断は行われていない。

遺伝性疾患

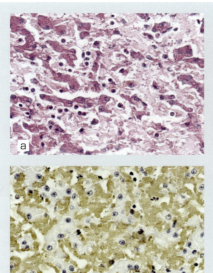
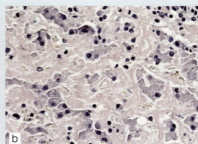
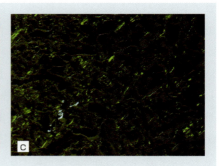

図2　肝臓ディッセ腔に沈着したAAアミロイド
肝細胞はアミロイドにより圧排され，小葉構造は不明瞭である。
a：H-E染色。ヘマトキシリン・エオジン染色ではアミロイドは好酸性均質無構造の硝子様物として観察される。
b：コンゴー・レッド染色。アミロイドは橙色を呈す。
c：コンゴー・レッド染色。偏光観察では緑色の複屈折光を呈する。
d：免疫染色。抗ヒトAA抗体を用いた染色で陽性を示すことから，本例はAAアミロイドーシスと診断される。

治療および予後

　猫のAAアミロイドーシス症例の大半は病状末期や死後の病理検査時に診断されることから，臨床経過に関する報告は少なく，有効な治療法は確立されていない。

　人医療では近年，血中SAA濃度を一定値以下に維持することで組織に沈着したアミロイドを除去できると報告された[11]。しかし効果はきわめて緩徐であり，臨床徴候の改善は認められるものの依然として根治は困難である。そのため，人では関節リウマチや家族性地中海熱などの炎症性疾患患者に対し，血中SAA濃度を一定以下に抑えることでAAアミロイドーシスの発症を予防している[9]。

　人ではSAAのコントロールに，IL-6やtumor necrosis factor-α（TNF-α）などの炎症性サイトカインに対する抗体医薬品が用いられており，これらの抗体医薬は原疾患の治療にも有用である[11]。しかし獣医療では同様の治療薬が存在せず，グルココルチコイドや非ステロイド系抗炎症薬（NSAIDs）が第一選択となる。

　家族性AAアミロイドーシスの場合にも基本的な治療方針は同じであるが，SAAの正常化はより困難であり，一般的な予後は不良である。Beattyらの報告によれば，肝臓への重度のアミロイド沈着が認められ，腹腔内出血を呈した末期のAAアミロイドーシス症例に対し，最も治療効果の高かったのは輸血とビタミンK製剤による対症療法，抗菌薬による日和見感染症の予防であった。症例はいずれも肝酵素活性の高値，可視粘膜蒼白，赤血球容積（PCV）の低値，プロトロンビン時間（PT）の延長など易出血傾向と重度の貧血を呈していたが，これらの治療により全身状態の改善がみられ，最も長い症例では初診時から45カ月以上の生存が確認されている[1]。

［渡邊謙一］

■参考文献
1) Beatty JA, Barrs VR, Martin PA, et al. Spontaneous hepatic rupture in six cats with systemic amyloidosis. J Small Anim Pract. 43: 355-362, 2002. doi: 10.1111/j.1748-5827.2002.tb00086.x
2) Cazeneuve C, Ajrapetyan H, Papin S, et al. Identification of MEFV-independent modifying genetic factors for familial Mediterranean fever. Am J Hum Genet. 67: 1136-1143, 2000. doi: 10.1016/S0002-9297(07)62944-9
3) Chew DJ, DiBartola SP, Boyce JT, et al. Renal amyloidosis in related Abyssenian cats. J Am Vet Assoc. 181: 139-142, 1982.
4) Connors LH, Lim A, Prokaeva T, et al. Tabulation of human transthyretin (TTR) variants, 2003. Amyloid. 10: 160-184, 2003. doi: 10.3109/13506120308998998
5) DiBartola SP, Benson MD, Dwulet FR, et al. Isolation and characterization of amyloid protein AA in the Abyssinian cat. Lab Invest. 52: 485-489, 1985.
6) Gardner DG, Dubielzig PR, McGee EV. The so-called calcifying epithelial odontogenic tumor in dogs and cats (amyloid-prducing odontogenic tumor). J Comp Pathol. 111: 221-230, 1994.
7) Jakob W. Spontaneous amyloidosis of mammals. Vet Pathol. 8: 292-306, 1971.
8) Kluve-Beckerman B, Dwulet FE, DiBartola SP, et al. Primary structures of dog and cat amyloid A proteins: comparison to human AA. Comp Biochem Physiol B. 94: 175-183, 1989.

9) Lachmann HJ, Goodman HJ, Gibertson JA, et al. Natural history and outcome in systemic AA amyloidosis. *N Eng J Med.* 356: 2361-2371, 2007. doi: 10.1056/NEJMoa070265

10) Niewold TA, van der Linde-Sipman JS, Murpyh C, et al. Familial amyloidosis in cats: Siamese and Abyssinian AA proteins differ in primary sequence and pattern of deposition. *Amyloid.* 6: 205-209, 1999.

11) Okuda Y, Takasugi K. Successful use of a humanized anti-interleukin-6 receptor antibody, tocilizumab, to treat amyloid A amyloidosis complicating juvenile idiopathic arthritis. *Arthritis Rheum.* 54: 2997-3000, 2006. doi: 10.1002/art.22118

12) Paltrinieri S, Sironi G, Giori L, et al. Changes in serum and urine SAA concentrations and qualitative and quantitative proteinuria in Abyssinian cats with familial amyloidosis: a five-year longitudinal study (2009-2014). *J Vet Intern Med.* 29: 505-512, 2015. doi: 10.1111/jvim.12561

13) Rubarth S. The degeneration of amyloid in the Langerhans' cell islands as the cause of diabetes mellitus in the cat. *Skand Vet Tidskr.* 25: 750-761, 1935.

14) Sipe JD, Benson MD, Buxbaum JN, et al. Amyloid fibril proteins and amyloidosis: chemical identification and clinical classification International Society of Amyloidosis 2016 Nomenclature Guidelines. *Amyloid.* 23: 209-213, 2016. doi: 10.1080/13506129.2016.1257986

15) Tamamoto T, Ohno K, Ohmi A, et al. Verification of measurement of the feline serum amyloid A (SAA) concentration by human SAA turbidimetric immunoassay and its clinical application. *J Vet Med Sci.* 70: 1247-1252, 2008. doi: 10.1292/jvms.70.1247

16) van der Linde-Sipman JS, Niewold TA, Tooten PC, et al. Generalized AA-amyloidosis in Siamese and Oriental cats. *Vet Immunol Immunopathol.* 56: 1-10, 1997.

17) van Rossum M, van Astern FJ, Rofina J, et al. Analysis of cDNA sequences of feline SAAs. *Amyloid.* 11: 38-43, 2004.

18) Yamada T, Okuda Y, Takasugi K, et al. An allele of serum amyloid A1 associated with amyloidosis in both Japanese and Caucasians. *Amyloid.* 10: 7-11, 2003.

19) 奥田恭章, 高杉 潔. アミロイドーシス合併RAの早期診断と予後. リウマチ科. 21：460-465, 1999.

遺伝性疾患

6.4 赤血球ピルビン酸キナーゼ欠損症

はじめに

赤血球ピルビン酸キナーゼ（PK）欠損症は，主にアビシニアンおよびソマリに認められる常染色体性劣性の非球状赤血球性溶血性貧血である[2, 9, 11, 12]。近年の研究によって，これらの品種に限らず，多くの純血種，雑種に認められる疾患であることが明らかになった[3, 6]。また，分子基盤もほぼ解明され[3]，確定診断や分子疫学調査のための遺伝子型検査が実施できるようになった[7]。

いくつかの品種では，原因となる変異のアレル頻度*が非常に高く，潜在的な症例数はかなり多い。貧血を呈する猫の鑑別診断候補として常に挙げるべき疾患である。

＊：同一遺伝子座に属し，互いに区別されるそれぞれの遺伝的変異体（アレル）が集団内に存在する割合

原因および病態

PK（EC2.7.1.40）は解糖系の終盤に位置する酵素で，ホスホエノールピルビン酸とアデノシン二リン酸（ADP）からピルビン酸とアデノシン三リン酸（ATP）を生成して細胞にエネルギーを供給する[2, 9, 11, 12]。哺乳動物では，L型（肝臓，腎臓，小腸，膵β細胞），R型（赤血球），M1型（骨格筋，心筋，脳），M2型（胎児型で多組織に分布）とよばれる4種類のアイソザイムが存在する。L型とR型は同じ PKLR 遺伝子から異なるプロモーターを使う選択的転写により生じることが知られている。赤血球PK分子に機能的異常が生じると，解糖系が停滞してATP産生が低下し，上流の中間体（2,3-ジホスホグリセリン酸〔2,3-DPG〕など）が蓄積することになる。

ATPは赤血球の正常形態を維持するエネルギー源であるため，枯渇することによってウニ状赤血球 echinocyte や金平糖状，鋸歯状の赤血球が生じる。これらの変形能が低下した赤血球は脾臓などの網内系で捕捉されるため（血管外溶血），慢性的な溶血性貧血が起きる。なお，2,3-DPGの増加により酸素ヘモグロビン解離曲線は右方にシフトし，組織への酸素供給効率が上がるため，貧血の程度に比べて組織酸素レベルがそれほど低くならないことが多い。

原因となる PKLR 遺伝子の変異は，人では約240種類，犬では5種類，猫では現在までに1種類だけ同定されている[7, 11]。この猫の変異は，猫 PKLR 遺伝子のエクソン5の3'末端から304塩基下流のイントロン5上のグアニン（G）がアデニン（A）に置換された変異である（c.693＋304 G＞A）。これによって結果的にスプライシング異常が生じ，mRNA（cDNA）上のエクソン5の3'末端に13塩基が欠失してエクソン6と結合する。この欠失が導くフレームシフトにより20個のアミノ酸の読み間違えが生じ，その直後にストップコドンが現れ，PK分子の合成が停止することになる。

なお，赤血球PK欠損症を発症した猫は，必ずこの原因変異をホモ接合で有しているが，この変異をホモ接合で有している猫の全頭が貧血を発症しているかどうかの検証はなされていない。ゲノム上の変異とmRNA上のスプライシング異常が完全に連動していない可能性も想定されており，これが発症するかどうかや発症の時期，重症度ならびに臨床徴候の間欠性にまで影響しているのかもしれない[11]。このように，猫の赤血球PK欠損症の分子基盤はまだ完全には解明されていない。

臨床徴候

猫では，生後2～3カ月から間欠性の貧血が発現して慢性化する。貧血は軽度から中等度である。

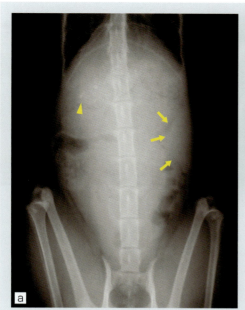
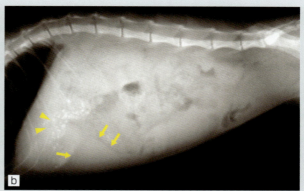

図1 ピルビン酸キナーゼ欠損症例のX線画像
2歳9カ月, ソマリ。胆嚢内の多数の胆石(矢頭)および脾腫(矢印)が認められる。
a:腹背像, b:側方像
(画像提供:オリーブ動物病院　三村貴大先生)

　PK欠損によって2,3-DPGが赤血球内に蓄積し, 組織低酸素状態が緩和されているので, 貧血があっても無徴候あるいは軽症であることも多い。このため, 成猫になるまで異常(貧血)が認識されないことがしばしばある。

　人や犬では, 末期に骨硬化症(骨髄腔の狭小化)および骨髄線維症が生じ, これによって骨髄造血機能が障害されて非再生性貧血に進展・移行することがある[2,9~12]。しかし, 猫の赤血球PK欠損症では, 通常, 骨硬化症や骨髄線維症は認められない。

検査および診断

1. 血液検査

　溶血性貧血であるため, 大球性低色素性の傾向があり, 軽度から高度の再生像(多染性赤血球および網状赤血球の増加)を伴う[2,9,11,12]。この血液学的特徴は特異的ではないため, 血液像だけでそのほかの原因による溶血性貧血と鑑別するのは難しい。

　PK活性の欠損により, 前述のようにウニ状赤血球や金平糖状, 鋸歯状の赤血球が認められることが多い。ただし, このような赤血球形態変化は, 血液の取り扱い不良(採血後長時間放置や塗抹作製の失敗)でも出現しやすいので, 非特異的な変形赤血球の出現は見逃されやすい。

　凝集は生じないが, 変形赤血球が絡み合った状態を肉眼的に凝集と見誤ることがあるので注意する。

2. 画像検査

　猫の赤血球PK欠損症では, 胆囊内胆石が高率に形成され, ときに胆石による胆管閉塞を起こすこともある[2,7,9,11,12]。X線検査やコンピュータ断層撮影(CT)検査で胆石を疑う所見が認められれば, 本症を疑う根拠になり得る。また, 画像診断では, 溶血性貧血の二次的変化として脾腫が検知できる(図1, 2)。中等度から高度の脾腫は, 触診で触知できる。

3. 遺伝子検査

　確定診断には, 遺伝子診断が第一選択として利用できる[7,11]。c.693+304 G>A以外の変異で発症するタイプも存在すると考えられるが, おそらくその頻度はc.693+304 G>A変異によるものに比べてかなり低いと考えられるため, まずはこの変異の検査を優先的に実施するべきである。この変異による赤血球PK欠損症が否定された場合には, 別の変異による発症を考慮して, 生化学的な診断(PK活性測定)を実施する必要が出てくる。

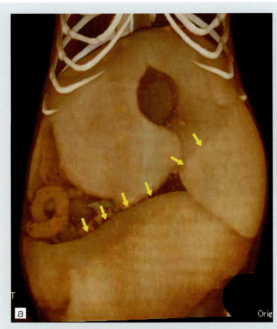
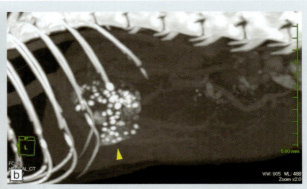

図2 ピルビン酸キナーゼ欠損症例のCT画像
図1と同症例。脾腫(矢印)および胆嚢内の多数の胆石(矢頭)が認められる。(画像提供:オリーブ動物病院 三村貴大先生)
a:背断面,b:3Dレンダリング

4. 鑑別診断

アビシニアンとソマリには,赤血球PK欠損症に臨床徴候が類似した先天性貧血(赤血球浸透圧脆弱性亢進に起因する家族性溶血性貧血)が存在することが知られている[5, 8, 11, 12]。赤血球PK欠損症とは異なり薬物療法(グルココルチコイド投与)に反応するため,鑑別が非常に重要であるが,あまり認識されていない。

この疾患の特徴は,赤血球の浸透圧脆弱性が亢進(浸透圧抵抗性が減弱)していることである。それに起因して溶血性貧血が生じていると推測される。ただし,外観上,赤血球が凝集傾向を示しているので,何らかの免疫機構の異常(自己免疫)が関連している可能性もある。プレドニゾロンの長期投与によって(投与量は個体によって異なるが,維持量は0.2～0.5 mg/kg,eod程度となることが多い),かなり改善して生活の質(QOL)を維持できる場合が多い。グルココルチコイドに反応することからも何らかの免疫機構が関与している可能性が高いが,直接的な原因や分子基盤は未だ解明されていない。

赤血球PK欠損症の遺伝子型検査をして陰性であることを確認後に,グルココルチコイドによる長期治療を実施すると,ほとんどの症例で貧血は徐々に改善されてくる(赤血球PK欠損症はグルココルチコイド療法に反応しない)。

治療および予後

通常,対症療法以外は適用されない。重度の貧血に対しては,輸血を実施する必要がある。

度重なる溶血や輸血でヘモジデローシスによる肝臓障害が生じる。このような臓器障害が直接的な原因となり,通常は4歳くらいで死亡することが多いとされている。

絶大な効果はないが,脾臓摘出によりある程度は貧血の程度が改善することもあるため,重度の貧血を呈する症例に対しては実施を考慮したほうがよいとされている。理論的には骨髄移植が有効な治療法となるが,猫では技術上の問題で一般には行われていない。

予防

繁殖コロニーに属する変異ホモ接合体およびヘテロ接合体(キャリア)を遺伝子型検査より摘発し,繁殖ラインからはずすことが望ましい。しかし,アビシニアンやソマリのように(後述するように,そのほかの品種も),変異アレル頻度のきわめて高い品種においては,変異アレルを有する個体全部を繁殖ラインからはずすのが容易ではないため,ホモ接合体(発症例)をはずしたうえでキャリア同士の交配を避け,発症動物を

表1 日本におけるピルビンキナーゼ欠損症の変異アレル頻度

品種	検査個体数	キャリア数(割合〔%〕)	発症個体数(割合〔%〕)	変異アレル頻度
アビシニアン	35	13(37.1)	1(2.9)	0.214
ソマリ	48	20(41.7)	1(2.1)	0.229
ベンガル	63	2(3.2)	0(0)	0.016
アメリカン・ショートヘア	59	1(1.7)	0(0)	0.008
シンガプーラ	36	15(41.7)	1(2.8)	0.236

表2 日本および海外におけるピルビンキナーゼ欠損症の変異アレル頻度

品種	日本	米国	英国	ドイツ	オーストラリア
アビシニアン	0.214	0.126	0.111	0.276	0.125
ソマリ	0.229	0.085	0.138	0.205	0.292
ベンガル	0.016	0.164	0.170	ND	ND
アメリカン・ショートヘア	0.008	0	0	ND	ND
シンガプーラ	0.236	0.230	0.441	ND	ND

ND：未調査

出さない繁殖を実施することが重要である。

分子疫学

近年の研究によって，赤血球 PK 欠損症は広く純血種および雑種の猫集団に浸潤していることが明らかになった[3, 6]。品種によって変異アレル頻度はかなり異なるものの，すべての品種に潜在すると想定してよいほど広範囲に分布している。米国および英国の猫集団を調査した研究において，変異アレル頻度が非常に高かった(0.05 以上)品種は，アビシニアン，ソマリ，ベンガル，シンガプーラ，ラパーマ，ノルウェージャン・フォレスト・キャット，メインクーン，エジプシャン・マウ，サバンナ・キャットなどであった[3]。

日本国内のアビシニアン，ソマリ，ベンガルおよびアメリカン・ショートヘアの集団を調査した研究では，アビシニアンおよびソマリは海外の調査結果と同様に高頻度であった(表1, 2)[1, 3, 4, 7, 11]。一方，ベンガルはそれほど高い頻度ではなかった。海外の調査では，アメリカン・ショートヘアには変異アレルを有する猫がいなかったが，国内ではキャリアが同定された。さらに，別の調査では，国内のシンガプーラ集団の変異アレル頻度が 0.24 であり，海外と同様に非常に高値であることが報告されている[11, 13]。

以上のように，どのような品種にも赤血球 PK 欠損症は発症し得るため，国内の純血種猫で類似した臨床像(溶血性貧血)を示す症例がいた場合には，品種に関わりなく赤血球 PK 欠損症を鑑別診断候補に挙げる必要がある。

[大和 修]

■参考文献

1) Barrs VR, Giger U, Wilson B, et al. Erythrocytic pyruvate kinase deficiency and AB blood types in Australian Abyssinian and Somali cats. *Aust Vet J*. 87: 39-44, 2009. doi: 10.1111/j.1751-0813.2008.00381.x
2) Giger U. Hereditary erythrocyte enzyme abnormalities. *In* Weiss DJ, Wardrop KJ, (eds): Schalm's Veterinary Hematology, 6th ed. Wiley-Blackwell. Hoboken. 2010, pp179-186.
3) Grahn RA, Grahn JC, Penedo MC, et al. Erythrocyte pyruvate kinase deficiency mutation identified in multiple breeds of domestic cats. *BMC Vet Res*. 8: 207, 2012. doi: 10.1186/1746-6148-8-207
4) Kohn B, Fumi C, Seng A, et al. Anämie infolge erythrozytären Pyruvatkinase-Mangels und deren Verbreitung bei Somali- und Abessinierkatzen in Deutschland. *Kleintierpraxis*. 50: 305-312, 2005.
5) Kohn B, Goldschmidt MH, Hohenhaus AE, et al. Anemia, splenomegaly, and increased osmotic fragility of erythrocytes in Abyssinian and Somali cats. *J Am Vet Med Assoc*. 217: 1483-1491, 2000.
6) Kushida K, Giger U, Hossain MA, et al. Mutant allele frequency of erythrocyte pyruvate kinase deficiency in the mixed-breed cat population in Asian and North African countries. World Small Animal Veterinary Association (WSAVA) Association Congress 2015.
7) Kushida K, Giger U, Tsutsui T, et al. Real-time PCR genotyping assay for feline erythrocyte pyruvate kinase deficiency and mutant allele frequency in purebred cats in Japan. *J Vet Med Sci*. 77: 743-746, 2015. doi: 10.1292/jvms.14-0600
8) Tritschler C, Mizukami K, Raj K, et al. Increased erythrocytic osmotic fragility in anemic domestic shorthair and purebred cats. *J Feline Med Surg*. 18: 462-470, 2016. doi:10.1177/1098612X15587574

9) 大和 修. ピルビン酸キナーゼ(PK)欠損症:犬と猫の治療ガイド2015 私はこうしている. 辻本 元, 小山秀一, 大草潔ほか編. インターズー. 2015, pp667-668.
10) 大和 修. ピルビン酸キナーゼ(PK)欠損症. *SA Medicine*. 65:22-23, 2010.
11) 大和 修. 猫の赤血球ピルビン酸キナーゼ欠損症. *Felis*. 8:93-97, 2015.
12) 大和 修. 貧血と赤血球増加症:獣医内科学 第2版(小動物編). 岩﨑利郎, 滝口満喜, 辻本 元監修. 文永堂出版. 2014, pp465-472.
13) 服部 幸. シンガプーラとピルビン酸キナーゼ欠損症. *Felis*. 4:97-101, 2013.
14) 福留幸一, 三村貴大, 宮林誓志ほか. 遺伝子検査により確定診断されたピルビン酸キナーゼ欠損症(Pyruvate kinase deficiency)のソマリの1例. 平成24年度獣医学術近畿地区学会 日本小動物獣医学会(近畿)講演要旨集. p62. 2012.

6.5 ライソゾーム病

はじめに

　細胞小器官のひとつである水解小体(ライソゾーム)には60種あまりの酸性加水分解酵素が存在し，これらの酵素群が細胞内物質を分解する役割を担っている。これらの酵素などの遺伝的異常により，当該酵素反応の基質が蓄積し，細胞障害ひいては臓器障害などを引き起こす全身性疾患を総称してライソゾーム病(ライソゾーム蓄積病)とよぶ。現在，約50疾患が同定されており，猫では十数疾患の報告がある[2〜9](表1)。

原因および病態

　各ライソゾーム病における欠損酵素あるいは蛋白，原因遺伝子ならびに蓄積物質を表2に示す。ライソゾーム病のほとんどは単一遺伝子の異常に基づくメンデル遺伝病であり，常染色体性劣性遺伝形式で伝達される。ただし，ファブリー病，ハンター病，ダノン病の3疾患はX染色体性劣性遺伝病であり，人では優性遺伝形式をとるまれなタイプの神経セロイド・リポフスチン症が報告されている[1]。

　現在，猫において同定されている疾患は少なく(十数疾患)，遺伝子変異が証明されている疾患はさらに少ない。しかし，近年，猫の遺伝子病の分子基盤を解明するための研究ツールが充実してきたため，今後は数多くの疾患が同定され，その原因変異が明らかになってくると考えられる。

臨床徴候

　表1および表2に示すように，欠損する酵素や蛋白によって蓄積する物質が異なる。そのため，それぞれの疾患で細胞障害や臓器障害が起こる部位が異なり，その結果，臨床徴候にバリエーションが生じる。ただし，多くのライソゾーム病では中枢神経組織の進行性変性が律速的に起こるため，主に進行性の運動障害，視覚障害および行動異常を引き起こす知的障害などが発現する。

　スフィンゴリピドーシス，糖蛋白代謝異常症，そのほかの単独疾患群では，進行性中枢神経障害を主徴とするものが多い。しかし，骨の異常(ゴーシェ病)，心および腎機能の異常(ファブリー病)，肝臓などの内臓の異常(ニーマン・ピック病B型)が主徴となる疾患も存在する。ムコ多糖症は，骨および軟骨形成障害による体躯および顔貌異常が主な臨床徴候である。ムコリピドーシス(アイセル病など)は，スフィンゴリピドーシスとムコ多糖症の両方の特徴を有する。

　同一遺伝子内の変異であっても，変異の型によって病原性に変化が現れ，臨床型や重症度などに相違が生じ得る。このためどの疾患も，家系ごとあるいは症例ごとに多様な病態を呈することがある。

検査および診断

1. 臨床診断(補助診断)

　既報の疾患であれば，品種，月齢，性別などのシグナルメントならびに臨床徴候とその推移が，診断を導くために非常に重要な情報となる。しかし，遭遇した症例が既報と同一疾患であったとしても，品種が異なる場合には原因となっている変異(病原性変異)も異なり，臨床徴候に違いが生じていることが十分にあり得る。そのため，変異の違いで生じる臨床徴候のバリエーションを考慮するべきである。雑種孤発例の場合は新規の病原性変異によることが多く，とくに流行品種では新規疾患が出ることも決して珍しくないので，疑わしい症例に遭遇した場合には，正確な情報を得るため遺伝子病の専門獣医師に相談することが重要である。

遺伝性疾患

表1 ライソーム病の種類

スフィンゴリピドーシス
GM1 ガングリオシドーシス●
GM2 ガングリオシドーシス 　テイ・サックス病（Bバリアント） 　サンドホフ病（0バリアント）● 　GM2 活性化蛋白欠損症（ABバリアント）● 　B1バリアント
ニーマン・ピック病● 　A型● 　B型 　C（C1およびC2）型●
クラッベ病（グロボイド細胞白質変性症）●
異染性白質変性症●
多種スルファターゼ欠損症
ファブリー病
ゴーシェ病
ファーバー病
ムコ多糖症
Ⅰ型● 　IH型（ハーラー病） 　IH/S型（ハーラー・シェイエ病） 　IS型（シェイエ病）
Ⅱ型（ハンター病）
Ⅲ型（サンフィリッポ病） 　A型 　B型 　C型 　D型
Ⅵ型（マロトー・ラミー病）●
Ⅶ型（スライ病）●
ムコリピドーシス
Ⅱ型（アイセル病）●
Ⅲ型（偽ハーラー病） 　ⅢA型 　ⅢC型
Ⅳ型

糖蛋白代謝異常症
フコシドーシス●
α-マンノシドーシス●
β-マンノシドーシス
シアリドーシス 　Ⅰ型 　Ⅱ型（旧ムコリピドーシスⅠ型）
ガラクトシアリドーシス
アスパルチルグルコサミン尿症
その他
ポンペ病（糖原病Ⅱ型）●
ウォルマン病
コレステリルエステル蓄積症
シスチン症
シアル酸蓄積症 　サラ病 　乳児型遊離シアル酸蓄積症
酸性ホスファターゼ欠損症
チェディアック・東症候群●
シンドラー・神崎病
ダノン病
神経セロイド・リポフスチン症（バッテン病）● 　*CLN1/PPT1* 　*CLN2/TPP1* 　*CLN3* 　*CLN4/DNAJC5* 　*CLN5* 　*CLN6* 　*CLN7/MFSD8* 　*CLN8* 　*CLN10/CTSD* 　*CLN11/GRN* 　*CLN12/ATP13A2* 　*CLN13/CTSF* 　*CLN14/KCTD7* 　*CLCN6* 　*SGSH* 　*ARSG*

●：猫で報告のある疾患

　補助診断のために役立つのは，末梢血塗抹における白血球の形態異常である．比較的多くの疾患で認められるリンパ球の細胞質空胞や，ムコ多糖症で認められる好中球のアルダー・レイリー小体が挙げられる（図1）．しかし，このような異常が観察されない疾患も多い（神経セロイド・リポフスチン症など）．

　画像診断では，磁気共鳴画像法（MRI）において，脳実質の器質的異常所見（白質のT2強調画像における高信号など）や萎縮所見（脳室拡大や脳溝明瞭化）が観察されることがある（図2）．

　これらの特徴が観察された場合には，ライソーム病の可能性が高いため，後述する確定診断に結びつけるために専門獣医師に相談すべきである．

2. 病理組織診断

　死後の病理組織検査だけで診断できる疾患は少ない．クラッベ病は，大脳でのグロボイド細胞（マクロファージ系細胞）の浸潤や脱髄による白質変性症などの特徴により診断される疾患である．また，神経セロイド・リポフスチン症では，神経細胞を含む全身の細胞にPAS染色および脂肪染色陽性の自家蛍光性リポピグメントが蓄積し，電子顕微鏡にて特徴的な構造が観察される（図3）．しかし，神経セロイド・リポフスチン症であると病理組織診断されたとしても，どの遺伝子分類（表1）であるかを決定することができない．

表2　各疾患の欠損蛋白および主要な蓄積物質

疾患名	欠損酵素・蛋白など	遺伝子	主要な蓄積物質
スフィンゴリピドーシス			
GM1 ガングリオシドーシス	β-ガラクトシダーゼ	*GLB1*	GM1 ガングリオシド
GM2 ガングリオシドーシス			
テイ・サックス病	β-ヘキソサミニダーゼ A	*HEXA*	GM2 ガングリオシド
サンドホフ病	β-ヘキソサミニダーゼ A・B	*HEXB*	GM2 ガングリオシド，グロボシド
AB バリアント	GM2 活性化蛋白	*GM2A*	GM2 ガングリオシド
ファブリー病	α-ガラクトシダーゼ	*GLA*	セラミド・トリヘキソシドなど
異染性白質変性症	アリルスルファターゼ A	*ARSA*	スルファチド
クラッベ病	ガラクトセレブロシダーゼ	*GALC*	ガラクトセレブロシド
ゴーシェ病	β-グルコシダーゼ	*GBA*	グルコセレブロシド
ニーマン・ピック病			
A・B 型	スフィンゴミエリナーゼ	*SMPD1*	スフィンゴミエリン
C 型	外因性コレステロール・エステル化障害	*NPC1, NPC2*	コレステロール
ファーバー病	セラミダーゼ	*ASAH1*	セラミド
ムコ多糖症			
I 型（ハーラー病・シェイエ病）	α-イズロニダーゼ	*IDUA*	デルマタン硫酸，ヘパラン硫酸
II 型（ハンター病）	α-イズロネート・スルファターゼ	*IDS*	デルマタン硫酸，ヘパラン硫酸
III 型（サンフィリッポ病）			
A 型	ヘパラン-スルファミニダーゼ	*SGSH*	ヘパラン硫酸
B 型	α-グルコサミニダーゼ	*NAGLU*	ヘパラン硫酸
C 型	α-グルコサミニド N-アセチルトランスフェラーゼ	*HGSNAT*	ヘパラン硫酸
D 型	α-N-アセチル α-グルコサミド 6-硫酸スルファターゼ	*GNS*	ヘパラン硫酸
IV 型（モルキオ病）			
A 型	N-アセチルガラクトサミン 6-硫酸スルファターゼ	*GALNS*	ケラタン硫酸
B 型	β-ガラクトシダーゼ	*GLB1*	ケラタン硫酸
VI 型（マロトー-ラミー病）	アリルスルファターゼ B	*ARSB*	デルマタン硫酸
VII 型（スライ病）	β-グルクロニダーゼ	*GUSB*	デルマタン硫酸
糖蛋白代謝異常症			
フコシドーシス	α-フコシダーゼ	*FUCA1*	末端にフコースを持つ糖蛋白など
α-マンノシドーシス	α-マンノシダーゼ	*MAN2B1*	末端に α-マンノースを持つ糖蛋白など
β-マンノシドーシス	β-マンノシダーゼ	*MANBA*	末端に β-マンノースを持つ糖蛋白など
シアリドーシス	シアリダーゼ	*NEU1*	シアル酸を持つ糖蛋白など，GM3 ガングリオシド
ガラクトシアリドーシス	保護蛋白／カテプシン A	*CTSA*	シアル酸を持つ糖蛋白など，GM3 ガングリオシド
アスパルチルグルコサミン尿症	アスパルチルグルコサミナーゼ	*AGA*	アスパルチルグルコサミン
ムコリピドーシス			
II 型（アイセル病）	N-アセチルグルコサミン-1-ホスホトランスフェラーゼ	*GNPTAB*	複数の蛋白と脂質など
III 型	N-アセチルグルコサミン-1-ホスホトランスフェラーゼ	*GNPTAB, GNPTAG*	複数の蛋白と脂質など
IV 型	ムコリピン-1	*MCOLN1*	複数の蛋白と脂質など
その他			
ポンペ病（糖原病 II 型）	α1,4-グルコシダーゼ	*GAA*	グリコーゲン
ウォルマン病	酸性リパーゼ	*LIPA*	コレステリルエステル，中性脂肪
コレステリルエステル蓄積症	酸性リパーゼ	*LIPA*	コレステリルエステル，中性脂肪
シスチン症	シスチン転送障害	*CTNS*	シスチン
シアル酸蓄積症	遊離シアル酸転送異常	*SLC17A5*	遊離シアル酸
酸性ホスファターゼ欠損症	酸性ホスファターゼ	*ACP2*	リン酸エステル

（次ページに続く）

遺伝性疾患

表2 各疾患の欠損蛋白および主要な蓄積物質(つづき)

疾患名	欠損酵素・蛋白など	遺伝子	主要な蓄積物質
チェディアック-東症候群	Lysosomal trafficking regulator 異常	*LYST*	好中球巨大顆粒など
シンドラー-神崎病	α-*N*-アセチルガラクトサミニダーゼ	*NAGA*	詳細不明
ダノン病	ライソゾーム膜(LMPII)異常	*LAPM2*	詳細不明
神経セロイド・リポフスチン症			
CLN1/PPT1	palmitoyl protein thioesterase	*CLN1/PPT1*	スフィンゴ脂質活性化蛋白 A, D
CLN10/CTSD	カテプシン D	*CLN10/CTSD*	スフィンゴ脂質活性化蛋白 A, D
その他ほとんどの疾患	多様な原因	表1参照	mitochondrial ATP synthase subunit c

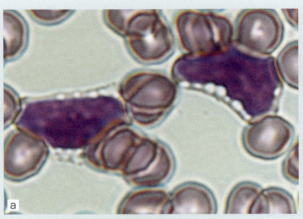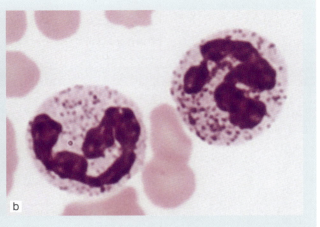

図1 末梢血白血球の形態異常
a：リンパ球の異常空胞(日本猫のサンドホフ病)。
b：好中球のアルダー・レイリー異常顆粒(日本猫のムコ多糖症 VI 型)。

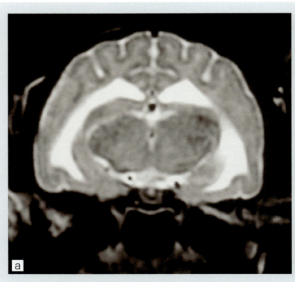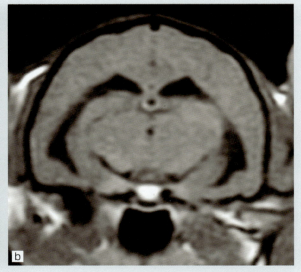

図2 サンドホフ病の日本猫(7カ月齢)の頭部 MR 画像
大脳白質のび漫性 T2 強調高信号，脳室の拡張，脳溝の明瞭化が観察される。
a：T2 強調画像，b：T1 強調画像

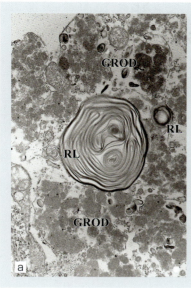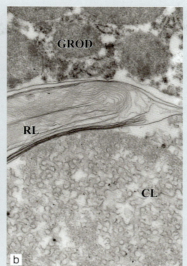

図3 神経セロイド・リポフスチン症の日本猫（1.5歳齢）の超微形態的特徴
中枢神経細胞のライソゾーム内（a, b）に，特徴的かつ多様な超微形態的構造物が認められる。
GROD：オスミウム親和性顆粒性沈着物，RL：直線上構造，CL：曲線状構造

3. 生化学的診断

確定診断は，基本的には生化学的診断により行われる。表2に示すように，臓器（脳など）中の蓄積物質が同定された後，その蓄積物質を基質とする酵素などの欠損が証明されることで確定診断が成立する。したがって，死後に新鮮凍結組織試料を確保できない場合には，確定診断がつけられないことが多い。

4. 遺伝子診断

病原性変異が判明している家系については，遺伝子診断が適用できる。しかし，まだ多くの疾患家系で病原性変異が同定されていないため，遺伝子検査によって生前診断できる疾患は多くない。どのような症例についてどのような遺伝子診断が適用できるかなど，専門獣医師に問い合わせることも重要である。

治療および予後

動物ではほとんどのライソゾーム病症例が予後不良であり，適応となる効果的な治療法がない。家族への適切なインフォームが重要であり，安楽死についても早期から考慮しなければならない。介護する場合には，褥瘡予防，感染治療および痙攣コントロールなどが生活の質（QOL）の維持に役立つ。

人では，遺伝子治療，基質減少療法（合成酵素阻害薬），ケミカルシャペロン療法，酵素補充療法などが研究されている。酵素補充療法については，神経型でない複数の疾患（ファブリー病，ゴーシェ病，ポンペ病，ムコ多糖症Ⅰ型，Ⅱ型およびⅥ型）に対する薬剤が認可されて，国内でも実用化されている。また，基質減少療法については，神経型の疾患（ニーマン・ピック病，ゴーシェ病）の進行を遅らせる効果も示されている。このような薬剤を動物の相同疾患症例に使用することは理論的に可能であるが，薬価が非常に高価であるため，現実的には難しい。

ただし，先天代謝異常症の薬物療法の研究は日々進んでいる。比較的安価な薬剤の治療効果や延命効果も研究されており，今後は動物症例にも応用可能な薬が出てくる可能性はある。そのため，専門獣医師から最新の情報を得ながら，症例のQOL改善に役立つ治療を選択する必要がある。

予防

病原性変異が判明している場合には，遺伝子型検査によりキャリアを同定することができるため，事前に純血種猫の繁殖ラインからキャリアをはずすことにより，該当する疾患の発生を未然に防ぐことが可能である。

［大和　修］

■参考文献
1) Sara Mole. NCL Resource-A gateway for Batten disease. http://www.ucl.ac.uk/ncl/（2018年7月現在）
2) 大和　修. 遺伝子疾患の検査. JVM獣医畜産新報. 68：733-740, 2015.
3) 大和　修. 犬の先天代謝異常症〜ライソゾーム病・スフィンゴリピドーシス〜. J-VET. 289：59-70, 2011.
4) 大和　修. 脳の疾患：獣医内科学　第2版（小動物編）. 岩﨑利郎, 滝口満喜, 辻本　元監修. 文永堂出版. 2014, pp390-392.
5) 大和　修. ライソゾーム病. CAP. 231：51-62, 2008.
6) 大和　修. ライソゾーム蓄積病. SA Medicine. 40：49-63, 2005.
7) 大和　修. ライソゾーム（蓄積）病. SA Medicine. 105：6-9, 2016.
8) 大和　修. ライソゾーム病：犬と猫の神経病学　各論編〜DAMNIT-V分類と代表的疾患〜. 長谷川大輔, 枝村一弥, 齋藤弥代子監修. 緑書房. 2015, pp43-53.
9) 大和　修. ライソゾーム（蓄積）病：犬と猫の治療ガイド2015〜私はこうしている〜. 辻本　元, 小山秀一, 大草潔ほか編. インターズー. 2015, pp517-520.

6.6 骨軟骨異形成症

原因および病態

1. 遺伝的背景

スコティッシュ・フォールドは，耳介が前方に折れ曲がる特徴的な外観をしている。これは耳介軟骨の形成異常によるものと考えられており，優性遺伝によって伝搬されることが1970年代に報告された[6, 11]。

この表現形と関連して，スコティッシュ・フォールドには骨軟骨異形成症が発生する。以前から折れ耳型の猫同士を交配すると子に重篤な骨異常が発症することが知られており，折れ耳型同士の交配を避けて，折れ耳型と正常耳型との交配によって系統が維持されてきた。異常が現れるのは四肢の骨（指骨，中手骨，手根骨，中足骨，足根骨）および軟骨で，後肢あるいは前後肢に骨瘤が形成される[2]。

近年，折れ耳型の猫と正常耳型の猫の交配で生まれた個体にも骨異常が発生することが報告された[8, 10]。この場合は骨瘤を形成することはなく，手根骨や足根骨の軽度な骨増生による骨表面の隆起や指骨末端の肥大および骨増生が認められる。

2. 原因遺伝子

スコティッシュ・フォールドの骨軟骨異形成症は，常染色体優性形質の単一遺伝子疾患と考えられている[10, 11]。2016年に，原因が*TRPV4*（transient receptor potential vanilloid family member 4）遺伝子のミスセンス変異と関連していることが報告された[4]。*TRPV4*は細胞表面に存在する非選択性陽イオンチャネルとして機能する蛋白質をコードする遺伝子である。スコティッシュ・フォールドでは*TRPV4*の変異によってチャネル機能が亢進し，軟骨細胞の破壊につながることが示唆された。しかし，本疾患の原因遺伝子および原因変異の全容の解明には，さらなる調査が必要である[4]。

3. 組織学的変化

交配データから遺伝型がヘテロ接合と確定された折れ耳型のスコティッシュ・フォールドから採取した骨の病理学的な検索を行ったところ，指骨，中手骨，中足骨に共通して以下のような病変が検出されたという報告がある[7]。

- 関節軟骨の部分的な菲薄化および斑点状の軟骨壊死巣
- 関節軟骨の慢性滑膜炎
- 腱付着部の線維軟骨の線維配列の乱れ
- 膜内骨化による骨の表面の骨棘形成

成長軟骨の軟骨細胞はやや小型で集塊を形成する傾向が認められ，軟骨基質で隔離されていた。軟骨細胞の形態は静止軟骨細胞および増殖軟骨細胞に類似し，肥大軟骨細胞への分化は認められなかった。これらのことから，軟骨細胞が正常に分化しないために関節軟骨のリモデリングが障害されると考えられている。

4. 発症時期

スコティッシュ・フォールドの折れ耳の外観は，生後3〜4週で明らかになるが，この時点で四肢のX線所見は報告されていない。これまでに報告された最も若い個体は，4カ月齢のスコティッシュ・フォールドである[2]。この子猫はすでに跛行があり，同腹子に比べて活動性が低いという臨床徴候を示していた。X線検査では，足根関節の広い範囲に骨新生が認められた。中足骨と指骨は正常よりも短く，非対称だった。このように，四肢の異常が生後数カ月で検出される個体もいる。

遺伝性疾患

臨床徴候

重度の跛行を呈す猫から無徴候の猫までさまざまである。明らかな跛行や四肢の挙上を呈していれば容易に気付くことができるが[2]，病状が軽く，ジャンプをしない，爪切りを嫌がる，あまり動かないなど，はっきりしない臨床徴候しか示さない猫では，本症に気付かないことも多い。スコティッシュ・フォールドでは多くが後者であり，ほとんど臨床徴候がみられない症例も少なくない[10]。

臨床徴候が現れる時期はさまざまである。重度な例では，生後数カ月で跛行や疼痛の徴候を呈す[2]。軽度であれば，生涯にわたって臨床徴候に気付かないこともある[10]。

検査および診断

1．身体検査

骨瘤を形成する猫では，触診にて容易に骨瘤を触知することができる。患肢の触診で疼痛を示したり，患肢の腫脹が認められたりすることもある。重度な例では患肢が太く短い。尾骨に異常を持つ個体では，短く，あるいは硬直した尾が認められる。

2．X線検査

骨軟骨異形成症はX線検査で明らかになる。折れ耳型のスコティッシュ・フォールドでは，すべての個体で四肢の指骨および中手骨，手根骨，中足骨，足根骨に異常が認められる[10]。前述のとおり，異常の程度は個体によってさまざまである。

骨瘤を形成する個体では，前肢および後肢の複数の肢に骨瘤が認められる（図1，2）。骨瘤は，後肢では中足骨から足根骨の腹側に形成され，前肢では中手骨から手根骨の前後面に形成される傾向がある。前肢に比べて，後肢に形成される骨瘤は大型化し，容易に触知可能である。前肢では手根骨および中手骨の表面に，後肢では足根骨と中足骨の表面に形成された骨瘤でそれぞれの骨が癒合していることもある。踵骨隆起の底面から中足骨の後面にかけて形成される骨瘤は非常に大型になり，踵骨から中足骨まで架橋する。結果として足根関節は強直する。通常，指骨は短く，変形しており，骨幹端が拡大している。図3のように，大型の骨瘤が四肢末端に形成されていても，膝や肘などそのほかの骨や関節に異常を認めることはない。

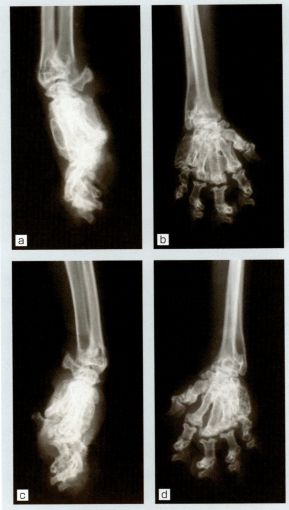

図1　骨瘤を形成する個体の前肢のX線画像
両側の前肢中手骨表面に骨瘤の形成が認められる。中手骨表面の骨増生は顕著で隆起している。隣接する中手骨は骨瘤により癒合している。中手骨と指骨の骨端はいびつで，骨増生が認められる。
a：左前肢側方像，b：左前肢掌背像，c：右前肢側方像，d：右前肢掌背像

圧倒的に多いのは骨瘤を形成しない個体である。これらの個体では指骨および中手（足）骨の骨端部，手（足）根骨の骨膜表面に病変が認められる（図4）。健康な猫に比べて，それぞれの手根骨の境界は不明瞭であり，X線不透過性が亢進している。中手骨の遠位端および基節骨近位端は軽度の骨増生を伴う。そのため，骨端は正常な猫に比べると太く，いびつな形状となる。この病変は中節骨と末節骨の骨端にも認められる。前肢と同様に，後肢でも中足骨の境界が不明瞭となる（図5）。中手骨および指骨の骨端病変は前肢と同様である。後肢の特徴として，第二および第五中足骨が足の中央部に向かって彎曲する（図5）。この彎曲の程度は猫によって異なる。

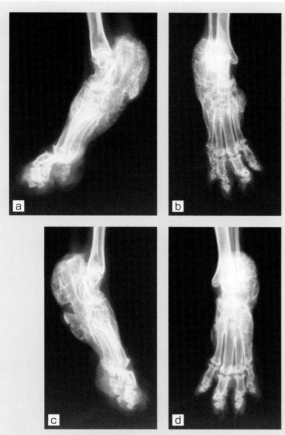

図2 骨瘤を形成する個体の後肢のX線画像

図1と同一症例。骨瘤は主に両側の中足骨および足根骨の後面に形成されている。踵骨隆起後面の骨瘤は大型で，足根骨領域に形成された骨瘤と連続している。足根骨と中足骨の前面の骨増生は軽度である。中手骨と指骨の骨端はいびつで骨増生が認められる。

a：左後肢側方像，b：左後肢掌背像，c：右後肢側方像，
d：右後肢掌背像

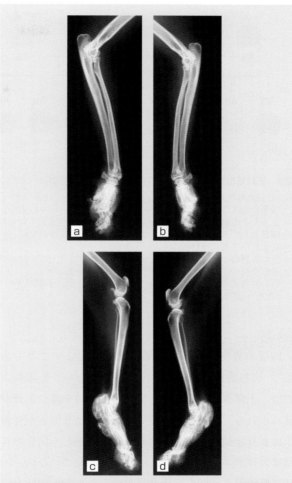

図3 骨瘤を形成する個体の前肢および後肢のX線画像

図1，2と同一症例。四肢の先端には大型の骨瘤が認められるが，肘関節および膝関節には病変が認められない。
a：左前肢，b：右前肢，c：左後肢，d：右後肢

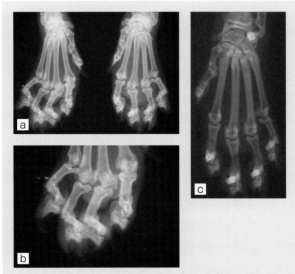

図4 骨瘤を形成しない個体の前肢のX線画像

正常な猫に比べて手根骨の境界が不明瞭で，X線不透過性が亢進している。中手骨と指骨の骨端はいびつで，骨増生が認められる。
a：前肢掌背像，b：右前肢の拡大像，
c：正常な猫の左前肢掌背像。

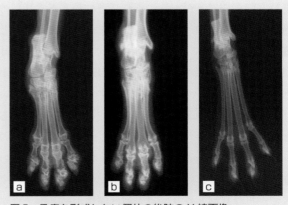

図5 骨瘤を形成しない個体の後肢のX線画像

正常な猫と比べて，症例では足根骨の境界が不明瞭である。足根骨のX線不透過性は亢進している。第二および第五中手骨は足の中央に向かって弯曲している。中足骨と指骨の骨端はいびつで骨増生が認められる。
a，b：症例，c：正常な猫

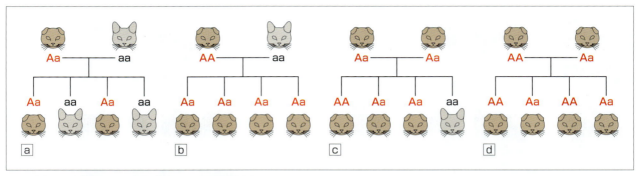

図6　折れ耳型が生まれる交配パターンと子の遺伝型
赤字は折れ耳型（骨軟骨異形成症）を示す．
a：ヘテロのスコティッシュ・フォールド（Aa）と劣性ホモの正常な猫（aa：正常耳型）との交配．この場合，次世代の子の遺伝型はAaとaaとなり，その比率は1：1となる．折れ耳型の猫が生まれる確率は50％で，その遺伝型はすべてヘテロとなる．
b：優性ホモのスコティッシュ・フォールドと立ち耳型の交配．子猫のすべてが折れ耳型であり，遺伝型はすべてヘテロである．正常耳型が生まれることはない．
c：折れ耳型のヘテロ接合の猫同士の交配．この場合，75％の子が折れ耳型で，25％が正常耳型となる．折れ耳型の猫の遺伝型は3分の1が優性ホモ（AA）で，3分の2がヘテロ（Aa）である．
d：折れ耳型の優性ホモと折れ耳型のヘテロの交配．子猫のすべては折れ耳型となる．正常耳型が生まれることはない．遺伝型は優性ホモ（AA）が50％，ヘテロ（Aa）が50％である．

四肢の異常に加えて，尾骨異常を起こすこともある[7]．肉眼的には尾は太く，柔軟性がない．X線検査では，正常よりも短縮し，拡大した終板を持つ尾骨が認められる．椎間腔は狭く，隣接する尾骨同士が骨新生により連結していることもある．しかし，尾骨の異常はスコティッシュ・フォールドに必発ではない．四肢に異常があっても，尾骨異常のみられない個体もいる．

3．遺伝型の推定

交配パターンが明らかにされている場合は，遺伝型を特定できることがある．折れ耳型の猫と正常耳型の猫を交配した場合，折れ耳型で生まれた子はヘテロと確定することができる（図6a，b）．一方で，折れ耳型の猫同士の交配からは優性ホモの子とヘテロの子が両方生まれるので，遺伝型を確定することはできない（図6c，d）．折れ耳型のヘテロの猫同士を交配すると，75％の猫が折れ耳型となるが，そのうちの3分の1は優性ホモ，3分の2はヘテロとなる．折れ耳型の優性ホモと折れ耳型のヘテロを交配すると，子猫のすべてが折れ耳型となり，遺伝型は優性ホモとヘテロが半々となる．このように折れ耳型の猫同士を交配した場合は，子の遺伝型を特定することはできない．

治療

現状では根本的な治療方法はなく，対症療法となる．骨瘤を形成する個体は跛行の程度が大きいので，積極的な治療が必要となる．骨瘤を形成しない個体は臨床徴候が軽度であるため，内科的治療が適当と考えられる．

1．放射線治療

大きな骨瘤を持ち，重度な歩行障害を呈す猫に対して放射線照射を行ったところ，効果がみられたとする症例報告がある[3]．1.5 Gyの低用量照射を6回実施したところ歩行障害が消失し，猫の活動性は大きく改善した．2〜6年間の追跡調査のあいだも良好な生活の質（QOL）を維持できていた．ただし，骨瘤は完全には消失せず，数年後に新たな骨増生像が確認されることもあるため，生涯にわたって良好な経過をたどるかどうかは不明である．歩行障害の再発時には再照射が望ましいとされている[3, 5]．

2．非ステロイド系抗炎症薬

メロキシカムによる疼痛緩和の試みが報告されている[10]．骨瘤が形成されるような症例では効果が乏しいと考えられるが，骨瘤を形成しないような軽度の症例では疼痛緩和が可能である．治療にあたっては，腎機能と尿検査のモニターが推奨される．ほかにも長期使用による血栓塞栓症のリスク増加に留意しなければならない[9]．

3. ポリ硫酸ペントサンナトリウム

非骨瘤型の症例では，ポリ硫酸ペントサンナトリウムの投与で跛行が軽減すると報告されている[7]。ポリ硫酸ペントサンナトリウムの軟骨保護作用によるものと考えられるが，詳細なメカニズムは明らかにされていない。症例によっては改善が認められないこともあるので，臨床徴候の程度によって治療効果に違いがあると思われる。非ステロイド系抗炎症薬のような副作用がないため，利便性は高い。

4. 骨棘切除・関節固定術

重度の骨瘤が形成されている症例に対し，骨瘤を切除して関節固定を施したところ，関節の変性は進行したが跛行が改善したという報告がある[8]。しかし，この症例では関節固定後48週以降に跛行が再発している。骨瘤を切除しても骨および軟骨破壊のプログラムが停止するわけではないので，再発は必至と考えられる。

予後

骨瘤を形成する症例では歩行障害が生涯にわたるため，何らかの疼痛管理を行う必要がある。放射線治療が現状では最善の方法と考えられる。数年間の疼痛管理が可能であるため，臨床徴候の発現にあわせて治療することができれば，生涯にわたりQOLを維持することができるかもしれない。症例は，何らかの治療を行わない限り，常に疼痛を抱える生活を強いられることになる。

骨瘤を形成しない軽症例では，内科的治療による疼痛緩和でも，それほどQOLを落とすことはない。臨床徴候のない猫は健康な猫と同様に生活することができる。

薬用量リスト

- メロキシカム　初日 0.1 mg/kg，2日目から 0.05 mg/kg，PO，q24 hr[9]
  慢性筋骨格系疾患の炎症および疼痛管理として
- ポリ硫酸ペントサンナトリウム　3 mg/kg，SC，q4 week[7]

［鷹栖雅峰］

参考文献

1) Buckingham KJ, McMillin MJ, Brassil MM, et. al. Multiple mutant T alleles cause haploinsufficiency of Brachyury and short tails in Manx cats. *Mamm Genome*. 24: 400-408, 2013. doi: 10.1007/s00335-013-9471-1
2) Chang J, Jung J, Oh S, et al. Osteochondrodysplasia in three Scottish Fold cats. *J Vet Sci*. 8: 307-309, 2007. doi: 10.4142/jvs.2007.8.3.307
3) Fujiwara-Igarashi A, Igarashi, H, Hasegawa D, et al. Efficacy and complications of palliative irradiation in three Scottish Fold cats with osteochondrodysplasia. *J Vet Intern Med*. 29: 1643-1647, 2015. doi: 10.1111/jvim.13614
4) Gandolf B, Alamri S, Darby WG, et al. A dominant TRPV4 variant underlies osteochondrodysplasia in Scottish fold cats. *Osteoarthr Cartilage*. 24: 1441-1450, 2016. doi: 10.1016/j.joca.2016.03.019
5) Hubler M, Volkert M, Kaser-Hotz B, et al. Palliative irradiation of Scottish Fold osteochondrodysplasia. *Vet Radiol Ultrasound*. 45: 582-585, 2004. doi: 10.1111/j.1740-8261.2004.04101.x
6) Jackson OF. Congenital bone lesions in cats with fold-ears. *Bull Fel Advis Bur*. 14: 2-4, 1975.
7) Malik R, Allan GS, Howlett CR, et al. Osteochondrodysplasia in Scottish Fold cats. *Aust Vet J*. 77: 85-92, 1999. doi: 10.1111/j.1751-0813.1999.tb11672.x
8) Mathews KG, Koblik PD, Knoeckel MJ, et al. Resolution of lameness associated with Scottish Fold osteodystrophy following bilateral ostectomies and pantarsal arthrodeses: a case report. *J Am Anim Hosp Assoc*. 31: 280-288, 1995. doi: 10.5326/15473317-31-4-280
9) Sparkes AH, Heiene R, Lascelles BD, et al. ISFM and AAFR consensus guidelines: Long-term use of NSAIDs in cats. *J Fel Med Surg*. 12: 521-538, 2010. doi: 10.1016/j.jfms.2010.05.004
10) Takanosu M, Takanosu T, Suzuki H, et al. Incomplete dominant osteochondrodysplasia in heterozygous Scottish Fold cats. *J Small Anim Pract*. 49: 197-199, 2008. doi: 10.1111/j.1748.5827.2008.00561.x
11) Todd NB. Folded-ear cats: further observations. *Carn Genet News*. 2: 64-65, 1972.

索　引

【欧文】

I 型肺胞上皮細胞 241
II 型呼吸不全 250
5％ブドウ糖液 43
A31P 97, 376
AA アミロイド 183, 381
AA アミロイドーシス 379
ACE（アンジオテンシン変換酵素）阻害薬 106, 189
ACVIM（米国獣医内科学会） 76, 185, 194, 220
AKI（急性腎障害） 159
ALS（二次救命処置） 302
AL アミロイドーシス 379
ANP（心房性ナトリウム利尿ペプチド） 80, 113
ARDS（急性呼吸促迫症候群） 262, 315
ARF（急性腎不全） 159
ASD（心房中隔欠損症） 128
Aspergillus 257, 268
ATE（大動脈血栓塞栓症） 89, 97, 117, 326
ATT（animal trauma triage） 312
BAL（気管支肺胞洗浄） 258
BALF（気管支肺胞洗浄液） 249
BC（バルーンカテーテル）法 121, 331
Blastomyces dermatitidis 257
BLS（一次救命処置） 300
Bordetella 256, 268
Candida 257, 288
CF（嚢胞性線維症） 374
CFTR 374
CFTR 遺伝子 374
CKD（慢性腎臓病） 45, 166
Coccidioides immitis 257
CPA（心肺停止） 300
CPR（心肺蘇生） 300
Cryptococcus 260, 268, 288
Cryptococcus immitis 257
cTn（心筋トロポニン） 83
cTn I（心筋トロポニン I） 83, 105
C 線維受容体 245
DCM（拡張型心筋症） 91, 111
DLVOTO（動的左室流出路閉塞） 98
dynamic hyperinflation 251
Escherichia coli 219, 256, 292, 338
FAST 314, 321
FCV（猫カリシウイルス） 257, 268
FeLV（猫白血病ウイルス） 57, 257, 268, 278
FHV-1（猫ヘルペスウイルス 1 型） 257, 268
FIC（特発性膀胱炎） 202, 213
FIV（猫免疫不全ウイルス） 58, 257, 268, 278
FLUTD（下部尿路疾患） 213, 218
FMF（家族性地中海熱） 380
GFR（糸球体濾過量） 155, 180
HCM（肥大型心筋症） 49, 88, 97, 140, 376
Histoplasma capsulatum 257

HOCM（閉塞性肥大型心筋症） 82, 89, 98
IPV（肺内パーカッション換気） 252
LA/Ao（左房径／大動脈径比） 103, 112, 348
MEFV 遺伝子 380
MR（僧帽弁逆流） 89, 95, 104, 111, 127, 134, 136
MVD（僧帽弁異形成） 134
MYBPC3（心筋ミオシン結合蛋白 C 遺伝子） 88, 97, 376
Mycoplasma 256, 268
NT-proBNP 82, 104, 146, 291
N-アセチル基転移酵素 39
PARR 検査（クロナリティ検査） 273
Pasteurella 256, 292
PC1（ポリシスチン 1） 370
PC2（ポリシスチン 2） 372
PCA Care 307
PCR-RFLP 法 370
PC 複合体 372
PDA（動脈管開存症） 135
PEA（無脈性電気的活動） 300
PKD（多発性嚢胞腎） 174, 370
PKD1 遺伝子 177, 370
PKD2 遺伝子 372
PK（赤血球ピルビン酸キナーゼ）欠損症 384
pMDI（加圧式定量噴霧式吸入器） 251
PS（肺動脈狭窄症） 132
Psuedomonas 256
PVT（無脈性心室頻拍） 300
P 糖蛋白 40
R820W 97, 376
RCM（拘束型心筋症） 90, 95
RECOVER 300
ROSC（心拍動再開） 300
SAA（血清アミロイド A） 183, 379
SAM（僧帽弁収縮期前方運動） 89, 97
Staphylococcus 219, 256, 292
Streptococcus 256, 292
SUB デバイス（皮下尿管バイパス） 197, 229
SVMS（僧帽弁上狭窄） 134
TFAST 314
TOD（標的臓器障害） 170, 186
UDP-グルクロン酸転移酵素 39
UW-25 プロトコール 276, 286
VetBLUE 348
VF（心室細動） 300
VSD（心室中隔欠損症） 124
WHO 分類 275
Willson and Harrison 法 206
β 遮断薬 107, 132, 189

【あ行】

アナフィラキシー 57, 318, 350
アミロイドーシス 183, 379
　　──家族性 379

──限局性	183, 379
──孤発性（非家族性）	379
──全身性	183, 379
アムロジピン	170, 189
アルドステロン症（コーン症候群）	77
アンジオテンシン変換酵素（ACE）阻害薬	106, 189
移行上皮	157, 220
維持輸液	42, 163
一次救命処置（BLS）	300
遺伝性心筋症	376
インスリン	47, 323, 334
咽頭	238
咽頭喉頭部	238
咽頭口部	238
咽頭内口	238
咽頭鼻部	238
ウィーズ	346
ウイルス性肺炎	257
ウォッシュアウト	156
ウォルフ管	180
うっ血性左心不全	81, 97, 124
エアーアルベオグラム	259
エアーブロンコグラム	259
会陰尿道造瘻術	206, 231
エチレングリコール中毒	366
遠位尿細管	156, 180
オシロメトリック法	187, 320
オピオイド	50, 305, 344
オルソボルテージ X 線	274

【か行】

加圧式定量噴霧式吸入器（pMDI）	251
外傷性出血性ショック	315
咳嗽	347
外側鼻腺	238
解剖学的死腔	243
化学療法	275, 285
拡張型心筋症（DCM）	91, 111
家族性地中海熱（FMF）	380
家族性肥大型心筋症	376
下部尿路疾患（FLUTD）	213, 218
換気能	307, 350
間質性肺炎	256
間質パターン	100, 259
関節固定術	399
奇異呼吸（腹胸腔非同期呼吸，シーソー呼吸）	288, 346
気管	240
気管気管支リンパ節（肺門リンパ節）	240
気管支	240, 245, 256, 344
気管支間質性肺胞パターン	259
気管支鏡検査	249, 290
気管支静脈	241
気管支動脈	241
気管支肺胞呼吸音化	246
気管支肺胞洗浄（BAL）	258
気管支肺胞洗浄液（BALF）	249
気管支パターン	259, 355
気管切開	240, 285, 354
気管挿管	51, 251, 306, 353
気管軟骨	240, 354
気胸	147, 242, 265, 316, 351
偽重層線毛上皮	238
帰巣本能	22
逆行性尿路造影	225
キャットフレンドリー	24
吸入性肺炎	257
嗅覚	21, 268
急性肝不全	47
急性呼吸促迫症候群（ARDS）	262, 315
急性腎障害（AKI）	159
急性腎不全（ARF）	159
──腎後性	159
──腎性	159
──腎前性	159
嗅粘膜	238
胸腔穿刺術	146
胸腔チューブ	293, 356
──ガイドワイヤータイプ	293, 356
──トロカールタイプ	293, 356
胸腔内洗浄	295
強心薬	107, 147
胸水	97, 124, 140, 288, 351
胸水検査	142, 290
胸部 FAST	314, 322, 348
胸部圧迫法	300
虚血障害	326
去勢手術	58, 70
近位尿細管	155, 180
筋型肺動脈	242
空中翻正反射	22
グラルギン	340
クランベリー	221
クロナリティ検査（PARR 検査）	273
経気管カテーテル	354
経口気管挿管	353
経口ジェット換気	353
頸動脈小体	243
経皮的腎盂造影	225
ケタミン	49
血液ガス	49, 258, 327, 337, 350
血液分布異常性ショック	319
血管拡張薬	163
血漿浸透圧	337
血清アミロイド A（SAA）	183, 379
血栓除去法	121, 331
血栓溶解療法	119, 331
下痢	46, 160, 318, 364
原始集合管（後腎管）	182
高カリウム血症	119, 164, 204, 233, 323
抗凝固薬	105, 120, 331
高血圧	76, 170, 185
高血圧症	169, 185
高血圧性腎障害	186
抗血小板薬	105, 120, 331
抗血栓療法	105, 120, 137, 331
高血糖高浸透圧症候群	47, 334

甲状軟骨	238
後腎	180
後腎管（原始集合管）	182
合成フェイシャル・フェロモン	216
拘束型心筋症（RCM）	90, 95
喉頭炎	283
喉頭蓋	238
喉頭蓋軟骨	238
喉頭蓋傍扁桃	238
喉頭室	239
喉頭腫瘍	247, 283
喉頭内視鏡検査	285
喉頭マスク（ラリンジアルマスク）	353
高リン血症	171, 336
誤嚥性肺炎	257, 360
呼気性高調異常呼吸音	247
呼吸細気管支	240, 344
呼吸深度	346
骨関節炎	76
骨棘切除	399
骨軟骨異形成症	395
混合パターン	259
コーン症候群（アルドステロン症）	77
コントラストエコー法	137

【さ行】

細菌性肺炎	256, 355
サイズバリア	153
刷子縁	154
サードヒット説	174, 372
サーファクタント	240, 257
サブスタンスP	214
左房径／大動脈径比（LA/Ao）	103, 112, 348
酸素化能	308, 321, 348
酸素ヘモグロビン解離曲線	321, 351, 384
視覚	21
耳管咽頭口	238
糸球体	153, 180
糸球体濾過量（GFR）	155, 180
歯原性腫瘍随伴アミロイド症	379
シスチン結石	222
シーソー呼吸（腹胸腔非同期呼吸，奇異呼吸）	288, 346
社会化	36, 56
縦隔陥凹	240
縦隔気腫	265
集合管	156, 180
シュウ酸カルシウム結石	191, 202, 222
自由水	42, 156
重炭酸ナトリウム	164, 305, 341
終末細気管支	240
循環血液減少性ショック	289, 318
上顎陥凹	238
小輪状影	249
食塩感受性高血圧	189
食事補助	33
除細動	306
触覚	22

ショック	46, 318
——外傷性出血性	315
——血液分布異常性	319
——循環血液減少性	289, 318
——心原性	318
——敗血症性	292, 319
——閉塞性	319
塵埃細胞（肺胞マクロファージ）	241, 257
腎異形成	182
腎盂	152, 177, 194
心筋型拘束型心筋症	91
真菌性肺炎	257
心筋トロポニン（cTn）	83
心筋トロポニンI（cTnI）	83, 105
心筋ミオシン結合蛋白C遺伝子（*MYBPC3*）	88, 97, 376
腎クリアランス法	155, 168
腎結石	175, 192, 227
心原性胸水	140
心原性ショック	318
人工呼吸法	302
心室細動（VF）	300
心室中隔欠損症（VSD）	124
腎シンチグラフィ	227
腎生検	161, 181
心静止	300
腎性貧血	167
腎節（中間中胚葉）	180
腎臓	152
——髄質	152
——皮質	152
腎低形成	181
心内膜心筋型拘束型心筋症	90
腎乳頭	152
心肺蘇生（CPR）	300
心肺停止（CPA）	300
心拍動再開（ROSC）	300
心房性ナトリウム利尿ペプチド（ANP）	80, 113
心房中隔欠損症（ASD）	128
腎無形成	181
腎瘻チューブ	195, 225
膵炎	47, 335
水腎症	161, 168, 191
膵島アミロイド症	379
ストーマ（尿道開口部）	206
ストルバイト結石	202, 222
ストレスサイン	35
スフィンゴリピドーシス	389
すりガラス様陰影	259
声帯突起	239
声帯ヒダ	239
生物学的利用度（バイオアベイラビリティ）	37
喘鳴	246
赤血球ピルビン酸キナーゼ（PK）欠損症	384
線維素溶解薬	295
線維被膜	152
腺癌	253, 270, 283
潜在精巣	72
前腎	180

前庭ヒダ 239
前頭洞 238, 271
線毛運動 238
総排泄腔 180
総鼻道 238
僧帽弁異形成(MVD) 134
僧帽弁逆流(MR) 89, 95, 104, 111, 127, 134, 136
僧帽弁収縮期前方運動(SAM) 89, 97
僧帽弁上狭窄(SVMS) 134
足細胞 153, 180
足突起 153

【た行】
代謝性アシドーシス 46, 157, 164, 171, 211, 320, 326, 334
代償性ショック期 319
大腸菌 219, 256
大動脈狭窄症 130
大動脈血栓塞栓症(ATE) 89, 97, 117, 326
大動脈小体 243
大肺胞上皮細胞 240
タウリン 39, 91, 111
多剤耐性関連蛋白質2 40
脱水 42, 75, 163, 338
多発性嚢胞腎(PKD) 174, 370
ターミナルケア 77
タンク導入 51
断続性ラ音 261, 346
蛋白尿 166, 186
短ループネフロン(皮質ネフロン) 152
チオプリンS-メチル基転移酵素 39
チャージバリア 154
中間中胚葉(腎節) 180
中腎 180
中鼻道 238
超音波ドプラ法 51, 320
聴覚 21
長ループネフロン(傍髄質ネフロン) 152
鎮静薬 49
筒状包皮粘膜縫合法 208
ツーヒット説 371
低酸素性肺血管収縮反応 242
低張性電解質輸液剤 43
低リン血症 336
透析療法 164
糖蛋白代謝異常症 389
等張性電解質輸液剤 42
動的左室流出路閉塞(DLVOTO) 98
糖尿病 47, 334
糖尿病性ケトアシドーシス 45, 334
動脈管開存症(PDA) 135
動脈血酸素分圧 258, 307, 350
動脈血酸素飽和度 52, 258, 321, 350
特発性高血圧(本態性高血圧) 185
特発性膀胱炎(FIC) 202, 213
トラマドール 50
努力呼吸 345
ドレナージ 293

【な行】
二次救命処置(ALS) 302
二次性高血圧 185
乳癌耐性蛋白質 40
乳糜 140, 144
尿管 157, 180
尿管結石 160, 191, 222
尿管ステント 197
尿管切開術 195, 228
尿管尿管吻合術(尿管部分切除術) 228
尿管閉塞 191, 222
尿管膀胱新吻合術 195, 228
尿細管 154, 180
 ──遠位尿細管 156, 180
 ──近位尿細管 155, 180
 ──集合管 156, 180
 ──ヘンレのワナ 156, 180
尿酸塩結石 222
尿生殖洞 180
尿石症 222
尿蛋白 166
尿道開口部(ストーマ) 206
尿道結石 231
尿道栓子 202
尿道閉塞 202, 222
尿毒症 159, 166, 233
尿比重 168
尿路感染症 77, 218
ネギ中毒 363
猫カリシウイルス(FCV) 257, 268
猫喘息 245
猫の気管支疾患 245
猫の気管支肺疾患 246
猫白血病ウイルス(FeLV) 57, 257, 268, 278
猫ヘルペスウイルス1型(FHV-1) 257, 268
猫免疫不全ウイルス(FIV) 58, 257, 268, 278
ネブライザー 252, 355
ネブライゼーション 253, 261
ネフロン 152
 ──短ループネフロン(皮質ネフロン) 152
 ──長ループネフロン(傍髄質ネフロン) 152
膿胸 288
膿尿 219
嚢胞性線維症(CF) 374

【は行】
肺炎 256, 288, 355
 ──ウイルス性 257
 ──間質性 256
 ──吸入性 257
 ──誤嚥性 257, 360
 ──細菌性 256, 355
 ──真菌性 257
 ──肺胞性 256
バイオアベイラビリティ(生物学的利用度) 37
バイオマーカー 80, 104, 113
肺間膜 240
肺気腫 245

肺気量	243
敗血症	288, 318
敗血症性ショック	292, 319
肺高血圧	124, 242, 348
肺静脈	97, 126, 240
肺静脈圧	140
排泄性尿路造影	194, 225
肺動脈	124, 240
肺動脈圧	124, 242
肺動脈狭窄症(PS)	132
肺内パーカッション換気(IPV)	252
肺膿瘍	288, 351
背鼻道	238
肺胞	240, 256, 344
肺胞性肺炎	256
肺胞パターン	100, 259, 328
肺胞マクロファージ(塵埃細胞)	241, 257
肺毛細血管網	241
肺門	141, 240
肺門リンパ節(気管気管支リンパ節)	240
肺葉	141, 240, 259
——後葉	240
——前葉	240, 261
——前葉後部	240
——前葉前部	240
——中葉	240, 261
——副葉	240
肺葉切除	262
白衣高血圧	188
波状運動	238
バソプレシン V_2 受容体拮抗薬	178
バルーンカテーテル(BC)法	121, 331
バレンタインハート	100, 328
ハンドリング	28, 31
鼻咽頭(鼻咽道)	238, 259, 268, 278
鼻咽頭狭窄	268, 278
鼻咽頭内視鏡検査	279
鼻咽頭ポリープ	268, 350
鼻炎	268, 278
皮下尿管バイパス(SUBデバイス)	197, 229
非球状赤血球性溶血性貧血	384
鼻腔内腫瘍	268
鼻腔内リンパ腫	269
鼻甲介	238, 269
皮質ネフロン(短ループネフロン)	152
肥大型心筋症(HCM)	49, 88, 97, 140, 376
非代償性ショック期	319
鼻中隔	238, 269
ヒドララジン	39, 189
び漫性結節パターン	259
標的臓器障害(TOD)	170, 186
披裂軟骨	51, 238
フェンタニル	50, 119, 291, 331, 356
腹胸腔非同期呼吸(シーソー呼吸, 奇異呼吸)	288, 346
副腎	215, 380
副腎皮質機能亢進症	185, 335
副鼻腔	238, 268
副鼻腔炎	268

腹鼻道	238
腹部 FAST	314, 321
不整脈源性右室心筋症	93, 376
ブプレノルフィン	37, 50, 107, 119, 296, 356
プリン結石	222
フレイルチェスト	351, 356
閉塞性細気管支炎	245
閉塞性ショック	319
閉塞性肥大型心筋症(HOCM)	82, 89, 98
ペルメトリン中毒	367
扁平上皮癌	269, 283
扁平肺胞上皮細胞	240
ヘンレのワナ	156, 180
膀胱	157, 218, 222, 314
——三角部	157
——尖部	157, 230
——体部	157
膀胱炎	202, 213, 219
膀胱結石	230
膀胱穿刺	54, 203
膀胱タンポナーデ	314
放射線治療	274, 285, 398
傍髄質ネフロン(長ループネフロン)	152
膨張伸展反射	243
補正輸液	42
保定	28, 32, 65, 146
ボーマン嚢	152, 180
ポリシスチン1(PC1)	370
ポリシスチン2(PC2)	372
ポリ硫酸ペントサンナトリウム	399
本態性高血圧(特発性高血圧)	185

【ま行】

麻酔前検査	49
慢性肝障害	47
慢性気管支炎	245, 351
慢性腎臓病(CKD)	45, 166
慢性閉塞性肺疾患	246
味覚	22, 364
ムコ多糖症	389
ムコリピドーシス	389
無脈性心室頻拍(PVT)	300
無脈性電気的活動(PEA)	300
メガボルテージX線	274
メサンギウム基質	153
メサンギウム細胞	154
メデトミジン	50, 360
毛細血管床	242
毛細血管濾過係数	155
もやもやエコー	103, 117, 135, 327

【や行】

輸液	42, 52, 162, 305, 316, 322, 338
ユリ中毒	362
葉間裂	240, 289

【ら行】

ライソゾーム病(ライソゾーム蓄積病)	389
ラ音(ラッセル音)	346
——断続性ラ音	346
——連続性ラ音	346
ラリンジアルマスク(喉頭マスク)	353
卵巣摘出術	64
卵巣子宮摘出術	66
利尿薬	105, 147, 156, 163
硫酸転移酵素	39
リンパ球プラズマ細胞性炎症	285
リンパ腫	161, 269, 283
——鼻腔内	269
ループ利尿薬	106, 156, 163, 171
レスキュー療法	275, 286
レニン・アンジオテンシン系	92, 185

本書で使用する薬剤投与方法の略語一覧
PO:経口投与, SC:皮下投与, IV:静脈内投与, IM:筋肉内投与, CRI:持続定量点滴
sid:1日1回, bid:1日2回, tid:1日3回, qid:1日4回, eod:隔日投与, q○hr:○時間ごと

■総監修者プロフィール

石田　卓夫（いしだ　たくお）

1950年東京生まれ。農学博士。
国際基督教大学卒，日本獣医畜産大学（現・日本獣医生命科学大学）獣医学科卒，東京大学大学院農学系研究科博士課程修了。米国カリフォルニア大学獣医学部外科腫瘍学部門研究員を経て，1998年まで日本獣医畜産大学助教授。現在，JSFMねこ医学会会長，日本獣医病理学専門家協会会員，一般社団法人日本臨床獣医学フォーラム（JBVP）会長，日本獣医がん学会（JVCS）会長および赤坂動物病院医療ディレクター。

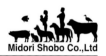

猫の診療指針 Part 1

2017年8月1日　第1刷発行
2018年9月1日　第2刷発行

総監修者	石田卓夫
発　行　者	森田　猛
発　行　所	株式会社 緑書房 〒103-0004 東京都中央区東日本橋3丁目4番14号 TEL 03-6833-0560 http://www.pet-honpo.com
編　　集	出川藍子，名古孟大，長佐古さゆみ
カバーデザイン	メルシング
印　刷　所	アイワード

Ⓒ Takuo Ishida
ISBN978-4-89531-310-0　Printed in Japan
落丁，乱丁本は弊社送料負担にてお取り替えいたします。
本書の複写にかかる複製，上映，譲渡，公衆送信（送信可能化を含む）の各権利は株式会社緑書房が管理の委託を受けています。

JCOPY〈（一社）出版者著作権管理機構　委託出版物〉
本書を無断で複写複製（電子化を含む）することは，著作権法上での例外を除き，禁じられています。
本書を複写される場合は，そのつど事前に，（一社）出版者著作権管理機構（電話03-3513-6969，FAX03-3513-6979，e-mail：info@jcopy.or.jp）の許諾を得てください。
また本書を代行業者等の第三者に依頼してスキャンやデジタル化することは，たとえ個人や家庭内の利用であっても一切認められておりません。